Natalie Angier
FRAU

Natalie Angier

FRAU

Eine intime Geographie des weiblichen Körpers

Aus dem amerikanischen Englisch
übertragen von
Ditte und Giovanni Bandini

C. Bertelsmann

Die Originalausgabe ist 1999 unter dem Titel
»Woman. An Intimate Geography«
bei Houghton Mifflin, New York, erschienen.

Umwelthinweis
Dieses Buch und der Schutzumschlag wurden
auf chlorfrei gebleichtem Papier gedruckt.
Die Einschrumpffolie (zum Schutz vor Verschmutzung)
ist aus umweltschonender und recyclingfähiger PE-Folie.

1. Auflage

Umschlaggestaltung: Design Team München
Satz: Uhl + Massopust, Aalen
Druck und Bindung: Wiener Verlag, Himberg
Printed in Austria
ISBN 3-570-00381-7
www.bertelsmann-verlag.de

Inhalt

Einleitung

INS FREIE, INS LICHT

Dieses Buch feiert den weiblichen Körper – seine Anatomie, seine Chemie, seine Evolution und seine Lust. Es ist ein persönliches Buch. Es ist mein Versuch, zu einer biologischen Betrachtungsweise des Frauseins zu gelangen, ohne in den Sumpf des biologischen Determinismus zu geraten. Es ist ein Buch über Dinge, die wir traditionell mit dem Bild der Frau assoziieren, wie die Gebärmutter, die Eizelle, die Brust, das Blut, die allmächtige Klitoris. Und es handelt von Dingen, die wir normalerweise nicht damit in Verbindung bringen, wie Bewegung, Kraft, Aggression und Wut.

Es ist ein Buch über das Entzücken – ein Entzücken, das sich fest auf dem Fleisch, auf den Schönheiten des Körpers, gründet. Der weibliche Körper verdient dionysische Hochachtung, und zur Stützung meiner These rufe ich die großen Geister und die Querdenker herbei, die ich am besten kenne und am meisten schätze. Ich ziehe Naturwissenschaft und Medizin heran, um eine Arbeitskarte der Gegenden, die wir als weiblich bezeichnen, zu skizzieren und um ihre unterirdische Dynamik zu beschreiben. Ich greife auf Darwin und die Evolutionstheorie zurück, um die Ursprünge unserer intimen Landschaft zu erörtern – warum unser Körper gerade so aussieht und sich so verhält; warum er rund und glatt aussieht, aber so schroff und eckig handelt. Ich durchforste Geschichte, Kunst und Literatur nach Hinweisen darauf, wie ein bestimmter Körperteil oder eine bestimmte Körperlaune im Laufe der Jahrhunderte beschrieben worden ist. Ich bediene mich, mit Bedacht und auch aus dem Bauch heraus, des Fundus an spektakulären Erkenntnissen, die wir in jüngerer Zeit auf dem Gebiet der Genetik, der Gehirn- und Hormonforschung und der Menschheitsentwicklung gesammelt haben, und bastle daraus mögliche Szenarien für unsere Antriebe und Handlungen. Ich werfe mit Ideen und Theorien um mich: über den Ursprung der Brust, den Zweck des Orgasmus, die

Herkunft der galligen Liebe, die wir unseren Müttern entgegenbringen, den Grund, warum Frauen einander fast ebenso heftig brauchen wie schmähen. Manche dieser Theorien sind verwickelter als andere. Manche referiere ich, weil ich im Laufe meiner Recherchen über sie gestolpert bin und sie faszinierend und brillant fand – wie beispielsweise Kirsten Hawkes' Hypothese, dass die Großmütter einfach dadurch die menschliche Spezies hervorbrachten, indem sie sich irgendwann weigerten, zusammen mit ihren Eierstöcken abzutreten. Andere werfe ich als Steine des Anstoßes in die Diskussion, um die Doktrin von der »weiblichen Natur« über ihre eigenen Füße stolpern zu lassen. Wieder andere werfe ich wie Reiskörner über eine Braut – als Glücksbringer, als Hoffnungsträger, aus Jux und anarchischer Tollerei.

Zugegeben, ein dionysischer Körperzustand ist nicht leicht zu erreichen, zumal der Körper der Frau im Laufe der Jahrhunderte die hanebüchensten Wertungen erdulden musste. Er ist maßlos überschätzt oder völlig ignoriert worden. Er ist als das zweite Geschlecht begriffen worden, als der Rohentwurf, das fehlerhafte Geschlecht, das mangelhafte Geschlecht, der Trostpreis, der Sukkubus, der Masculus interruptus. Wir sind unkeusch, verklemmt, viehisch und ätherisch. Wir haben mehr falsche Metaphern ertragen, als ungewollte Embryos ausgetragen.

Allerdings wissen wir Frauen sehr wohl, wie viel davon purer Schrott ist: sehr bunt, sehr kunstvoll, fast schmeichelhaft in seiner Schärfe, aber letzten Endes doch nichts weiter als Schrott. Wir mögen die Männer lieben, und wir mögen mit Männern zusammenleben, aber ein paar von ihnen haben über uns, unseren Körper und unsere Psyche, einige eklatant unzutreffende Behauptungen von sich gegeben. Nehmen wir zum Beispiel den Mythos von unserem inneren Allerheiligsten. Die Männer schauen sich unseren Körper an. Sie können unsere äußeren Geschlechtsteile nicht klar erkennen, denn unser praktisches Felldreieck, dieses natürliche Feigenblatt, verdeckt die Konturen der Vulva. Gleichzeitig gieren die Männer danach, diesen pelzenen Tempelvorhang und den äußeren Faltenwurf zu durchstoßen und zu den verborgeneren inneren Geschlechtsteilen vorzudringen, in die geweihte Basilika der Scheide. Kein Wunder also, dass die Frau mit »Innerlichkeit« gleichgesetzt wird. Die Männer wollen das, was sie nicht sehen können, und daher nehmen sie an, wir freuten uns an unserer Hohlraumhaftigkeit, ja bildeten uns vielleicht sogar noch etwas darauf ein. Die Frau – der Kelch, die Urne, die Höhle, der moschusduftende Dschungel. Wir sind das dunkle Mysterium! Wir sind verborgenes Faltenwerk, uranfängliche Weisheit und immer, immer der Schoß, der Mutterleib: Leben bergend, Leben entlassend und es dann wieder in sich aufsaugend in jene feuchten, chthonischen Verwerfungen. »Bei ihrer Rückkehr zu diesem Ur-Ursprung trinkt die männliche Sexualität also aus dieser Quelle des Seins und tritt ein in die verschwommene Region – wo oben unten ist und der Tod das Leben – der Mythologie«, schreibt John Updike.

Aber, Schwestern, sind wir etwa Becher und Flaschen, Gefäße und Schachteln? Sind wir kugelnetzwebende Spinnen, kauernd im Geflecht unseres Schoßes, oder augenlose arachnidische Bewohnerinnen der Unterwelt unserer eigenen Heimlichkeit? Sind wir wirklich so innerlich und okkult? Bei Hekate, nein! Nicht mehr und nicht weniger als die Männer. Sicher, Männer haben einen Penis, der sie zu externalisieren und ihnen Stoßkraft und Wirksamkeit in der Welt über ihren Leib hinaus zu verleihen scheint. Aber die Empfindungen, die der Penis ihnen vermittelt, werden wie diejenigen, die uns die Klitoris schenkt, wunderbar innerlich, ganzheitlich erfahren. Spüren nicht sogar die Zehen den Orgasmus, welchen Geschlechts der Zehenträger auch sei? Die Männer haben äußere Hoden, während die Eierstöcke von uns Frauen tief im Bauch verwahrt liegen, knapp unterhalb der Linie unserer Hüftknochen. Aber beiderlei Organe schütten ihre Sekrete und üben ihre endokrinologischen und reproduktiven Wirkungen innerlich aus. Männer leben im Kopf, nicht anders als wir: Gefangene des Märchens vom universalen Geist.

Gleichzeitig haben weder wir noch die Männer eine besonders klare Vorstellung davon, was unser innerer Körper von einem Augenblick zum anderen so treibt, welche Aufgaben Leber, Herz, Hormone, Neuronen erfüllen. Dennoch verleiht der Besitz all dieser mächtigen heimlichen organischen Aktivität uns, Männern wie Frauen, eine fast mystische Aura. Ich habe eine Bauchspeicheldrüse: Rätselhaft bin ich.

Selbst während der Schwangerschaft, dem Ereignis, das vielleicht am ehesten dem Bild der Frau als einer unterweltlichen Zauberin gerecht wird, befindet sich die werdende Mutter keineswegs immer im Einklang mit ihrem gewaltigen, in Finsternis gehüllten Zauber. Ich erinnere mich, wie ich in der Aufgetriebenheit meines letzten Schwangerschaftsdrittels saß und mein Töchterchen praktisch ununterbrochen zappeln fühlte. Aber ich hatte keine Ahnung, ob sie ihr amniotisches Trampolin gerade mit dem Füßchen, mit dem Ellbogen oder mit dem Kopf bearbeitete, geschweige denn, ob sie es aus Übermut, Ungeduld oder Langeweile tat. Bevor ich eine Fruchtwasseruntersuchung durchführen ließ, war ich davon überzeugt gewesen, meine – weibliche? mütterliche? reptilische? – Intuition habe bereits das Geschlecht des Fetus ermittelt. Es war eine viszerale Gewissheit, und sie fühlte sich absolut nach einem Jungen an. Ich träumte einmal von einem leuchtend königsblauen Ei, und als ich aufwachte, genierte ich mich ein wenig wegen der platten Klischeehaftigkeit dieses Symbols. Aber wenigstens steht es damit fest, dachte ich: Mama brütet ein Bübchen aus. Nun, das Fruchtwasser war anderer Meinung: »Er« war eine Sie.

Die Gleichsetzung des weiblichen Körpers mit Mysterium und Allerheiligstem erstreckt sich in alberner Weise auf alles Mögliche. Wir werden mit der Nacht in Zusammenhang gebracht, mit der Erde und natürlich mit dem Mond, der wie der hüpfende Gummiball alter Hollywood-Musicals so geschickt unserer »unentrinnbaren« Zyklizität folgt. Wir nehmen zum Eisprung hin zu, mit dem Blut wieder ab. Der Mond saugt an uns, er zieht an unserer Gebärmutter, beschert uns sogar unsere Menstruationskrämpfe. Meine teuersten Ladys, wandelt euch jemals die Lust an, euch nachts aus dem Haus zu schleichen und den Vollmond anzuheulen? Vielleicht ja. Der Vollmond ist schließlich wunderschön, besonders wenn er knapp über dem Horizont steht und leicht zu butteriger Brüstigkeit verschwimmt. Aber dieser Drang, vor Freude aufzuheulen, steht in keinem engeren Zusammenhang mit unserem Tamponverbrauch. Ja, ich würde sogar die Vermutung wagen, dass die meisten von uns – derjenigen unter uns, die menstruieren – nicht die leiseste Ahnung haben, in welche Mondphase ihre Periode überhaupt fällt. Doch mentale Flatulenzen sind schwer totzukriegen, und so begegnen uns immer neue Beschreibungen der Frau, deren Abgedroschenheit nur noch von ihrer pseudomystischen Plattheit überboten wird – wie zum Beispiel die folgende aus Camille Paglias *Die Masken der Sexualität*:

»Die Zyklen der Natur sind die Zyklen der Frau. Das Leben der Frau ist eine Abfolge von wiederkehrenden Kreisläufen, deren Anfang und Ende zusammenfallen. [...] Die Frau träumt nicht davon, dem Naturzyklus in die Transzendenz oder in die Geschichte zu entrinnen, da sie selbst dieser Zyklus ist. Die Reife ihrer Sexualität bedeutet eine innige Verbindung zum Mond, unterwirft sie dem Rhythmus der lunaren Phasen. [...] Die Alten wussten, dass die Frau dem Naturkalender gehorcht, eine Berufung, der sie sich nicht zu entziehen vermag. [...] Sie weiß, dass es keine Willensfreiheit gibt, weil sie nicht frei ist. Ihr bleibt nur, sich zu fügen. Ob sie Mutter werden will oder nicht, die Natur zwingt sie unter das Joch des unerbittlichen, unwandelbaren Rhythmus der Fortpflanzung. Der Menstruationszyklus ist eine Unruhe stiftende Uhr, die erst stillsteht, wenn es der Natur passt. [...] Mond, Monat, Menstruation: ein Wort, eine Welt.«

Ach ja ... Nichts ist so beweiskräftig wie eine Etymologie.

Es kann ein Mädel wirklich bestürzen, ja wahnsinnig machen, Zeugin der jüngsten Auferstehung all jener stinkigen Klischees zu werden, die ich – und ihr, meine Schwestern, vermutlich nicht minder – schon längst gerädert, gevierteilt und eingeäschert gewähnt hatte. Ich schreibe und lese schon seit Jahren über Biologie und Evolution, und es hängt mir ehrlich gesagt allmählich zum Hals raus, wie man uns das Etikett »Naturwissenschaft« an den Weiberhintern klatscht und anschließend mit einem Gewäsch von scheinbar knallhartem Realismus festklebt. Ich bin es müde, mir von Evolutionspsychologen, Neodarwinisten oder Geschlechtsbiologen erzählen zu lassen, sämtliche je über uns verbreiteten Enten seien doch die reine Wahrheit: Wir hätten im Vergleich zu den Männern tatsächlich einen eher lauen Geschlechtstrieb, einen ausgeprägteren Hang zur Monogamie, ein – außer in einem rein sexuellen Kontext – relativ geringes Interesse an Leistung und Anerkennung, eine ausgeprägtere Neigung zum Sein als zum Tun, ein ruhiges, selbstgenügsames Wesen, einen höheren Grad von »Freundlichkeit«, einen unmathematischen Kopf und so weiter und so weiter, und dies seit unseren verschwommen-paläolithischen Anfängen. Ich bin es müde, mir anhören zu müssen, es gebe stichhaltige evolutionäre Gründe für diese angeblichen urweiblichen Wesensmerkmale und es sei unsere verdammte Pflicht, ihnen offen, mutig und lächelnd ins Auge zu blicken.

Desgleichen bin ich es müde, gesagt zu bekommen, ich dürfe nicht zulassen, dass meine feministischen Vorurteile mich daran hindern, »die Realität« zu sehen und »die Fakten« anzuerkennen. Ich bin deswegen all dessen müde, weil ich den Animalismus liebe und die Biologie liebe und den Körper liebe, insbesondere den weiblichen Körper. Ich finde es herrlich, was der Körper dem Gehirn bringt, wenn es in einen deprimierten oder überspannten Zustand gerät. Aber viele der im Umlauf befindlichen Geschichten über das angeborene Ewigweibliche sind so dürftig, so unvollständig und ungenau, so auffällig bar jedes echten Beweises, dass sie einfach nicht wahr klingen – in meinen Ohren nicht und, wie ich vermute, auch nicht in den Ohren vieler anderer Frauen, die sich größtenteils ohnehin nicht darum kümmern, was die Naturwissenschaften ihnen und über sie zu erzählen haben.

Gleichzeitig sind die Standardargumente gegen den Darwinismus und die biologische Betrachtungsweise des Frauseins auch keineswegs immer überzeugend, gründen sie sich doch oft genug auf einer Leugnung des Körpers oder zumindest des Einflusses, den dieser auf unser Verhalten hat. Es klingt dann so, als seien wir reiner Geist und reiner Wille, zu lebenslänglicher, immer neuer psychospiritueller Wiedergeburt fähig, in keiner Weise auf unseren Körper angewiesen, ja selbst darüber erhaben, uns gelegentlich etwas von ihm sagen zu lassen. Leider finden sich unter den Kritikern des Darwinismus und des Biologismus nicht wenige Feministinnen und Progressive – aufgeklärte, ehrenwerte Bürgerinnen und Bürger, zu denen zu gehören ich mir normalerweise selbst schmeichle. Zugegeben, die Kritiker haben mit ihren Einwänden nicht Unrecht, insbesondere wenn sich diese gegen den Mythos vom passiven Frauchen richten oder etwa gegen Studien, die die angebliche kongenitale Leistungsschwäche des weiblichen Geschlechts in Sachen Mathematik nachweisen sollen. Dennoch ist es etwas enttäuschend, wenn sie nichts anderes fertig bringen, als Nein zu sagen. Sie mäkeln an Details herum, nörgeln, verwerfen. Hormone spielen keine Rolle, Gelüste spielen keine Rolle; Gerüche, Sinnesreize und Geschlechtsteile spielen keine Rolle. Alles ist erlernt, alles ist gesellschaftlich bedingt, alles ist die Folge kultureller Konditionierung. Hinzu kommt, dass diese Kritiker von der – oft unausgesprochenen – Voraussetzung ausgehen, der Mensch sei etwas Besonderes: vielleicht besser, vielleicht schlechter, aber auf alle Fälle von jedem anderen tierischen Erzeugnis der Evolution grundsätzlich verschieden. Und da dem so ist – so ihr impliziter Gedankengang –, haben wir durch das Studium anderer Spezies nur wenig zu gewinnen, was unser Verständnis unserer selbst anbelangt, während namentlich wir Mädels sehr viel zu verlieren haben. Habe es uns letztlich jemals etwas eingebracht, mit einer Laborrättin verglichen zu werden?

In Wahrheit können wir jedoch aus dem Studium anderer Spezies sogar eine ganze Menge über uns selbst lernen. Wie sollten wir auch nicht? Wer andere Tiere beobachtet und in deren Verhaltensweisen nicht Einzelaspekte seiner selbst wieder erkennt, dem fehlt doch offensichtlich etwas zu einem vollständigen Menschen, oder? Ich zumindest möchte von anderen Tieren lernen. Ich möchte von der Präriewühlmaus lernen, wie wichtig es ist, möglichst oft und lange mit Freunden und Geliebten zu kuscheln. Ich möchte von meinen Katzen, diesen Meistern des Nichtstuns, die hohe Kunst der Entspannung erlernen. Ich möchte von den Zwergschimpansinnen, unseren Bonobo-Schwestern, lernen, wie sich Meinungsverschiedenheiten auf friedliche und angenehme Weise, durch schlichtes Aneinanderreiben der Genitalien, aus der Welt schaffen lassen. Ich möchte auch den Wert der Schwesterlichkeit wieder entdecken, des Zueinanderhaltens und Füreinandereintretens, das die Bonoboweibchen so konsequent praktizieren, dass sie nur selten von Männchen vergewaltigt oder auch nur belästigt werden – und dies, obwohl die Männchen größer und stärker als sie sind. Wenn es den Frauen in den letzten Jahrzehnten gelungen ist, Probleme wie sexuelle Belästigung, Gewalt in der Ehe und Vergewaltigung in das Bewusstsein der Öffentlichkeit und des Gesetzgebers zu rücken, dann nur durch beharrliche, organisierte schwesterliche Aktivität – durch eine Strategie also, die Bonoboweibchen auf ihre eigene protokognitive Weise bereits vor Jahrmillionen vervollkommnet haben dürften.

Ich bin davon überzeugt, dass wir ebenso sehr von anderen Spezies wie aus unserer Vergangenheit und unseren Organen lernen können, und das ist auch der Grund, weswegen ich dieses Buch als eine Art »Science-Fantasia« des Frauseins konzipiert habe. So leicht, wie wir von der Naturwissenschaft ausgenutzt werden können, können wir die Naturwissenschaft zu unseren Zwecken nutzen. Wir können sie zu unserer Selbstverherrlichung oder schlicht zu unserem Vergnügen nutzen. Phylogenese, Ontogenese, Genetik, Endokrinologie: Aus allem können wir uns nach Herzenslust bedienen, und was das angeht, kenne ich keine Hemmungen. Ich durchstöbere das weibliche Chromosom, das Riesending namens X, und frage, warum es so groß ist und ob es irgendwelche besonders bemerkenswerten Eigenschaften hat (es hat sie). Ich frage, warum die Geschlechtsteile der Frau so riechen, wie sie riechen. Ich gehe den biochemischen Veränderungen nach, die eine Frau im Laufe ihres Lebens durchmacht – zum Beispiel während des Stillens und der Menstruation, beim Eintritt in die Pubertät und in den Wechseljahren –, und denke laut darüber nach, inwiefern jede von ihnen die Monotonie der physiologischen Homöostase durchbricht und die Möglichkeit einer größeren Klarheit, einer Schärfung der Sinne bedingt. Und da wir keine geschlossenen Systeme sind, sondern durchlässige Schwebteilchen in der Lösung unseres jeweiligen Mikro-Universums, stelle ich mir die Frage, in welchem Ausmaß unser Organismus chemische Signale aus der Außenwelt in sich einsaugt und wie dieses Durchtränktwerden mit der Welt unser Verhalten beeinflusst – wie aus Inspiration Offenbarung wird. Inhaltlich bewegt sich das Buch grob gesagt vom Kleinen hin zum Großen, von der Kompaktheit und Konkretheit der Eizelle bis hin zum uferlosen süßen Sumpf der Empfindung, die wir Liebe nennen. Es zerfällt in zwei Hauptabschnitte, wovon der erste einzelne Organe – die Kunstobjekte unserer Anatomie – behandelt, der zweite die Kommunikationssysteme unseres Organismus, die hormonellen und neurologischen Grundlagen unserer Handlungen und Sehnsüchte.

Ich sollte vielleicht noch kurz sagen, wovon dieses Buch nicht handelt. Es handelt nicht von den biologischen Unterschieden zwischen den Geschlechtern oder davon, wie ähnlich oder unähnlich sich Männer und Frauen im Einzelnen sein mögen. Dass der Mann und die Biologie des männlichen Körpers trotzdem darin immer wieder zur Sprache kommen, liegt in der Natur der Sache. Zu einem guten Teil beruht unser Selbstverständnis auf der Abgrenzung zum Anderen, und der nächste verfügbare Andere ist für uns Frauen nun einmal der Mann. Aber auf die Frage, warum bei Männern und Frauen jeweils unterschiedliche Bereiche des Gehirns aktiviert werden, wenn sie sich schöne Erlebnisse oder Einkaufszettel vergegenwärtigen, oder was diese Unterschiede über die Tatsache aussagen könnten, dass du über eure Beziehung reden möchtest, während er sich viel lieber ein Fußballspiel ansehen würde, gehe ich im Folgenden nicht ein. Ich stelle keine Vergleiche zwischen den spezifischen intellektuellen Stärken und Schwächen von Männern und Frauen an. Ich frage nicht danach, welches Geschlecht den besseren Geruchssinn oder Ortssinn hat oder die von Natur aus bessere Fähigkeit besitzt, sich den Weg zu einem beliebigen Ziel erklären zu lassen. Selbst wenn ich, im 18. Kapitel, ein paar evolutionspsychologische Theorien über die Gründe der angeblichen Diskrepanzen zwischen männlichen und weiblichen Fortpflanzungsstrategien analysiere, geht es mir dabei weniger um die seit einiger Zeit wieder aktuelle Diskussion über die Verschiedenheit der Geschlechter als vielmehr darum, das blutleere Bild, das die Evolutionspsychologen von der Frau zeichnen, in Frage zu stellen. Mit einem Wort: Dieses Buch ist kein Frontbericht zum Kampf der Geschlechter; es ist ein Buch über Frauen. Und auch wenn ich hoffe, dass meine Leserschaft durchaus auch Männer einschließen wird, gehe ich beim Schreiben doch davon aus, dass mein typisches gedachtes Gegenüber ein Mädel sein wird – ein Wort übrigens, das ich im ganzen Buch immer wieder (ohne jede Altersbeschränkung) gebrauche, weil es mir gefällt und weil ich mich von keinem gegenteiligen Indiz vom Glauben abbringen lasse, dass es kurz davor steht, wieder in Mode zu kommen.

Noch eines ist dieses Buch nicht, und zwar ein praktischer Ratgeber. Es enthält keine Gesundheitstipps für Frauen. Wann immer ich kann, referiere ich den gegenwärtigen Stand der biologischen und medizinischen Forschung, und wenn die Wissenschaftler sich uneinig sind, halte ich mit meiner persönlichen Meinung nicht hinter dem Berg. So zum Beispiel, wenn es um die Östrogene geht. Die Östrogene gehören zu meinen absoluten Lieblingshormonen. Ich halte sie für eine wahre biologische Tondichtung, und in dem ihnen gewidmeten Kapitel bemühe ich mich nach Kräften, diese meine Ansicht zu begründen. Aber der Östrogenkomplex hat einen Januskopf: Er schenkt einerseits Leben und Gehirntätigkeit, andererseits kann er uns den Tod bringen. Was immer die letztendlichen Ursachen des Brustkrebses sein mögen – ausgelöst wird das Leiden oft durch die Östrogene. Ich bin also zwar einerseits froh, mit meinem normalen weiblichen Quantum auf die Welt gekommen zu sein, aber ich habe andererseits nie versucht, meinen Bestand durch irgendwelche Präparate aufzustocken. Ich habe noch nie in meinem Leben die Pille genommen, und ich habe erhebliche Vorbehalte gegen die Östrogen-Substitutionstherapie – ein Thema, mit dem ich mich an gegebener Stelle ausführlich, aber ohne jeden missionarischen Eifer auseinander setze. Mein Buch ist kein zweiter Aufguss von *Unser Körper, unser Leben* – einem wunderbaren Werk, dem wir Feministinnen alle unendlich viel verdanken und das wahrlich keiner faden Nachahmungen bedarf.

Thema meines Buches ist die Frage: Was macht eine Frau aus? Aber an ihre Beantwortung, an die Erörterung dessen, was denn das Wesen der Weiblichkeit ausmacht, kann ich mich nur unbeholfen heranpirschen, befrachtet mit allen meinen persönlichen Vorlieben und Abneigungen, Eindrücken und Wünschen. Letztlich muss natürlich jede Frau nach Prüfung ihrer Gaben und Errungenschaften für sich selbst entscheiden, was sie zu einer Frau gemacht hat. Ich hoffe einfach, aufzeigen zu können, dass der Körper zumindest ein Teil der Antwort ist: ein Wegweiser zu Sinnhaftigkeit und Freiheit. Mary Carlson von der Harvard Medical School prägte den Begriff »Biologie der Befreiung« (*liberation biology*) und bezeichnete damit die Nutzung biologischer Erkenntnisse mit dem Ziel, unsere psychischen Wunden zu heilen, unsere Ängste zu verstehen und das Beste aus dem zu machen, was wir haben, und aus denen, die uns haben und uns lieben werden. Es ist ein wundervoller Begriff. Wir brauchen die Befreiung, die permanente Revolution. Und wo könnten wir mit unseren subversiven Aktionen besser beginnen als vor den Toren des Palastes, den wir schon seit so vielen Jahren bewohnen?

1

DAS RÜHRENDE EI

Im Anfang ist die eine vollkommene Sonnenzelle

Man stecke ein paar Erwachsene in einen Raum mit einem bestens aufgelegten Säugling, und man könnte ebenso gut ein halbes Pfund Butter in die pralle Mittagssonne legen. Kaum ein paar Augenblicke, nachdem sie sich um das Bettchen gedrängt haben, beginnen ihre ausgewachsenen Knochen auch schon weich zu werden und ihre Wirbelsäulen sich zu biegen. Ihre Augen verschleiern sich mit Katarakten des Entzückens. Sie verlegen den Verstand und entdecken dafür ganz neue Stimmlagen: Kontratenor, Sopran, Pfeifhase. Und geraten erst Babys Händchen in ihr Blickfeld, kann man sich auf die soundsovielte Neuauflage der uralten Hymne auf den Fingernagel gefasst machen. Nichts vermag die schmachtende Bewunderung von Erwachsenen so unfehlbar zu monopolisieren wie der Fingernagel eines Neugeborenen, seine reizende verdichtete Frühvollendung. Schaut euch nur das hauchdünne Nagelhäutchen an, oben die weiße Augenbraue aus Keratin, das gewölbte Rosa der Nagelplatte, die unwiderstehliche Sachlichkeit des Ganzen: Es sieht richtig echt aus! Was wir am Säuglingsnagel so lieben, ist seine Fähigkeit, uns zu schmeicheln, ist sein miniaturisiertes und doch originalgetreues Nachbilden unserer eigenen Gestalt. Noch mehr als im Schenkel oder Auge, ja selbst noch mehr als in der elastischen Nautilusschale des Öhrchens entdecken wir im Nagel des Babys den Homunkulus: die Vorschau auf den späteren Erwachsenen. Und damit, konstatieren wir beruhigt, ist unser Fortbestand gesichert.

Ich für meinen Teil ziehe Eier vor.

Irgendwann um die Mitte meiner Schwangerschaft, als ich wusste, dass ich eine Tochter in mir trug, begann ich mir vorzustellen, ich stünde zwischen zwei einander zugewandten Spiegeln, sodass ich in dem einen das Spiegelbild des anderen sah, das den ersten, und mit ihm mich, widerspiegelte – und immer so weiter, eine schier unendliche Folge von Bildern. In einem Gestationsalter von zwanzig Wochen trug mein Mädchen in ihrem bananenförmigen halben Pfund Körper an einer Stelle, die topografisch ihrem damaligen Aufenthaltsort in mir entsprach, die unentwirrbar verschlungenen Ranken meiner genomischen Zukunft in sich. Zur Halbzeit ihrer fetalen Existenz besaß sie bereits sämtliche Eizellen, die sie jemals haben würde, dicht gepackt in Eierstöcken, die nicht größer waren als die Buchstaben *ova*. Die Eier meiner Tochter sind Silberpünktchen potenzieller Energie, das Licht am Anfang des Tunnels, eine Nahleben-Erfahrung. Jungen produzieren kein Sperma – ihren stolzen »Samen« –, bis sie die Pubertät erreichen. In meiner Tochter aber sind die Geschlechtszellen, unser Samen, schon pränatal festgelegt, die Chromosomen säuberlich sortiert, die Relikte der jeweiligen Geschichte ihrer Eltern wohl verwahrt in ihren Beutelchen aus Phospholipiden.

Das Bild der ineinander geschachtelten russischen Püppchen wird viel zu oft bemüht. Ich stoße auf Schritt und Tritt darauf, besonders in Beschreibungen naturwissenschaftlicher Rätsel (man öffnet ein Rätsel und steht vor dem nächsten). Aber wenn es je einen passenden Zeitpunkt gegeben hat, den verstaubten Vergleich hervorzukramen, dann jetzt zur Beschreibung der Ineinandergeschachteltheit des Matrilinearen. Denken wir nur an die ovoide Gestalt der Puppe und die bezwingende Unberechenbarkeit und Ungewissheit der Abstammung. Wir öffnen die ovoide Mutter und finden das ovoide Mädchen; öffnen das Kind, und schon lächelt uns das nächste Ei sein »Knack mich doch!« entgegen. Wir können nie im Voraus sagen, wie viele Wiederholungen uns erwarten; wir hoffen, dass sie sich ewig fortsetzen werden. Mein Töchterchen, meine Matrjoschka.

Gerade eben sagte ich, meine Tochter habe bereits als Fetus mittleren Alters alle ihre Eier gehabt. Tatsächlich war sie damit proppenvoll gestopft: die reinste Legebatterie, auf kleinstem Raum untergebracht. Sie hatte alle ihre Eier und noch viel mehr, und sie wird den allergrößten Teil dieser glitzernden Keimzellen verlieren, noch ehe sie zu menstruieren beginnt. Im Gestationsalter von zwanzig Wochen, dem Höhepunkt seines ovozytischen Fassungsvermögens, enthält der weibliche Fetus sechs bis sieben

Millionen Eier. Im Laufe der folgenden zwanzig intrauterinen Wochen werden vier Millionen von ihnen absterben, und bei Eintritt in die Pubertät werden sie sich, bis auf 400 000, alle verflüchtigt haben – ohne einen Mucks, ohne einen Piep.

Der Abnutzungsprozess setzt sich über die ganze Jugend und frühe Reife der Frau fort, wenn auch in einem langsameren Tempo. Wenn es hoch kommt, werden 450 ihrer Eizellen zur Ovulation kommen; weit weniger, wenn sie einen großen Teil dieser Zeitspanne mit Schwangersein und damit ohne Eisprung zubringt. Dennoch verbleiben bei Eintritt in die Menopause, wenn überhaupt, nur noch wenige Eier in den Eierstöcken. Die Übrigen sind verschwunden. Der Körper hat sie wieder zu sich genommen.

Dies ist ein Grundprinzip aller lebender Organismen. Das Leben ist verschwenderisch; das Leben hält nicht haus; das Leben kann nur dadurch überdauern, dass es über seine Verhältnisse lebt. Zuerst produziert es in maßlosem Überfluss, und dann stutzt es zurück, verwirft, eliminiert alles Überschüssige. Durch ein solches epidemisches Zellsterben bildet sich das Gehirn heraus, verwandelt sich ein formloser wimmelnder Brei primitiver Neuronen in ein organisiertes System von Windungen und Verbindungen, identifizierbaren Lappen und Nuklei. Hat das menschliche Gehirn erst, im Kleinkindalter, den Abschluss seiner Entwicklung erreicht, sind neunzig Prozent seiner ursprünglichen Zellen abgestorben, womit es den verbleibenden Upper Ten überlassen bleibt, die harte Arbeit, über den Sinn der Sterblichkeit nachzusinnen, zu bewältigen. Auf die gleiche Weise bilden sich auch unsere Gliedmaßen heraus. An irgendeinem Punkt der Embryogenese müssen die Finger und Zehen von ihren Interdigitalfalten befreit werden, oder wir würden unserem amniotischen Aquarium als vierfach beflosste Nixen und Nöcks entsteigen. Und auf genau die gleiche Weise wird die Zukunft festgelegt.

Die Millionen von Eiern, mit denen wir Frauen unsere Laufbahn beginnen, werden durch ein angeborenes Zellprogramm namens Apoptosis eliminiert. Die Eier sterben nicht einfach – sie begehen Selbstmord. Ihre Membran bauscht sich wie ein Petticoat im Wind, und sie platzen und entlassen ihr dotteriges Herz in die Blutbahn, wo spezielle Abbauzellen, die sich berufsmäßig mit derlei befassen, für deren restlose Beseitigung sorgen. Indem sie auf so selbstlose, wenn auch leicht melodramatische Weise das Feld räumen, lassen die opferwilligen Eizellen ihren Schwestern umso mehr Raum zum Wachsen. Ich mag das Wort »Apoptosis«, seine onomatopoetische Qualität: A-POP-tosis. Die Eier platzen wie angepiekste Seifenblasen: ein kurzes Aufleuchten von gespanntem reflektiertem Licht, und ping! ist nichts mehr da. Und während meine Kleine in mir ihrer Vollendung entgegenwuchs, zerpoppten ihre frischen Eierchen täglich zu Zehntausenden. Wenn sie endlich geboren ist, dachte ich, werden ihre Eier die rarsten Zellen in ihrem Körper sein.

In den letzten paar Jahren haben die Wissenschaftler viel Wind um die Apoptosis gemacht. Sie haben sich bemüht, jede ihren potenziellen Geldgebern bekannte Krankheit, sei es Krebs, Alzheimer oder Aids, darauf zurückzuführen, dass die Fähigkeit des Organismus, die Kontrolle über dieses stückweise Absterben seiner selbst zu bewahren, versagt hat. So wie eine Schwangere überall nur geschwollene Bäuche sieht, sehen Zytologen in jedem kranken Menschen oder Meerschweinchen, dem sie ihre Aufmerksamkeit zuwenden, nichts als das Wirken einer aus dem Ruder gelaufenen Apoptosis, und sie versprechen – wenn es ihnen nur gelingen sollte, die Funktionsweise der Apoptosis zu verstehen – üppigste Erträge in Form von Heilmitteln und Palliativa. Doch wir wollen hier lieber nicht an Krankheit und Funktionsstörung denken. Preisen wir stattdessen die sterbenden Heerscharen, und versüßen wir ihnen den Abgang mit Tränen der Dankbarkeit. Ja, es ist eine Vergeudung. Ja, es erscheint idiotisch, zuerst so viel zu erschaffen, um es dann fast restlos wieder zu vernichten. Aber würde die Natur irgendetwas zustande bringen, wenn sie knauserig wäre? Könnte sie uns immer wieder mit ihrer eklatanten Vielfalt, mit ihren glitzernden Pailletten und duftigen Federboas überraschen, wenn sie nicht schlicht und einfach maßlos wäre? Betrachten wir doch die Sache so: Wenn nichts verworfen wird, kann auch nichts ausgewählt werden. Solange wir keine Eier zerschlagen, kommt kein Omelett zustande. Die Eier, die den Rationalisierungsprozess überleben, könnten ohne weiteres die schmackhaftesten im ganzen Gelege sein.

Und so sind wir, aus der Ei-Perspektive betrachtet, vielleicht doch keine solchen armseligen Spielbälle eines blinden Schicksals, keine Zufallsprodukte oder Launen der Beliebigkeit, wie viele von uns während unserer Jahre pubertären Aufbegehrens (»Warum gerade ich, Gott? Wie konnte es nur zu diesem lächerlichen Unfall kommen?«) düster entschieden hatten. Aber wenn man bedenkt, wie viele Ausleseprozesse erfolgen mussten, bevor wir auch nur zur Möglichkeit des Seins gelangen konnten, erscheinen die Chancen dafür, dass wer auch immer von uns eher ist als nicht ist, so lächerlich auch wieder nicht. Ich habe mich früher oft gefragt, wie es eigentlich kommt, dass das Leben so gut funktioniert, dass die Menschen und sonstigen Tiere ihre Ontogenese in der Regel so erfolgreich durchlaufen – dass es also nicht weit mehr Monstren und Missgeburten gibt. Wir wissen alle vom hohen Prozentsatz an spontanen Aborten während der ersten drei Schwangerschaftsmonate, und wir haben alle davon gehört, dass wir für die Mehrzahl dieser Fehlgeburten dankbar sein sollten, da sie die Abstoßung von genetisch bedingt lebensunfähigen Embryonen bedeuten. Doch schon lange davor, bereits als das mangelhafte Ei das schlechte Spermium hereinließ, trat der apoptotische Besen in Aktion und begann, seine kategorischen Nein-Urteile zu fällen: Du nicht, du nicht und am allerwenigsten du! Durch konsequente Verneinung und folgsamen Zellselbstmord gelangen wir schließlich zum Ja – einem seltenen, aber in seiner Seltenheit wunderschönen Wort.

Wir sind alle lauter Jas. Wir sind gut genug, wir haben die Qualitätsprüfung bestanden, wir haben das große fortschreitende fetale Eizellensterben überlebt. Wenigstens in diesem – nennen wir ihn mechano-idealistischen – Sinne haben wir sollen sein. Wir sind allererste Wahl, jede (und jeder) Einzelne von uns.

Wenn du noch niemals Probleme mit deinen Eierstöcken hattest, wenn du dir nie Sorgen um deine Fruchtbarkeit zu machen brauchtest, dann hast du dir wahrscheinlich auch nie groß Gedanken über deine Eier gemacht, über ihre verschiedenen Dimensionen, über die besondere Kraft, die jedes Einzelne von ihnen umschließt. Bei »Eier« denkst du nur an Essbares: Rühreier, hart gekochte oder verlorene Eier. Oder vielleicht hast du als Kind auch das Glück gehabt, in deinem Garten ein Rotkehlchennest mit zwei, drei Eiern darin zu entdecken, so durchscheinend und zart, dass du die Luft angehalten hast, ehe du dich auch nur trautest, eines davon in die Hand zu nehmen. Ich persönlich habe als Kind die unerfreuliche Bekanntschaft mit einer anderen Sorte von

Tiereiern gemacht, denen von Küchenschaben. In der Regel fand ich die leeren Eikapseln, aus denen die Larven bereits geschlüpft waren – ein Anblick so beunruhigend wie der einer verschossenen Schrotpatrone und ein weiterer Beleg für die Unausrottbarkeit des Insekts.

In vielen Kulturen ist die Eiform ein wichtiges Symbol. Das Welt-Ei: breit an seiner Basis, um uns zu erden, sich zum Scheitelpunkt hin verjüngend, als weise es in die himmlischen Sphären. Auf mittelalterlichen Gemälden und Reliefs über den Portalen gotischer Kathedralen erscheint die Maiestas Domini in einer ovalen Gloriole: der thronende Christus, der die Welt gebar, wurde der Welt geboren, auf dass er sie von dem Tod erlöse. Zu Ostern bemalen wir Eier, um die Wiedergeburt, die Auferstehung zu feiern. Im Ei ist Leben, so wie Leben in den eiförmig aneinander gehaltenen Händen aufgehoben wird. Die hinduistischen Götter Shiva Nataraja und Ganesha tanzen oder sitzen in einem ovalen Flammenkranz. Die amerikanische Malerin Georgia O'Keeffe ließ in ihren vulvaartigen Blumen, deren schichtweise aufgehende Blütenblätter wie abstrakte pastellfarbene Matrjoschkas immer neue Blütenblätter preisgeben, zugleich auch die Ei-Gestalt hervorscheinen, als fasse das weibliche Geschlechtsteil alle Leben spendende Kraft der Frau sinnbildlich in sich zusammen.

Das Vogelei ist ein Triumph der Verpackungskunst. Das Vogelweibchen produziert in den Tiefen seines Genitaltrakts die Hauptmasse des Eies bereits lange vor der Paarung mit dem Männchen. Es versieht das Ei mit allen Nährstoffen, die der Vogelembryo benötigen wird, um zur Schlüpfreife zu gelangen. Eidotter ist deshalb so reich an Cholesterin – weswegen ihn ernährungsbewusste Zeitgenossen auch nur mit Vorsicht genießen –, weil ein heranwachsender Fetus große Mengen davon benötigt, um die Membranen der Zellen aufzubauen, aus denen sein Körper, wie jeder andere Körper auch, besteht. Das Vogelweibchen versorgt das Ei mit Proteinen, Kohlenhydraten, Hormonen, Wachstumsfaktoren. Erst wenn die Vorratskammer rappelvoll ist, wird das Ei durch Sperma befruchtet, mit einer Kalkschale umgeben und schließlich gelegt. Dass Vogeleier in der Regel oval sind, hat unter anderem aerodynamische Gründe: Die Stromlinienform macht ihre Wanderung durch die Kloake, die Vogel-Entsprechung des Geburtskanals, umso reibungsloser.

Wir Mädels werden zwar bisweilen als Gänse bezeichnet, aber bereits was unsere Eier anbelangt (von allem Übrigen wollen wir schweigen!), hinkt die Metapher erheblich. Das Ei einer Frau hat – ebenso wie jedes andere Säuger-Ei – überhaupt nichts Vogelmäßiges an sich. Es fehlt ihm nicht nur die Schale, es hat praktisch auch keinerlei Dotter, wenngleich sich sein wässriger Zellkörper, das Zytoplasma, schon etwas dotterig anfühlen würde – wäre er so groß, dass man einen Finger hineinstecken könnte. Aber das menschliche Ei hat nichts, womit es einen Embryo ernähren könnte. Und auch wenn es im Verlauf eines Monats »voll« wird, ist es ganz gewiss nicht der pockennarbige, kühle Mond.

Ich hätte diesbezüglich einen anderen Vorschlag. Verabschieden wir uns endlich von dem Irrglauben, die Sonne sei eine ausschließlich männliche Domäne. Müssen Helios, Apollo, Ra, Mithras und die übrigen Goldjungen im Sonnenwagen, der jeden Tag erhellt und alles Leben hervorlockt, denn unbedingt sämtliche Sitzplätze belegen? Diese Vorstellung ist eine mythologische Missgeburt, denn das Ei einer Frau ähnelt nichts so sehr wie einer lodernden, kraftgeladenen Sonne: dem vollkommenen Gestirn, das mit Flammenzungen spricht.

Dr. Maria Bustillo ist eine kleine, stämmige Frau von Mitte vierzig, die oft leise in sich hineinlächelt, als höre das Leben nie auf, sie zu amüsieren. Sie stammt aus Kuba. Sie hat ein rundliches, aber keineswegs schwammiges Gesicht, und sie trägt ihr dunkles Haar weder kurz noch lang. Als Sterilitätsexpertin ist Dr. Bustillo eine moderne Demeter, die menschliche Eier zu ernten und umzupflanzen weiß, eine Zauberin des Unscheinbaren. Manchen Paaren, die sich verzweifelt Kinder wünschen, verhilft sie zu einer Schwangerschaft, und für sie ist sie eine Göttin. Vielen anderen aber kann sie nicht helfen. In Bezug auf diese anderen ist es keineswegs eine Metapher, wenn man sagt, dass sie mit jeder Runde IVF oder GIFT* oder sonstiger Gebete in Form von alphabeti-

* IVF bedeutet In-vitro-Fertilisation, d. h. »Befruchtung im (Reagenz-)Glas«, im Gegensatz zu in vivo, »im lebendigen (Organismus)«, der traditionellen Methode. GIFT (*gamete intrafallopian transfer*) ist eine Abwandlung der IVF, bei der weibliche und männliche Gameten (Eizellen und Spermien) in den Eileiter der unfruchtbaren Frau injiziert werden in der Hoffnung, dass sich die beiden irgendwie finden und eine Zygote bilden werden.

schen Kürzeln Tausende von Dollars ins Klo spülen. Das ist die Realität der heutigen Sterilitätsbehandlungen, über die wir immer wieder hören und lesen: Sie sind sehr kostspielig, und sie führen oft nicht zum erwünschten Erfolg. Trotzdem lächelt Dr. Bustillo weiter amüsiert in sich hinein und hält sichtlich nichts vom Trübsalblasen. Sie bringt es fertig, gleichzeitig energiegeladen und relaxt zu wirken. Ihre Helfer arbeiten sehr gern mit ihr zusammen; ihre Patienten schätzen ihre offene und natürliche, niemals gönnerhafte Art. Ich fand sie auf Anhieb und fast vorbehaltlos sympathisch. Nur ein einziges Mal sagte sie etwas, das mich daran erinnerte: Stimmt, ja, sie ist eine Chirurgin, ein weiblicher frotzelnder OP-Macho. Während sie sich vor einem vaginalen Eingriff die Hände wusch, wiederholte sie nämlich eine zynische Bemerkung, die sie Jahre zuvor von einem ihrer Lehrer gehört hatte. »Sich vor einer Vaginal-OP die Hände zu waschen ist so, als stelle man sich vor dem Scheißen unter die Dusche«, sagte Dr. Bustillo. Die Vagina, fuhr sie fort, sei ein so schmutziger Ort, dass nichts, was man mit den Händen dort einführen könne, schlimmer wäre als das, was ohnehin schon da sei. (Diese Weisheit ist, nebenbei gesagt, ein altes Macho-Märchen und schlicht ein Haufen Scheiße, was wir im vierten Kapitel noch ausführlich erörtern werden. Die Scheide ist überhaupt nicht schmutzig. Mal ehrlich, ist es wirklich zu viel verlangt, wenn wir, die wir den unheiligen Gynäkologenstuhl besteigen müssen, sagen: »Arzt, mache dich sauber und blütenrein«?)

Ich besuche Dr. Bustillo in der New Yorker Mount Sinai School of Medicine, um mir Eier anzusehen. Ich habe schon die Eier vieler Tierarten gesehen, aber die von meinesgleichen, außer auf Abbildungen, noch nie. Es ist gar nicht leicht, ein menschliches Ei zu sehen. Es ist zwar die größte Zelle im Körper, aber mit seinem Durchmesser von einem Zehntel Millimeter immer noch ziemlich klein: Wenn es möglich wäre, mit einem Babyhaar durch ein Blatt Papier zu stechen, hätte das Loch in etwa die Größe einer Eizelle. Hinzu kommt, dass das Ei gar nicht dazu gedacht ist, gesehen zu werden. Wie jedes andere Säuger-Ei auch ist das menschliche Ei für die Dunkelheit geschaffen, dafür, in viszeraler Abgeschiedenheit vor sich hin zu brüten. Wir verdanken übrigens unter anderem diesem Umstand unser cleveres, dickes, aufwendig gefälteltes Gehirn. Ein intern empfangener und heranwachsender Fetus ist ein behüteter Fetus, und ein behüteter Fetus ist einer, der sich genügend Zeit lassen kann, um in sich ein Riesenhirn zu entfalten. Damit verleihen wir der Bezeichnung »Eierkopf« eine neue Bedeutung: Aus dem weltabgeschiedenen Ei schlüpft der schwellende Stirnlappen.

Beim Spermium liegt die Sache völlig anders. Zwar gehört auch der männliche Gamet (er hat einen Bruchteil des Volumens einer Eizelle) nicht gerade zu den Großen dieser Welt, da er aber von vornherein für den Export konzipiert und auf Öffentlichkeitswirkung angelegt ist, fügt er sich problemlos allen techno-voyeuristischen Forderungen. Eines der ersten Dinge, die Anton van Leeuwenhoek vor dreihundert Jahren nach Erfindung seines Urmikroskops tat, war, eine Probe menschlichen Ejakulats auf ein Glasplättchen zu schmieren und unter sein optisches Wunderwerk zu schieben. Und Männer, ich werde meine zygotische Voreingenommenheit für einen Augenblick hintanstellen und zugeben, dass eure Spermien, in entsprechender Vergrößerung betrachtet, tatsächlich ein prächtiger Anblick sind: vitale, putzmuntere geißelschwänzige Tränentierchen, die nirgends und überall zugleich hinspritzen, -wirbeln, -zappeln und -wedeln – der lebende Beweis für unsere dunkle flagellatische Vergangenheit. Wenn es um fesselnde mikroskopische Abenteuer geht, schlägt ein Spritzer Männersamen den – im schulischen Kontext vertrauteren – Tropfen Teichwasser um Längen.

Der Frauenkörper mag sich selbst vermittels Apoptosis laufend Eier wegnehmen, doch er gibt sie nicht kampflos preis. Wie bekommt man dann ein Ei zu sehen? Eine Möglichkeit ist, eine Ei-Spenderin zu finden: eine Frau, die teils Heilige, teils Verrückte, teils Romantikerin, teils käuflich ist und deren sämtliche Teile kurz davor stehen, von der »Milch der süßen Ohnmacht«, wie Dr. Bustillo sie nennt, eingeschläfert zu werden, sodass sie nicht mitbekommen wird, wie ihr Körper auf dem Schlachtfeld Zeter und Mordio schreit.

Beth Derochea klopft sich auf den Bauch und dröhnt: »Ich bin genudelt! Randvoll mit Hormonen! Ich sag' zu meinem Mann: Komm mir ja nicht zu nahe!« Sie ist achtundzwanzig, sieht aber gut fünf Jahre jünger aus. Sie arbeitet als Verwaltungsassistentin in einem Verlag und hofft, es mit der Zeit bis zur Lektorin zu bringen. Sie hat langes dunkles, schlicht an der Seite gescheiteltes Haar und zeigt beim Lächeln ein leicht lückenhaftes Gebiss. »Ich hoffe bloß, niemand erbt meine Zähne!« sagt sie. »Alles, nur das nicht – ich hab' wirklich schlechte Zähne.« Beth ist eine Frau von genussvoller, ausgeprägter Extrovertiertheit; nicht einmal das billige, wenig kleidsame Krankenhaushemd macht sie befangen. Sie hüpft wie ein Gummiball umher; sie lacht; sie gestikuliert. »Sie ist echt klasse!« ruft eine der anwesenden Krankenschwestern aus. »Ich bin echt pleite«, sagt Beth. »Es ist mir ein bisschen peinlich, das zuzugeben, aber ich habe Schulden.« Das ist einer der Gründe, warum sie hier im Mount Sinai ist – mit geschwollenen, prallvollen, erntereifen Eierstöcken, kurz davor, in die milchige Ohnmacht der Narkose zu sinken.

Wenn jemand eine neue Serie von Fruchtbarkeitsidolen entwerfen wollte, könnte Beth Derochea dafür Modell stehen. Amulette mit Schnipseln ihrer Haare oder Fingernägel könnte man als magisch wirksame Reliquien verkaufen. Es ist jetzt das dritte Mal, dass sie Eier spendet. Sie hat es bereits zweimal als Studentin getan, und jedes Mal war die Ausbeute mit neunundzwanzig Stück überreichlich. Jetzt ist sie wieder da – zum Teil wegen der 2500 Dollar, die ihr die Sache einbringt; aber nur zum Teil. Es gibt noch andere Gründe dafür, dass sie nichts dagegen hat, ja dass es ihr sogar Freude bereitet, Eier zu spenden. Sie und ihr Mann haben zwar noch keine Kinder, aber wie sie mir sagte, spielt sie gern Mama. Sie bemuttert ihre Freundinnen; sie redet ihnen zu, sich im Winter warm anzuziehen und schön viel Obst und Gemüse zu essen. Es macht ihr Spaß, die Windeln anderer Leute Babys zu wechseln und Säuglinge in den Schlaf zu wiegen. Ihr gefällt die Vorstellung, dass ihre Samen zur Freude anderer Menschen aufgehen werden. Sie empfindet ihre Gameten nicht als ihr Eigentum. Als Fan von SF-Literatur der intellektuelleren Sorte erklärt sie es mir mithilfe der Worte von Robert A. Heinlein: »›Deine Gene gehören nicht dir‹, schreibt er irgendwo. ›Sie gehören der ganzen Menschheit.‹ Das glaube ich wirklich. Meine Eizellen, meine Gene, sie sind nicht einmal ein Teil von mir, sie sind vielmehr etwas, woran ich teilhabe. Es ist wie Blutspenden.«

Dieser großzügigen, fast kommunistischen Vorstellung zufolge schwimmen wir alle im selben gewaltigen Gen-Pool oder fischen gemeinsam am großen Strom des Fortbestands der Menschheit.

Wenn mein Netz leer herauskommt, wirst du vielleicht deinen Fang mit mir teilen. Aus solchen von Herz und Gerechtigkeitsempfinden diktierten Gründen würde Beth, wie sie mir sagte, auch dann Eier spenden, wenn es kein Geld dafür gäbe. »Ich hätte es vielleicht nicht dreimal gemacht«, sagt sie, »aber mindestens einmal ganz gewiss.«

Eine solche Einstellung ist selten. In europäischen Ländern, in denen es gesetzlich verboten ist, einer Frau ihre Eier »abzukaufen«, ist es äußerst schwierig, Spenderinnen zu finden. Dr. Bustillo erzählte mir, auf einer Bioethik-Konferenz, an der sie kürzlich teilgenommen habe, seien die Teilnehmerinnen – Ärztinnen, Biologinnen, Juristinnen und professionelle Vordenkerinnen – ganz unverbindlich, aus reiner Neugier, gefragt worden, wer von ihnen bereit wäre, Eier zu spenden. »Niemand hat die Hand gehoben«, sagte Dr. Bustillo. »Anschließend haben zwei Frauen erklärt, wenn es für eine Verwandte oder gute Freundin wäre, würden sie es immerhin in Betracht ziehen.« Beth spendet nicht für Verwandte oder Freundinnen. Sie lernt die Ehepaare, die ihre Eier empfangen, nie kennen. Sie wird keinen ihrer etwaigen Sprösslinge je zu Gesicht bekommen, und es ist ihr ganz gleichgültig. Sie gibt sich keinen sentimentalen Träumereien hin, sie versucht sich ihre unbekannten Kinder gar nicht erst vorzustellen. »Ich hab's geschafft, mich in dieser Hinsicht von jeglichem Besitzdenken zu befreien«, sagt sie so gelassen wie eine Renaissance-Madonna.

Es ist eine gute Sache, sage ich zu Dr. Bustillo, dass die besten Ei-Spenderinnen – Frauen um die dreißig oder etwas jünger, die sich also auf dem Höhepunkt ihrer Fruchtbarkeit befinden – gerade in dem Alter sind, in dem sie in der Regel am ehesten etwas Extrageld brauchen können. Eine Ei-Spenderin verdient sich jeden Cent ihres Blutgelds. Drei Wochen bevor ich sie kennen lernte, hatte Beth angefangen, sich Lupron zu spritzen, eine synthetische Version des Gonadotropin-releasing Hormone, eines im Gehirn gebildeten Neurosekrets, das den ganzen Zyklus der Eireifung überhaupt erst in Gang setzt. Eine Woche lang injizierte sie sich die Substanz allabendlich in den Oberschenkel mit einer dünnen Nadel, wie Diabetiker sie verwenden. Keine große Sache, meinte sie. Man spüre es kaum. Mhm, sagte ich und dachte: Oh, sicher, sicher, eine Kleinigkeit, außer für Leute wie mich, die ich immer gefunden habe, das Schlimmste an der Heroinsucht sei nicht die Tatsache, dass man sich damit das Leben ruiniert oder dass man davon Aids bekommen kann, sondern dass man sich das Zeug mit einer Nadel injizieren muss.

Nach dem Lupron kamen die harten Sachen. Jetzt musste sie sich einen täglichen Doppelschuss von Pergonal und Metrodin verpassen: eine Mixtur von ovulationsfördernden Hormonen, die die Eierstöcke in einen Zustand der Hyperaktivität versetzen. (Pergonal wird, dies nur am Rand, aus dem Urin von Frauen in der Postmenopause gewonnen, da deren Körper infolge des Rückgangs oder völligen Aufhörens einer entsprechenden Reaktion vonseiten der Eierstöcke einen stark erhöhten Ausstoß von ovulationinduzierenden Hormonen aufweist.) Die Zubereitung dieses lieblichen Gebräus forderte Beth einige Konzentration ab, denn es musste unbedingt vermieden werden, dass zusammen mit der Flüssigkeit irgendwelche Luftbläschen aufgezogen wurden, die zu einer Embolie hätten führen können. Es war auch eine weit dickere Injektionskanüle erforderlich, als Beth für das Lupron benutzt hatte, und das bedeutete natürlich einen viel größeren und schmerzhafteren Einstich. Diesmal musste Beth sich die Spritze in die Rückseite ihrer Hüfte setzen – jeden Abend, knapp zwei Wochen lang. Durchaus zu ertragen, sagte sie, keine Tortur oder so. Aber doch etwas, das sie eingestandenermaßen lieber vermieden hätte. Gegen Ende dieser Nicht-Tortur verabreichte sich Beth, zur Stimulierung der abschließenden Phase der Ovulation, eine einmalige Injektion von HCG oder menschlichem Choriongonadotropin – wieder mit einer barbarisch dicken Nadel.

Während dieser ganzen Vorbereitungszeit musste sie wiederholt ins Krankenhaus kommen, damit die Größenzunahme ihrer Eierstöcke mittels Ultraschalluntersuchung überwacht werden konnte. Sie ging infolge Flüssigkeitsretention ziemlich in die Breite und witzelte über ihre eigene Reizbarkeit. Als ich mich mit ihr unterhielt, war sie mehr als bereit, ihre paar Gramm Fleisch hinzugeben. Ihre Eierstöcke waren wie zwei prall gefüllte Beutel Apfelsinen, wobei jede Apfelsine eine dank der dreiwöchigen Hormonbehandlung unnatürlich schnell herangereifte Eizelle war. In einem normalen Zyklus würde sich nur ein Ei auf einmal aus seinem Brutbeutel schieben. Doch jetzt war Beth eine wahrhaft olympiareife Zyklikerin, die ein Zwei- oder Dreijahrespensum an oozytischen Opfergaben in einen einzigen Monat geleistet hatte. Nichts spricht dafür, dass sie diese Jahre verloren hat, dass ihr Schwangerschaftspotenzial entsprechend vermindert oder sonst wie beeinträchtigt worden sein könnte. Schließlich sind wir mit Eiern maßlos überversorgt, und ihr wisst ja noch, was die Geschäftsführung am Ende der Haushaltsperiode mit nicht beanspruchten Mitteln macht: Ping! Die medizinischen Demeter dieser Welt zapfen also lediglich ab, was andernfalls zu einem Nichts apoptosieren würde.

Auf alle Fälle liegt Fruchtbarkeitsfetischismus bei Beth in der Familie: Alle ihre Geschwister haben bereits mehrere Sprösslinge in die Welt gesetzt. »Kinderkriegen ist bei uns einfach normal«, sagt sie. Beth macht sich auch keine Gedanken um das Risiko eines Eierstockkrebses, das solche fertilitätsfördernden Mittel nach Auffassung mancher Experten erhöhen sollen. Die bislang gewonnenen Daten lassen keine eindeutigen Schlüsse zu und weisen ohnehin eher auf ein Medikament namens Clomid hin als auf eines der follikelstimulierenden Präparate, die Beth bekommen hat. »Wenn es in meiner Familie schon Fälle von Eierstockkrebs gegeben hätte, wäre ich schon ein bisschen vorsichtiger«, sagt sie. »Aber so wie die Sache liegt, mache ich mir keine Sorgen. Vielleicht ist es dumm von mir, aber ich mache mir keine Sorgen.«

Sie liegt auf dem OP-Tisch. Man pumpt sie zuerst mit Sauerstoff voll, dann mit einem Anästhetikum. Man fragt sie, ob sie schon schläfrig sei. »Mmpf!« brummt sie. Schon einen Augenblick später ist sie so schlaff wie eine Dalí-Uhr. Die OP-Schwestern legen ihre Unterschenkel auf gepolsterte Stützgabeln und betupfen ihre Vulva mit Jodtinktur, die wie Menstruationsblut aussieht, als sie die Innenfalten ihrer Oberschenkel entlangrinnt und auf den Tisch tröpfelt. Dr. Bustillo rollt wie ein Fässchen auf Rädern in den OP, wäscht sich die Hände und witzelt von Scheiden und Scheiße. Aber wie auch immer: Sie schrubbt sich sauber. Sie setzt sich an das Fußende des Tisches, bereit zum Angriff auf eine der weniger geschützten Breschen in der Festung des Körpers. Ihre Assistentinnen schieben ein tragbares Ultraschallgerät an den OP-Tisch und reichen ihr die Schallkopf-Sonde, ein Instrument von der Form eines Dildos. Sie streift eine Latexhülle – »das Verhüterli!« sagt sie – über die Sonde und führt eine Nadel der Länge nach in den Apparat ein, mit der sie die reifen Eier aus ihren Beuteln absaugen wird.

Dr. Bustillo schiebt den Stab in Beths Scheide und weiter in eine der zwei Fornices, der geschlossenen Enden des Scheidenkanals, die sich beiderseits des Gebärmutterhalses nach außen wölben. Die Nadel durchsticht die Fornixwand, schiebt sich durch das Peritoneum viscerale – die schmierige Membran, die einen großen Teil der Bauch- und Beckenorgane umhüllt – und dringt schließlich in den Eierstock ein. Dr. Bustillo orientiert sich bei der ganzen Prozedur anhand des Ultraschallmonitors, auf dem die Echos hochfrequenter Schallwellen ein Schwarzweißbild des jeweils angepeilten Organs – momentan also des Eierstocks – erzeugen. Jetzt erscheint die Nadel links oben im Bild. Das Ovar sieht aus wie ein gigantischer Bienenstock, der anstelle der Waben mit dunklen, prallen Beutelchen von jeweils anderthalb bis zwei Zentimeter Durchmesser bestückt ist: den Ei-Follikeln, die Beth durch ihre dreiwöchige Hormonbehandlung zur Reife gebracht hat. Sie füllen fast das ganze Bild aus. Ohne die Augen vom Monitor abzuwenden, nimmt Dr. Bustillo mit der nadelbewehrten Sonde ein Follikel nach dem anderen ins Visier, sticht es an und saugt alle darin enthaltene Flüssigkeit ab. Diese rinnt durch den Schlauch der Sonde in einen Auffangbehälter. Das Ei, das in dieser Flüssigkeit schwimmt, kann man nicht sehen, aber es ist da. Sobald die Flüssigkeit aus dem Follikel abgesaugt worden ist, fällt das Beutelchen in sich zusammen und verschwindet vom Bildschirm. Wenige Augenblicke später füllt es sich teilweise wieder, diesmal mit Blut.

Piek! Piek! Piek! Dr. Bustillo sticht und entleert die einzelnen Follikel mit einer solchen Geschwindigkeit, dass die Eierstockwabe in ständiger pulsierender Bewegung ist: Beutel fallen in sich zusammen, saugen sich wieder mit Blut voll. Piek! Piek! Piek! Es tut schon vom bloßen Zusehen weh; ich verspüre den Drang, die Beine übereinander zu schlagen, aber leider stehe ich. Eine der OP-Schwestern erklärt mir, dass manche Ei-Spenderinnen darauf bestehen, den Eingriff ohne Anästhesie über sich ergehen zu lassen. Sie bereuen unweigerlich ihre Entscheidung. Früher oder später fangen sie alle an zu schreien.

Sobald der linke Eierstock abgeerntet ist, schiebt Dr. Bustillo die Sonde in das andere Scheidengewölbe und wiederholt das Manöver am rechten Eierstock. Die ganze Anstich- und Absaugprozedur ist auf beiden Seiten in knapp zehn Minuten abgeschlossen. »Okay, das war's«, sagt Dr. Bustillo und zieht die Sonde wieder heraus. Aus Beths Scheide fließt ein Rinnsal von Blut, wie ein Feuer, das eine abrückende Armee hinter sich anzündet. Die Schwestern wischen die Patientin sauber und fangen an, sie beim Namen zu rufen und sie am Arm zu rütteln, um sie aufzuwecken. Beth! Beth! Es ist vorbei, wir sind fertig, wir haben dich leer gepflückt. Deine Gene schwimmen jetzt im großen Gemeinschaftspool, in dem bald eine andere Frau untertauchen und – hoffentlich – die Taufe der Schwangerschaft empfangen wird.

Im Labor trennt und zählt die Embryologin Carol-Ann Cook die Ausbeute des Tages: neunundzwanzig Eier, dieselbe Menge, die bei Beth Derochea schon zweimal geerntet wurde. Die Weinberge dieser Frau sind wahrhaft fruchtbar! Frau Cook bereitet die Eier, Beths Trauben, für die Befruchtung mit dem Sperma des Mannes einer anderen Frau vor, einer Frau, die selbst keine lebensfähigen Eier hat.

Die Verwendung von Spender-Eiern für die In-vitro-Fertilisation ist eine der wenigen Erfolg versprechenden Verbesserungen, die das Verfahren seit seiner Einführung in den siebziger Jahren erlebt hat. Die meisten Frauen, die eine IVF an sich vornehmen lassen, haben fast das Ende ihrer Geduld und ihrer Fertilität erreicht. Sie sind meist schon um die vierzig. Aus bislang noch völlig ungeklärten Gründen haben die Eier einer »älteren« Frau – es widerstrebt mir, dieses Adjektiv auf einen Menschen unter achtzig anzuwenden, erst recht auf meine Altersgenossinnen – einiges von ihrer ursprünglichen Plastizität und Widerstandsfähigkeit eingebüßt. Sie reifen nicht mehr so gut, sie lassen sich nicht mehr so leicht befruchten, und sind sie erst einmal befruchtet, nisten sie sich nicht so fest in die Gebärmutterwand ein wie die Eier einer jüngeren Frau. In der Regel versuchen es ältere Frauen zunächst mit einer IVF eigener Eizellen. Sie sind für ihre speziellen Genome, für ihre molekulare Abstammung, voreingenommen – und warum auch nicht? Zwischen einem Baby und einem Buch besteht kein allzu großer Unterschied, und es ist immer besser, über das zu schreiben, was man wirklich kennt. Also machen sie das Gleiche durch, was Beth Derochea durchgemacht hat: eine mehrwöchige Vorbereitungszeit mit täglichen Hormoninjektionen. Am Ende erzielen sie aber eine im Vergleich mit Beth sehr dürftige Ausbeute: vielleicht drei oder vier Eier, von denen einige möglicherweise mehr tot als lebendig sind. Die Fruchtbarkeitsgötter in

Weiß tun ihr Bestes. Sie bringen die am gesündesten aussehenden Eier in einer Petrischale mit Spermien des Partners zusammen, damit sie sich vereinigen und Embryonen bilden. Etwa zwei Tage später transferieren sie die in Flüssigkeit schwimmenden Zellhäufchen mithilfe einer dünnen Kanüle, die durch Scheide und Muttermund in die Gebärmutter eingeführt wird, in den Körper der Frau. Keine große Sache: Im Handumdrehen ist alles vorbei. Leider gilt das auch für den weiteren Fortgang der Sache, denn im Handumdrehen kann die Frau die eingepflanzte Leibesfrucht auch wieder verlieren. Tatsächlich führt der Eingriff bei der großen Mehrzahl der Patientinnen nicht zum Erfolg. Die Chancen, dass eine ältere Frau einen aus einem eigenen Ei in vitro erzeugten und implantierten Embryo austrägt, betragen zwölf bis vielleicht achtzehn Prozent. Würden wir von unserem Arzt erfahren, dass dies unsere Chancen sind, den Krebs zu überleben, wären wir sehr, sehr deprimiert!

Eine ältere Frau kann sich ein-, zwei-, vielleicht sogar dreimal einem solchen IVF-Eingriff unterziehen, aber wenn sie es dann immer noch nicht geschafft hat, aus eigener DNS-Kraft schwanger zu werden, wird es ihr wahrscheinlich niemals gelingen. An diesem Punkt wird ihr der behandelnde Arzt wahrscheinlich empfehlen, es mit gespendeten Eiern zu probieren – also mit Eizellen einer jüngeren Frau, die mit Spermien des Ehemannes (oder Freundes oder aber eines männlichen Spenders) befruchtet und nach etwa zweitägiger Zellteilung in die Gebärmutter besagter älterer Frau transferiert werden. Die Verwendung von Spender-Eiern kann eine vierzigjährige Frau, fortpflanzungsmäßig betrachtet, wie eine Fünfundzwanzigjährige aussehen lassen. Kein Mensch weiß, warum. Aber es funktioniert – Mädchen, Mädchen, und wie es funktioniert! – so gut, dass die Chancen, bereits beim ersten Versuch einer In-vitro-Befruchtung schwanger zu werden und zu bleiben, schlagartig auf rund vierzig Prozent ansteigen. Das klingt schon eher wie richtiges Babygeschrei! Solange der Wein nur jung genug ist, scheinen Flasche und Etikett schnurzegal zu sein.

Damit steht also fest: Der Herr im Haus ist das Ei. Es, und nicht die Gebärmutter, entscheidet über die Zukunft. Carol-Ann Cook nimmt eine von Beths Eizellen und legt sie unter ein leistungsstarkes Mikroskop, dessen Bild auf einen Videomonitor übertragen wird. »Das ist ein schönes Ei«, sagt Dr. Bustillo. »Alle ihre Eier sind schön«, fügt Frau Cook hinzu. Es sind die Eier einer gesunden jungen Frau. Sie können ihr Licht beim besten Willen nicht unter den Scheffel stellen.

Willst du dir ein Bild von der Eizelle machen, dann stell dir den Himmel an einem schönen Tag vor. Der eigentliche Zellkörper ist die Sonne; sie ist ebenso rund und gebieterisch wie ihre große Schwester da oben. Sie ist die einzige kugelförmige Zelle im ganzen Körper. Andere Zellen können die Form eingebeulter Würfel haben, tropfenförmig sein oder wie flache runde, in der Mitte eingedellte Kissen aussehen, aber das Ei ist ein wahrer geometrischer Traum. Seine Form ist äußerst sinnvoll: Die Kugel gehört zu den stabilsten Formen überhaupt, die in der Natur vorkommen. Wenn du deine kostbarsten Erbstücke – deine Gene – sicher verwahrt wissen willst, pack sie in ein sphärisches Schatzkästlein. Wie Perlen haben Eizellen eine sehr lange Lebensdauer und sind schwer zu zerdrücken, und wenn sie zur Befruchtung abkommandiert werden, purzeln sie munter den Eileiter hinunter.

Carol-Ann Cook erklärt im Einzelnen, was auf dem Schirm zu sehen ist. Rings um die große Sphäre, die silberweiß leuchtend das Bild beherrscht, lagern sich weiße Schlieren, die an Schlagsahne oder die flauschigen Wolken erinnern, die kein Kind anzubringen vergisst, wenn es den Himmel zeichnet. Und tatsächlich handelt es sich dabei um Fetzen des Cumulus oophorus, was allerdings nicht »eitragende Wolke«, sondern »eitragender Hügel« bedeutet. Der Cumulus ist eine an der Innenseite des bläschenartigen Ei-Follikels entstehende Ausbauchung oder Zellanhäufung, in der das Ei bis zu seiner vollständigen Reife »ausgetragen« wird. Die zur eigentlichen Eizelle hin nächste Schicht ist die Corona radiata. Wie die Korona der Sonne, ist die Korona des Eies ein leuchtender Strahlenkranz, der sich bis zu einer recht großen Entfernung rings um sein Gestirn ausbreitet. Sie ist eine wahre Königinnenkrone, die mit ihren Zacken und konzentrisch angeordneten Edelsteinen die makellose Sphärizität des Eies noch betont. Die Corona radiata ist eine dichte Ansammlung von Epithelzellen, die das Ei schützend umgeben und die zusätzliche Funktion von »Richtungsweisern« haben könnten, indem sie die recht planlos vor sich hin schwänzelnden spermatischen Kaulquäppchen zur Außenhülle der Eizelle führen. Diese dicke, dem Ei durch das Follikel von außen aufgetragene Schicht ist die so genannte Zona pellucida – die »durchscheinende Zone« –, das Schalenähnlichste, das ein Säuger-Ei aufzuweisen hat. Die Zona pellucida ist reich an Zuckern und Proteinen und übt nach außen hin eine ähnliche Wirkung wie ein Magnetfeld aus: Sie lädt die Spermien zu einer näheren Erkundung ihrer Konturen ein – stößt aber dann alle, die ihren Vorstellungen nicht entsprechen, unerbittlich wieder ab. Sie entscheidet, wer Freund und wer Feind ist. Die Zona pellucida könnte als die Hüterin der biologischen Vielfalt betrachtet werden, als der Ort, an dem die natürliche Artbildung oft ihren Anfang nimmt, denn es bedarf nur einer geringfügigen Veränderung im Aufbau ihrer Polysaccharide (hochmolekularen Zuckern), um etwas, das bis dahin vollkommen kompatibel gewesen war, zu einem Fremdkörper zu machen. Die Gene des Schimpansen beispielsweise sind zu mehr als neunundneunzig Prozent mit den unsrigen identisch, und es ist durchaus möglich, dass die künstliche Befruchtung eines menschlichen Eies durch direktes Einbringen der DNS eines Schimpansenspermiums zu einem lebensfähigen (wenn auch ethisch abzulehnenden) Embryo führen würde. Doch unter den natürlichen Bedingungen einer normalen sexuellen Vereinigung brächte es ein Schimpansenspermium niemals fertig, die schützende Zona pellucida einer menschlichen Eizelle zu durchdringen.

Die Zona verhindert darüber hinaus, dass mehr als ein arteigenes Spermium den Zellkörper erreicht. Vor der Befruchtung sind ihre Zucker offen und für ähnliche Zucker, wie sie sich im Kopf männlicher Samenzellen finden, mehr als aufgeschlossen. Sobald die Zona aber von einem Spermium berührt worden ist, saugt sie dieses in sich ein und erstarrt dann buchstäblich: Ihre Zucker drehen sich einwärts. Das Ei ist gesättigt; mehr DNS will es nicht. Etwaige zu spät gekommene Spermien stehen vor verschlossener Tür und sterben bald darauf. Doch damit sind die Aufgaben der Zona pellucida noch immer nicht erschöpft. Die Zona ist dick und stark, ein richtiger Anorak, und wie ein solcher schützt sie den neu entstandenen Embryo während seiner ganzen langsamen Wanderung durch den Eileiter und in die Gebärmutter. Erst wenn der Keim im Stande ist, sich aus eigener Kraft an die Gebärmutterwand anzuhängen, also rund eine Woche nach der Befruchtung, platzt die Zona pellucida auf und gestattet dem Embryo, seinen Kreislauf an den der Mutter anzuschließen.

Corona, Cumulus und Zona pellucida bilden insgesamt das Umfeld oder die Hilfstruppen der Eizelle, gehören aber nicht zu ihr. Das eigentliche Ei ist die wahre Sonne, das Licht des Lebens, und ich sage dies ohne alle Übertreibung. Das Ei ist im Körper zahlenmäßig selten. Außergewöhnlich ist auch seine Kraft. Keine andere Zelle hat die Fähigkeit, Neues zu erschaffen und lediglich von einem komplementären Satz von Genen ausgehend ein vollständiges neues Individuum aufzubauen. Wie ich schon sagte, unterscheidet sich das Säuger-Ei insofern von den Eiern der Vögel und anderer Tierarten, als es von den Nährstoffen, die der Embryo zu seiner Entwicklung benötigt, so gut wie nichts enthält. Der Säuger-Embryo muss sich deswegen an den Blutkreislauf der Mutter ankoppeln und durch die Plazenta ernährt werden. Aber vom genetischen Standpunkt aus betrachtet, stellt das Säugetier-Ei ein vollständiges, in sich abgeschlossenes Universum dar. Irgendwo in seinem glibberigen Zytoplasma befinden sich die Faktoren – Proteine oder Stückchen von Nukleinsäuren –, die dem Genom erlauben, planvoll aktiv zu werden und jedes Wort zu sprechen, das seine Spezies je gesprochen hat. Identifizieren konnte man diese »mütterlichen Faktoren« bislang noch nicht, aber ihre Fähigkeiten sind auf wahrhaft sensationelle Weise unter Beweis gestellt worden. Als schottische Genforscher 1997 bekannt gaben, dass sie ein erwachsenes Schaf geklont und auf den Namen Dolly getauft hatten, ging eine Welle der Empörung durch die Welt, und jeder, der sich dazu berufen fühlte, schwatzte von menschlichen Klonen, menschlichen Drohnen und blasphemischen Eingriffen in die Schöpfung. Die endlose Übung in Händeringen trug kaum dazu bei, das ethische Dilemma um die theoretische Möglichkeit der Klonierung menschlicher Zellen – wenn das Dilemma denn tatsächlich bestehen sollte – irgendwie aufzulösen. Doch was Dollys süßes Schafsgesicht völlig zweifelsfrei vorführt, ist das Wunder des Eies. Das Ei hatte den Klon geschaffen. Bei ihrem Versuch waren die Wissenschaftler folgendermaßen vorgegangen: Sie entnahmen dem Euter eines erwachsenen Schafes eine einzelne Zelle und isolierten dann deren Nukleus oder Kern, den »Behälter« sämtlicher Gene einer Zelle. Sie wollten diese »erwachsenen« Gene haben, und sie hätten sie aus jedem beliebigen anderen Organ gewinnen können. Sämtliche Zellen im Körper eines Lebewesens enthalten exakt die gleichen Gene. Was eine Euterzelle von einer Pankreaszelle oder einer Hautzelle unterscheidet, ist allein der Umstand, welche unter den Zehntausenden ihrer Gene aktiv und welche blockiert sind.

Das Ei ist demokratisch. Es lässt sämtliche Gene zu Wort kommen. Und so zapften die Forscher einem Schaf eine Eizelle ab und entkernten sie. Sie entfernten zusammen mit dem Nukleus die Gene der Eizelle und behielten nur den Zellkörper zurück, das Zytoplasma – den Dotter, der kein Dotter ist. An die Stelle des Eizellkerns bauten sie den Nukleus der Euterzelle ein, und dann implantierten sie die seltsame Chimäre, den handgemachten Hippogryphen, in die Gebärmutter eines anderen Schafs. Der Eizellkörper erweckte das vollständige erwachsene Genom buchstäblich zu neuem Leben. Er machte Tabula rasa, befreite die von sich aus ganz auf das Eutersein angelegte Zelle von sämtlichen Milchspuren und verlieh ihren alten Genen neue Jugend. Die im Zellkörper enthaltenen mütterlichen Faktoren erlaubten dem Genom, die herrliche Odyssee der Schwangerschaft zu wiederholen – sämtliche Organe, sämtliche Gewebearten, das vollständige Schaf zu reproduzieren.

Das Ei ist die einzige Körperzelle, die das Ganze hervorbringen kann. Eine Leber- oder eine Pankreaszelle, die man in eine Gebärmutter pflanzte, würde sich niemals zu einem Embryo entwickeln. Sie besitzt zwar (wie jede andere Zelle) alle zur Bildung eines neuen Individuums erforderlichen genetischen Informationen, doch ihr fehlt der nötige Grips, um damit etwas anfangen zu können. Unter diesem Gesichtspunkt betrachtet, ist es also kein Wunder, dass die Eizelle so groß ist. Sie muss alle Geheimnisse der Genesis in sich bergen. Und vielleicht erklärt der komplexe molekulare Aufbau des Eies, warum wir Mädels als Erwachsene keine neuen Zellen dieser Art produzieren können, warum wir mit sämtlichen Eizellen auf die Welt kommen, die wir je haben werden, während Männer praktisch ihr Leben lang neue Spermien erzeugen. Wissenschaftler machen oft viel Aufhebens um die Unterschiede zwischen Ei und Spermium, um die schier unerschöpfliche Produktivität der männlichen Gametogenese gegenüber der zahlenmäßigen Begrenztheit und dem altersbedingten qualitativen Niedergang der weiblichen Keimzellen. Das »Wunder« der Spermienzeugung verführt sie zu atemlos lyrischen Höhenflügen: »Mit jedem Schlag, den sein Herz tut, erschafft ein

Mann eintausend neue Spermien!« schwätzte Ralph Brinster im Mai 1996 einem Reporter der *Washington Post* vor. Eine Frau dagegen, fuhr er fort, werde mit sämtlichen Eiern geboren, die sie je besitze, und in demselben Augenblick beginne auch deren Alterungsprozess. Die bloße Fähigkeit zur Vervielfältigung dürfte allerdings kaum ein hinlänglicher Grund für Standing Ovations sein. Bakterien verdoppeln sich alle zwanzig Minuten. Viele Krebszellen können sich in einer Petrischale noch Jahre, nachdem ihr Muttergeschwür den Patienten umgebracht hat, munter weiter teilen und vervielfachen. Vielleicht ähneln Eizellen in dieser Hinsicht den Neuronen, die im Erwachsenenalter ja auch nicht mehr nachwachsen: Sie wissen einfach zu viel. Die Eizellen müssen die Party organisieren; die Spermien brauchen nur zu kommen!

2

DIE MUSIVISCHE VORSTELLUNGSKRAFT

Das Rätsel des »weiblichen« Chromosoms

Keith und Adele lagen sich ständig in den Haaren wie zwei Kater, wie zwei betrunkene Marktschreier. Frisches Material für diese Auseinandersetzungen fand Keith bei seiner Lektüre. Er las viel und vielerlei, und gelegentlich stieß er auf eine Information, die ihn in seinen eigenwilligen Theorien über die natürliche Rangordnung von Mann und Frau zu bestätigen schien. Die Männer, so hatte er ein für allemal entschieden, sind die Forscher, die Kämpfer und die Schöpfer. Sie erschaffen alles, was wir um uns herum sehen, die Kunstwirklichkeit der Wolken kratzenden Städte und der erfundenen Gottheit, doch sie leiden unter ihrer Brillanz und Geschäftigkeit. Die Frauen sind die Stabilisatoren, der Balsam für den ungeduldigen männlichen Expansionsdrang, der Mörtel zwischen den Bausteinen. So weit nichts Überraschendes: Es ist die altbekannte Dichotomie von Handeln und Sein, Lodern und Lindern, Komplexität und Einfalt – und deren angeblichen jeweiligen Trägern.

Eines Tages dann las Keith etwas über die Chromosomen. Er las, dass der Mensch 23 Chromosomenpaare besitzt und dass diese Paare bei Mann und Frau identisch sind – mit Ausnahme von Paar 23: den Geschlechtschromosomen. Hier haben Frauen zwei X-Chromosomen, und Männer haben ein X- und ein Y-Chromosom. Hinzu kommt, dass die zwei X-Chromosomen der Frau ziemlich genau wie alle ihre übrigen Chromosomen aussehen. Chromosomen erinnern in ihrer Form an den Buchstaben X. Nicht, wenn sie sich im Zellkern befinden – da sind sie so zusammengequetscht und ineinander verschlungen, dass sie am ehesten einem Haarknoten ähneln. Aber wenn man sie aus einer Zelle herausgeholt und zwecks Betrachtung unter dem Mikroskop – etwa im Rahmen einer diagnostischen Fruchtwasseruntersuchung – glatt gekämmt hat, sehen sie tatsächlich wie dicke, schlappe Xe aus. Frauen haben also 23 Paare, oder 46 Stück, dieser X-förmigen Gebilde, während Männer 45 Xe und den einen Exzentriker, das Y-Chromosom, haben. Auch dieses ähnelt dem Buchstaben, nach dem es benannt ist, und unterscheidet sich mit seiner stummeligen dreigeteilten Erscheinung von allen übrigen Chromosomen, die im Zellkern zu finden sind.

Es war für Keith wie eine Offenbarung, dass der Mann sich selbst noch auf mikroskopischer Ebene, ja selbst noch im elementaren genetischen Bauplan, nach dem der Mensch konstruiert ist, als der Frau überlegen erweist! Frauen haben als Geschlechtschromosomen zwei Xe: Eintönigkeit. Schon x-mal gehört. Männer haben ein X und ein Y: Vielfalt. Genetische Innovation und ein Ausweg aus der uranfänglichen Langeweile. Das Y als Synekdoche für… äh… BrYllanz, für GenY. Also sagte er zu Adele: »Die Chromosomen sind ein weiteres Argument für die Höherwertigkeit der Mannes. Du hast zwei Xe und bist somit langweilig, während ich ein X und ein Y habe und entsprechend interessant bin.«

Weder Adele noch Keith waren besondere Experten in Sachen Genetik, aber Adele wusste doch genug, um intellektuellen Bockmist zu erkennen, wenn sie ihn roch. Sie tat Keiths Theorie mit einem hämisch-verächtlichen Schnauben ab. Ihre Weigerung, sich seiner Logik zu beugen, versetzte ihn in Wut. Der Streit eskalierte, wie es bei den beiden immer zu geschehen pflegte. Keith sprach natürlich nicht von den Männern als solchen, er sprach von sich selbst. Er beharrte darauf, dass seinen Bedürfnissen und Erkenntnissen der Vorrang gegenüber den ihren gebühre und dass Adele dies gefälligst einzusehen habe. Und sie dachte nicht daran, ihm den Gefallen zu tun.

Von den vielen Auseinandersetzungen, die meine Eltern auf der Bühne unseres Zuhauses vor dem widerwilligen Publikum ihrer Kinder inszenierten, ist diese die einzige, an deren Gegenstand ich mich noch erinnere. Der Jahrhundertkonflikt: Y gegen X. Er ist mir nicht zuletzt deswegen in Erinnerung geblieben, weil er mir so seltsam theoretisch erschien und weil es das erste Mal war, dass ich eine so pauschale Behauptung allgemeiner, grundsätzlicher männlicher Höherwertigkeit hörte. Ich nahm sie persönlich. Ich fühlte mich verletzt. Es war eine Sache, wenn mein Vater meine Mutter angriff – daran war ich gewöhnt. Aber jetzt qualifizierte er sämtliche Frauen, mich eingeschlossen, als chromosomale Langweilerinnen ab!

Der Chromosomen-Fall ist noch lange nicht abgeschlossen und liefert immer wieder Stoff zu endlosen Debatten. In mancherlei Hinsicht wird das Geschlecht durch die Geschlechtschromosomen oder Gonosomen bestimmt: Bist du eine Frau, kann man davon ausgehen, dass du in so ziemlich jeder Zelle deines Körpers außer den 22 anderen Chromosomenpaaren zwei Xe hast. Bist du ein Mann, weißt du, dass du ein Y hast, und kannst dir gern was darauf einbilden: auf deinen molekularen Miniaturphallus. Die Geschlechtschromosomen verraten der Fachperson – und den Eltern, wenn sie es wissen wollen –, ob der Fetus, dessen Fruchtwasser untersucht wird, ein Mädchen oder ein Junge ist.

In dieser Hinsicht ist der Unterschied zwischen X und Y ein klares, sauberes, unbezweifelbares Kriterium für die Bestimmung von Weiblichkeit oder Männlichkeit. Und mein Vater hatte Recht, was die Vorhersagbarkeit und Monochromie des weiblichen Chromosomensatzes anbelangt. Nicht nur wird man in jeder Körperzelle einer Frau – von den Zellen, die die Eileiter auskleiden, bis hin zu den Leber- und Gehirnzellen – zwei X-Chromosomen finden. Schlag eine Eizelle auf und schau im Nukleus nach, und du wirst – außer den übrigen 22 Chromosomen – wieder ein X-Chromosom finden [Keimzellen sind haploid, das heißt, sie enthalten nur einen einfachen Chromosomensatz, A. d. Ü.]. Es ist tatsächlich erst die männliche Keimzelle, das Spermium, die für die Möglichkeit der geschlechtlichen Differenzierung sorgt und – je nachdem, ob sie ein zweites X oder aber ein Y beisteuert – darüber entscheidet, ob aus der Verschmelzung der zwei Gameten ein weiblicher oder ein männlicher Embryo hervorgehen wird. Das Ei steht ganz im Zeichen des X. Ein Ei enthält nie ein Y-Chromosom. Ein Spritzer Sperma ist zweigeschlechtlich, insofern als er eine mehr oder weniger gleiche Anzahl »weiblicher« (X-markierter) und »männlicher« (Y-markierter) geißelschwänziger Keimzellen enthält, aber Eier sind grundsätzlich, essenziell weiblich. Wenn wir also wieder an die zwei sich gegenseitig ins Unendliche reflektierenden Spiegel denken, an die Beziehung zwischen Mutter und Tochter, an das Ineinandergeschachteltsein von Ei in Frau in Ei, können wir jetzt noch einen Schritt weitergehen und die Kontinuität der X-Chromosomen hinzufügen. In keinem Teil von uns Mädels ist die leiseste Spur von Männlichkeit zu finden – nichts, nada.*

Aber natürlich ist die Sache nicht ganz so einfach. Wir sind nicht so simpel gebaut – so verführerisch die Vorstellung einer molekular unbefleckten Matrilinearität auch sein mag. Sehen wir uns die Beschaffenheit der zwei Geschlechtschromosomen, X und Y, doch einmal näher an. Zunächst ist X das mit Abstand größere von beiden, und zwar sowohl an reiner Masse als auch hinsichtlich der in ihm gespeicherten Informationsmenge. Tatsächlich ist das X-Chromosom eines der größten unter den 23 verschiedenen Chromosomen, die der Mensch in jeder Zelle mit sich herumträgt, und ungefähr sechsmal so groß wie das Y, das wiederum zu den Winzlingen gehört (und überhaupt das Kleinste wäre, wenn es nicht eine paar inaktive Anhängsel hätte, die keinen anderen Zweck zu erfüllen scheinen, als es am Umkippen zu hindern). Meine Herren, ich fürchte, es stimmt doch: Die Größe hat was zu sagen.

Hinzu kommt, dass entlang des weiblichen Chromosoms weit mehr Gene aufgereiht sind als entlang seiner männlichen Entsprechung, und eben in seiner Funktion als Genträger besteht ja die Bedeutung des Chromosoms. Niemand weiß genau, wie viele Gene im X- oder im Y-Chromosom enthalten sind; ebenso wenig weiß man bislang, wie viele Gene ein Mensch insgesamt besitzt. Die Schätzungen schwanken zwischen 68 000 und 100 000. Unumstritten allerdings ist der unverhältnismäßig größere Genreichtum des X- gegenüber dem Y-Chromosom. Das männliche Chromosom ist ein verkümmertes Stummelchen mit vielleicht zwei, wenn es hoch kommt, drei Dutzend Genen in sich – und das, wohlgemerkt, sind die Schätzungen, zu denen sich die Genetiker versteigen, wenn sie in wirklich großzügiger Stimmung sind. Im X-Chromosom hingegen finden sich Tausende von Genen, genauer gesagt: 3500 bis 6000.

* Dieses System der Geschlechtsbestimmung durch das männliche Gamet gilt nicht im ganzen Tierreich. Bei Vögeln etwa verhält es sich umgekehrt: Die weibliche Keimzelle kommt bei ihnen in zwei Varianten vor, mit zwei unterschiedlichen Geschlechtschromosomen, einem X oder einem W, und es ist also das (entweder X- oder W-markierte) Ei, nicht das befruchtende Spermium, das über das Geschlecht des Embryos entscheidet.

Was bedeutet dies für uns Frauen? Sind wir die Hauptverantwortlichen in Sachen genetische Ausstattung? Schließlich haben wir zwei Xe, wovon jedes rund 5000 Gene enthält, während ein Mann nur ein X mit 5000 Genen und ein Y mit durchschnittlich 30 besitzt. Da lässt sich, auch ohne ein mathematisches Genie zu sein, leicht ausrechnen, dass wir an die 4970 Gene mehr als ein Mann haben. Aber warum in aller Welt sind die Männer in der Regel dann größer gebaut als unsereins? Die Antwort gehört zu den hübschen Verrücktheiten der Genetik: Alle diese zusätzlichen Gene sitzen einfach nur herum und tun gar nichts – und wir können von Glück sagen, dass dem so ist. Wenn sie nämlich alle etwas täten, wäre es unser Tod. Das ist eines der Dinge, die ich an den X-Chromosomen der Frau so liebe: Sie sind unberechenbar. Sie können mit immer neuen Überraschungen aufwarten. Sie verhalten sich anders als alle übrigen Chromosomen im Körper. Und wie wir noch sehen werden, beweisen X-Chromosomen – insoweit wir bei Chromosomen überhaupt von Manieren sprechen können – in ihrem Verhalten eine erlesene Höflichkeit.

Esmeralda, Rosa und Maria* leben in Zacadecas, einem mexikanischen Städtchen von 10 000 Einwohnern, das, wenn auch ansonsten recht unbedeutend, für eine ganze Reihe umliegender kleinerer Ortschaften die Rolle eines wirtschaftlichen und kulturellen Zentrums spielt. Viele Menschen verdienen sich hier ihren Lebensunterhalt durch den Anbau und den Export von Chilischoten. Esmeralda und Rosa sind Schwestern, beide noch Teenager, und die zweijährige Maria ist ihre Nichte. Die Mädchen leiden unter einer äußerst seltenen Störung, der so genannten Hypertrichosis lanuginosa congenita. Bei diesem Syndrom handelt es sich um einen Atavismus, ein spontanes Wiederauftreten einer phylogenetisch (das heißt stammesgeschichtlich) frühen Formbildung – in diesem Fall eines Merkmals, das unsere entfernten Ahnen der Notwendigkeit enthob, auf die Dienste von Schneidern und Couturiers zurückzugreifen. Der Name dieser Störung sagt eigentlich alles: Er bedeutet »angeborener übermäßiger Wollhaarwuchs«.

Atavismen treten dann auf, wenn ein normalerweise nicht mehr funktionelles Gen aus unserer stammesgeschichtlichen Vergan-

* Namen geändert.

genheit aus irgendeinem Grund reaktiviert wird. Atavismen erinnern uns auf die denkbar konkreteste und zugleich surrealistischste Weise an unsere Verwandtschaft mit anderen Tierarten. Sie verraten uns, dass die Evolution etwas nicht mehr Benötigtes oder Aktuelles nicht etwa zerstört, sondern irgendwo ablagert und als Ausgangsbasis für weitere Entwicklungen verwendet. Atavismen sind keineswegs selten. Manche Menschen besitzen eine oder mehrere überzählige Brustwarzen als Andenken an die Milchleiste, die sich beim Embryo von der Schulter bis hinunter zu der Hüfte erstreckt – und die bei den meisten Säugetieren zur Herausbildung einer ganzen Reihe von Zitzen führt. Und manche Kinder kommen mit einem Stummelschwänzchen oder mit Schwimmhäuten zwischen den Fingern auf die Welt, als sträubten sie sich dagegen, den Urwald oder das Meer zu verlassen.

Im Fall der angeborenen Hypertrichose ist ein Gen reaktiviert worden, das für einen reichlichen Haarwuchs auf Gesicht und Körper sorgt. Abgesehen davon findet in der Entwicklung des Kindes nichts Ungewöhnliches statt – keinerlei Missbildungen des Knochenbaus, geistige Störungen oder sonstige Probleme, wie sie genetische Veränderungen vielfach mit sich bringen. Die Menschen, die an dieser Krankheit leiden wie etwa Esmeralda, Rosa, Maria und mehr oder weniger deren ganze Familie, bekommen schlicht eine Art Pelz. Bei ihrem Anblick fragt man sich, warum die menschliche Rasse überhaupt auf ihr Fell verzichtet hat – ein Rätsel, an dem sich die Evolutionsbiologen noch immer die Zähne ausbeißen. Und man fühlt sich, aller politischen und sonstigen *correctness* zum Trotz, zwangsläufig an den Werwolf erinnert. Tatsächlich haben Volkskundler und Religionswissenschaftler schon wiederholt die Vermutung geäußert, dass Störungen wie die Hypertrichose – wovon es mehrere, auch weniger seltene Erscheinungsformen gibt – zur Entstehung der Werwolfsage geführt haben könnten.

Doch es ist nicht nur die Haarigkeit als solche, auch ein weiteres Element der Werwolfgeschichte findet sich im Fall von Esmeralda, Rosa und Maria wieder. Wie wir aus einschlägigen Filmen und Büchern wissen, verwandelt sich der Werwolf in Vollmondnächten nicht schlagartig, sondern schrittweise in sein borstiges Alter Ego: Um zehn Uhr abends machen sich die ersten Haarbüschel an Wangen und Kinnlade bemerkbar. Um elf hat sich die

Haarlinie gesenkt, und der anomale Bartwuchs hat die Jochbeine erreicht. Und wenn es Mitternacht schlägt, hat sich das Haarkleid völlig geschlossen, und der Wolfsmensch kann losziehen, um seinen nächtlichen Gelüsten zu frönen. Die drei Mädchen aus Zacadecas sind wie verschiedene Stadien in der allmonatlichen Metamorphose des Werwolfs. Esmeralda, die mit siebzehn die Älteste ist, stellt den 10-Uhr-Zustand dar: Am Kinn, entlang des Unterkiefers und zwischen Ohr und Jochbein sind dunkel bedaunte Flächen zu erkennen, die fast den Eindruck erwecken, als habe sich das Mädchen lediglich in den gesprenkelten Schatten eines Baums gestellt, um der glühenden Sommersonne zu entgehen. Es genügt, um Esmeralda als Mitglied ihrer ungewöhnlichen Sippe auszuweisen, aber es ist nicht genug, um sie davon abzuhalten, sich als ein hübsches Mädchen zu fühlen und eine entsprechend ansehnliche Reihe von jugendlichen Verehrern zu haben.

Maria, die Kleinste, steht an der 11-Uhr-Markierung. Ihre Wangen, ihr Kinn und der obere Teil ihrer Stirn sind von feinen, leicht gewellten dunklen Haaren bedeckt, die mit zunehmendem Alter kräftiger und dunkler werden. Sie sieht so aus, als wüchsen ihr von den Augenbrauen aus umgekehrte Ponyfransen über die Stirn. Ihre dunklen Augen leuchten vor Lebenslust. Sie hat noch nicht gelernt, sich ihrer ungewöhnlichen Erscheinung zu schämen.

Die fünfzehnjährige Rosa hat fast die 12-Uhr-Marke erreicht. Ein Großteil ihres Gesichts – Wangen, Kinn, Stirn, Nase – ist mit Haaren bedeckt. Man sieht weit mehr Fell als nackte Haut. Tatsächlich ist sie noch haariger als ein Schimpanse oder ein Gorilla, der ja an Wangen, Nase und um die Augen herum keinerlei Behaarung aufweist. Luis Figuera, ein Experte für Hypertrichose der Universität Guadalajara, erzählte mir, dass er fast erschrocken sei, als er Rosa zum erstenmal gesehen habe. Aber nachdem er sich eine Zeit lang mit ihr unterhalten habe, sei ihm das Außergewöhnliche ihrer Erscheinung schon gar nicht mehr aufgefallen. Schließlich habe er sich sogar getraut, Rosa zu fragen, ob er ihr Gesicht berühren dürfe, und sie habe eingewilligt. »Es war ein Gefühl, als streichele man den Kopf eines Säuglings«, sagte er. »Oder eine Katze.« Rosas Gesichtsbehaarung ist kräftiger als die jeder anderen Frau in ihrer Familie. Sie ist fast so dicht wie bei einigen ihrer männlichen Verwandten, bei denen diese angeborene Störung ihre deutlichste Ausprägung erreicht. Zwei der Männer verdienen sich ihren Lebensunterhalt im Zirkus, wo sie als »Hundemänner« oder »Urwaldmenschen« präsentiert werden. Andere rasieren sich zweimal am Tag das ganze Gesicht. Weder Rosa noch ihre ältere Schwester rasieren sich. Sie befürchten, dass die Haare davon nur noch kräftiger und dunkler werden. Stattdessen hält sich Rosa meist versteckt. Wenn sie nicht gerade in der Schule oder auf dem Markt ist, bleibt sie zu Hause und lässt die Fensterläden am liebsten geschlossen. Sie ist ein sanftes, scheues Mädchen und macht sich keine allzu großen Hoffnungen, jemals Freundschaften zu schließen oder gar einen Mann zu bekommen.

Es ist ein weit verbreiteter Angsttraum, plötzlich in aller Öffentlichkeit nackt dazustehen. Ich stelle mir vor, dass Rosa davon träumt, ihre Behaarung zu verlieren und völlig nackt dazustehen. In solchen Träumen schämt sie sich nicht, sondern fühlt sich frei, aller Fesseln des Fleisches und des Schicksals ledig, und ihr stolz erhobenes Gesicht ist so makellos glatt wie ein Stein.

Der bei den Mädchen aus Zacadecas zu beobachtende unterschiedlich starke Haarwuchs veranschaulicht ein verblüffendes Merkmal weiblicher Vererbung. Mein Vater glaubte, der Mann habe hinsichtlich seiner genetischen Vielfalt, seiner chromosomalen Komplexität, die Nase vorn. Das Gegenteil ist der Fall. Die Frau ist das größere und differenziertere Mosaik – ein Flickenteppich ihrer sämtlichen Vorfahren. Jeder Mensch hat jedes seiner 23 Chromosomen in zweifacher Ausfertigung: die eine von der Mutter, die andere vom Vater. Bei 22 dieser Paare sind beide Versionen aktiv. Sie machen uns zu dem, was wir sind – eine einzigartige Mischung unserer beiden Eltern: seine Hakennase, ihre kariösen Zähne, das Schlechteste und Beste aus dem Sortiment ihrer jeweiligen Vorzüge und Mängel.

Bei uns Frauen allerdings ergeht es den Geschlechtschromosomen anders als dem Rest unserer genetischen Ausstattung. Von den zwei X-Chromosomen, die den weiblichen Embryo entstehen lassen, werden (wie von allen übrigen Chromosomen auch) für jede neu entstehende Zelle des sich entwickelnden Babys entsprechende Kopien angefertigt. Dann aber trifft im weiteren Verlauf unserer Embryogenese jede einzelne Zelle ihre eigene Entscheidung: »Will ich Mama, oder ist mir Papa lieber? Lassen wir das mütterliche X-Chromosom eingeschaltet oder das väterliche?« Ist die Entscheidung erst einmal getroffen – und in der Regel erfolgt sie nach dem reinen Zufallsprinzip –, inaktiviert die Zelle das andere X, stellt es kurzerhand chemisch ab. Es ist schon ein dramatisches Ereignis, die Abschaltung Tausender und Abertausender über die ganze Länge eines Chromosoms aufgereihter Gene! Es ist wie ein plötzlicher nächtlicher Stromausfall, der Tausende von strahlend erleuchteten Gebäuden einer Großstadt schlagartig verschwinden lässt. Klick! ruft eine Leberzelle. Das war's mit der Mutterliebe. Dann aber entscheidet sich eine Gehirnzelle anders und lässt ihr mütterliches Chromosom eingeschaltet, während das väterliche abtreten muss. Zwar sind in einem so genannten inaktivierten X-Chromosom nicht sämtliche Gene ausgeknipst. Ein paar von ihnen bleiben angeschaltet – in etwa so viele, wie der männliche Y-Zwerg überhaupt aufzuweisen hat. Dennoch bleibt die Tatsache bestehen, dass in jeder einzelnen Zelle Tausende von Genen außer Funktion gesetzt werden, und zwar entweder Tausende von Genen der Mutter oder ebenso viele Gene des Vaters.

Dies erklärt also, warum unsere übermäßig behaarten mexikanischen Mädchen eine so auffällige Variationsbreite in ihrem Aussehen zeigen. Das für die Hypertrichosis lanuginosa congenita, das (jetzt atavistische) Vorkommen eines (in grauer Vorzeit durchaus sinnvollen und wünschenswerten) Haarkleids, verantwortliche Gen ist im X-Chromosom angesiedelt. Bei den meisten von uns ist dieses Gen inaktiv. Der Zottel-Look entspricht nun einmal nicht dem menschlichen Schönheitsideal, er trägt kaum dazu bei, einen Sexualpartner anzulocken, und so ist das Gen schon vor langer Zeit außer Kraft gesetzt worden. In unserer mexikanischen Familie aber ist das Gen aus seinem Dornröschenschlaf wieder erwacht. Und es erfüllt seine angestammte Aufgabe: Es sorgt für die Herausbildung eines mehr oder weniger gelungenen Pelzes. Jedes der Mädchen hat eine Kopie des völlig reaktivierten Gens geerbt: Esmeralda und Rosa von ihrer Mutter, Nichte Maria von ihrem Vater. Und jedes Kind stellt ein Mosaik aus X-Chromosomen mit und solchen ohne »Pelz-Gen« dar. Esmeraldas Gesicht ist also weitgehend dasjenige ihres Vaters, dessen X-Chromosom ja keine entsprechende Anomalie aufweist. Durch reinen Zufall hat die überwältigende Mehrheit ihrer Follikelzellen an Wangen, Stirn, Nase und Kinn das mütterliche Chromosom ausgeschaltet, sodass das – dadurch dominante – »gesunde« väterliche X-Chromosom das Werwölfische in Schach halten kann. Beim Gesicht ihrer Schwester wurde der fast entgegengesetzte Weg eingeschlagen, indem ihre Zellen das väterliche Chromosom ausgeschaltet und das wollige mütterliche X aktiviert haben. Marias Zellen schließlich haben sich auf ein Halbe-halbe geeinigt. Es war alles Zufall, alles ein Glücksspiel. Das Aktivierungsmuster der Chromosomen hätte für die Mädchen auch leicht umgekehrt ausfallen können; und sollten sie einmal selbst Töchter haben, könnte das Kind der »Glatten« durchaus dasjenige werden, dessen Wangen sich wie das Antlitz einer Katze anfühlen werden.

Auch wenn es unsere Umwelt möglicherweise nicht so leicht erkennt, sind wir Mädels allesamt seltsame kleine Patchwork-Decken mit Flicken von papafarbigem Gewebe hier und mamafarbigem dort. Wir sind weit buntscheckiger als unsere Brüder. Tatsächlich könnte jeder Mann mit Fug und Recht als Mamasöhnchen bezeichnet werden: In seinen Zellen ist durchweg das mütterliche X-Chromosom aktiv. Es wäre auch anders gar nicht möglich, denn es ist das einzige X, das ein Mann besitzt, und jede Zelle braucht eines. Damit arbeiten im Körper jedes Mannes weit mehr Gene seiner Mutter als seines Vaters, tausende mehr. Sicher, das Y-Chromosom ist auch da, und das ist eine Angelegenheit, die sich nur zwischen Vater und Sohn abspielt. Aber vergesst nicht, was für ein armes Würstchen genetisch gesprochen das Y- im Vergleich zum X-Chromosom ist! Wenn wir ein bisschen nachrechnen, stellt sich heraus, dass unser Bruder um rund sechs Prozent mehr mit unserer Mutter als mit unserem Vater verwandt ist und um drei Prozent mehr mit unserer Mutter als wir selbst – und zwar einfach deswegen, weil im Durchschnitt die Hälfte unserer mütterlichen Chromosomen ausgeschaltet ist, während seine allesamt aktiviert bleiben. Dies sind durchaus ernst zu nehmende Zahlen. In gewisser Hinsicht tut es mir Leid, sie hier anführen zu müssen. Sie stören das Bild der matrilinearen Abstammung, unserer weiblichen Verbundenheit mit der ehrwürdigen Prozession von Müttern, Großmüttern, Urgroßmüttern und immer so weiter bis zur großen, heiligen Urmatriarchin. (Ein interessantes Detail am Rande: Männliche identische, das heißt eineiige Zwillinge sind miteinander »identischer« als weibliche, wieder infolge selektiver X-Inaktivierung. Männliche Zwillinge haben sämtliche mütterliche X-Chromosomen gemeinsam, während weibliche ein in den verschiedenen Teilen ihres Körpers jeweils unterschiedliches Mosaik aktiver mütterlicher und väterlicher X-Chromosome aufweisen.)

Es ist durchaus möglich, dass die Männer über ihre enge genetische Mutterbindung noch weniger entzückt sein werden als wir. Strebt der typische Mann nicht wie besessen nach Individuation – danach, sich von der übermächtigen weiblichen Gestalt abzunabeln, die während der ersten, extrem formbaren Jahre seines Lebens seine ganze Welt beherrscht hat? Und nun erfahren zu müssen, dass sie ihm noch mehr in Fleisch und Blut steckt, als er gedacht hatte! Meinem Vater, so viel weiß ich, hätte das nicht gefallen. Er fühlte sich von seiner Mutter buchstäblich und in absolut klassischer Weise erdrückt. Seine Freunde sagten oft zu ihm: Du solltest D. H. Lawrence lesen; du könntest dich mit der Geschichte von ihm und seiner Mutter bestimmt identifizieren! Und mein Vater antwortete immer: Warum sollte ich darüber lesen? Ich hab's erlebt, und das war schon schlimm genug.

Als Ersatz für dieses fehlende Glied in der Kette unserer matrilinearen Abstammung möchte ich euch den folgenden bezaubernden Gedanken anbieten: Mit unserer weiblichen Patchwork-Ausstattung, mit der »Mosaizität« unserer Chromosomen haben wir auch das Potenzial zur Ausbildung eines erheblich komplexeren Gehirns als der Mann. Es ist mir klar, dass diese These ein gewisses Maß an Glaubensbereitschaft und Fantasie erfordert, aber lasst es uns trotzdem versuchen. Zunächst einmal wollen wir das X-Chromosom als das clevere Chromosom begreifen. Ich sage das nicht aus simplem Chauvinismus heraus – obwohl ich eingestandenermaßen eine weiblich-chauvinistische Sau bin –, sondern weil die Entwicklung des Gehirns in überdurchschnittlich hohem Maß von Genen des X-Chromosoms bestimmt zu werden scheint. Untersuchungen legen den Schluss nahe, dass Genmutationen innerhalb des X-Chromosoms eine häufige Ursache geistiger Retardation sind, eine häufigere Mutation als in jedem der 22 anderen Chromosomen zusammengenommen. Die Folgerung erscheint mir so einfach wie brillant: Wenn so viel mit unserem Lieblings-Chromosom schief laufen kann, was zu der einen oder anderen Art von geistiger Behinderung führt, dann kann dies nur bedeuten, dass es eine unglaubliche Menge wichtiger potenzieller Schwachstellen enthält – nämlich Gene, die für die Entwicklung der Intelligenz von unschätzbarer Bedeutung sind. Wenn eines oder mehrere dieser Gene ausfallen, stockt die geistige Entwicklung. Wenn hingegen alle harmonisch zusammenarbeiten, entsteht ein Genie!

Führen wir diese Theorie vom cleveren Chromosom jetzt einen Schritt weiter und stellen wir uns vor, unser Gehirn sei ein aus Mutter- und aus Vaterfeldern bestehendes Schachbrett. Auf den Mutterfeldern sind das mütterliche X und seine sämtlichen Gehirngene aktiv, während auf den Vaterfeldern Papas X herrscht. Unser ganzes hart arbeitendes Anderthalbkilo-Organ setzt sich aus bunt durcheinander gewürfelten Stücken unserer Erzeuger zusammen. Zwei Eltern wohnen, ach, in unserm Kopf! Kein Wunder, dass wir so verwirrt sind. Kein Wunder, dass keiner aus uns schlau wird. Kein Wunder, dass wir so verdammt clever sind.

Das mosaikartige Gehirn der Frau erschwert die Arbeit unserer modernen Gedankenleser – Neurologen und Psychiater – beträchtlich. Man weiß beispielsweise, dass sich eine Reihe epileptischer Erkrankungen bei Frauen mit einem sehr breiten Spektrum von Symptomen manifestieren kann – möglicherweise aufgrund der Buntscheckigkeit der Chromosomen, die ihre Gehirnzellen steuern. Die Gene, die den Ausstoß wesentlicher Neurotransmitter kontrollieren – der Botenstoffe also, die es den Gehirnzellen erlauben, sich miteinander zu unterhalten –, befinden sich gleichfalls im X-Chromosom. Infolgedessen stellt die weibliche Psyche ein synkopiertes Sichabwechseln von Mutter- und Vaterstimmen dar, die sich aus dem in jeder einzelnen Gehirnzelle jeweils aktiven – mütterlichen oder väterlichen – X-Chromosom zu Wort melden und gegenseitig ins Wort fallen. Dies erklärt, warum der Verlauf einer psychischen Erkrankung, sei es Schizophrenie, Depression oder was auch immer, bei einer Frau oft unberechenbarer und labiler als bei einem Mann ist. Könnte das »mosaikartige« Gehirn auch eine Erklärung dafür liefern, warum die so genannte Multiple Persönlichkeitsstörung (wenn wir ihr aus Mangel an Gegenbeweisen den Rang einer echten psychiatrischen Störung zugestehen wollen) Frauen viel häufiger als Männer zu treffen scheint? Könnten die Patienten tatsächlich von einem Widerstreit innerer Kommandos heimgesucht sein – Mutterwort gegen Vaterwort –, der lautstark und misstönend genug wäre, um andere, fragmentarische Unterpersönlichkeiten abzuspalten? Wie Teresa Binstock von der University of Colorado mir erklärte, kann noch niemand diese Fragen beantworten, und zwar einfach deswegen, weil die Idee vom Mosaikgehirn so neu ist, »dass die meisten Neurologen, Neurophysiologen und kognitiven Neuropsychologen noch gar nicht darüber nachgedacht haben«.

Bis sie die Zeit dazu finden, lasst uns doch alle, Fachfrauen wie Laien, ein paar eigene Überlegungen anstellen. Lasst uns einmal mit dem Gedanken spielen, dass, sagen wir, unsere berühmte weibliche Intuition durchaus eine physiologische Grundlage haben könnte – dass wir mit unserem »musivischen« Gehirn vergleichsweise mehr Denksubstanz haben könnten, die es zurechtzukneten gälte, eine größere Vielfalt an chemischen Ansichten sozusagen, die unterbewusst zu Wort kommen und die wir zu exakteren Erkenntnissen synthetisieren können, als dies bei Männern der Fall ist. Wohlgemerkt ist das keine Theorie, für die ich bereit wäre, mein Leben hinzugeben. Es ist nichts weiter als ein … Gefühl. Und weil es bei uns zu Hause mein Vater war, der sich für den Intuitiven hielt, und meine Mutter, die eher die rationalere, logischere Ehehälfte darzustellen schien, werde ich die Verantwortung für diese Idee dem mystischen X-Chromosom geben, das ich von ihm abbekommen habe.

Wenn man etwas ausixt, erklärt man es für null und nichtig. Malt man anstelle seiner Unterschrift ein X, gesteht man seinen Analphabetismus ein. Doch trotz dieser negativen Konnotationen sollten wir auf unsere X-Chromosomen stolz sein. Sie sind groß, jedenfalls für Chromosomen. Sie sind dicke Perlenketten von Genen. Sie definieren unsere Weiblichkeit oder, besser gesagt, sie können sie definieren.

Jane Carden ist eher klein (eins sechzig), nicht mehr jung (Ende dreißig) und dabei eine Frau von wahrhaft großem Format. Sie ist gleichsam von Charisma umhüllt. Obwohl sie am anderen Ende des Raums steht, fällt sie mir sofort ins Auge: Sie leuchtet förmlich. Zum Teil liegt es an ihrem herrlichen Teint – die Sorte Haut, die man in Seifenwerbungen sieht, die aber keine Seife oder Creme der Welt hinzaubern kann. Später erzählt sie mir, sie habe ihr Leben lang keinen einzigen Mitesser gehabt, ja sie sei schlicht von Haus aus außerstande, Pickel zu bekommen. Poren scheint sie nur rein zur Verzierung zu haben. Sie trägt einen braun-weißen hüftlangen Baumwollpullover, ein gedrehtes Kollier und eine große

Brille mit Plastikfassung, die ihr ein gleichzeitig eulenmäßiges und mädchenhaftes Aussehen verleiht. Ihr Haar ist braun und sehr dicht – garantiert lebenslänglich dicht, sagt sie. Ebenso wie sie gegen Akne immun ist, ist sie auch gegen androgenbedingten Haarausfall gefeit.

Ein weiterer Grund für Janes starke Ausstrahlung ist ihre geistige Regsamkeit und Intelligenz. Wir haben uns kaum begrüßt, da sprudelt sie auch schon los. Sie ist eine begnadete Quasselstrippe, eine nie aus der Puste kommende Hochgeschwindigkeitssprecherin, deren Sätze trotz des Tempos, mit dem sie sie hervorstößt, immer klar und kohärent bleiben. Sie praktiziert in Kalifornien als Anwältin für Steuerrecht. Jane Carden ist nicht ihr richtiger Name. Er ist ein Nom de plume, den sie verwendet, wenn sie im Internet oder in eigenen Newsletters über ihren »Fall« berichtet. Der Name ist ein Anagramm von »Jeanne d'Arc«, eine ihrer Lieblingsheldinnen. Wir setzen uns zum Lunch, und sie bestellt sich Toast, isst aber dann nicht viel. Sie ist viel zu sehr mit Reden beschäftigt. Wir unterhielten uns lange an diesem ersten Tag, und ebenso bei unseren zahlreichen weiteren Begegnungen. Während all dieser Gespräche drosselte sie ihre Redegeschwindigkeit immer nur dann, wenn sie zu weinen anfing.

Jane d'Arc wurde in New York als Tochter jüdischer Mittelschichtseltern geboren. Die Mutter arbeitete als Sekretärin in einem Krankenhaus, der Vater als Buchhalter beim städtischen Wohnungsamt. Ihre Eltern hatten schon zwei Söhne, beide ein ganzes Stück älter als Jane. Sie betrachteten sich als liberal und aufgeschlossen, die Sorte Menschen, die davon ausgehen, dass die beiden miteinander schlafen werden, wenn der Sohn eine Freundin übers Wochenende nach Hause mitbringt. Jane war ein aufgewecktes Mädchen, eine hervorragende Schülerin schon vom Kindergarten an, und wegen ihrer offenen, kontaktfreudigen Art allgemein beliebt. Sie war weder eine besondere Sportlerin noch ein »Wildfang« in dem Sinne, dass sie sich wie ein Junge verhalten oder sich gewünscht hätte, einer zu sein – auch wenn ihr wie vielen von uns Mädchen nicht entging, dass in unserer Welt Jungen aus unerfindlichen Gründen immer die besseren Karten hatten. »Ich weiß noch«, erinnert sich Jane, »wie meine Grundschullehrerin immer sagte: ›Das Schöne an Amerika ist, dass jeder kleine Junge die Chance hat, einmal Präsident zu werden.‹ Das regte mich auf, weil ich selbst gern Präsident geworden wäre.« Als später auf der High School eine andere Lehrerin erklärte, der Anwaltsberuf sei nichts für Mädchen – »Im Gerichtssaal fallen viel zu viele unfeine Ausdrücke« –, sagte sich Jane: Na, dann ist die Sache klar: Ich werde Anwältin.

Im Großen und Ganzen war Jane froh, ein Mädchen zu sein. Wann immer sich die Gelegenheit dazu bot, putzte sie sich mit Kleidern und Stöckelschuhen ihrer Mutter heraus und malte sich die Lippen rot an. Sie trat den Camp Fire Girls bei, einer nationalen Mädchenorganisation. Sie war ein optimistisches, begeisterungsfähiges Mädchen mit dem in diesem Alter üblichen Bewusstsein, ein unbestreitbares Anrecht auf eine glückliche und strahlende Zukunft zu haben. Sie war mit einem Wort völlig normal – wenn man davon absah, dass bei ihr eine große Narbe quer über den Unterleib verlief. »Als ich als Kind fragte, woher ich die hätte, sagte meine Mutter, sie sei von einer Bruchoperation zurückgeblieben«, erzählt Jane. »Bruchoperation«: Genau die Art von Information, die beängstigend und verwirrend genug klingt, um einem Kind jede Lust auf weitere Fragen auszutreiben.

Doch als sie elf wurde – also kurz davor stand, in die magische Phase einzutreten, in der das Thema Menstruation für Mädchen eine immer größere Bedeutung gewinnt –, bekam sie auf einmal eine neue Geschichte zu hören. »Man sagte mir, ich sei mit ›verdrehten Eierstöcken‹ auf die Welt gekommen, und man habe sie mir entfernt, um einem Tumorrisiko vorzubeugen«, sagt sie. »Gleichzeitig erklärte man mir, ich müsse bald eine Hormon-Substitutionstherapie anfangen, Östrogenpräparate einnehmen. Man sagte mir, dass ich nie eine Menstruation und nie Kinder haben werde.« Jane streicht gedankenverloren Marmelade auf eine kalte Scheibe Toast, beißt ein Eckchen ab und legt dann die Scheibe wieder hin. »Das Einzige, was ich von all dem verstand, war das Wort ›Tumor‹, und das löschte jeden anderen Gedanken aus. Die entsetzliche Vorstellung, dass ich an Krebs sterben würde, lähmte mir den Verstand. Ich war absolut davon überzeugt, dass mein Ende kurz bevorstand.«

Aber restlos überzeugt nun doch nicht. Ein Teil von ihr durchschaute die Geschichte als das, was sie war: ein Märchen, und ein schlecht erfundenes dazu. »Die Sache mit den Eierstöcken ergab irgendwie keinen Sinn«, erzählt sie. »Aber ich war einfach zu entsetzt, um darüber mit meinen Eltern reden zu können.« Ihr Vater sagte, er sei stolz auf sie, dass sie die Sache so tapfer, ohne zu weinen, hinnehme. Und das war's. Von dem Augenblick an war von Janes »verdrehten Eierstöcken« oder davon, was man sich darunter eigentlich vorzustellen habe, nicht mehr die Rede. Ebenso wenig waren Janes Gefühle oder Ängste ein Thema. »Gelegentlich ließ meine Mutter kryptische Andeutungen fallen. Sie meinte zum Beispiel, ich sollte mich vielleicht mit dem Gedanken vertraut machen, später einen älteren Mann zu heiraten, weil ein älterer Mann entweder keine Kinder wolle oder aber schon welche aus einer früheren Ehe habe, und so würde es für ihn kein so großes Problem sein.« Wobei mit »es« Janes Unfruchtbarkeit gemeint war. »Unfruchtbarkeit. Das war alles, was zählte: meine Unfruchtbarkeit. Als ich mich einmal mit meinem Bruder – er ist jetzt Psychologe – stritt, schrie er mich an, aus mir würde eine verbitterte, kinderlose alte Jungfer werden.«

Leicht verbittert war sie schon jetzt, allerdings nicht wegen ihres Schicksals oder ihrer Unfruchtbarkeit, sondern wegen des Verhaltens ihrer Eltern, deren Einstellung gegenüber ihrem Zustand sich schlicht als eine leicht feindselige Gleichgültigkeit beschreiben zu lassen schien. Als sie im Alter von dreizehn zu einem Endokrinologen gebracht wurde, begriff sie, dass ihr Fall Besorgnis erregend ungewöhnlich war. Der Arzt erklärte ihr auch nicht mehr, als es ihre Eltern getan hatten. Aber er fand ihren Zustand offenbar so bemerkenswert, dass er Scharen von Fachkollegen einlud, damit sie sich gleichfalls ihren Unterleib ansahen, und unterließ es auch bei allen ihren späteren Untersuchungen nie, Ärzte und Medizinstudenten zum Zuschauen einzuladen. Wenn die »verdrehten Eierstöcke« ihr doch schon kurz nach ihrer Geburt entfernt worden waren – was zum Teufel gab es jetzt noch bei ihr drinnen zu sehen?

Dennoch wurde sie nicht pessimistisch oder introvertiert. Nach der Schule zog sie von zu Hause aus und ging erst für ein Jahr aufs Wellesley, ein reines Mädchen-College, dann drei Jahre lang auf das überwiegend von Mädchen besuchte Vassar. Es war Ende der siebziger Jahre, und sie schloss sich der feministischen Bewegung an. Ihre College-Zeit war in jeder Hinsicht ein Erfolg. Sie schloss in Vassar als eine der Besten ihres Jahrgangs ab. Sie fand Unmengen von Freunden und Freundinnen. Das Einzige, was sie nicht tat, war, ihre Jungfräulichkeit loszuwerden. Dazu schämte sie sich zu sehr ihres Unterleibs. Es widerstrebte ihr, in irgendeinem intimen, erotischen Zusammenhang an ihre fehlenden Organe zu denken, an ihre Amenorrhoe, an ihre Scheide, in die so viele Medizinstudenten fasziniert hineingestarrt hatten. Die Vorstellung, dass ein Liebhaber sich mit diesen Körperteilen beschäftigen sollte, war ihr erst recht zuwider.

Allerdings hörte sie nie auf, sich intellektuell mit ihrer Störung zu beschäftigen. Nach ihrem College-Abschluss zog sie nach Florida und begann ihr Jurastudium. Und während ihres ersten Jahres an der Uni stieß sie in der Bibliothek der medizinischen Fakultät zufällig auf ihre eigene Geschichte. Sie sah Fotos – solche von der Art, auf denen der Körper der Patientin zu sehen, aber das Gesicht unkenntlich gemacht ist –, und sie las Beschreibungen, und sie wusste sofort und ohne jeden Zweifel Bescheid. Sie litt an testikulärer Feminisierung oder AIS, kurz für Androgen Insensitivity Syndrome (»Androgenresistenz-Syndrom«). Es ist eine relativ seltene Störung. Sie tritt bei einer von rund 20 000 Schwangerschaften auf. Doch so selten sie auch sei, können wir alle etwas von ihr lernen, und zwar sowohl über die genetischen Grundlagen des Geschlechts als auch über die Beziehung zwischen unseren Chromosomen – die bei einer Fruchtwasseruntersuchung verraten: Voilà, dein Baby ist ein Mädchen oder ein Junge – und unserem Gehirn und Körper.

Menschen mit AIS sind nicht dazu da, eine ahnungslose Welt aufzuklären, und vielen von ihnen passt es überhaupt nicht, als genetische Anomalie zur Definition genetischer Normalität herangezogen zu werden, als kuriose Studienobjekte den demütigenden Platz im Gynäkologenstuhl einnehmen und diejenigen sein zu müssen, die in medizinischen Lehrbüchern mit geschwärztem Gesicht, aber ansonsten nackt und wehrlos dem neugierigen Auge der Öffentlichkeit preisgegeben werden. Dennoch brauchen wir alle etwas Unterstützung, wenn wir die offensichtliche Lehre, die uns Jane Carden vermittelt – und mit der wir uns in diesem und im folgenden Kapitel auseinander setzen werden –, verstehen wollen: die Tatsache nämlich, dass Frauen gemacht und nicht geboren werden, dass Frauen geboren und nicht gemacht werden und dass beide Aussagen, in ihrem jeweiligen tieferen und relativen Sinn, gleich wahr sind.

Wenn Janes Mutter während ihrer Schwangerschaft eine Fruchtwasseruntersuchung zur chromosalen Geschlechtsbestimmung hätte vornehmen lassen, dann hätte man ihr gesagt: »Es ist ein Junge« – ein weiterer Sohn für die ohnehin schon bubenlastige Familie. Und dann, als das Baby geboren wurde, hätte man der Mutter gesagt: »Hoppla, kleiner Fehler unsererseits, es ist ein Mädchen.« Jane hat die äußeren Geschlechtsorgane eines Mädchens: große Schamlippen, Klitoris und Scheideneingang. Kleine Schamlippen hat sie allerdings nicht, und ihre Scheide ist kurz, ungefähr ein Drittel so lang wie eine normale. Sie endet abrupt wie eine Sackgasse, anstatt zu einem Gebärmutterhals und damit in die Gebärmutter zu führen. Sie hat weder Gebärmutter noch Eileiter. Sie hatte ursprünglich Bauchhoden, aber diese drängten hernienartig in die Leistengegend, und so wurden sie ihr zehn Tage nach der Geburt operativ entfernt. Die herausgeschnittenen Hoden waren also Janes berühmte »verdrehte Eierstöcke«.

Was war, genetisch gesprochen, mit Jane passiert? Sie hat ein Y-Chromosom mit seinen paar Dutzend Genen, deren jeweilige Funktion noch größtenteils ungeklärt ist. Ein Gen des natternzüngigen Chromosoms allerdings ist bekannt als der Auslöser der männlichen Epopöe. Man nennt es SRY, für Sex-determining Region of the Y-chromosome (»geschlechtsbestimmender Bereich des Y-Chromosoms«). Früher hieß es TDF (Testes-Determining Factor, »hodenbestimmender Faktor«), aber häufig erfahren Gene, nicht anders als Syndrome, unerklärliche Umwertungen, in deren Verlauf sie auch neue Namen bekommen. Jedenfalls leistet das SRY-Gen etwas ziemlich Eindrucksvolles, wenn es sich um die achte Woche der Schwangerschaft in Funktion setzt. Es bewirkt, dass sich im Abdominalraum des männlichen Fetus Hoden zu entwickeln beginnen. In einer viel späteren Phase des intrauterinen Lebens rutschen diese magischen Knöllchen von Männlichkeit aus der Bauchhöhle in den Hodensack, um schließlich, noch später, in vielen Kulturkreisen zu baumelnden Symbolen von Kraft und Mut zu werden (auf Englisch, Spanisch und Italienisch etwa bedeutet der Ausdruck »Er hat Klöten« so viel wie »Er hat Mumm«, »Er ist ein ganzer Kerl«).

Im Fetus beginnen die knospenden Hoden rasch, Androgene abzusondern, also männliche Geschlechtshormone wie etwa Testosteron. Die Androgene ihrerseits machen sich daran, den noch undifferenzierten Geschlechtshügel (Genitalhöcker, -falten und -wülste) zu Penis und Hodensack umzuformen. Aber das reicht noch nicht, um einen Mann zu machen. Gleichzeitig muss das weibliche Entwicklungsprogramm des Fetus unterbunden werden. Zu diesem Zweck sondern die Hoden das so genannte Anti-Müller-Hormon ab, welches bewirkt, dass fetale Organe, die sich ansonsten zu Eileiter, Gebärmutter und Scheide weiterentwickeln würden, sich zurückbilden und gänzlich verkümmern.

In Janes Fall vollzog sich dieser ganze Prozess zum größten Teil vorschriftsgemäß. Ihr Y-Chromosom leistete, was von ihm erwartet wurde, und das SRY setzte sich in Betrieb. Ihr sprossen kleine innere Hoden. Die Hoden funktionierten. Sie sonderten Androgene ab. Sie sonderten das Anti-Müller-Hormon ab. Dieses übermittelte seinen Befehl an Janes Urgebärmutter und -eileiter, sich wieder aufzulösen. Doch dann geschah etwas – oder besser gesagt, geschah etwas nicht. Wie sich nämlich zeigt, ist das Y-Chromosom, um adamisch korrekte Genitalien fertig stellen zu können, auf die Unterstützung des X-Chromosoms angewiesen. Das urweibliche Chromosom enthält ein verblüffend großes Teilchen, das die Vollendung des »Mann-Puzzles« überhaupt erst möglich macht. Eines seiner rund 5000 Gene ist nämlich dasjenige, das dem Organismus die Fähigkeit verleiht, auf Androgene anzusprechen. Es ist schließlich nicht genug, Androgene zu produzieren und abzusondern. Die verschiedenen Gewebe des Körpers müssen auch im Stande sein, diese männlichen Hormone »wahrzunehmen« und entsprechend auf sie zu reagieren. Dies erfordert die Mitwirkung eines Androgenrezeptor-Proteins. Die Gewebe des noch wenig differenzierten fetalen Geschlechtshügels müssen mit solchen Androgenrezeptor-Proteinen übersät sein, wenn sie sich gemäß den Anweisungen der männlichen Hormone zu Penis und Hodensack entwickeln sollen. Und die Synthese dieser Proteine ist im Androgenrezeptor-Gen des X-Chromosoms vorprogrammiert.

Ist das nicht romantisch? Das Androgenrezeptor-Gen hätte auch überall sonst im Genom untergebracht werden können, in jedem der 23 Chromosomen – in Chromosom Nummer 3 etwa oder Nummer 16, oder sonst wo. Aber nein, es steckt in unserem Chromosom, dem großen dicken stinklangweiligen X-Chromosom. Reiner Zufall vielleicht – obwohl dies wissenschaftlich keineswegs geklärt ist* –, aber doch genug, um uns ein gewisses »Ha!« zu entlocken. Wir stellen Frauen her, wir stellen Männer her. Wenn Sie das Gesuchte im Schaufenster nicht sehen, fragen Sie bitte im Geschäft nach.

Jane Carden hat mit ihrem X-Chromosom eine mutierte, nicht funktionierende Kopie des Androgenrezeptor-Gens geerbt. Infolge dieser Mutation war ihr Organismus außerstande, auf die Androgene, die ihre Hoden in beträchtlicher Menge produzierten, korrekt zu reagieren, das heißt, Penis und Hodensack zu bilden. Ihr Organismus war und ist resistent – unempfindlich oder »unsensibel« – gegen Androgene. Daher auch der Name ihres Syndroms.

Und da er also auf dem Androgen-Ohr taub war, schlug Janes Körper den Weg ein, den ein Säugerfetus in Abwesenheit von Androgenen automatisch wählt: Er beschloss, auf Mädchen zu machen. Der kleine Knubbel, der seine vorläufigen äußeren Geschlechtsorgane darstellte, entfaltete sich zu großen Schamlippen, Klitoris und einem kurzen, blind endenden Tunnel. Die Metamorphose blieb unvollständig: keine kleinen Schamlippen, und die Haut ihrer Schamlippen ist seltsam blass, nicht »malvenfarben«, so Jane, wie bei der Vulva weißer Frauen sonst normalerweise der Fall. Trotzdem ist sie eine Frau, nicht weniger eine Frau als ich oder jedes andere menstruierende, Kinder kriegende weibliche Wesen, das ich im Laufe meines Lebens kennen gelernt habe. Mit ihren Brüsten und runden Hüften und ihrem vergleichsweise schlanken Hals (in meinen Augen eines der entscheidenden Kriterien weiblichen Aussehens) könnte man sie unmöglich für etwas anderes halten. Und was das Wichtigste ist: Sie selbst hat nie auch nur einen Augenblick lang an ihrer weiblichen Identität gezweifelt – nicht einmal, als sie in der Bibliothek der medizinischen Fakultät stand und verzweifelt, wie vor den Kopf geschlagen, über

* Bislang ist über die »großräumige« Organisation der Gene nur äußerst wenig bekannt – also darüber, warum Gene gerade so und nicht anders in den dreiundzwanzig verschiedenen Chromosomen untergebracht sind. Die Anordnung scheint in den meisten Fällen zufällig zu sein oder lediglich Kriterien der Raumökonomie zu gehorchen. Die Lage mancher Gene könnte allerdings auch durch andere Faktoren bestimmt sein, wie die jeweilige Funktion, die sie während der Entwicklung zu leisten haben, die Notwendigkeit ihres möglichst raschen Einwirkens auf entscheidende Kontrollelemente und Ähnliches mehr.

ihr Y-Chromosom las und über die Hoden, die sie einst besessen hatte.

Das Androgenresistenz-Syndrom zeitigt auch eine Reihe merkwürdiger Begleiterscheinungen. Zum einen das Ausbleiben von Akne und androgenbedingter Glatzenbildung: Pickel und Haarausfall werden in den meisten Fällen – bei Männern wie bei Frauen – durch Androgene verursacht. Androgene sind aber auch für das Wachstum der Körper- oder Sekundärbehaarung verantwortlich, und zwar wieder bei beiden Geschlechtern. Jane hat keinerlei Achselhaare, und ihr Venushügel weist nicht mehr als einen leichten Hauch von hellem Babyflaum auf – wieder bedingt durch ihre Androgenresistenz. Manche Menschen mit dem Syndrom sehen wie das fleischgewordene heutige Schönheitsideal aus, wie es Models und manche Schauspielerinnen verkörpern: schlank, hoch gewachsen, glatt. Jane bekam kurz nach ihrer Geburt die Hoden entfernt und brauchte zu Beginn ihrer Adoleszenz eine Östrogen-Substitutionstherapie, um weibliche Formen aufbauen zu können (und zur Kräftigung ihrer Knochen, die gleichfalls auf Östrogene angewiesen sind). Bei manchen Frauen wird das AIS allerdings erst in der Adoleszenz diagnostiziert: Ihre Hoden bildeten keine Hernien, sondern blieben unsichtbar in der Bauchhöhle verborgen, und so hatte niemand je einen Grund, ihren chromosomalen Status anzuzweifeln. Wenn solche Mädchen in die Pubertät kommen, beginnen die Hoden erhebliche Mengen von Hormonen abzusondern, vor allem Androgene, aber durchaus auch Östrogene. Die Hormone gelangen über die Blutbahn in verschiedene Körperteile wie etwa die Brust, deren Gewebe unmittelbar auf die Östrogene reagieren. Hinzu kommt, dass manche Androgene durch Enzyme in Östrogene umgewandelt werden. Die Brüste fangen an zu wachsen, und sie wachsen und wachsen und werden sogar noch größer als bei den meisten normalen Frauen, denn es ist gerade die Fähigkeit des weiblichen Organismus, auf Androgene zu reagieren, was einem extremen Brustwachstum gegensteuert. (Ein hoher Androgenspiegel bewirkt analog dazu, dass Jungen eine flache Brust behalten. Die bei manchen älteren Männern zu beobachtende Gynäkomastie, die Vergrößerung der Brustdrüse, ist wahrscheinlich die Folge einer altersbedingt zurückgehenden Testosteronkonzentration. Durch den Wegfall entgegenwirkender Androgene gelingt es den auch im männlichen

Organismus produzierten Östrogenen, ein bescheidenes Brustwachstum anzuregen.) AIS-Frauen werden außerdem oft recht groß, wenngleich der Grund dafür noch nicht ganz klar ist. Möglicherweise ist ein weiteres männliches Sexualhormon oder aber ein Gen des Y-Chromosoms für verstärktes Längenwachstum verantwortlich. Und wenn sie schließlich mit fünfzehn oder sechzehn normale weibliche Formen entwickelt, aber noch immer keine Menstruation gehabt haben, suchen AIS-Mädchen einen Gynäkologen auf und erfahren durch ihn erstmals von ihrer genetischen Störung.

Eine reine Haut, kräftiges, üppiges Kopfhaar, volle Brüste, eine große Statur. Und von Natur aus glatte Achselhöhlen und Beine, ganz zu schweigen von einem schier unverwüstlichen Immunsystem, betont Jane, weil Testosteron Immunzellen unterdrücken könne. Eine ganze Reihe heutiger Models und Schauspielerinnen hat das Androgenresistenz-Syndrom. Auf Wallis Simpson, die geschiedene Amerikanerin, derentwegen König Edward VIII. abdankte, könnte dies ohne weiteres auch zugetroffen haben. Manche Historiker äußerten die Vermutung, Jeanne d'Arc sei eine AIS-Frau gewesen, aber die Theorie wurde von den meisten abgelehnt. Dennoch nahm Jane Carden den Namen der französischen Heldin als ihren Nom de plume an.

Die physischen Merkmale von AIS-Frauen liefern ein entzückendes Gegengewicht zu den von manchen Evolutionspsychologen vorgebrachten Argumenten, denen zufolge die sexuelle Anziehungskraft der Frau auf dem Vorhandensein bestimmter Kennreize beruhe, die dem Mann mitteilen: »Ich bin fruchtbar und werde dir viele Kinder gebären.« AIS-Frauen haben eine makellose Haut und dichtes, kräftiges Haar – die auffälligsten Kennzeichen von Gesundheit und Jugend. Und Jugend, Jugend und noch einmal Jugend, so hören wir andauernd, ist das, was den Marktwert einer Frau bestimmt. Diese üppigen Brüste sollen das Emblem einer östrogenreichen Frau sein, einer verlässlich fruchtbaren Gebärerin. Keine Frage, an jedes einzelne Körperteil eines Pin-up-Girls ließe sich problemlos ein darwinistisches Etikett pinnen. Aber diese AIS-Superfrauen, diese großzügig ausgestatteten, fleischgewordenen feuchten Träume, sind schlicht und einfach Signalfälscherinnen, um es im Jargon der Evolutionsbiologie zu formulieren. Sie sind Täuscherinnen, die Männer in die schäumenden Wildwasser der Fleischlichkeit locken, wo sie alles, nur nicht die leiseste Aussicht auf Fortpflanzung erwartet. Was für eine köstliche Ironie, was für eine Enttäuschung falscher Erwartungen! Die gesündesten und am fraulichsten aussehenden Frauen sind in Wirklichkeit Repliken der mythischen Amazonenköniginnen, selbstbeherrschte und selbstbestimmte Frauen, deren Körper eine beneidenswerte Unversehrtheit und eine fleischliche nicht reproduzierbare Schönheit ausstrahlen, die Charles Darwin wie einen Deppen dastehen lässt. Der Bock, der Hengst, der Zuchtbulle kommt hier nicht zum Zuge.

So sehr sich Frauen mit AIS auch als Frauen empfinden, so sehr fühlen sie sich dennoch ausgegrenzt. Die meisten von ihnen halten ihre »Missbildung« geheim und vertrauen sich höchstens einigen wenigen engen Freundinnen oder Freunden an. Interessanterweise erklären viele, was ihnen die größten seelischen Probleme bereite, sei nicht so sehr die Unfähigkeit, Kinder zu bekommen, als vielmehr das Nichteintreten der Regelblutung, des Ereignisses, das sie als allmonatlich wiederkehrenden Beweis von Frausein betrachten. Wenn andere Mädchen über ihre Periode reden, bleiben Mädchen mit diagnostiziertem AIS stumm und krampfen sich innerlich zusammen, als befürchteten sie, die »normalen« Mädchen könnten jeden Augenblick anfangen, sie wie die Titelheldin des Films *Carrie* mit Tampons und Monatsbinden zu bombardieren.

Fünfzehn Jahre lang fühlte sich Jane wie eine ausgestoßene Missgeburt: Sie hatte sich selbst die Diagnose gestellt, aber sie hatte nicht die leiseste Ahnung, wie sie es anstellen könnte, mit einer Schicksalsgefährtin in Verbindung zu treten. »Ich wünschte mir nichts sehnlicher, als einen anderen Menschen mit AIS kennen zu lernen«, sagt sie. »Es war der Traum meines Lebens. Ich lief wie ein adoptiertes Kind durch die Welt, das jeder Fremden in die Augen sieht und denkt: Bist du meine Mutter? Ich hörte von einer Frau, die keine Kinder bekommen konnte oder irgendein anderes entsprechendes Symptom hatte, und fragte mich: Könnte sie jemand wie ich sein? Ich fragte meinen Arzt, ich fragte alle, die ich nur fragen konnte, ob sie andere wie mich kannten. Ich rief einen Arzt in Dallas an, der wahrscheinlich der bedeutendste AIS-Forscher der Vereinigten Staaten ist. Ich bekam immer nur ein Nein zu hören. Alle taten so, als müsse ich verrückt sein, auch nur zu fragen – und überhaupt, meinten sie nicht eben taktvoll, wer zum Teufel sollte wohl ein Interesse haben, darüber zu reden? Wer wäre schon so dumm, das zuzugeben? Mein behandelnder Arzt sagte mir, er habe zwei Patientinnen mit AIS. Die eine sei eine Frau von Mitte vierzig, die ein hohes öffentliches Amt bekleide und deswegen nie im Leben wollen würde, dass ihre Identität bekannt wird. Und die andere sei ein achtzehn- oder neunzehnjähriges Mädchen, das laut meinem Arzt so ausgezeichnet mit seiner Situation zurechtkomme, dass es wirklich keinerlei Bedarf nach Kontakten dieser Art habe. Das klang für mich wie ein Haufen Bockmist. Ich wusste, dass es ein Haufen Bockmist war, denn diese angeblich so gut angepasste Achtzehn- bis Neunzehnjährige war ich.«

Zuletzt fand Jane doch die Antworten auf ihre Fragen – und auch diesmal wieder in einer Bibliothek. Während sie das *British Medical Journal* durchblätterte, stieß sie vor rund zwei Jahren auf einen Brief, den die Mutter eines siebenjährigen Mädchens mit dem Syndrom an die Redaktion der Zeitschrift geschrieben hatte. Die Familie lebte in England, und die Frau erzählte, sie und ihr Mann seien gerade dabei, eine Selbsthilfegruppe für AIS-Mädchen und -Frauen und deren Angehörige auf die Beine zu stellen. Am Ende des Briefes gab sie ihre Telefonnummer an, aber Jane konnte sie kaum entziffern, denn mittlerweile war die Seite, die sie las, mit den runden nassen Flecken ihrer Tränen besprenkelt. Während Jane von dem Tag erzählt, an dem sie den Brief entdeckte, weint sie ohne Scheu. Sie macht sich nicht einmal die Mühe, sich die Augen mit der Serviette zu trocknen. »Ich kann Ihnen unmöglich mit Worten vermitteln, was das für ein Gefühl war«, sagt sie. »Das lässt sich einfach nicht beschreiben.« Sie kopierte die Seite der Zeitschrift. Sie fuhr nach Hause und fing an zu üben. Sie übte, mit normaler Stimme zu reden, ohne loszuschluchzen und an ihren Tränen zu ersticken. Sie übte, das zu sagen, was sie außer ihrem Arzt noch niemandem gesagt hatte: »Ich habe AIS.« Doch es half alles nichts: Als sie endlich die Frau anrief, schaffte sie nicht viel mehr, als sich vorzustellen, und brach dann zusammen. Einige Wochen später flog sie nach England, um am ersten Treffen der Selbsthilfegruppe teilzunehmen. »Mir wird nie wieder etwas so Schönes passieren«, sagt sie. »Dass ich die Selbsthilfegruppe gefunden und andere Menschen mit AIS kennen gelernt habe, war ohne jeden Zweifel das Beste, was mir in meinem ganzen Leben passiert ist.«

Bei den Gruppentreffen tauschen sich die Frauen über ganz praktische Dinge aus, wie zum Beispiel über die Frage, wo Vaginaldilatatoren erhältlich sind, die ihren kurzen Scheidengang so weit ausdehnen, dass er einen Penis aufnehmen kann. Sie halten nichts von beschönigenden Umschreibungen. Sie sprechen ganz offen von ihrer »Missbildung«. Sie erzählen sich gegenseitig, wie sie regelmäßig ihren Körper im Spiegel Zentimeter für Zentimeter nach irgendwelchen noch verbliebenen Spuren von Männlichkeit absuchen. Sie reden über Mythen. Beispielsweise über den Mythos, der Testosteron in eine ursächliche Beziehung zur Libido setzt, und zwar bei beiden Geschlechtern. Wenn dieser Mythos der Wahrheit entspräche, dann dürften diese Frauen keinerlei Sexualtrieb haben; schließlich ist ihr Organismus außerstande, auf das Testosteron, das er selbst produziert, in irgendeiner Weise zu reagieren. Manche Sexologen haben das auch tatsächlich behauptet: AIS-Patientinnen seien frigide, lustlos, im Bett nicht zu gebrauchen. Solches Gewäsch bringt die betroffenen Frauen in verständliche Rage. Ob sie es nun schaffen, ihre Scheide so weit auszudehnen, dass sie Geschlechtsverkehr haben können, oder auch nicht, ihre sexuellen Bedürfnisse bleiben davon unberührt. Sie haben erotische Fantasien. Sie können zum Orgasmus kommen. Sie bekommen ganz normale Gelüste, wann immer sich ein würdiges Objekt der Begierde blicken lässt.

Ein weiterer Mythos, den sie bereits durch ihre Persönlichkeit als dummes Märchen entlarven, besagt, Testosteron sei das »Hormon des Aggressionstriebes«. Träfe dies zu, müssten AIS-Frauen sanftmütiger, fügsamer und scheuer als die durchschnittliche Frau sein. Tatsächlich ist das Gegenteil der Fall: Alle diese Frauen haben auf ihre Weise das Temperament einer Jeanne d'Arc. Eine Frau sagt, sie spiele bewusst die Zurückhaltende, damit keiner darauf komme, dass sie AIS habe. Jane erklärt, wann immer die Umstände es erfordern, habe sie »faustdicke Klöten«; aus ihrem Charakter haben sie die Chirurgen seinerzeit nicht herausschneiden können. »Ich bin ganz genau wie meine Mutter«, sagt sie zu mir, »ein streitlustiger, bewusst unbequemer Mensch. Ich bin die Tochter, die meine Mutter hervorgebracht hat. Ich bin die Frau, die ich zu sein bestimmt war.«

3

DAS STANDARDGESCHLECHT

Ist der weibliche Körper ein passives Konstrukt?

Eines der ersten Dinge, die mir auffielen, als ich während meiner Schwangerschaft anfing, Babysachen einzukaufen, war die Tatsache, dass es selbst noch dreißig Jahre nach der Geburt der gegenwärtigen feministischen Bewegung kein Entrinnen aus der binären Farbkodierung gibt. Ob du nun Kleidung für Neugeborene, für Säuglinge oder für diese vergleichsweise neu entdeckte Zielgruppe, die Frühchen, suchst: Alles ist entweder rosa oder blau. Vielleicht liegt es daran, dass die meisten Leute heutzutage dank beliebigen Einsatzes von Ultraschall- und Fruchtwasseruntersuchungen schon im Voraus das Geschlecht ihres anstehenden Babys wissen, sodass selbst bei Einkäufen für Ungeborene kaum die Notwendigkeit besteht, eine vorsichtige Neutralität zu wahren. Doch was der Grund auch sei, die Betonung der geschlechtlichen Differenzierung vonseiten der Mode scheint so stark wie nie zuvor zu sein. Versuch nur, ein beliebiges Babykleidungsstück zu finden, das nicht entweder rosa oder blau abgesetzt, bebändert oder betierchent ist, und du stellst sehr bald fest, wie eingeschränkt deine Wahlfreiheit ist. Ah, da hätten wir's ja, das eine einzige geschlechtlich unbestimmte Baby-Outfit: ein gelbes T-Shirt mit einem Entchen drauf.

Ein Weiteres, das mir auffiel, während ich zerstreut durch die Gänge der Babymodenhäuser schlenderte, war, dass es mich nicht sonderlich störte. Trotz all meiner diesbezüglichen Unduldsamkeit und eingefleischten feministischen Gesinnung ärgerte mich die Rosa-Blau-Kategorisierung längst nicht so sehr, wie ich eigentlich erwartet hätte. Ein Grund für meine Indifferenz war die Tatsache, dass der Niedlichkeitsfaktor rasch die Oberhand gewann. Sämtliche Babysachen sind unglaublich niedlich, für wen sie auch letztlich gedacht seien (und bei Licht betrachtet sind sie natürlich für die Eltern gedacht). Alle erinnern dich daran, wie verwundbar ein Säugling ist, wie vollkommen hilflos und auf die Fürsorge der Erwachsenen angewiesen. Du siehst nicht ein blaues Strampelhöschen und denkst: »Stark« oder ein rosafarbenes und denkst: »Zart«. Du siehst dir all diese Miniatursachen an und denkst: »Wie puppensüß! Wie lächerlich! Was hat sich die Evolution dabei eigentlich gedacht?«

Ich tröstete mich mit dem Wissen, dass die Assoziation von Rosa mit Mädchen und Blau mit Jungen ein relativ neues Phänomen ist. Noch in der ersten Hälfte des 19. Jahrhunderts waren die Farbkodes weit weniger verbindlich als heutzutage, aber wenn überhaupt, zog man eher Jungen rosa und Mädchen blau an als umgekehrt. Mögen wir zum jetzigen Zeitpunkt also auch davon überzeugt sein, die eine Farbe sei wesenhaft weiblich und die andere ebenso essenziell männlich, so ist diese Überzeugung schlicht und einfach Unsinn. (Wenn du gerade nichts Vernünftigeres zu tun hast, kannst du dir jetzt ein paar Minuten damit vertreiben, dass du dir plausible Argumente zur Untermauerung der einen und der anderen These ausdenkst. Etwa in dem Sinne, dass Blau, insofern es sich am hochenergetischen Ende des elektromagnetischen Spektrums befindet, eine passendere Farbe für die energischen Jungen sei oder umgekehrt dass Blau, insofern es die Farbe kühler Substanzen wie Wasser und Eis ist, besser zur angeblich ruhigeren Natur der Mädchen passe.) Die Willkürlichkeit der jeweiligen Zuordnung tröstet mich und lässt mich denken: »Na komm, zerbrechen wir uns doch darüber nicht den Kopf!« Wenn es um Mädchenkleidung geht, bin ich weit weniger gegen Rosa als etwa gegen Kleidchen, und zwar aus dem einfachen Grund, dass ich als Kind Röcke und Kleider auf den Tod nicht ausstehen konnte. Ich hasste es, wie sie mich in meiner Bewegungsfreiheit und Spielplatztauglichkeit einschränkten, und ich hasste es, ständig daran denken zu müssen, dass eine kurze Bö genügen würde, um mich vor der ganzen Welt bloßzustellen, worauf mir keine andere Wahl geblieben wäre, als still und leise in den Boden zu versinken.

Wenn mich eines allerdings doch an der Rosa-Blau-Dichotomie ärgert, dann ist es die Eingleisigkeit, in die wir sie gelegentlich abgleiten lassen. Es ist völlig in Ordnung, ein Mädchen blau anzuziehen, aber stell dir nur einen Jungen in Rosa vor! Stell dir vor, ihm ein rosafarbenes T-Shirt anzuziehen, und selbst du, meine streng progressive Mutter, wirst zögern und als Kompromiss dann doch lieber zum gelben mit dem Entchen drauf greifen. Das ist natürlich alles sattsam bekannt und auch keineswegs auf Babys beschränkt. Eine Frau kann in Röhrenhose oder Blue Jeans oder Latzhose oder Frack und Zylinder herumlaufen, und kein Mensch wird sich aufregen – sie macht lediglich von ihrem Recht als Verbraucherin Gebrauch. Aber wenn ein Mann einen Rock anzieht, dann sollte er sich auch schleunigst einen Dudelsack unter den Arm klemmen und lospfeifen. Das alles wissen wir schon seit Jahren, aber das Wissen ist deswegen nicht weniger ärgerlich. »Wenn Sie eine Probepackung Babywindeln geschenkt bekämen und die zufällig rosa wären, dann garantiere ich Ihnen, dass Sie sie eher als Geschenkpapier verwenden würden, als damit Ihren erstgeborenen *Sohn* zu wickeln«, schreibt Vicki Iovine in ihrem sehr unterhaltsamen Buch *Beim ersten Kind gibt's tausend Fragen.* »Es ist eine Krankheit, das weiß ich, und mit dem Problem geschlechtsspezifischer Stereotype könnten wir unsere Therapeuten wochenlang beschäftigt halten, aber es ist die Wahrheit.« Als ich diese Passage zum erstenmal las, ärgerte ich mich etwas und dachte: Wenn es darum ginge, eine Werbepackung blauer Windeln für die erstgeborene Tochter zu verwenden, würde sie keine solchen Probleme sehen. Trotzdem wusste ich, dass Vicki Iovine bei all ihrer achselzuckenden Schnodderigkeit doch Recht hatte. Du wickelst deinen erst- oder zweit- oder zwölftgeborenen Sohn nicht in rosafarbene Pampers, es sei denn du bist eine Mutter in einem Hollywood-Horrorfilm, deren mehr-denn-medeïsche Intentionen schon bald ans Licht kommen werden.

Wovor genau haben wir also Angst, wenn wir uns scheuen, einen Jungen mit rosafarbenen Sachen zu verunzieren? Befürchten wir vielleicht, wir könnten ihn zu einem Schwulen machen? Nach allem, was wir wissen, scheint jemandes sexuelle Orientierung wenig bis gar nichts mit seiner Erziehung zu tun zu haben – und außerdem lieben schwule Söhne ihre Mütter, also wo läge das Problem? Ist es vielleicht einfach die übliche Frauenfeindlichkeit, die »männlich« mit »wahrhaft menschlich« und »qualitätsgeprüft« gleichsetzt und »weiblich« mit »quasimenschlich« – die Frau als »Mängelexemplar zu stark herabgesetztem Preis«? Zum Teil, ja: Wir sind noch immer eine sehr frauenfeindliche Kultur, und daraus folgt, dass Jungensachen für Mädchen gut genug sind – ja, sogar Ausdruck einer gewissen peppigen Flippigkeit elterlicherseits sein können, wenn sie bei den Töchtern mit Umsicht eingesetzt werden –, der umgekehrte Fall aber absolut undenkbar bleibt. Mädchensachen sind einfach zu albern, zu pfui-bah! und, sagen wir es nur rundheraus, zu minderwertig für Jungen.

Dieser Gedanke ist uns allen vertraut. Er ist entmutigend. Und da nicht zu erwarten steht, dass wir unsere Denkgewohnheiten in absehbarer Zeit ändern werden, ist er hochgradig kontraproduktiv. Deswegen möchte ich im Zuge meines groß angelegten Versuchs, alten Binsenweisheiten einen neuen, frauenfreundlichen Sinn zu entlocken, Folgendes vorschlagen: Unsere Bereitschaft, weibliche Wesen in männliche Kluft zu stecken, aber nicht umgekehrt, und die damit einhergehende grundsätzlich größere Akzeptanz, die burschikose Mädchen im Vergleich zu zimperliesigen, heulsusigen Jungen genießen, zeugen von einem, wenn auch unterschwelligen Wissen darum, wem das Erstgeburtsrecht eigentlich zusteht, welches das legitime erste und damit letztlich freiere Geschlecht ist. Simone de Beauvoir mag eine Menge soziokultureller Ungerechtigkeiten klarsichtig erkannt haben, aber biologisch gesehen sind Frauen nicht das »andere Geschlecht«. Frauen sind das Original. Wir sind Kapitel 1, erster Absatz: die Nachkommen des wirklich ersten menschlichen Wesens, das den Garten Eden bevölkerte – und das wir unbesorgt mit Lilith gleichsetzen dürfen, Adams erster Frau. Im kanonischen Alten Testament wird diese erste Gattin allerdings nicht erwähnt, und in denjenigen Quellen, in denen sie in Erscheinung tritt – zum Beispiel in dem im 16. Jahrhundert entstandenen *Alphabetum Siracidis* –, heißt es von ihr, wie nicht anders zu erwarten, sie sei nach Adam erschaffen worden, ihm eigens als Gefährtin und Gespielin zugedacht. In derlei Berichten gerät das Urpaar in Streit, als Adam erklärt, er betrachte die Missionarsstellung als die einzig annehmbare. Er möge sie nicht so sehr, weil es ihm auf diese Weise mehr Spaß mache, als vielmehr aus gesellschaftspolitischen Gründen: »Es ziemt sich, dass du unter mir seiest und ich über dir«, erklärt er Lilith. Seine Gefährtin weigert sich, ihren untergeordneten Status anzuerkennen. »Warum sollte ich unter dir liegen?« fragt sie. »Wir sind beide gleich, da wir beide aus der Erde kommen.« Diese Widersetzlichkeit bereitete Liliths Paradiesaufenthalt ein vorzeitiges Ende und sorgte darüber hinaus dafür, dass alle ihre Kinder fortan und in alle Ewigkeit von Gott verflucht sein sollten (aber schließlich erging es ihrer fügsameren zweiten Besetzung ja auch nicht viel besser). Aber was Lilith nach meiner unorthodoxen Nacherzählung der Geschichte so empörte, war der schwachsinnige Chauvinismus von Adams Äußerungen. Denn im Gegensatz zu ihm wusste sie, verdammt noch mal, dass sie zuerst da gewesen ist.

Wenn ich sage, dass Lilith vor Adam kam, dass sie und nicht er die überzählige Rippe gehabt hatte, dann nicht aus bloßem Trotz. Biologisch betrachtet ist das weibliche Individuum tatsächlich der Prototyp eines funktionsfähigen, lebenden Organismus. Wie wir bei Jane Carden sahen, ist der Fetus von Haus aus darauf programmiert, sich ins Weibliche zu entwickeln, und wird dies auch tun, sofern das weibliche Programm nicht während der Schwangerschaft durch die Wirkung von Androgenen unterbrochen wird. Solange keine gegenteiligen Anordnungen ergehen, entwickelt sich der Geschlechtshügel zu einer Vulva und einer zumindest partiellen Vagina. (Auch das Gehirn könnte eine weibliche Konfiguration annehmen, aber mit dieser weit undurchsichtigeren Materie werden wir uns zu einem späteren Zeitpunkt befassen.) In den Denkkategorien der Embryologie gelten Frauen als das »Standard-« oder »neutrale Geschlecht«, während Männer das »organisierte« oder »aktivierte Geschlecht« sind. Das bedeutet, bei Ausbleiben eines Ausstoßes fetaler Hormone wird sich jeder Fetus zu einem Mädchen entwickeln, also auch ohne Mitwirkung von Östrogenen – den Stoffen, die wir als die eigentlichen »weiblichen Hormone« betrachten. Östrogene mögen im späteren Leben für den Aufbau von Brüsten und Hüften sowie für die Realisierung des monatlichen Menstruationszyklus unerlässlich sein. Bei der grundsätzlichen anatomischen Planung der »Mädchenheit« scheinen sie allerdings keine nennenswerte Rolle zu spielen. Das männliche Entwicklungsprogramm hingegen wird erst dann aktiviert, wenn die kleinen Hoden anfangen, Testosteron, Anti-Müller-Hormon und weitere Hormone abzusondern. Die Androgene organisieren – oder genauer gesagt reorganisieren – das vorgegebene Urgewebe und verleihen ihm dadurch männliche Gestalt.

Aber der Terminus »Standardgeschlecht« hat einen unannehmbar negativen, passiven Klang, suggeriert er doch, dass Mädchen einfach »passieren«, dass es nicht schwieriger sei, welche zu machen, als einen Teppich auf einem Abhang zu entrollen; man braucht ihm nicht einmal einen Tritt zu verpassen, damit er sich in Bewegung setzt. Eine Reihe von Biologinnen lehnt den Terminus und die hinter ihm stehende Theorie kategorisch ab. Anne Fausto-Sterling von der Brown University bemängelt, dass die Vorstellung des Weiblichen als des Standardgeschlechts ein intellektuelles Überbleibsel der männlich dominierten Entwicklungsbiologie sei. Der Grund, warum man kein einziges chemisches Signal gefunden habe, das den weiblichen Bauplan aktiviert, argumentiert sie, sei schlicht die Tatsache, dass noch niemand danach gesucht habe. Aus männlicher Sicht kann der für das Wachstum von Eileitern verantwortliche Mechanismus mit der Faszination, die das Rezept für den Penis in sich birgt, einfach nicht mithalten. Aber aus dem Umstand, dass keine Hormone für die Bestimmung des weiblichen Geschlechts verantwortlich zu sein scheinen, folgt noch lange nicht, dass nichts dafür verantwortlich ist. Es existieren – und wirken bei der embryonalen Entwicklung – auch andere Systeme der Signalübermittlung, selbst wenn sie schwerer zu identifizieren und zu analysieren sind als ein abrupter und unübersehbarer Ausstoß von Androgenen.

Zunächst einmal könnten wir das weibliche Prinzip umformulieren und als etwas weniger Vereinfachtes und Inaktives begreifen als den stinklangweiligen »Standardmodus«. David Crews von der University of Texas schlägt ein hübsches Modell der Geschlechtsbestimmung bei Tieren vor: Das Weibliche ist das Urgeschlecht, während das Männliche das abgeleitete Geschlecht ist. Zuerst kam die weibliche Form, und irgendwann brachte sie die männliche Variante hervor. Athene soll dem Schädel des Zeus entsprungen sein. Vielleicht könnten wir uns eher vorstellen, dass Apollo aus dem Kopf der Hera hüpfte.

Bis zu ihren interessantesten Konsequenzen weitergedacht, bedeutet die Vorstellung des Weiblichen als des Urgeschlechts, dass Männchen weibchenähnlicher sind als umgekehrt. Männchen sind schließlich von Weibchen abgeleitet. Sie haben keine andere Wahl, als diejenigen Merkmale – die mädchenhaften Merkmale, die rosafarbenen Windeln! –, die zu ihrer Kreation modifiziert wurden, als gemeinsames Kennzeichen zu bewahren. Frauen dagegen sind auf keinen hypothetischen männlichen Prototyp angewiesen, wenn es darum geht, sich ein Selbstverständnis zu erfinden. Das Selbst war von Anfang an da; wir haben das Selbst definiert. Wir brauchen Adams Rippe nicht, wir haben nie eine Verwendung für Adams Rippe gehabt; unsere Knochen verkalkten und unser Becken verhärtete sich ohne jede männliche Unterstützung.

Zu seiner These ist Crews durch verschiedene Gedankengänge gelangt. Zunächst einmal erforscht er die Geschlechtsdeterminierung bei Reptilien, nicht bei Säugetieren. Er beobachtet also ein unterschiedlich funktionierendes System, woraus er wiederum neuartige Prinzipien ableiten kann, die ein Gegengewicht zu den konventionellen Methoden darstellen, an die sich die Warmblüter halten. Wie er festgestellt hat, wird das Geschlecht eines Krokodils oder einer Schildkröte nicht durch ein X- oder ein Y-Chromosom determiniert, nicht durch ein SRY-Gen oder die Hoden, die dieses entstehen lassen könnte. Reptilienembryos werden vielmehr durch Umweltfaktoren sexualisiert, und zwar insbesondere durch die Luft- oder Wassertemperatur, der das Ei während der Embryogenese ausgesetzt ist. Alle Embryos fangen mit einem bisexuellen Potenzial an, und dann bilden sich in ihnen, je nachdem, ob es draußen warm oder kalt ist, Eierstöcke oder Hoden. (Im Allgemeinen ergibt eine kältere Außentemperatur Männchen, eine wärmere Weibchen, und eine mittlere Temperatur ergibt ein Gelege von durchschnittlich fünfzig Prozent Männchen und fünfzig Prozent Weibchen.) Wichtig dabei ist, dass keines der zwei Geschlechter das »Standard«-Geschlecht ist. Ein Krokodil kann nicht einfach dadurch eine Krokodilin werden, dass es kein Krokodilerich wird. Die Prä-Sie muss bestimmte von der Temperatur abhängige Stimuli empfangen, damit die physiologische Ereigniskette in Gang gesetzt wird, die schließlich zur Herausbildung von Eierstöcken führt. Das Gleiche gilt aber für die Entwicklung von Hoden: Das ungeborene Reptil benötigt von der Umwelt eintreffende Signale, die das Männlichkeitsprotokoll aktivieren. Mit anderen Worten: Die »Sexualisierung« eines Reptils ist in jedem Fall, unabhängig vom jeweiligen Resultat, ein aktiver mehrstufiger Prozess.

Reptilien unterscheiden sich in vielfacher Hinsicht von Säugetieren. Die bei ihnen zu beobachtende Geschlechtsdeterminierung lässt es dennoch vertretbar erscheinen, den biologischen Mythos von der Neutralität des Weiblichen in Frage zu stellen. Es könnte durchaus etliche Faktoren der geschlechtlichen Festlegung des Embryos geben, die wir einstweilen noch übersehen. Ein Beispiel: Die Hoden des männlichen Embryos sondern Anti-Müller-Hormon ab, wodurch die Urgänge, die sich andernfalls zu Eileitern, Gebärmutter und Scheide entwickeln würden, zurückgebildet werden. Doch zusätzlich zu seinen Müller-Gängen besitzt der weibliche Embryo bis zur neunten Gestationswoche auch die so genannten Wolff-Gänge: einfache Gebilde, aus denen sich Nebenhodengang, Samenleiter und andere Elemente des männlichen Organismus entwickeln können. Beim weiblichen Embryo bilden sich die Wolff-Gänge weitgehend zurück. Aber hat man etwa je so etwas wie ein »Anti-Wolff-Hormon« entdeckt? Nein. Angeblich existiert keine solche Hemmsubstanz. Angeblich genügt die Abwesenheit des von den Hoden ausgehenden Befehls, weiterzuwachsen und zu gedeihen, damit sich die Wolff-Gänge auflösen. Dies ist ganz im Sinne des Modells der Frau als des »Standardgeschlechts« gedacht. Die Wolff-Gänge zerstören sich selbsttätig, sofern ihnen nicht »von außen« ein Grund zum Weiterleben geliefert wird – eine mögliche, aber nicht sehr wahrscheinliche Hypothese. Im Zusammenhang mit der Entwicklung von Ei- und Gehirnzellen haben wir bereits gesehen, dass die Natur als das Shiva-Kind, das sie ist, im Überfluss erschafft, nur um den größten Teil wieder zu zerstören. Aber passiert die Zerstörung einfach nur, oder muss sie irgendwie eingeleitet werden? Wenn der Tod ein aktiver Prozess ist – und die neue Lehre von der allmächtigen Apoptosis besagt, dass dies tatsächlich zutrifft –, dann braucht er eine Initialzündung. Irgendwo muss es einen irgendwie beschaffenen »Anti-Wolff-Faktor« geben: kein Hormon, nichts, was sich so leicht isolieren ließe wie ein Hormon, aber doch irgendein Signal. Ein feinstoffliches Etwas, das der einen Tendenz den Garaus macht und dem weiblichen Prinzip die Macht einräumt, den Körpertempel so zu gestalten, dass Lilith sich hinlegen kann, wie sie will.

Tatsächlich veröffentlichten Wissenschaftler im Jahr 1993 erste Forschungsergebnisse, die für die Existenz eines aktiven »Ovar-Auslösers« zu sprechen schienen – also dafür, dass die Herausbildung von Eierstöcken keinen bloßen passiven Entfaltungsprozess darstellt. Sie hatten ein genetisches Signal identifiziert, das die Wirkungen des Testosterons aggressiv außer Kraft setzen und die fetalen Urgeschlechtsteile ins Weibliche wenden konnte – und zwar in diesem Fall nicht etwa, weil ein bestimmtes »Männlichkeitssignal« gefehlt oder weil das Zielgewebe auf Androgene nicht angesprochen hätte (wie dies beim AIS oder Androgenresistenz-Syndrom der Fall ist), sondern weil dieser Faktor, worin er auch letztlich bestehen mochte, hyperaktiv geworden war und die Androgene verdrängt hatte. Eau d'Amazon! Allerdings sind diese Experimente bislang weder reproduziert noch näher untersucht worden, sodass weiterhin niemand sagen kann, ob wir tatsächlich den lange gesuchten Mädchenwachstumsfaktor gefunden haben.

Gehen wir aber hypothetisch davon aus, dass es auf jeden Fall Arbeit erfordert, eine – gleich, ob männlich oder weiblich – geschlechtlich bestimmte Form hervorzubringen und dass es irgendwo aktive Ovar-Auslöser gibt, die für uns Mädels das Gleiche leisten, was Testosteron für unsere Brüder tut – wie kommt Crews dann dazu, das Weibliche für das Urgeschlecht zu erklären und das Männliche zum bloßen Derivat abzustempeln? Es ist das Resultat seiner langjährigen Arbeit als Herpetologe oder Reptilienforscher. Bei den Säugetieren gibt es keine andere Form der Fortpflanzung als die zweigeschlechtliche. Wenn ein Säugetier Nachkommen haben soll, muss es sich mit einem Angehörigen des anderen Geschlechts paaren. Parthenogenese – das heißt die »jungfräuliche« Entwicklung einer unbefruchteten Eizelle – kommt bei Säugetieren in der Natur nicht vor. Manche Echsen und Fische sowie einige wenige andere Wirbeltierarten pflanzen sich jedoch auf dem Weg der Selbstreproduktion fort, wobei sie fast ausnahmslos Töchter hervorbringen. Die Parthenogenese ist keine übermäßig weit verbreitete Strategie, aber sie kommt doch vor. Tatsächlich zeigt sie die Tendenz, im Verlauf der Evolution immer wieder aufzutreten und zu verschwinden. Eine Art, die sich zu irgendeiner Zeit zweigeschlechtlich fortpflanzte und somit die Existenz männlicher und weiblicher Individuen benötigte, kann aus den verschiedensten Gründen das Männchen verlieren und zur Parthenogenese übergehen. Umgekehrt kann eine »parthenogenetische Spezies« die Vorteile entdecken, die es mit sich bringt, einen Kerl bei der Hand zu haben. Insbesondere bedingt die zweigeschlechtliche Fortpflanzung eine zunehmende genetische Diversifizierung und damit eine Nachkommenschaft mit hinlänglich differenzierten Merkmalen, um ein Überleben der Art unter sich verändernden Umweltbedingungen gewährleisten zu können. Aus dem Wunsch nach Abwechslung heraus kehren die kaltblütigen Madonnen, die ehemals unberührten Jungfrauen, zum Garten Eden zurück und fangen an, sich darüber zu streiten, wer die Rolle des Mannes übernehmen soll und oben zu liegen kommt. In beiden dargestellten evolutionären Szenarien gilt: Männer kommen, Männer gehen, das Weibliche aber bleibt ewig bestehen. Es gibt keine Spezies, die keine Weibchen hätte. Das Weibliche, die Große Mutter, geht niemals verloren.

(Hier könntet ihr euch natürlich fragen, ob es denn fair sei, ein parthenogenetisch sich fortpflanzendes Tier als ein Weibchen zu bezeichnen statt als ein Neutrum oder gar – warum nicht? – als ein Männchen. Die kurze Antwort lautet: Natürlich ist es fair. Es ist sogar das einzig sachlich Richtige. Eine »parthenogenetische Echse« produziert und legt Eier, aus denen zu gegebener Zeit Echsenbabys schlüpfen, und ein Tier mit Eiern ist per definitionem ein weibliches.)

»Männchen entwickelten sich erst nach der Evolution selbstreproduzierender (= weiblicher) Organismen«, schreibt Crews. »Männchen sind erworben und wieder verloren worden, aber die Weibchen sind geblieben. Das männliche Muster wird aus der weiblichen Urform abgeleitet und ihr aufgezwungen.«

Mein Vater war kein unverbesserlicher Verteidiger männlicher Privilegien. Er erkannte durchaus den Sinn einer Göttinnenheit und die Widernatürlichkeit der kompromisslos patriarchalischen Struktur der jüdisch-christlich-islamischen Achse. Einmal waren wir zusammen im Metropolitan Museum und kamen an einem Bild vorbei, das Vater, Sohn und Heiligen Geist darstellte. Ich erinnere mich nicht, von wem das Bild war oder aus welcher Zeit oder welchem Land es stammte. Tatsächlich ist mir von dem Werk nicht viel mehr in Erinnerung geblieben, als dass es mir durch und durch missfiel. Die drei Allmächte waren als eineiige Drillinge dargestellt: eine Troika braunbärtiger Männer in langen Gewändern. Mein Vater, der zornige abtrünnige Christ, zog beim Anblick des Gemäldes eine verächtliche Grimasse. »Die Heilige Dreifaltigkeit, die angebliche Schöpferin des Lebens auf Erden – und keine einzige Frau dabei«, knurrte er. Das Mindeste, meinte mein

Vater weiter, wäre doch gewesen, den Heiligen Geist so zweideutig darzustellen, dass man ihn auch für eine Frau hätte halten können. Wir kehrten dem Gemälde den Rücken und schritten von dannen, einig in unserer gemeinsamen Verachtung.

Knapp zwanzig Jahre später frage ich mich: Könnte der Künstler unbewusst die angeborene Ahnung projiziert haben, dass das Männliche vom Urweiblichen abgeleitet ist, ebenso wie der römische Tempel vom griechischen abgeleitet ist? Ebenso wie die Römer die Bauten ihrer Vorgänger und Vorbilder insgesamt und en détail, an Größe, technischer Aufwendigkeit und Üppigkeit der Ornamentik überprunkten, so verdoppelt das Männliche den Einsatz und versucht, das Weibliche mit der Maßlosigkeit des neureichen Großkotzes in jeder Hinsicht zu übertrumpfen. Wie Crews schreibt, ergibt sich aus der Theorie von der weiblichen Urform und dem männlichen Derivat »die faszinierende Überlegung, dass Männchen eine größere Ähnlichkeit mit Weibchen haben könnten als Weibchen mit Männchen«. Wenn er Recht hat, dann wäre es für eine monotheistische Religion, die sich darauf versteift, das Pantheon aufzugeben und eine einzige göttliche Instanz symbolisch über eine zweigeschlechtliche Spezies zu setzen, auf eine grobschlächtige Weise durchaus folgerichtig, zu diesem Zweck einen männlichen Gott zu wählen; denn das Männliche fasst das Weibliche in sich, ähnelt dem Weiblichen, ja beginnt in gewissem Sinne als eine Imitation des Weiblichen – was vom Weiblichen umgekehrt nicht ausgesagt werden kann. Die Frau fasst nicht den Mann in sich; sie brauchte den Mann ursprünglich gar nicht. Und wer weiß? Vielleicht wird sie ihn irgendwann auch nicht mehr brauchen.

Der Mann andererseits braucht die Frau, da er die grundlegenden Teile, die Fundamente seiner selbst braucht. Er kann der Frau nicht entrinnen, und so vereinnahmt er ihre größte Macht: ihre biologische Schöpferkraft. Da er aber nun einmal ein Mann ist, und damit ein Römer, wie er im Buche steht, setzt er ihr gewissermaßen noch eins drauf. Ihr erinnert euch, dass die in der Natur vorkommende Jungfernzeugung oder Parthenogenese nur weibliche Individuen, nur Töchter, hervorbringt. Ein männlicher Gott hingegen wird als ein Super-»Parthenogen« gedacht, insofern er im Stande sein soll, aus sich heraus und ohne die Unterstützung des anderen Geschlechts Söhne und Töchter zu erschaffen. In der irrigen, wenn auch verständlichen Annahme, er könne den Laden von nun an allein schmeißen, nimmt er es dann auf sich, der einzige Gott zu sein: ein Fabeltier, das man in der Natur nicht ein zweites Mal findet.

So wie Gottheiten ihre Probleme und Wahnvorstellungen haben, so haben wir Menschen die unsrigen. Während es bei den Göttern eher die Männer sind, die dazu tendieren, weibliche Vorrechte zu usurpieren, als umgekehrt, haben wir Menschenfrauen weniger Probleme damit, das Männliche in uns aufzunehmen, als umgekehrt Männer, sich auf eine Weise zu verhalten, die weibisch – oder schlimmer noch: fraulich – erscheinen könnte. Freud lehrte, der Mann müsse sich im Zuge seiner Entwicklung zum erwachsenen Individuum von der Welt der Frauen losreißen – der Mütter, Großmütter, Tanten, Kindermädchen –, von der monoton, klaustrophobisch weiblichen Umwelt, in der er seine Kindheit und Jugend verbrachte. Frauen stellen eine Bedrohung dar, weil sie eine so lange Herrschaft ausüben. Wenn der Mann zur Selbstständigkeit finden soll, muss er die Weiblichkeit von sich weisen. Die Frau hingegen braucht sich von nichts loszureißen, um zum Frausein zu gelangen. Sie hat es nicht nötig, die Mutter, die für sie sorgte und sie als weibliches Wesen und als Mensch definierte, zurückzuweisen.

Vergessen wir Freud. Es könnte nämlich durchaus sein, dass der Mann sich nicht von der äußeren Welt der Frauen, sondern vom inneren weiblichen Konstruktionsplan losreißen muss. Möglicherweise verspürt der Mann den dunklen Drang, seine Eigenart gegenüber seiner Abstammung überzubetonen, dem Urweiblichen wie einem Erbfluch, der inneren Feminuncula, zu entfliehen. Deswegen haben wir Frauen vielleicht auch weniger Probleme mit einer »fließenden« Geschlechtlichkeit. Wir können es uns leisten, mit Kostümen und Masken und Rollen herumzuspielen und so macho zu sein, wie es uns gerade passt. Wir bleiben dabei doch immer noch Frauen. Der kurze, aber viel belachte Ausflug der Männer ins Land der Empfindsamkeit und des Softietums legt den Verdacht nahe, dass sie das Entsprechende von sich nicht behaupten können. Ganz im Gegenteil: Wenn sie zu lange mit der Androgynie herumtändeln, fangen ihre Umrisse an zu verschwimmen und ihre Überzeugungen an Standfestigkeit zu verlieren. Jane Carden sagt, aus genau diesem Grund, wegen dieser Freiheit in der Wahl und Gestaltung der eigenen Rolle, sei sie so froh, als Frau geboren zu sein – froh, könnten wir sagen, ihren ererbten weiblichen Bauplan von keinerlei männlichen Attributen überdeckt zu wissen.

»Ich bedaure nicht, mit AIS auf die Welt gekommen zu sein«, sagt sie. »Es war die einzige Möglichkeit, die ich hatte, dieses Leben als Frau zu verbringen. Weibliche Erfahrungen sind, glaube ich, vielfältiger und tiefer, und wir Frauen haben ein mehr ganzheitliches Gefühlsleben. Die Palette von Rollen und Persönlichkeiten, die einem Mann offen stehen, ist weit begrenzter. Ich kann mir den Luxus leisten, an einem Tag die fleischgewordene Zurückhaltung zu sein und hundertprozentig dem landläufigen männlichen Frauenbild zu entsprechen und am nächsten Tag sehr aggressiv und machomäßig aufzutreten. Bei einer Frau wird beides toleriert, zumindest heutzutage. Die entsprechenden Verhaltensweisen bei Männern – also, da sind wir einfach noch nicht so weit.«

Wenn Crews sagt, das männliche Muster sei vom ursprünglichen weiblichen Muster abgeleitet und diesem nachträglich aufgezwungen. Dann spricht er von vielen verschiedenen Dingen: dem Muster hormoneller Prozesse, dem Muster zerebraler Strukturen, den Verhaltensmustern und natürlich dem »Muster«, dem Bauplan, der Geschlechtsorgane. Es sind schließlich die Geschlechtsteile, an denen sich unserer Meinung nach der Unterschied zwischen Mann und Frau am leichtesten feststellen lässt. Es sind unsere Geschlechtsteile, was uns als Kinder aneinander am meisten fasziniert und uns (nebst unseren abweichenden Stilen des Pipimachens natürlich) einen ersten Begriff vom Geschlecht vermittelt. Der Fortpflanzungsapparat ist nach landläufiger Auffassung das, was einen Mann am offensichtlichsten von einer Frau unterscheidet.

Allerdings muss man nur ein bisschen genauer hinsehen, um festzustellen, dass der Unterschied so gewaltig nicht ist. Schaust du dir zum Beispiel eine Frau im Gynäkologenstuhl an, wirst du sehen, dass ihre großen Schamlippen mit ihrer Fleischigkeit und der Weise, wie sie leicht in die Falten ihrer Oberschenkel fallen, durchaus an einen Hodensack erinnern. Das wussten übrigens auch schon die alten Griechen. Hippokrates, Galen und die anderen frühen Anatomen und »Körper«-Philosophen wussten es. Sie waren keine Heiligen. Sie waren keine Feministen. Wie Thomas Laqueur in seinem Buch *Auf den Leib geschrieben: Die Inszenierung der Geschlechter von der Antike bis Freud* erklärt, waren Galens Ideen in dem Sinne »phallozentrisch«, dass er das männliche Muster als das primäre annahm und das weibliche ausschließlich aus diesem Blickwinkel beschrieb. Den griechischen Ärzten unterliefen auch einige anatomische Schnitzer. Nichtsdestoweniger hatten sie einen guten Riecher. Sie vertraten die These, dass der Körper grundsätzlich eingeschlechtlich ist und dass die zwei Geschlechter lediglich »umgestülpte« Versionen voneinander sind. Die antiken Ärzte erkannten als Erste die Homologie zwischen weiblichen und männlichen Geschlechtsorganen.

Nach diesem »Eingeschlechtsmodell«, das das anatomische Denken des Abendlands zweitausend Jahre lang bestimmen sollte, wurde die Frau als umgekehrter Mann verstanden, »stellte man sich die Vagina als inneren Penis, die Schamlippen als Vorhaut, den Uterus als Hodensack und die Eierstöcke als Hoden vor«, schreibt Laqueur. »Frauen [waren] im Grunde genommen Männer …, bei denen ein Mangel an vitaler Hitze – an Perfektion – zum Zurückbehalten von Strukturen im Inneren des Leibes geführt hat[te].« Galen verwendete sogar ein und dasselbe Wort, um homologe männliche und weibliche Strukturen zu bezeichnen: So nannte er die Eierstöcke *orcheis*, Griechisch für »Hoden«. (Die Orchideen wurden übrigens – im 18. Jahrhundert – so getauft, weil manche Arten zwei Wurzelknollen besitzen, die an kleine verschrumpelte Hoden erinnern. Als also Georgia O'Keeffe die Orchidee zur symbolischen Darstellung des weiblichen Geschlechtsteils verwendete, leistete sie nebenbei einen kleinen Beitrag zur Zusammenführung männlicher und weiblicher Interessen.) Der Parallelismus der Geschlechter war ein unumstößliches Dogma. Ein Bischof des 4. Jahrhunderts erklärte, ihm sei bewusst, dass Frauen die gleichen Utensilien haben wie er, nur dass »ihre innerhalb und nicht außerhalb des Körpers sind«.

Und nicht nur die Geschlechtsteile, sondern auch die verschiedenen Körperflüssigkeiten wurden als homolog angesehen. Sperma war die männliche Version des Menstruationsblutes. Milch und Tränen waren ein und dasselbe. Die antiken Ärzte sahen außerdem auch keinen Unterschied zwischen Mann und

Frau, was deren Fähigkeit zum sexuellen Genuss anbelangte, und sie betrachteten den beiderseitigen Orgasmus als die notwendige Bedingung der Empfängnis. Galen erklärte, eine Frau könne nicht schwanger werden, sofern sie keinen Orgasmus habe, und seine Lehre blieb bis ins 18. Jahrhundert hinein weitgehend unangefochten. Das ist ein ausgesprochen reizender Gedanke, einer der mir liebsten Irrtümer in der Geschichte der Menschheit und ein unumwundenes Eingeständnis der Bedeutung, die der weibliche Höhepunkt für unser aller Leben besitzt. Unglücklicherweise hatte die Lehre, eine Frau in Hoffnung sei eine Frau, die einen Orgasmus gehabt hat, für viele unserer Vorschwestern tragische Konsequenzen. Frauen beispielsweise, die nach einer Vergewaltigung schwanger wurden, klagte man der Unzucht und des Ehebruchs an, da ihr dicker Bauch »beweise«, dass sie den Vorgang genossen hätten, und verurteilte sie ohne viel Federlesens zum Tode. Und noch in unseren aufgeklärten Zeiten pflegte man Frauen den weisen Rat zu geben, wenn eine Vergewaltigung nicht mehr abzuwenden sei, »sich einfach zurückzulehnen und zu genießen« – wobei man anschließend auch stets eine Fülle von Gründen fand, letztlich ihnen die Schuld an der ganzen Sache zu geben: Warum musstest du dich aber auch so aufreizend anziehen, warum hast ihn denn zu dir nach Hause eingeladen, warum bist du nach Einbruch der Dunkelheit im Park spazieren gegangen?

Galen irrte sich in mehreren Punkten. Die Vulva ist keine Vorhaut – auch wenn sie in Ländern, in denen die genitale Verstümmelung von Frauen praktiziert wird, als solche behandelt werden kann. Und weder Frau noch Mann brauchen zum Orgasmus zu kommen, damit die Frau schwanger wird (bereits die vor der Ejakulation aus dem Penis austretende klare Flüssigkeit enthält Samenzellen, und ich kenne eine Frau, die völlig ohne Koitus einfach dadurch schwanger wurde, dass ein Tropfen besagter Flüssigkeit ihr beim Petting auf die Innenseite des Oberschenkels fiel und dann heimtückischerweise nach oben kroch). Aber was die prinzipielle Eingeschlechtlichkeit des Körpers anbelangt, war Galen ein wahrer Hellseher. Die »Frau« mag die Urform sein, aber in unserer gegenwärtigen Inkarnation entwickeln wir uns bipotenziell: Unser Körper kann zur einen wie zur anderen Form gestaltet werden. Wir sind von Hause aus Hermaphroditen – rechtmäßige Nachkommen des Sohnes des Hermes und der Aphrodite, der seinen Körper mit dem der Nymphe der Salmakisquelle vereinigte. Männliche und weibliche Embryos sehen bis zur neunten Gestationswoche absolut identisch aus, und unsere ausgewachsenen männlichen und weiblichen Organe sind analoge Strukturen. Im Inneren seines pflaumgroßen Körpers hat der vorgeschlechtliche zweimonatige Embryo zwei unreife »Samenkapseln«, die Ur-Gonaden, die bei Jungen dann zu Hoden, bei Mädchen zu Eierstöcken werden. Er hat je einen Satz Wolff- und Müller-Gänge, von denen einer zur Weiterentwicklung ausgewählt werden wird, je nachdem, ob der Embryo Nebenhodengänge und Samenleiter oder aber Eileiter in sich ausbilden soll. Die äußeren Genitalien beginnen bei beiden Geschlechtern als ein undifferenzierter Genitalhöcker, ein Gewebeknötchen, an dem sich nach unten hin ein kleiner, von einer Membran abgeschirmter Schlitz anschließt. Ab dem dritten Monat wächst das Fleischknötchen entweder zu einer anmutigen Klitoris oder aber zur ausgeprägteren Gestalt einer Peniseichel heran. Bei Mädchen löst sich die den Urschlitz umgebende Membran auf, und die Ränder des Schlitzes, die Geschlechtsfalten, entwickeln sich zu den Schamlippen, die später Harnröhrenausgang und Scheidenvorhof umgeben werden. Bei Jungen veranlassen Androgene die Geschlechtsfalten, sich über der Urrinne zu schließen und zu einer Röhre – dem Penisschaft – in die Länge zu wachsen.

Als Symbol gibt der Phallus herzlich wenig her. Längliche Gebilde, die auf irgendwas zielen und spucken, und damit hat sich's auch schon. Der Obelisk ragt in den Himmel, die Kanone ejakuliert Geschosse, die Zigarre glüht still vor sich hin, der Gartenschlauch nässt, das Würstel wird verspeist. Einem Phallus lässt sich nicht viel andichten, und groß was zu interpretieren gibt es bei ihm auch nicht. Eine Röhre ist eine Röhre ist eine Röhre.

Aber die Scheide – also die ist ein veritabler Rorschach-Klecks hoch drei! Man kann aus ihr praktisch alles machen, was man nur will, braucht oder fürchtet. Auf den einfältigsten Nenner gebracht ist eine Scheide ein Loch, eine Abwesenheit von Form, ein passiver Behälter. Sie ist ein zehn bis zwölf Zentimeter langer Tunnel, der mit einem Steigungswinkel von fünfundvierzig Grad von den kleinen Schamlippen bis hinauf zum schmollenden Muttermund führt. Sie ist eine nachdenkliche Pause zwischen der apodiktischen Behauptung der Außenwelt und dem undeutlichen

Murren der Eingeweide. Aus Haut, Muskeln und Bindegewebe aufgebaut, ist sie der anpassungsfähigste Durchgang, den man sich nur vorstellen kann, ein Engpass, der Reisende jedes nur vorstellbaren Formats passieren lässt, ob sie nun kommen (Penisse, Spekula) oder gehen (Babys). Ich bin bestimmt nicht die einzige Frau, die während der Schwangerschaft träumte, sie stehe kurz davor, ein Walbaby zur Welt zu bringen – in meinem speziellen Fall ein gefährdetes Blauwälchen. Keine Frage, in ihrer Rolle als Geburtskanal kann die menschliche Scheide Erstaunliches leisten, und gemessen an unseren sonstigen Proportionen muss sie sich weit mehr ausdehnen als das entsprechende Organ einer Walmutter. Ihr wisst alle, sei es aus dem Bio-Unterricht, sei es aus eigener Erfahrung, dass sich der Gebärmutterhals bis zu einem lichten Durchmesser von zehn Zentimetern weiten muss, bevor sich die werdende Mutter ans Pressen machen darf. Er muss so breit werden, wie die Scheide lang ist. Aber diese zehn Zentimeter, o grunzende kreißende Lady, sind nicht der Durchmesser des Babykopfes. Nein, das durchschnittliche 7-Pfund-Baby hat einen gut zwölf Zentimeter langen Kopf, und besonders dickschädelige Exemplare bringen es auf einen Längsdurchmesser von fast fünfzehn. Auch wenn sich Babys Köpfchen schon leicht ins Konische verformt, während es sich durch den Engpass zwängt und in Richtung Licht rutscht – Ischtar sei Dank für die Fontanellen, Fugen und verschiebbaren Schädelknochen des Neugeborenen! –, kannst du nichtsdestoweniger fest darauf bauen, dass die Innenweite deiner Scheide während der Geburt Ausmaße erreichen wird, die du dir bei deinem ersten, mühsamen Versuch, dir ein Tampon einzuführen, nicht im Traum hättest vorstellen können! Somit ist die Scheide ein Luftballon, ein Rollkragenpullover, ja ein Abbild des Universums, das sich ja schließlich auch – selbst jetzt, da wir hier sitzen und weinen – nach allen Richtungen ausdehnt.

Aber der Mund ist gleichfalls eine dehnbare Spalte, und wer käme schon auf die Idee, ihn als einen passiven Behälter zu betrachten? So kommt es, dass die Scheide gelegentlich in Analogie zum Mund als gezähntes Organ gedacht wird, die Vagina dentata: eine hungrige, saugende, kauende, verschlingende Öffnung, die denjenigen, der ihren Lockungen zu oft nachgibt, wie ein Spinnenmännchen leer schlürfen kann. Oder aber die Scheide ist der feuchte, besänftigende, küssende Mund. Lippen hat sie schließlich ebenso gut wie ihr oberes Gegenstück, und Humanethologen wie Desmond Morris haben die Vermutung geäußert, dass Frauen sich den Mund schminken, habe nur den Zweck, die Ähnlichkeit zwischen ihren oberen und ihren unteren Lippen zu unterstreichen, die Linien der verborgenen Genitalien auf der Plakatwand des Gesichts zu reproduzieren.

Aber die Möglichkeiten der Scheide sind mit ihren Öffnungsmetaphern noch keineswegs erschöpft. Die Scheide kann auch als ein geschlossenes System gedacht werden, als betend gefaltete Hände, als Implosion statt als explosiv expandierendes Universum. Die Scheide ist eigentlich nur in Ausnahmefällen ein Tunnel oder Loch. Normalerweise ist sie abgeplattet, sodass ihre Wände sich fest aneinander schmiegen. Somit kann die Vagina zwischen verschiedenen Zuständen hin- und herpendeln – zwischen geschützt und preisgegeben, zwischen introvertiert und einladend. Und so bietet sie sich auch für Metaphern des Aufblühens und Aufbrechens an: Lotosblüten, Lilien, Blätterknospen, gespaltene Pekannüsse, gespaltene Avocados, die Flügel einer Wasserjungfer. Die Künstlerin Judy Chicago nahm das Bild der blühenden, schöpferischen Vagina und thematisierte es in ihrem berühmtesten Werk, *The Dinner Party*, in dem historische und mythische Heldinnen des Feminismus wie Mary Wollstonecraft, Kali und Sappho an einem Tisch sitzen und sich anschicken, von Tellern zu essen, die wie weibliche Genitalien geformt sind. Manche haben Chicagos Arbeit als frömmlerisch und vulgär kritisiert (reife Leistung, die zwei Attribute unter einen Hut zu bringen), während andere, wie Jane Ussher in *The Psychology of the Female Body* referiert, ihr vorgeworfen haben, sie »bestärk[e] damit uterozentrische, biologischdeterministische Denkweisen«. Wie immer der abstrakte künstlerische Wert der *Dinner Party* auch anzusetzen sei, Judy Chicago brachte damit eine äußerst wichtige Einsicht zum Ausdruck: Die Geschlechtsteile der Frau sind eine Naturkraft, und sie haben ein eigenes Leben. Ich rede nicht von ihrer Rolle bei der Fortpflanzung. Ich spiele hier auf ein ganz anderes Bild an: das der Nische, des Biotops, des Ökosystems. Die Scheide ist ein Ökosystem sui generis, ein Reich unbesungener Symbiose und herber Vitalität. Sicher, traditionell wird mit der Scheide eher ein schlammiger Sumpf assoziiert, aber weit treffender wäre dabei das Bild des »Gezeitentümpels«: wässerig, stabil und dennoch in stetigem Fluss.

Nähern wir uns von oben der Grenze des vaginalen Biotops, gelangen wir als Erstes zu einer kleinen Anhöhe, dem Mons pubis oder veneris, zu deutsch Scham- oder Venushügel. Zum Hügel wird der Hügel durch ein dickes Kissen von Fettgewebe, das die Symphysis pubica oder Schambeinfuge auspolstert, dem bis zu einem gewissen Grad beweglichen Gelenk, das die beiden Äste des Schambeins miteinander verbindet. Dieses recht zarte und auf harte Fahrradsättel und Ähnliches empfindlich reagierende Gelenk erhält bei Eintritt in die Pubertät eine zusätzliche Polsterung in Form eines Schamhaarteppichs (vorausgesetzt natürlich, das in Frage kommende Mädchen ist nicht gegen Androgene resistent). Das Schamhaar erfüllt aber auch weitere Funktionen. Zum einen fängt es auf und konzentriert es Genitalgerüche (die auf einen Sexualpartner sehr anziehend wirken können, wenn sie die Gerüche der Gesundheit sind; dazu später mehr). Darüber hinaus ist das Schamhaar ein für uns Menschen (die wir ja schließlich wie alle Primaten eine vornehmlich auf optische Reize reagierende Spezies sind) äußerst nützliches visuelles Signal. Unter dem Vorwand, ihn zu verstecken, weist dieser Pelz gerade auf den Genitalbereich hin und hebt ihn aus seiner sexuell weniger signifikanten Umgebung hervor. Wenn Frauen sich die Lippen in der unbewussten Absicht schminken, den Betrachter an ihre anderen Lippen denken zu lassen, so folgen sie damit möglicherweise nur dem Beispiel der Männer. Indem er sich nämlich einen Bart stehen lässt, verwandelt der Mann sein Gesicht in ein Abbild seines Unterleibs; und die Fähigkeit, sich einen Bart wachsen zu lassen, dürfte mit recht hoher Wahrscheinlichkeit ein paar hunderttausend Jahre älter sein als die Erfindung von Kosmetika.

Der Südhang des Venushügels geht in zwei lange Hautfalten über, die Labia maiora oder äußeren Schamlippen. Die Außenseite der Labia ist mit Schamhaaren bedeckt, während die Innenseite zwar keine Haarfollikel aufweist, dafür aber reichlich mit Schweiß- und Talgdrüsen versehen ist. Unter der Haut der äußeren Schamlippen verbirgt sich ein Geflecht von Bindegewebe und Fett. Dieses Fett spricht, ebenso wie dasjenige der Brüste und Hüften – aber anders als das Fettpolster des Venushügels –, auf Östrogene an, die Hormone der Geschlechtsreife. Daher schwellen die äußeren Schamlippen an, wenn die Pubertät einen Stoß von Östrogenen durch den Organismus schickt, und sie fallen wieder leicht in sich zusammen, wenn im Klimakterium die Östrogenproduktion drastisch zurückgeht. Unter dem Fett befindet sich ein schwammartiges Gewebe, das sich im Zustand sexueller Erregung mit Blut füllt. Weil die Schamlippen so saugfähig sind, geraten sie während der Schwangerschaft, da das Volumen des pro Zeiteinheit zirkulierenden Blutes auf das Doppelte ansteigt, in einen Zustand der Dauerschwellung (wobei sie gleichzeitig auch eine kupferne, kastanienbraune Färbung annehmen können: wie der punkigste Vampirlippenstift-Farbton, der zu haben ist).

Weiter geht's auf unserer erotisch-mythologisch-taxonomischen Exkursion durch die weiblichen Genitalien: Zwischen den äußeren Schamlippen befinden sich die Nymphae, so genannt nach den anmutigen griechischen Quellgottheiten, deren sexuelle Gelüste als so unersättlich galten, dass nach ihnen der Begriff »Nymphomanie« geprägt wurde.* Der prosaischere Name der Nymphae ist Labia minora oder innere Schamlippen: Sie sind das exquisite Fältelwerk von Fleisch, das den Scheidenvorhof und den nicht weit davon entfernten Harnröhrenausgang umschließt. Die inneren Schamlippen sind unbehaart, aber die in ihnen eingebetteten Talgdrüsen kann man wie winzige Hubbel, wie subkutane Getreidekörnchen durch die Haut spüren. Die Nymphae gehören zu den individuell variabelsten Teilen des weiblichen Genitales überhaupt. Nicht nur schwankt ihre Größe von Frau zu Frau erheblich, sondern mitunter auch zwischen der einen Nymphe und ihrer Schwester. Auch die inneren Schamlippen schwellen im Zustand sexueller Erregung an, und dies in sogar noch auffälligerem Ausmaß als die äußeren: Auf dem Höhepunkt der Lust können sie das Doppelte bis Dreifache ihres Ruhevolumens erreichen. Manche unserer Primatenschwestern haben wirklich übertrieben große innere Schamlippen: Sie ziehen sie wie eine Schleppe hinter sich her, wodurch sie eine Pheromonspur legen, die den Männchen auf unmissverständliche Weise ihre Paarungsbereitschaft signalisiert. Im Frühling 1996 entdeckten Zoologen eine bis dahin unbekannte

* Wie Ethel Sloane in ihrem hervorragenden Buch *Biology of Woman* anmerkt, »weiß jeder, dass eine Nymphomanin eine Frau mit einem übersteigerten Sexualtrieb ist. Wie kommt es, dass so gut wie niemand weiß, dass die entsprechende Störung beim Mann Satyriasis heißt?« Liegt es vielleicht daran, dass eine exzessive Geschlechtslust der Frau als benennungswürdige Krankheit angesehen wird, während der gleiche Trieb beim Mann als Normalzustand gilt?

Marmosettenart, deren hervorstechendstes Merkmal die inneren Schamlippen der Weibchen sind. Die zwei Hautfalten hängen deutlich sichtbar herab und vereinigen sich an ihrem unteren Ende zu einer Art Genitalgirlande.

Die Schamlippen dieser Marmosetten erinnern verblüffend an die berüchtigte Hottentottenschürze, die absurd ausgeprägten inneren Schamlippen, die nach einhelliger Meinung der älteren Anthropologen und Völkerkundler ein unfehlbares Rassenmerkmal südafrikanischer Frauen sein sollten. Die bekannteste Hottentottin war die so genannte »hottentottische Venus«, die im 19. Jahrhundert nach England und Frankreich gebracht wurde und den Namen Sarah Bartmann erhielt. In Europa wurde sie zunächst eine Zeit lang neugierigen Zuschauern wie eine Art – allerdings bekleidetes – Zirkustier vorgeführt. Später musste sie sich vor Teams von Zoologen und Physiologen nackt ausziehen. Nach ihrem Tod wurden ihre Genitalien seziert und in Formalin aufbewahrt. Georges Cuvier, der französische Anatom, der die Autopsie vornahm, erklärte in seinen Memoiren, seine Untersuchungen hätten »jeden Zweifel hinsichtlich der Natur ihrer Schürze beseitigt«. Aber wie die Historikerin Londa Schiebinger in *Am Busen der Natur* bemerkt, hatte die schlüpfrige Faszination, die hottentottische Genitalien auf europäische Männer der Wissenschaft ausübte, weniger mit der (nie bewiesenen und immer wieder zu Recht angezweifelten) etwaigen Realität hypertropher Schamlippen zu tun als vielmehr mit dem Wunsch, afrikanische Frauen in eine eher dem Orang-Utan als dem Menschen nahe stehende phylogenetische Kategorie zu stecken.

Ob groß oder klein, innere oder äußere – die Schamlippen schwitzen. Der gesamte Vulvabereich schwitzt, und zwar mit der gleichen Beharrlichkeit wie die Achselhöhlen. Wenn du schon mal in einem Fitness-Center trainiert hast, wird dir wahrscheinlich aufgefallen sein, dass dein Bodysuit nach ein paar schön schweißtreibenden Übungen drei äußerst kleidsame dunkle Dreiecke aufweist: eins unter jedem Arm und eins im Schritt. Wahrscheinlich hast du dich geniert und dich bloßgestellt gefühlt – die hottentottische Venus in Lycra –, oder vielleicht hast du auch befürchtet, die Leute könnten glauben, du hättest dir ins Höschen gepinkelt. Du brauchst dich nicht zu schämen; du solltest dankbar sein. Wenn du nicht ganz schnell schlappmachen willst, musst du diese ganze innere Hitze irgendwie loswerden, und unter uns gesagt sind weibliche Achselhöhlen nicht so gut im Schwitzen wie männliche. Sei froh, dass wir es dafür im Schritt umso besser können.

Der weibliche Genitalbereich scheidet außerdem Talg aus, ein Gemisch aus verschiedenen Fetten, Cholesterin und zerfallenen Zellen. Der Talg bewahrt die Haut vor dem Austrocknen und trägt gleichzeitig dazu bei, dass Urin, Menstruationsblut und pathogene Bakterien, die sich ansonsten in den Fältchen und Ritzen der Schamlippen einnisten könnten, von ihr wie Wasser vom Gefieder einer Ente abperlen. Der Talg verleiht der ganzen Vulva eine glatte und leicht schlüpfrige Oberflächenbeschaffenheit, als ob alles, einschließlich der Schamhaare, in flüssiges Wachs getaucht worden sei. An der äußersten Grenze des genitalen Biotops stationiert, bildet der Talg die erste Verteidigungslinie, die Krankheitserreger davon abzuhalten versucht, die reiche Innenwelt der Scheide zu besiedeln.

Im Rahmen meiner Arbeit als Wissenschaftsautorin habe ich schon die verschiedensten Sorten von Eiferern und Missionaren kennen gelernt – Biologen, die eine wichtige, wenn auch etwas merkwürdige Kontrollfunktion erfüllen: Sie besingen die Schönheit der Widerwärtigen und Verachteten dieser Erde. Sie sprechen mit der Eloquenz eines Demosthenes und der Affenliebe einer Mutter über Spinnen, Flöhe, Skorpione, Kakerlaken, Vipern, Haie, Fledermäuse, Würmer und Ratten. Jeder Einzelne von ihnen erscheint fest entschlossen, seinem Lieblingsleprösen ein brandneues Image zu verpassen und dafür zu sorgen, dass wir Häretiker dort anbetend verharren, wo wir ehedem gern draufgetreten hätten.

Keiner von diesen edlen Spinnern hat sich allerdings so viel vorgenommen wie Sharon Hillier, eine Gynäkologin am Pittsburgher Magee Women's Hospital: Sie hat sich aufgemacht, das Image der Scheide aufzupolieren. Ich stieß auf sie, als ich nach jemandem suchte, der mir erklären könnte, warum die Scheide so riecht, wie sie riecht. Ich dachte an menschliche Pheromone. Ich dachte an Moschusöl und Zibet – kleine, alberne, trendige Vorstellungen, die uns in geläufige darwinoide Theorien der Partnerbeschaffung einsperren. Dann sah ich im Programm einer Ärztekonferenz den Titel des Vortrags, den Frau Hillier halten würde: »Das Ökosystem der gesunden Vagina«. Da wusste ich, dass ich eine Frau gefunden hatte, die sich Gedanken über das große Ganze machte, und das in einem Bereich, an den die meisten von uns am liebsten überhaupt nicht denken würden.

Sharon Hillier weiß, dass die Leute die Scheide in aller Regel für etwas Schmutziges halten, und zwar in jedem Sinne des Wortes. Schon das Wort »Scheide« klingt schmutziger und gleichzeitig klinischer als sein Pendant, »Penis«, während ein Schimpfwort wie »Möse« oder gar »Fotze« einen weit brutaleren und verletzenderen Klang hat als der schon fast gesellschaftsfähige »Schwanz« oder »Pimmel«. Wie wir gesehen haben, vergleichen amerikanische Ärzte die Scheide scherzhaft mit dem After. »Das Wort, mit dem in Nairobi Vaginalsekrete bezeichnet werden, bedeutet wörtlich ›Dreck‹«, erzählte mir Frau Hillier. »Fast alle dortigen Frauen versuchen, ihre Vagina zu trocknen, weil eine feuchte, natürlich schlüpfrige Scheide als etwas Ekelhaftes angesehen wird. Aber letzten Endes ist es auf der ganzen Welt das Gleiche«, sagte sie. »Überall bekommen Frauen beigebracht, dass ihre Vagina schmutzig sei. In Wirklichkeit ist eine normale, gesunde Vagina der sauberste Ort im ganzen Körper. Sie ist viel sauberer als die Mundhöhle und viel, viel sauberer als der Mastdarm.« Sie seufzte. »Die Indoktrinierung setzt schon ganz früh ein. Erst vor ein paar Tagen kommt meine fünfjährige Tochter vom Kindergarten nach Hause und sagt: ›Mama, die Scheide ist voller Keime.‹« Zu dieser vaginalen Gehirnwäsche gehören auch die bekannten Fischgeschichten. Der Scheide wird nachgesagt, sie habe einen fischigen Geruch, was für männliche Komiker eine nie versiegende Quelle der Heiterkeit bedeutet. »Sie kennen ja die einschlägigen Witze«, sagte Frau Hillier. »Am besten finde ich den vom Blinden, der an einem Fischladen vorbeikommt und sagt: ›Guten Morgen, die Damen.‹« Ha, ha. Einmal habe ich mich einem Freund gegenüber über eine Szene in einem Film aufgeregt, in der ein Schwuler während einer Diskussion über Fellatio sich zu einer Frau wendet und sagt: »Tut mir Leid, Schätzchen, ich steh' nicht auf Fisch.« Fisch! habe ich da geschrien. Sie ist überhaupt nicht fischig! Mein Freund entgegnete: Na ja, du musst schon zugeben, dass sie geschmacklich eher zum Hering als, sagen wir, zum Roastbeef tendiert. Klar, sämtliche Fleischmetaphern bleiben einem anderen Organ vorbehalten. Auf jeden Fall täten Männer, die von fischigen Scheiden reden, gut daran, sich an die eigene Nase zu fassen: Zufällig ist Sperma nämlich eines der Ingredienzen, die etwas Gutes schlecht werden lassen können.

»Das Grundprinzip des vaginalen Ökosystems«, sagte Frau Hillier, »ist die Symbiose, ein für beide Seiten vorteilhafter konstanter Austausch zwischen Makroumwelt und Mikroorganismus.« Ja, die Scheide ist tatsächlich voller Keime im Sinne von Bakterien. Sie wimmelt von Kleinstlebewesen, und wir können von Glück reden, dass dem so ist. Aber es gibt Keime und Keime. Die »Keime« oder Bakterien, die die Scheide unter normalen, gesunden Bedingungen besiedeln, tun dem Körper gut. Es sind Lactobacilli, Milchsäurebakterien, die gleichen Bakterien, die sich im Joghurt finden. »Eine gesunde Vagina ist so sauber und rein wie ein Becher Joghurt«, sagte Frau Hillier. (Warum habe ich nur den Verdacht, dass Danone diesen Slogan zumindest in nächster Zukunft nicht in seine Werbestrategie aufnehmen wird?) Und dementsprechend der Geruch: »Eine normale Vagina sollte einen leicht süßen, leicht stechenden Geruch haben. Sie sollte den Milchsäuregeruch von Joghurt haben.« Die Abmachung ist ganz einfach: Wir stellen den Lactobacilli Essen und Unterkunft zur Verfügung – die Behaglichkeit der Vaginalwände, die Feuchtigkeit, die Proteine, die Kohlenhydrate unseres Gewebes –, und sie halten ihre Bevölkerungszahl konstant und sorgen dafür, dass konkurrierende Bakterien draußen bleiben. Allein durch ihre normalen Stoffwechselfunktionen produzieren Lactobacilli Milchsäure und Wasserstoffperoxid, Substanzen, die mit ihrer desinfizierenden Wirkung verhindern, dass sich weniger gutartige Mikroorganismen im Scheidenmilieu festsetzen. Die widerstandsfähige Vagina ist eine saure Vagina, mit einem pH-Wert von 3,8 bis 4,5. Das ist etwas saurer als schwarzer Kaffee (mit einem pH-Wert von 5), aber weniger zusammenziehend als Zitrone (pH-Wert 2). Tatsächlich ist die Idee, Wein mit Weib zu verbinden, gar nicht so abwegig, entspricht die Säure einer gesunden Scheide doch ziemlich genau derjenigen eines trockenen Rotweins. Das ist die Scheide, die singt; das ist die Scheide mit Bukett, mit Blume im Knopfloch.

Ebenso wenig ist normaler »Ausfluss«, das heißt austretendes Vaginalsekret, etwas, dessen man sich schämen sollte. Er besteht aus den gleichen Dingen, die sich im Blutserum finden, der klaren, dünnen, klebrigen Flüssigkeit, die übrig bleibt, nachdem die

Blutkörperchen und Gerinnungsfaktoren entfernt worden sind. Vaginalsekret besteht aus Wasser, Albumin (dem wichtigsten Eiweiß im Körper), vereinzelten Leukozyten (weißen Blutkörperchen) und Mucinen oder Schleimstoffen, den Substanzen also, die für den schlüpfrigen Schimmer von Scheide und Gebärmutterhals verantwortlich sind. Ein solcher Ausfluss ist gewiss kein »Dreck«, und er ist auch kein toxisches Stoffwechsel-Abfallprodukt wie Urin und Kot. Nein, nein und nochmals nein. Er ist nichts anderes, weder besser noch schlechter, als das, was sich in der Scheide befindet, das eben herunterkommt, weil wir nun mal als Spezies den aufrechten Gang bevorzugen und die Schwerkraft ihre Wirkung tut – und weil wes Herz voll ist, des Lippen gelegentlich überfließen. Er ist das Gleitmittel unter der scheinbar rauen Schale, eine Erinnerung daran, dass wir alle, physiologisch gesehen, aquatische Organismen sind.

Indes, Mädels, lässt sich nicht bestreiten, dass wir gelegentlich schon stinken – und dass uns das sehr wohl bewusst ist. Dann riechen wir nicht nach Erdbeerjoghurt oder einem guten Cabernet, sondern nach Bückling. Oder gar nach Stinktier. Wie kommt's? Wenn du dich eine Woche lang nicht gewaschen hast, wirst du schon selbst auf des Rätsels Lösung kommen. Aber mitunter ist es keine Frage von Hygiene. Es ist ein medizinisches Problem, eine bakterielle Scheidenentzündung oder Vaginitis. Aus verschiedenen Gründen gerät die Scheidenflora aus dem Gleichgewicht, und die Lactobacilli machen schlapp. Dafür vermehren sich andere Organismen, vor allen Dingen Anaerobier: Bakterien, die nur in luftsauerstofffreier Umgebung gedeihen. Diese Mikroorganismen sondern allerlei chemische Verbindungen aus, eine übel riechender als die andere. Und hier kommt der wenig schmeichelhafte Vergleich mit Meeresfrüchten zum Tragen. Unglücklicherweise produzieren die Bakterien Trimethylamin, dieselbe Substanz, die altem Fisch seinen fischigen Geruch verleiht. Sie produzieren Putrescin, ein vor allem in verwesendem Fleisch vorkommendes (und stinkendes) Amin. Sie produzieren Cadaverin, eine biochemische Substanz, deren Namen ich euch wohl nicht erst etymologisch auseinander zu setzen brauche. Anzahl, Menge und jeweilige Kombination dieser Hautgout erzeugenden Nebenprodukte variieren je nach Form und Schwere der Scheidenentzündung.

Mit anderen Worten: Wenn du ein Problem von jener anrüchigen Sorte hast, für die Intimspray-Hersteller (oder deren Werbetexter) so diskrete Umschreibungen zu finden wissen, könntest du ganz einfach an einer Infektion leiden – wahrscheinlich an einer leichteren, chronischen, die keine anderen Symptome zeitigt als eben den Geruch. Die möglichen Ursachen solcher Infektionen sind zum Teil durchaus bekannt. Zu den häufigsten und wichtigsten gehören Scheidenspülungen. Frauen, die sich eine frühlingsblütenlättaknackige Frische und megaperlstiefe Reinheit zum Ideal erkoren haben, können sich unbeabsichtigt durchaus »schmutziger« machen, als sie vorher je gewesen waren. Scheidenspülungen und Intimsprays töten die äußerst nützlichen Lactobacilli ab und ebnen damit anaerobischen Invasoren den cadaveringepflasterten Weg. Auch wenn ich mich in der Regel davor scheue, medizinische Ratschläge zu geben, habe ich in diesem Fall keine Probleme: Seife, Sprays und Desinfektionsmittel haben in der Scheide nichts verloren; also Finger weg davon!

Eine Scheidenentzündung kann aber auch sekundär verursacht sein, also durch andere Infektionen, namentlich des äußeren Geschlechtsteils (Vulvitis). Außerdem haben manche Frauen von Geburt an eine unglückliche Prädisposition für Störungen des Gleichgewichts der Scheidenflora – ebenso wie andere etwa leicht Akne bekommen. Und selbst die grundsätzlich wünschenswerten Lactobacilli sind nicht immer gleich effizient in ihrer Produktion von Wasserstoffperoxid und damit in ihrer Abwehr potenzieller Krankheitserreger. Manche Frauen haben »stramme Lactos«, wie Sharon Hillier sagte, und andere haben mittelmäßige. Die mittelmäßig Begabten sind anfälliger für Vaginitis und für Entzündungen durch Hefepilze, eine weitere Sorte von Mikroorganismen, die unter anaeroben Bedingungen bestens gedeihen.

Als sanfte Methode, das Gleichgewicht deiner Scheidenflora zu korrigieren, kannst du versuchen, viel Joghurt zu essen und auf diese Weise deinen Lactobacillibestand aufzufüllen. Allerdings dürften sich nur sehr wenige dieser Bazillen bis zu deinen Geschlechtsteilen durchschlagen, und jede etwaige postmahlzeitliche Besserung deines Unterleibszustands wird in jedem Fall temporär sein. Chronische Fälle von Scheidenentzündung können mit Antibiotika behandelt werden – und werden es in der Regel auch immer, wenn eine Schwangerschaft vorliegt, da die Entzündung das Risiko einer Frühgeburt erhöht. Besser als unspezifisch wirkende Antibiotika wird ein Zäpfchen sein, das sich derzeit bei uns noch im Entwicklungsstadium befindet und das »stramme Lactos« gezielt dort hinpraktizieren soll, wo sie auch wirklich benötigt werden.

Eine weitere mögliche Ursache von Scheidenentzündung ist Kreuzundquerschlafen mit Männern, die keine Kondome benutzen. Schon eine einzige Ejakulation verursacht eine vorübergehende Störung des vaginalen Ökosystems. Spermien können in der ätzenden Atmosphäre einer gesunden Scheide nicht schwimmen, deswegen werden sie in einem Medium ausgeliefert, das aufgrund seiner primären chemischen Eigenschaft – Alkalität – das Yang zur Säure darstellt. Samenflüssigkeit ist mit einem pH-Wert von 8 schwach alkalisch. Immerhin ist sie alkalischer als jede andere Körperflüssigkeit – einschließlich Blut, Schweiß, Speichel und Tränen. Nach dem Geschlechtsverkehr ist der pH-Wert des gesamten vaginalen Milieus mehrere Stunden lang erhöht (das heißt, es ist weniger sauer), was unerwünschten Bakterien vorübergehend einen Vorteil verschafft. Normalerweise ist diese Veränderung nur von kurzer Dauer, und der weibliche Organismus hat keine Schwierigkeiten, den pH-Sollwert wiederherzustellen. Diese »Nachsäuerung« ist dann besonders unproblematisch, wenn das Sperma einen »vertrauten Geschmack« hat, das heißt, wenn es vom regelmäßigen Sexualpartner der Frau stammt. Bei Frauen aber, die es mit häufig wechselnden Samenspendern zu tun haben, kann dieser homöostatische Mechanismus gelegentlich versagen. Die Gründe dafür sind noch unklar, dürften aber mit einer Art Immunreaktion auf all dieses körperfremde Sperma zusammenhängen.

Damit läuft die Scheide einer Frau, die sich öfter mal was Neues gönnt – auch wenn sie insgesamt vielleicht nicht mehr Sperma in sich einlässt als eine Frau, die immer nur mit demselben Partner schläft –, doch weit eher Gefahr, chronisch alkalisch zu werden. Sie verliert ihre herbfrische Wein-und-Joghurt-Note. So gesehen war es also vielleicht doch nicht bloße Frauenfeindlichkeit, was den Verfasser des *Kamasutra* veranlasste zu erklären, »ausschweifende Frauen« würden nach Fisch riechen.

Bist du masochistisch veranlagt? Verschafft es dir eine besondere Befriedigung, gesetzmäßig wiederkehrende Muster zu entdecken, zu jeder Geschichte eine Moral zu finden? Dann darfst du das Ganze gern als einen weiteren Fall von ausgleichender göttlicher Gerechtigkeit ansehen. Wenn du wahllos herumvögelst, wird deine Scheide alkalisch. Und sie riecht dann nach Fisch, ganz genau. Aber noch schlimmer ist die Tatsache, dass eine alkalische Scheide schlechter im Stande ist, sich gegen pathogene Keime, einschließlich Erregern von Geschlechtskrankheiten, zur Wehr zu setzen. Frauen, die an bakterieller Vaginitis leiden, sind anfälliger für Gonorrhoe, Syphilis und Aids. Gleichzeitig erhöht sich mit der Zahl deiner Sexualpartner natürlich auch das Risiko, dir die entsprechenden Kokken, Spirochäten und Viren einzufangen. Kurz: Gerade dann, wenn du eine saure Scheide am nötigsten hättest, wird deine immer alkalischer. Ist das nicht ein Argument für die Monogamie oder, noch besser, für die Enthaltsamkeit? Legt es nicht die Vermutung nahe, dass jemand dich beobachtet und die Kerben auf dem Deckel deines Lippenstifts mitzählt?

Für meine Ohren allerdings entbehrt diese Tatsache jeglicher moralischen oder ironischen Untertöne. Sie liefert lediglich eine weitere Bestätigung dessen, was schon unsere prähominiden Vorfahren wussten: Sex ist eine gefährliche Angelegenheit. Das ist er schon immer gewesen, und zwar für jede Spezies, die ihn praktiziert. Balzende und kopulierende Tiere sind exponierte Tiere: Tiere, die größere Gefahr laufen, Fressfeinden zum Opfer zu fallen, als solche, die brav in ihrem Bau schlafen. Nicht nur vollziehen Tiere ihr Paarungsgeschäft meist im Freien – ihre Aufmerksamkeit ist zudem so sehr durch die libidinösen Details ihres Tuns beansprucht, dass sie weder das Funkeln der Reißzähne noch das Rauschen der Schwingen des zustoßenden Räubers bemerken. Schwangerschaft, Lustseuche, die Gefahr, gesteinigt zu werden – ja, der Sex ist schon immer eine riskante Sache gewesen. Jeder Impetus ist risikoreich, und Sex ohne Impetus ist nichts. Vergessen wir das nie. Lassen wir uns von Überarbeitung oder Gewöhnung oder Trimethylaminen nicht so sehr einschüchtern, dass wir den köstlichen Impetus des Sexhungers vergessen würden.

Die Scheide ist zugleich Weg und Reise, Wanderer und Durchgang. Noch tiefere Einblicke sind mit unbewaffnetem Auge nicht möglich, was auch der Grund dafür ist, dass die meisten Frauen nur die allerungefährsten Vorstellungen von ihrem eigenen Interieur haben, vom Aussehen des viel gepriesenen und oft überbewerteten »Mutterschoßes« und dessen anatomischen Beiwerks. Georgia O'Keeffe hat uns mit dem Bild eines entfleischten Rinderschädels, der mit hochaufragenden Hörnern in der Wüste liegt, eine visuelle Übersetzung von Gebärmutter, Eileitern und Eierstöcken geliefert – ein weiteres Sinnspiel um das Leben-im-Tod. Ich persönlich denke bei diesen Organen eher an Wasser und Korallenriffe, an denen die rosigen Finger von Seefedern und Krustenanemonen hungrig hin und wider streifen, wie von eigenem Willen beseelt.

4

DAS WOHLTEMPERIERTE KLAVIER

Über die Evolution der Klitoris

Als ich noch ein Säugling war, wurde meine Mutter einmal von einer Freundin gebeten, für ein paar Stunden auf ihr Töchterchen, das ich Susan nennen werde, aufzupassen. Meine Mutter hatte außer meiner neu geborenen Wenigkeit noch eine ältere Tochter, und so glaubte sie (nicht ohne eine gewisse Berechtigung) schon zu wissen, wie die Geschlechtsteile eines weiblichen Babys aussehen. Dementsprechend verblüfft war sie, die Klitoris der Kleinen deutlich zwischen den länglichen Wülsten ihrer Schamlippen hervorlugen zu sehen, als sie Susan die Windeln wechselte. Die Klitoris sah zwar nicht direkt wie ein Penis aus – meine Mutter hatte einen Sohn und wusste, was sie in der Hinsicht erwarten durfte –, aber direkt mädchenhaft wirkte sie auch nicht. Sie sah wie eine Nasenspitze aus oder wie das letzte Glied eines kleinen Fingers, und als meine Mutter sie mit einem Tuch abwischte, wurde sie zu meiner Mutter befangener Belustigung ein bisschen steif. Meine Mutter war von der äußeren Erscheinung von Susans hervorstehender, aufblasbarer Klitoris nicht sonderlich angetan. Sie dachte an ihre eigenen Töchter und daran, um wie viel lieber ihr deren Genitalien waren: so säuberlich verschlossen, die Klitoris in der speckigen Vulva gut aufgehoben, wobei jede mögliche Berührungsempfindlichkeit den Blicken entzogen blieb.

Es ist eine weit verbreitete Annahme, dass Männer mehr oder weniger genau wissen, wie sie hinsichtlich der Dimensionen ihres Geschlechtsteils in Relation zu anderen Männern stehen. Als Teenager können sie direkte Organvergleiche vornehmen. Als Erwachsene können sie zu einer Variante ihres Brustabschätzungsmechanismus greifen und – sei es in einem öffentlichen Pissoir, sei es im Umkleideraum ihres Fitness-Clubs, wo es zum guten Ton zu gehören scheint, das Handtuch um den Nacken und nicht etwa um die Hüften geschlungen zu tragen – einen kurzen unauffälligen Abwärtsblick riskieren. (Zur Mitschrift: Der amerikanische Durchschnittspenis misst rund zehn Zentimeter im erschlafften und 14,5 Zentimeter im erigierten Zustand. Das ist zwar ein bisschen länger als der 8-Zentimeter-Ständer des Gorillas, aber andererseits gibt es auch den Blauwal, den größten Säuger der Welt, und der hat, nun ja, eine Dreimeterlatte.)

Frauen glauben vielleicht, ihre Klitoris ziemlich gut zu kennen. Sie betrachten sie als eine alte Freundin. Sie meinen vielleicht sogar, es gebe irgendwo da oben eine Göttin dieses Namens: Unsere Liebe Frau von der Immerwährenden Ekstase. Freuds Penisneid haben sie nie geschluckt. Warum sollten sie sich eine Schrotflinte wünschen, wenn sie eine handliche Halbautomatik haben können? Aber frage eine beliebige Frau, wie groß ihre Klitoris ist oder wie groß die durchschnittliche Klitoris ist oder ob es diesbezüglich überhaupt irgendwelche individuellen Unterschiede gibt, und du kannst so gut wie sicher sein, dass sie nicht einmal wissen wird, wo sie die Messlatte anlegen oder welche Maßeinheit sie überhaupt verwenden soll. Zentimeter, Millimeter, Taxameter? Die Männer machen sich ständig Sorgen, dass die Größe des Penis für Frauen eine Rolle spielen könnte, und die Frauen beteuern unermüdlich, dass dem nicht so sei. Aber spielt denn die Größe der Klitoris für uns Frauen eine Rolle? Das Mädchen, das ich Susan genannt habe, ist jetzt ungefähr in meinem Alter. Angenommen, Susan hat noch ihre überformatige Klitoris – und wie wir weiter unten sehen werden, ist das keineswegs so sicher –, ist sie jetzt eine Super-Orgasmikerin, der schon die leiseste Berührung Schauder der Wollust bereitet? Ist sie die unumschränkte Herrin ihres eigenen Pläsiers, wie unzulänglich ihr Partner auch sei? Oder ist die Masse auch hier unmaßgeblich – und ist es eine ganz andere Dimension der Klitoris, die uns den bewussten Kick verschafft?

Die Klitoris wird gewöhnlich als die weibliche Entsprechung des Penis bezeichnet, und embryogenetisch betrachtet trifft dies auch zweifellos zu. Sie entwickelt sich aus dem gleichen Bereich des Geschlechtshügels, dem »Glansgebiet«, wie bei Jungen die Peniseichel. Aber die Parallele ist nicht hundertprozentig exakt. Natürlich pinkelt oder ejakuliert eine Frau nicht durch ihre Klitoris. Sie fängt überhaupt nichts Praktisches mit ihr an. Anders als der

Penis ist die Klitoris keine Umkleidung der Harnröhre, sondern schlicht und einfach ein Bündel von Nerven: 8000 Nervenfasern, um genau zu sein. Das ist eine so hohe Konzentration von Nervenfasern, wie wir sie nirgendwo sonst im Körper antreffen, Fingerspitzen, Lippen und Zunge eingeschlossen, und sie ist doppelt so hoch wie im Penis. In diesem Sinne also ist das »kleine Gehirn« der Frau größer als dasjenige des Mannes. Und das Ganze dient keinem höheren Zweck, als der Frau Lustgefühle zu verschaffen. Einzig in der Klitoris sehen wir ein Geschlechtsorgan, das so ausschließlich seiner Funktion und Aufgabe geweiht ist, dass es keines Mondlichts als eines zusätzlichen sekretions- oder exkretionsanregenden Hilfsmittels bedarf. Aus diesem Grund ist es vielleicht wirklich klug eingerichtet, dass die Klitoris normalerweise in der Schamspalte verborgen bleibt. Sie ist gewissermaßen ein privater Scherz, ein göttliches Geheimnis, eine Büchse der Pandora, die nicht ein einziges Übel enthält, dafür randvoll mit Freude gefüllt ist.

Die Füllung ist gekonnt verstaut, und so ist die Klitoris recht klein und am besten in Millimetern zu messen. Ihre fetale Entwicklung ist in der 27. Gestationswoche abgeschlossen. Dann sieht sie bereits so wie an der Neugeborenen aus. Wie die klassische griechische Säule ist die Klitoris ein zylindrisches Gebilde, an dem sich drei Elemente unterscheiden lassen: Basis, Schaft und Kapitell (oder »Köpfchen«). Aber sie ist eine Säule für Archäologen, denn ihre zwei unteren Elemente sind weitgehend verborgen, unter der Haut der Vulva vergraben. Der Teil, den du am leichtesten sehen kannst, wenn du die Vulva öffnest, ist die Glans clitoridis, die Entsprechung des Säulenkapitells. Die Glans sitzt stolz, vielleicht ein bisschen selbstgefällig, unter ihrem zeltförmigen Dach: eine Kapuze, die durch die Vereinigung der inneren Schamlippen gebildet wird. *Glans* bedeutet »Eichel« (und *clitoridis* ist schlicht der Genitiv von *clitoris*), womit also der Kopf der Klitoris und der des Penis den gleichen Namen tragen. Und wenn du sie dir ganz aus der Nähe anschauen könntest, würdest du feststellen, dass die Eichel deiner Klitoris tatsächlich der eines Penis ähnelt, dass sie dieselbe zum Herzförmigen tendierende jugendstilmäßige Wulstigkeit aufweist – auch wenn sie in Ermangelung eines Harnröhrenausgangs nicht wie ihr größerer Kollege kyklopisch zurückstarrt. Die Glans clitoridis sitzt auf dem Klitorisschaft; dieser ist nur teilweise sichtbar und verläuft dann, unter dem Muskelgewebe der Vulva, weiter aufwärts auf das Gelenk zu, das die zwei Äste des Schambeins verbindet: die uns schon bekannte Symphysis pubica. Der Schaft ist von einer Hülle aus fibroelastischem Gewebe umgeben, einer Art Miniatur-Neoprenanzug. Sie ist das, was der Klitoris Festigkeit und Substanz verleiht, das, was du unter der Haut tanzen fühlst, wenn du dir ein paar Minuten masturbatorischer Muße gönnst und die Wiese des Venushügels abwanderst. Der Schaft geht in die zwei Crura oder Schenkel der Klitoris über, die subkutan wie die Äste einer Wünschelrute auseinander streben – nach links und rechts in Richtung Oberschenkel und einwärts in Richtung Scheide. Die Crura verankern die Klitoris an der Schambeinfuge. Glans, Schaft, Crura: eine dreiteilige griechische Säule, deren Ordnung je nach Stimmung wechselt – von der dorisch-nüchternen Würde eines Arbeitstages über die Voluten der Jonischen sich entfaltend und gipfelnd im extravaganten mittsommerlichen Laubwerk der Korinthischen, wo Blätter und Blumen zu Faustgröße schwellen und das Leben trunken ist von seiner eigenen saftstrotzenden flüchtigen Ewigkeit.

Aufgrund ihrer weitgehend verhüllten Beschaffenheit lässt sich die Klitoris nur schwer messen – tatsächlich ist sie leichter zu ertasten, als zu sehen –, aber die Ärzte haben diesbezüglich ihr Bestes getan und sich alle Mühe gegeben, uns entsprechende »Normwerte« zu liefern. In erster Linie konzentrieren sie sich auf Kopf und Schaft der Klitoris, da diese Elemente die eigentliche Masse des Organs ausmachen und damit auch das Einzige sind, das dem prüfenden Finger irgendeinen spürbaren Widerstand entgegensetzt. Die durchschnittliche Säuglingsklitoris misst von der Basis des Schafts bis zur Spitze der Glans vier bis fünf Millimeter. Wächst der Körper, wächst die Klitoris mit und erreicht zuletzt eine durchschnittliche Basis-Glans-Länge von 16 Millimetern. Doch trotz aller veröffentlichten Standardwerte befleißigt sich die Klitoris, wie alle übrigen Körperteile auch, der anarchischsten Abweichungen von jeglicher Norm. Masters und Johnson stellten fest, dass manche Frauen einen langen dünnen Schaft mit einem zierlichen Eichelchen haben, andere eine ausladende Glans auf einem kurzen dicken Schaft, und dass dazwischen so ziemlich alle nur denkbaren Varia- und Kombinationen vorkommen. Ist sie erst einmal ausgewachsen, bleibt die Klitoris bis ins hohe Alter weitgehend unverändert. Wohl kann sie sich während der Schwangerschaft vergrößern – möglicherweise infolge mechanischer und vaskulärer Veränderungen –, und oft behält sie dann ihre neuen Dimensionen auch nach der Geburt bei. Aber das Erfreuliche an der Klitoris ist, dass sie nicht sonderlich auf Östrogene anspricht und sich daher auch nicht groß darum schert, ob du die Pille nimmst oder dich einer Östrogen-Substitutionstherapie unterziehst. Und sie wird nach der Menopause auch nicht atrophieren, wie dies Vulva und Scheide tun können. Sie wird immer für dich da sein.

Die Klitoris-Eichel ist der flammende Docht des Eros, der Ort, an dem die 8000 Nervenfasern zu einem richtigen kleinen Gehirn zusammenlaufen. Viele Frauen haben eine so empfindliche Glans, dass sie die direkte Berührung fast als schmerzhaft empfinden und deswegen die kreisende Stimulierung des Schafts oder des ganzen Venushügels vorziehen. Der Schaft ist relativ schwach innerviert, dafür durchziehen ihn Tausende von Blutgefäßen, die ihn bei sexueller Erregung anschwellen und den Kopf immer höher recken lassen. Zusätzliche Unterstützung erhalten die Expansionsbestrebungen der Klitoris durch die Bulbi vestibuli, zwei an der Basis der kleinen Schamlippen gelegene Schwellkörper, die noch weiter dazu beitragen, dass dem Orgänchen das Blut in den Kopf steigt. Dergestalt durchblutet, bläht sich die lustentbrannte Klitoris zur doppelten Größe ihrer ruhenden Erscheinungsform auf.

Doch auch hier sollten wir die Analogie zum Penis nicht zu weit treiben. Eine erregte Klitoris ist geschwollen und elastisch, aber so fest wie ihr penetrationsfreudiges Gegenstück wird sie nicht. Das ist uns allen bewusst. Einen intakten somatosensiblen Kortex sowie eine geeignete Gelegenheit vorausgesetzt, wird jede Frau (und jeder Mann) bestätigen, dass eine erigierte Klitoris sich nicht ganz so steif wie ein Ständer anfühlt. Das Verwunderliche dabei ist, dass der Grund für den Unterschied erst in jüngster Zeit ermittelt wurde. Im Jahr 1996 berichtete ein mit der Erforschung der Mikroarchitektur des Klitorisschafts befasstes Team von italienischen Wissenschaftlern, die Klitoris besitze, den Lehrbüchern zum Trotz, keinen Plexus venosus. Dieses im Penis durchaus vorhandene »Venengeflecht« ist der Hauptabfluss, durch den das Blut das Organ wieder verlässt. Im Zustand der Erregung aber drücken Muskeln im Penisschaft diesen Plexus zusammen, was zur Folge hat, dass zwar weiterhin Blut hineingepumpt wird, aber keines wieder abfließen kann, und siehe: Er steht. Die Klitoris hingegen scheint keinen klar umrissenen, durch Druck verschließbaren Plexus aufzuweisen; die Durchblutung des Organs ist diffuser. Erwacht die Lust, steigt zwar der arterielle Zufluss, aber da der venöse Abflusshahn nicht zugedreht wird, versteift sich die Klitoris auch nicht zur Ministange. Und warum sollte sie auch? Sie hat es nicht nötig, ihre Nase in alles reinzustecken, sich überall – befugt oder unbefugt – Zutritt zu verschaffen. Und es könnte durchaus sein, dass es ebendieses relativ komplexe Durchblutungsmuster ist, das es der Klitoris gestattet, sich mühelos rasch auszudehnen und wieder zu entspannen, und damit die Bedingung jener segensreichen weiblichen Gabe darstellt: des multiplen Orgasmus.

Während der siebziger Jahre mögen feministische Aktivistinnen nicht wirklich, wie ihnen implizit nachgesagt wird, ihre BHs verbrannt haben (der englische Ausdruck *bra-burner*, wörtlich »BH-Verbrennerin«, für »Emanze« war eine saloppe begriffliche Zusammenziehung der als Protest gegen den Vietnamkrieg tatsächlich durchgeführten Verbrennungen von Einberufungsbefehlen und einer Kundgebung gegen die Wahl der Miss America, bei dessen Anlass einige Feministinnen zum Zeichen ihrer Ablehnung künstlicher, von Männern diktierter Weiblichkeitsideale ihre BHs demonstrativ in eine Mülltonne warfen). Wohl aber hissten sie, bildlich gesprochen, die Flagge der Klitoris. Sie redeten wie Forschungsreisende, die auf ein verschollenes, mythisches Land gestoßen waren – den Garten Eden vielleicht, so wie Lilith ihn gekannt hatte. Selbst noch in der Neuauflage aus den neunziger Jahren heißt es in dem Buch *Unser Körper, unser Leben*: »Bis Mitte der sechziger Jahre wussten die meisten Frauen nichts von der überragenden Bedeutung der Klitoris.« Für diese Unwissenheit wurde Freud verantwortlich gemacht, der die Theorie aufgestellt hatte, der klitorale Orgasmus sei ein »infantiler«, der vaginale ein »erwachsener« Orgasmus, und erst nach Verlagerung ihres Sexualstrebens von ihrem rudimentären Phallus auf die unbestreitbar weibliche Vagina könne eine Frau wahre psychosexuelle Erfüllung finden.

Doch so berechtigt die Empörung über diese Theorie auch gewesen sein mag, hat die Klitoris keineswegs zu allen Zeiten ein solches Aschenputteldasein gefristet. Ebenso wenig sind die Frauen, die in den letzten Schnaufern des 20. Jahrhunderts leben, die ersten, die über die Existenz ihres kleinen Organs gejubelt haben. Ganz im Gegenteil: Freuds blödsinnige Behauptung war die Ausnahme von der Regel, ein böser Ausrutscher, ein Schandfleck in der Geschichte des Verständnisses weiblicher Sexualität. Jahrtausendelang haben Fachleute wie Amateure gewusst, welch zentrale Rolle die Klitoris für die Lust und Orgasmusfähigkeit der Frau spielt.

Die etymologische Bedeutung des Wortes »Klitoris« ist unklar. Es findet sich in allen modernen indogermanischen Sprachen und stammt natürlich aus dem Griechischen. Aber darüber, wie die Griechen selbst dazu kamen, streiten sich die Gelehrten. Egal. Nahezu alle vorgeschlagenen Wurzeln besitzen libidinöse Konnotationen. Wenn eine Quelle aus dem 2. Jahrhundert das Wort vom Verb *kleitoriazein*, »lüstern erregen«, ableiten möchte, so schießt sie zwar ein wenig über das Ziel hinaus, da es sich in Wirklichkeit genau umgekehrt verhält. (Das Verb ist von *kleitoris* abgeleitet und bedeutet schlicht »die Klitoris berühren«.) Aber die von anderen vorgeschlagene Ableitung vom griechischen Wort für »Schlüssel«, *kleis* (also die Klitoris als der Schlüssel zur weiblichen Sexualität) oder aber von der Verbwurzel *klinein*, »sich stützen« oder »neigen« (wovon auch *klinê*, »Bett«, abgeleitet ist) lässt der erotischen Fantasie durchaus genügend Spielraum. (In nicht indoeuropäischen Sprachen kann das Wort für »Klitoris« auch eher auf das Aussehen als auf die Funktion des Organs anspielen. Das chinesische Ideogramm etwa setzt sich aus *yin*, für »weiblich«, und *ti*, für »Stängel« zusammen, da der Stängel der Aubergine einer Klitoris ähnelt.)

»Unter den deutsch-, französisch- oder englischsprachigen Autoritäten in Freuds Zeit, aber auch zurückreichend bis zum frühen 17. Jahrhundert, war man sich einig in der Auffassung, dass die weibliche sexuelle Befriedigung in den Strukturen der Vulva im Allgemeinen und der Klitoris im Besonderen ihren Ursprung hätte«, schreibt Thomas Laqueur. »Andere Örtlichkeiten wurden nicht vorgeschlagen.« In Tönen, die gehemmte Brunftigkeit mit Prüderie verbanden, bezeichneten frühe Anatomen die Klitoris als ein »obszönes Organ viehischer Wollust« oder als »ein Instrument der Unzucht«. Im Jahr 1612 schrieb Jacques Duval über sie: »Auf französisch wird sie Versuchung, Dorn der Wollust, weibliche Rute und Männerspott genannt: und Frauen, die ihre Geilheit eingestehen, nennen sie ihr *gaude mihi* [freu mich].« Duval erklärte nicht, wie er dazu kam, in der weiblichen Rute den »Spötter der Männer« zu sehen. Lag es vielleicht daran, dass er die Fähigkeit der Frau, sinnliches Vergnügen zu empfinden, als Bedrohung der etablierten gesellschaftlichen und sexuellen Ordnung ansah? Oder gab er vielleicht nur implizit zu, was wir Mädels gern hören möchten: Dass er (und ebenso vermutlich manch ein anderer Mann) auf Gaudemihis Monomanie eifersüchtig war? »Keine unserer jüngeren anatomischen Entdeckungen«, schloss Bernard de Mandeville 1724, »deutet auf eine andere Funktion der Klitoris hin, als durch ihre häufigen Erektionen das weibliche Verlangen anzufachen.«

Mit Ausnahme des großen Linné, der aus unerfindlichen Gründen behauptete, einzig Menschenweibchen hätten eine Klitoris, erkannten die meisten frühen Anatomen und Naturforscher ganz richtig, dass andere weibliche Säugetiere gleichfalls im Besitz des Ehrfurcht gebietenden Instruments sind. Wie Ehrfurcht gebietend ein ganz bestimmtes Exemplar gewesen sein muss, lässt sich der köstlichen Übertreibung entnehmen, mit der es ausgeschmückt wurde. Der deutsche Naturforscher Johann Friedrich Blumenbach schrieb, die Klitoris eines gestrandeten Glattwalweibchens, das er 1791 untersuchte, sei 15,6 Meter lang gewesen – eine stramme Leistung, wenn man bedenkt, dass die Gesamtkörperlänge eines ausgewachsenen Glattwals im Durchschnitt nur 15 bis 18 Meter beträgt.

Blumenbachs Augenmaß mögen wir vielleicht mit einem gewissen, nicht unbegründeten Misstrauen begegnen, doch die überragende klitorale Ausstattung einer Reihe nichtmenschlicher Primaten steht völlig außer Zweifel. Die Palme gebührt in der Hinsicht dem Bonobo- oder Zwergschimpansenweibchen. Der Bonobo ist ein Vetter des Schimpansen, und beide Arten sind unsere nächsten lebenden Verwandten. Der Bonobo ist ein Sex-Olympionike. Männchen, Weibchen, Greise, Grünschnäbel, einerlei – die Losung heißt bei ihnen Sex, Fummeln, Bumsen, genitogenitales Gerubbel rund um die Uhr. Diese sexuellen Aktivitäten haben in den meisten Fällen nichts mit Fortpflanzung zu tun. Sie sind das ethische Regelwerk, das den Bonobos ein harmonisches Leben in der Gemeinschaft ermöglicht. Sie sind ihre Therapie, ihr soziales Schmiermittel und ihre Versöhnungssalbe, eine Form, Gefühle auszudrücken, die oft genug zur flüchtigen Symbolhandlung verkürzt wird. Bei einer Spezies, bei der die Sexualität eine so wichtige Rolle spielt und deren Weibchen sich ebenso gern und oft homo- wie heterosexuell betätigen, ist es nicht verwunderlich, dass die Klitoris beträchtliche Ausmaße erreicht. Ein junges Bonobomädchen ist vielleicht halb so schwer wie ein menschlicher Teenager, aber seine Klitoris ist dreimal so groß wie die menschliche Entsprechung und sichtbar genug angebracht, um beim Gehen unzweideutig auf und ab zu wippen. Erst später, wenn die Bonobojungfrau heranwächst und ihre Schamlippen wulstig anschwellen, wird es schwierig, das Orgänchen auszumachen. Aber es ist weiterhin da, und es wird von seiner Eigentümerin mehrmals pro Stunde in Anspruch genommen.

Weibliche Klammeraffen und Lemuren haben gleichfalls eine außergewöhnlich große Klitoris. Die weibliche Tüpfelhyäne (auch Tigerwolf genannt) hat eine so große Klitoris, dass sie exakt wie der Penis des Männchens aussieht. Das Organ weicht aber vor allem dadurch von der typischen Säugerklitoris ab, dass es in Wirklichkeit ein klito-vaginales Mehrzweckgerät darstellt. Die weibliche Tüpfelhyäne wird durch dieses phallische Gebilde begattet. Sie gebiert durch die Klitoris, und wenn dir schon von der bloßen Vorstellung ganz anders wird, dann ist das nur recht und billig, denn dem armen Tier ergeht es bei der Prozedur auch nicht besser. Anders als die Bonobofrau stellt die Tüpfelhyäne ihre eklatante Klitoris nicht in den Dienst alltäglichen Lustgewinns. Ihr Interesse an sexueller Betätigung beschränkt sich ausschließlich auf die Zeiten der Brunft. Die erstaunliche Größe des Organs scheint eher zufällig zustande zu kommen, als Resultat der hohen Konzentrationen von Testosteron, denen der weibliche Embryo intrauterin ausgesetzt ist und die, wie man weiß, allgemein zu einer Maskulinisierung der äußeren Geschlechtsteile führen. (Der hormonelle Status der Tüpfelhyäne ist für uns auch aus anderen als genitalanatomischen Gründen von Interesse, aber darüber mehr im Kapitel über die weibliche Aggression.)

Bei der Tüpfelhyäne, die zu den am häufigsten vorkommenden großen Fleisch fressenden Tieren Afrikas gehört, scheint die bizarre Klito-Vagina ihren Zweck hinlänglich zu erfüllen, allerdings waren ihre Vorteile alles in allem offenbar nicht so überzeugend, dass die Evolution sie noch ein zweites Mal hervorgebracht hätte. In der Regel ist die Klitoris weiblicher Säuger ein Ding für sich, das keinerlei Durchgangsverkehr gestattet: weder in die eine noch in die andere Richtung. Und bei vielen Spezies erfüllt die Klitoris wahrscheinlich auch ihren Zweck, nämlich die Auslösung des Orgasmus. Ich sage »wahrscheinlich«, weil es keineswegs so einfach ist, hieb- und stichfest nachzuweisen, dass ein Tier gekommen ist, wie ihr euch das vielleicht vorstellt. Verhaltensforscher haben Primaten bei der Paarung beobachtet und dabei festgestellt, dass das Weibchen das gleiche verzückte O artikulierte, die Augen auf genau die gleiche Weise nach oben rollte, wie dies beim ejakulierenden Männchen zu sehen ist. Aber erlebt das Weibchen auch jene rhythmischen krampfartigen Muskelkontraktionen, die wir Sex-Connaisseusen als das charakteristische Merkmal des Orgasmus kennen? Zumindest bei einer Hand voll Spezies konnte diese Frage auf experimentellem Weg beantwortet werden. Forscher haben verschiedenen Affenweibchen einen Minisender in die Scheide praktiziert und dann die Gebärmutteraktivität gemessen, während die Probandin sich (homosexuell, um keine Materialschäden zu verursachen) einschlägig vergnügte. Bei jeder getesteten Äffin vollführte die Nadel des Messgeräts, genau in dem Augenblick, da der Mund die Geschichte des O erzählte, ihren kleinen aufschlussreichen Hüpfer.

Die frühen Anatomen und sonstigen Interessenten mögen die Wichtigkeit der Klitoris erkannt und gewürdigt haben, doch das bedeutet noch lange nicht, dass das Organ je – und bis auf den heutigen Tag – Gegenstand erschöpfender wissenschaftlicher Untersuchungen gewesen wäre. Nancy Friday beklagt die systematische Weise, in der die Klitoris totgeschwiegen wird, und die damit verbundene Tatsache, dass Mädchen nicht die gleichen Informationen über die anatomische Beschaffenheit ihrer Geschlechtsteile erhalten wie Jungen über die ihren und dadurch, wie sie sagt, einer »mentalen Klitoridektomie« unterzogen werden. Als die Muttergeschädigte, die sie ist, macht sie für diesen psychochirurgischen Eingriff unsere Erzeugerinnen und deren schmallippige Repressivität verantwortlich. Aber die medizinische und sonstige einschlägige Fachliteratur erweist sich in Sachen Klitoris kaum als gesprächiger. Eine Suche bei Medline, der größten medizinischen Online-Datenbank der Welt, ergab für einen Veröffentlichungszeitraum von fünf Jahren nicht mehr als knapp 60 Publikationen zum Thema Klitoris (gegenüber 1800 Treffern für den Suchbegriff »Penis«). Wissenschaftliche Monografien über unser Organ gibt es überhaupt nur zwei: Die eine ist *The Clitoris*, die andere *The Classic Clitoris* überschrieben, und beide sind schon über zwanzig Jahre alt. Selbst Lehrbücher der Gynäkologie handeln die Klitoris mit einer, bestenfalls zwei Seiten ab. Dieses offensichtlich geringe Interesse seitens der Fachwelt mag zum Teil damit zu erklären sein, dass die Medizin in erster Linie mit der Erforschung und Behandlung von Krankheiten befasst ist und die Klitoris uns in dieser Hinsicht – glücklicherweise – eher selten Grund zur Klage gibt. Aber wenigstens in den Vereinigten Staaten spiegelt dieser allgemeine Mangel an Beachtung mindestens ebenso sehr auch hundsgewöhnliche Prüderie und die darin begründete Schwierigkeit wider, Bundesgelder für die Untersuchung der Morphologie kleiner griechischer Schlüssel bewilligt zu bekommen. Die Klitoris braucht ganz offensichtlich mehr italienische Forscher.

Nur in einer Hinsicht hat die Klitoris in jüngerer Zeit die wissenschaftliche Neugier geweckt, und zwar bezüglich der Frage, ob es überhaupt einen vernünftigen Grund dafür gibt, dass wir sie haben. Vielleicht hast du selbst auch schon entsprechende Spekulationen angestellt. Vielleicht hast du schon die ollen sexuellen Kamellen im Geist gewälzt und dich gefragt, wie es kommt, dass die Frauen diejenigen sind, die ein ausschließlich dem sexuellen Vergnügen dienendes Organ besitzen, wo es doch angeblich die Männer sind, die nichts anderes als ebendieses Vergnügen im Kopf haben. Nach dem traditionellen und noch immer weitgehend akzeptierten Bild möchten Männer ja immer nur rammeln, während Frauen mehr fürs Kuscheln sind. Dennoch fühlt sich ein Mann schon guinnessbuchverdächtig, wenn er im Laufe einer Nacht drei- oder viermal gekommen ist, während eine sexuell athletische Frau fünfzig bis hundert Orgasmen in einer einzigen Stunde haben kann. Vielleicht bist du zu dem Schluss gekommen, hier liege nichts als ein großer kosmischer Witz vor – von derselben Sorte wie die Tatsache, dass der Mann seinen libidinösen Höhepunkt erlebt, bevor er überhaupt ein richtiger Mann ist, nämlich im Alter von achtzehn, zwanzig Jahren, während die Frau erst in ihren Dreißiger-, mitunter sogar Vierzigerjahren sexuell voll erblüht (ungefähr in dem Alter also, wie eine Komikerin es einmal formulierte, in dem ihr Ehemann entdeckt, dass er einen Lieblingssessel hat). Oder vielleicht lautete deine Schlussfolgerung, dass die Klitoris nur ein Gerücht sein müsse, kaum wirklich da, mehr Fantasie denn Fleisch. Schließlich ist die Klitoris klein und hebt sich von den umgebenden Fältelungen und Furchen der Vulva kaum ab. Anorgasmischen Frauen, die noch so sehr rubbeln und rummachen können und dennoch nicht zum Höhepunkt kommen, könnte die Klitoris tatsächlich als die überbewertetste und irreführendste körperliche Protuberanz nach Pinocchios Nase erscheinen. Sicher, bei manchen funktioniert sie, aber bei anderen ist sie notorisch unzuverlässig. Marilyn Monroe, die gefeiertste Sex-Ikone des 20. Jahrhunderts und mit Sicherheit der Auslöser der autoeruptiven Wonnen Abertausender von Fans, gestand einer Freundin, sie habe trotz ihrer drei Ehemänner und einer ganzen Latte von Liebhabern noch nie einen Orgasmus erlebt. Würden wir selbst Immanuel Kant, von dem die Sage geht, er sei jungfräulich gestorben, eine analoge sexuelle Ahnungslosigkeit zutrauen?

Wie es der Zufall so will, findet zurzeit eine leidenschaftliche evolutionistisch-philosophische Debatte über Sinn und Unsinn der Klitoris und ihres Busenfreundes, des weiblichen Orgasmus, statt. Die Humanbiologen fragen sich, ob die Fähigkeit, einen Orgasmus zu erleben, der Frau irgendetwas einbringe und somit als Resultat eines langen Anpassungs- und Selektionsprozesses gewertet werden könne – oder aber ob sie, mit Stephen Jay Gould zu sprechen, ein »prächtiges Zufallsprodukt« sei. Diese Debatte ist ein astreiner dreckiger intellektueller Witz, ungleich amüsanter, als wie seinerzeit in den siebziger Jahren beschworen zu werden, uns einen Spiegel zu holen und unsere Genitalien selbst zu inspizieren. Sie verleiht der Klitoris eine heitere neue Bedeutungsnuance. Es geht doch nichts über eine Prise Darwinismus hier und da. Aber es ist auch eine demoralisierende Debatte. Manche Forscher haben schwarz auf weiß die Vermutung geäußert, der weibliche Orgasmus könnte so überflüssig sein, dass er möglicherweise kurz davor stehe, vollends wegselektioniert zu werden. Ein winzig kleiner Fehltritt auf der Evolutionsleiter, und diese Nervenfasern könnten für immer verstummen. Aber lasst uns nicht vorgreifen. Lasst uns einen leidenschaftslosen Blick auf die klitorale Bilanz werfen und die Theorien über die mögliche Herkunft des Organs einer nüchternen Prüfung unterziehen. Dann mag jede für sich selbst entscheiden, ob sie sich im Vertrauen auf seine bleibende Bedeutung entspannen kann oder ob es langsam an der Zeit ist, der Göttin Klitoris und ihren Stellvertreterinnen auf Erden, Bonobo à gogo, ein paar Bittopfer darzubringen.

Drei grundsätzliche Wahrheiten gilt es in Bezug auf die Klitoris und den weiblichen Orgasmus im Sinn zu behalten. Geben wir es ruhig gleich an erster Stelle zu: Der weibliche Orgasmus ist entbehrlich. Ein Mann (oder männliches Tier) muss in der Regel zum Orgasmus kommen, um sich fortpflanzen zu können, während eine Frau problemlos schwanger werden kann, auch wenn sie nicht das Geringste empfindet oder sogar, im Fall einer Vergewaltigung, nichts als Abscheu und Angst fühlt. Zweitens: Der weibliche Orgasmus ist launisch. Die Verlässlichkeit und Frequenz seines Auftretens sind von Frau zu Frau sehr variabel. Drittens: Es gibt da das Problem mit der Homologie der Geschlechtsteile – die Tatsache, dass Klitoris und Penis sich aus dem gleichen embryonalen Geschlechtshügel entwickeln.

Aber damit sind wir mit den Triaden noch nicht durch. Die genannten physiologischen Wahrheiten legen ihrerseits drei mögliche evolutionistische Kategorien nahe, unter welche sich unser Star-Organ einordnen ließe – drei vertretbare Antworten auf die Frage, warum es die Klitoris überhaupt gibt und warum sie tut, was sie tut (oder manchmal auch nicht). Und obwohl ich eine erklärte Feindin allen Anthropozentrismus bin, treffen die folgenden Szenarien zugegebenermaßen speziell auf die Frau zu und nicht auf Säugerweibchen im Allgemeinen.

1. Die Klitoris ist ein rudimentärer Penis. Ein Mädchen hat deswegen eine, weil der Körper inhärent zweigeschlechtlich ist, als Embryo darauf angelegt, entweder männliche oder weibliche Geschlechtsorgane zu entwickeln. Wenn *sie* zu einem Jungen hätte werden sollen, hätte sie einen funktionsfähigen, ejakulierenden, innervierten Penis gebraucht. So aber bekam sie ein Penisrudiment, einen kleinen Knubbel von sensorischem Gewebe mit der gleichen neuronalen Grundausstattung, die sich auch in einem richtigen Phallus findet. Demnach ist die Klitoris wie die männli-

che Brustwarze ein Atavismus: die kaum noch erkennbare Andeutung dessen, was hätte sein können, aber eigentlich nicht mehr zu sein braucht.

Nach dieser Erklärung stellen Klitoris und weiblicher Orgasmus keine Anpassungsleistung dar. Der ejakulationsfähige Penis alias DNS-Ausgabegerät ist die Anpassungsleistung, der Zweck der Übung. Die Klitoris ist lediglich der Trostpreis.

Was nicht bedeuten soll, dass wir nicht das Beste aus der Sache machen könnten. Stephen Jay Gould, einer der prominenteren Vertreter der Penisrudiment-Theorie, betrachtet den weiblichen Orgasmus als ein hervorragendes Beispiel für die »Spandrille im Markusdom«, wie seine Metapher für ein Organ oder Merkmal lautet, das wie eine Anpassungsleistung aussieht, aber in Wirklichkeit nur die zufällige Begleiterscheinung, das Nebenprodukt einer solchen ist. Wer die überreich verzierten Spandrillen oder Bogenzwickel im Markusdom zum erstenmal sieht, könnte glauben, sie hätten eine eigenständige Funktion – der Baumeister habe gesagt: Ich will Spandrillen haben, und zwar hier, dort und dort drüben. Tatsache aber ist, dass es schlechterdings nicht möglich ist, einen Bogen oder eine Kuppel zu bauen, ohne nebenbei dreieckige Mauerflächen zu produzieren – eben die Spandrillen. Die Spandrille ist nicht der Zweck. Sie ist ein Mittel zum Zweck, nämlich der Konstruktion eines Bogens. Ist die Spandrille aber erst einmal da, spricht nichts dagegen, sie zu vergolden, sie so schön und so prachtvoll wie nur irgend möglich auszugestalten. Hab so viel Spaß am Sex, wie du willst – oder kannst. Und wenn es dir gelegentlich wie eine ziemliche Plackerei erscheint, die Gipfel der Ekstase zu erklimmen, was soll's? Es könnte schlimmer sein. Schon mal einen stillenden Mann gesehen?

2. Die Klitoris ist eine rudimentäre Klitoris. Das soeben skizzierte Szenario besagt, dass die Klitoris keine »Anpassung« darstellt und auch niemals dargestellt hat. Sie ist ein rudimentärer Penis. Eine andere These lautet, dass die Klitoris heute vielleicht keinen erkennbaren praktischen Nutzen hat, in der Vergangenheit aber durchaus eine Anpassungsleistung war und mit der Pracht einer ganzen gottverdammten byzantinischen Kuppel erstrahlte. Nach dieser Theorie verhielten sich unsere Urschwestern nicht viel anders als die Bonobos, das heißt, sie setzten die Sexualität als ein Allzweckinstrument ein – um Freundschaften zu schließen,

um Wogen zu glätten, um einer beliebigen Anzahl von Partnern Fleisch und andere Gunstbezeigungen zu entlocken und um Vaterschaftsklagen zu erschweren. Die Klitoris gab den Urmenschenweibchen einen Anreiz zum Herumexperimentieren, dazu, sich unverbindlich umzusehen, die erotische Entrepreneuse zu spielen. Diese Hypothese könnte erklären, warum Frauen so langsam in Fahrt kommen. Ihre Sexualität ist auf serielle Begegnungen mit einer Reihe verschiedener männlicher Schnellschießer angelegt: Also gut, der hat's nicht ganz gebracht. Dann mache ich mich eben auf und klappere die Savanne ab und nehme mir den Nächsten zur Brust.

Sarah Blaffer Hrdy, eine meiner Lieblingsevolutionsbiologinnen, ist eine Verfechterin dieser Es-war-einmal-Theorie. So wie sie die Sache sieht, ist das launische Gebaren des Organs, sein Angewiesensein auf fortgesetzte – und möglicherweise kollektive – Aufmerksamkeit, wenn es sein Bestes geben soll, ein deutliches Indiz dafür, dass es sich gerade im Übergangsstadium vom Anpassung- zum Nichtanpassung-Sein befindet. Frau Hrdy argumentiert folgendermaßen: Wenn der weibliche Orgasmus wirklich, wie das alte Märchen besagt, ein zentrales Element der monogamen Lebensweise und der Paarbindung wäre – wenn sein Zweck darin bestünde, zur Herausbildung und Vertiefung einer innigen Beziehung zwischen zwei liebenden Partnern beizutragen –, dann wäre die menschliche Klitoris weit effizienter, als sie es ist. Dann würde sie allein auf die Kopulationsbewegungen sofort ansprechen und würde Ruhe geben, sobald der Mann fertig ist. Tatsächlich aber ist nur die Minderheit der Frauen im Stande, durch bloßes Ruck-zuck-Gerammel zum Orgasmus zu kommen. Die meisten sind schon auf etwas Vorarbeit angewiesen. Hinzu kommt noch die Asymmetrie zwischen den Grenzen der männlichen Standfestigkeit und der Scherzgeburtstagskerze der Frau, dieses verfluchten Flämmchens, das immer wieder hochzuckt, egal wie fest du pustest. All dies gibt guten Grund zu der Vermutung, dass die Menschenfrauen einst promiskuöse, begehrliche, bindungslose Diplomatinnen waren, wie es viele Primatenweibchen noch heute sind. Sie vergnügten sich mit so vielen Partnern, wie sich technisch bewerkstelligen ließ, und nahmen die Risiken, die mit der Vielpaarerei einhergehen, in Kauf, um dadurch die laut Hrdy weit ernstere und stets gegenwärtige Gefahr des Infantizids zu verringern – die Tendenz vieler männlicher Tiere nämlich, Nachkommen, an deren »Ehelichkeit« sie zweifeln, kurzerhand umzubringen. So könnten unsere Ahninnen durchaus ihren lateinischen Zitatenschatz ein bisschen durcheinander gemischt und ausgerufen haben: »Ich sah, ich kam, ich siegte!«

In der heutigen Welt gewinnt eine Frau kaum an Stärke, wenn sie wie ein Berberaffenweibchen herumpoussiert, und in manchen Kulturen wird solch sittenloses Verhalten sogar mit dem Tod bestraft. So gesehen, könnte es einen Anachronismus bedeuten, die Klitoris noch immer für unser bestes Stück zu halten. Und tatsächlich mutmaßen Hrdy und andere, das Organ sei als Folge des Umstands, dass sein gruppendynamischer und fortpflanzungsspezifischer Zweck nicht länger zum Tragen kam, im Laufe der Jahrtausende langsam zusammengeschrumpft. Es habe sich immer weiter hinter seinen vorhäutigen Vorhang zurückgezogen. Wenn der Trend noch weiter anhält ... doch nein, ich will es nicht aussprechen. In dem Fall werde ich mich nur hinsetzen und schreien.

3. Die Klitoris ist die Musik Johann Sebastian Bachs. Schon wiederholt habe ich beim Anhören Bachscher Musik gedacht: Ohne das gäbe es nichts. Ich habe gelauscht und gedacht: Es war unvermeidlich. Die Evolution hat kein Ziel – mit einer möglichen Ausnahme: der Welt die Brandenburgischen Konzerte Nr. 2 und 5, die Goldberg-Variationen und das Wohltemperierte Klavier zu schenken. Die Dinosaurier starben aus, auf dass Bach leben möchte.

Mit anderen Worten: Die Klitoris ist eine Anpassungsleistung. Sie ist unverzichtbar oder zumindest sehr zu empfehlen. Sie ist vielseitig, großzügig, fordernd, tiefgründig, leicht und dauerhaft. Sie besitzt eine chamäleontische Fähigkeit, ihre Bedeutung den jeweiligen Umweltbedingungen anzupassen. Wie Bachs Musik lässt sie sich immer wieder neu interpretieren und aktualisieren. Vielleicht sollten wir also die Erörterung dieser These mit einer simplen Frage beginnen: Würden heute sechs Milliarden Menschen den Planeten bevölkern, wenn die Frauen nicht auf Sex aus wären? Und wie, bitte schön, sollten sie eine Fuge spielen, wenn ihre Orgel keine Pfeifen hat?

Die Verfechterinnen der These, die Klitoris habe durchaus einen Sinn und Zweck – sie stelle eine Anpassung dar und sei durch Selektion zu einem artübergreifenden Geschlechtsmerkmal geworden –, fangen ihre Argumentation damit an, dass sie bestimmte Annahmen auf den Kopf stellen. Wir sagten weiter oben, grundsätzlich müsse der Mann den Orgasmus erreichen, um sich fortpflanzen zu können, und damit schiene es klar zu sein, dass der männliche Orgasmus ein Resultat natürlicher Auslese darstelle. Meredith Small, eine Primatologin, die immer wieder gern biologische »Wahrheiten« in Frage stellt, hat allerdings zu Recht darauf hingewiesen, dass der männliche Orgasmus keine notwendige Bedingung der Insemination darstellt. Der Penis beginnt bereits lange vor der eigentlichen Ejakulation, lebensfähige Spermien auszustoßen, und diese Vorwitzlinge können sich ohne weiteres bis zur Eizelle durchschwänzeln – was auch erklärt, warum der Coitus interruptus eine so unzuverlässige Form der Empfängnisverhütung ist.

Außerdem: Wer sagt, dass das subjektive Orgasmuserlebnis tatsächlich eine notwendige Bedingung darstellte, als die physiologisch-anatomischen Details der männlichen Konstruktion evolutionär ausgewählt wurden? Wie der Archäologe Timothy Taylor angemerkt hat, könnte das männliche Tier das Weibchen theoretisch ohne weiteres auch auf dem Weg simplen »Samenlassens« befruchten, durch Verabreichung einer Art subkutaner Injektion oder wie auch immer, jedenfalls ohne irgendwelche ekstatischen Begleiterscheinungen. Es spricht einiges dafür – vor allem das vergleichsweise einfach aufgebaute Nervensystem –, dass Insektenmännchen das Zeugungsgeschäft auf eben eine solch sachliche Weise erledigen, dass sie ihr Samenpaket ebenso lustfrei übergeben, wie die Weibchen später ihre Eier ablegen. Wenn aber das Orgasmuserlebnis bei »höher stehenden« Männchen aus anderen denn rein technischen Gründen entwickelt wurde – wenn wir also die Raison d'être männlicher Lust als vollkommen losgelöst von der konkreten Aufgabe der Gametenübertragung betrachten –, dann ist auch das Hauptargument für die These, der weibliche Orgasmus sei das rudimentäre Überbleibsel eines beim Mann unverzichtbaren Merkmals, nicht mehr aufrechtzuerhalten. Nach dieser Logik wird jede sinnliche Lust zu einem entbehrlichen, also letztlich überflüssigen Phänomen. Doch die Lust erweckt eigentlich nicht den Eindruck der Nutz- oder Zwecklosigkeit. Im Gegenteil, die allermeisten von uns kommen mit der Fähigkeit auf die Welt, sie zu empfinden und sich von ihr mitreißen zu lassen;

und nichts spricht so eindeutig für den adaptiven Charakter eines Merkmals wie dessen Universalität.

Wenn wir darin übereinstimmen, dass Klitoris und weiblicher Orgasmus Anpassungscharakter haben, können wir uns nun den Details ihrer jeweiligen Leistung zuwenden. Gehen wir also davon aus, dass die Klitoris existiert, um uns Lust zu verschaffen, und dass die Lust uns den Anreiz liefert, nach sexueller Betätigung zu streben – dass wir ohne die Aussicht auf eine hinlänglich hohe Belohnung völlig zufrieden damit wären, zu Hause zu bleiben und uns der Pflege unserer Zähne zu widmen. Als Nächstes müssen wir uns noch einmal mit dem Problem der Frustration befassen, der Häufigkeit, mit der die Klitoris uns im Stich lässt. Warum müssen wir uns für unser großes Finale so viel mehr in die Riemen legen als die Männer? Die Klitoris ist launisch: Sie kann so genial sein und sich gleichzeitig so dämlich anstellen. Oder ist sie vielmehr eine Kassandra, die uns Wahrheiten offenbart, die wir zu unserem eigenen Schaden ignorieren?

Wie ich die Sache sehe, lassen sich alle Probleme, mit denen wir uns bislang befasst haben – die scheinbare Flatterhaftigkeit und Sturheit der Klitoris, ihr mangelhaftes Angepasstsein an die männliche Reaktionskurve und ihr von Frau zu Frau erheblich variierendes Leistungsniveau –, durch die Aufstellung einer simplen Hypothese lösen: dass die Klitoris den Zweck hat, ihre Trägerin dazu zu ermutigen, ihr Sexualleben selbst in die Hand zu nehmen. Zugegeben, die Idee klingt wie eine These aus einem feministischen Manifest, und Körpergewebe gehört keiner politischen Gruppierung an. Wohl kann es aber seine Stimme durch sein Verhalten abgeben: Bestleistungen erbringen, wenn du es richtig behandelst, und streiken, wenn es sich missbraucht oder missverstanden fühlt. Und tatsächlich gibt die Klitoris dann ihr Bestes, wenn die Frau sich lebendig und stark fühlt, wenn über ihr – wenn schon nicht buchstäblich, so doch zumindest bildlich – nur noch der Himmel ist. Die Klitoris verabscheut es, verschreckt und herumgestoßen zu werden. Manche Vergewaltigungsopfer berichteten zwar, ihre Scheide sei während des Erlebnisses schlüpfrig geworden, obwohl sie gleichzeitig um ihr Leben fürchteten – und das war ein Glück für die Scheide, denn diese Schlüpfrigkeit bewahrte sie davor, in Fetzen gerissen zu werden –, aber dass eine Frau während einer Vergewaltigung zum Orgasmus käme, ist allen männlichen Fantasien zum Trotz die verschwindende Ausnahme. Die Klitoris lässt sich nicht hetzen oder herumkommandieren. Eine Frau, die sich sorgt, weil es bei ihr länger dauert, als ihr Partner es möglicherweise verkraften kann, wird umso länger brauchen. Eine Frau hingegen, die aufhört, im Kopf auf den Fahrplan zu starren, sendet eine unterschwellige Botschaft an ihre Klitoris – »Ich bin bereit!« –, und binnen weniger Sekunden kommt ihr Zug hereingerauscht.

Die Klitoris liebt die Macht, und sie strebt nach immer neuer Bestätigung des Gefühls, dass sie das Sagen hat. Die Anthropologin Helen Fisher hat herausgefunden, dass Frauen, die leicht und mehrfach hintereinander zum Orgasmus kommen, ein Merkmal gemeinsam haben: Sie übernehmen die Verantwortung für ihre Befriedigung. Sie verlassen sich nicht auf die Leistungsfähigkeit oder die hellseherische Begabung ihrer Liebhaber, wenn es darum geht, das zu bekommen, was sie wollen. Sie wissen, in welcher Stellung es bei ihnen am besten klappt, und sie sorgen – durch verbale oder körpersprachliche Äußerungen – dafür, dass die entsprechende Stellung auch eingenommen wird. Hinzu kommt, dass viele Frauen gerade solche Positionen am befriedigendsten finden, die es ihnen gestatten, beim Lustspiel die Regie zu führen: die reitende Stellung beispielsweise oder Seite an Seite. Ein Film, in dem eine Frau dadurch zu Gipfeln besinnungsloser Wollust gelangt, dass sie à la *Letzter Tango in Paris* hochgewuchtet und gegen die Wand geknallt wird, ist mit Sicherheit kein Streifen, bei dessen Produktion eine Frau das Sagen hatte.

Hinzu kommt, dass die meisten Frauen mit der Zeit und mit mehr Erfahrung besser werden. Der 1953 veröffentlichte *Kinsey-Report* über das sexuelle Verhalten der Frau ergab, dass 36 Prozent der Frauen unter dreißig an Anorgasmie litten, während in der Altersgruppe über dreißig der Prozentsatz auf 15 sank. Mehrere seither durchgeführte Studien stellten eine in beiden Altersgruppen erhöhte Orgasmusfähigkeit fest, trotzdem bleibt der diesbezügliche Vorsprung der etwas älteren Jahrgänge bestehen. Natürlich könnte dieses Phänomen wenigstens zum Teil damit erklärt werden, dass ältere Frauen in der Regel mit älteren Männern schlafen und dass diese erfahrungsgemäß nun einmal geschickter und weniger hastig vorgehen als junge Spunde und genügend Selbstbeherrschung haben, um so lange bei der Stange zu bleiben, wie ihre Partnerin braucht, um zum Orgasmus zu kommen. Gegen diese Erklärung spricht allerdings der Umstand, dass ältere Lesbierinnen gleichfalls leichter zum Orgasmus kommen als jüngere, wir es also hier nicht mit der Inkompetenz schnellschießender Billies the Kiddies zu tun haben können. Vielmehr bedingt die über die Jahre gewonnene Erfahrung und Selbsterkenntnis der Frau ein Mehr an Kollaboration vonseiten der Basis.

Die Klitoris applaudiert nicht lediglich, wenn ihre Herrin ihre Meisterschaft vorführt; sie spendet regelrecht Standing Ovations. Im multiplen Orgasmus sehen wir den schönsten Beweis dafür, dass Unsere Liebe Frau vom Venusberg wirklich denen hilft, die sich selbst zu helfen wissen. Den ersten Höhepunkt zu erreichen kann unter Umständen viele Minuten in Anspruch nehmen. Doch ist die lustige Bergsteigerin erst einmal angekommen, kann sie sich den Schwingen überlassen, die sie dort oben erwarten. Sie braucht nicht erst wieder ins Tal zu kraxeln, um den nächsten Gipfel zu besteigen, sondern kann dank der Thermik der Wonne wie ein Adler weitergleiten.

Die innige Beziehung, die zwischen der seelisch-geistigen Verfassung einer Frau und ihrer klitoralen Leistungsfähigkeit erkennbar wird, bedeutet, dass die Klitoris ans Gehirn – das »richtige«, große Gehirn – angeschlossen werden muss, ehe sie losjubeln kann. Das Gehirn muss genauso lernen, sein Steckenpferdchen zu reiten, wie es lernen muss, seinen Körper auf einem Fahrrad im Gleichgewicht zu halten. Manche Frauen finden schon in der Kindheit heraus, wie sie zum Höhepunkt gelangen, während andere den Zusammenhang erst als Erwachsene herstellen lernen. Das ist allerdings keine physikalisch-technische Aufgabenstellung. Du kannst sie nicht allein mit deinem Neokortex lösen, dieser dick gefältelten Hirnoberschicht aus fischgrauem Gewebe, die fortwährend grübelt und zögert und jeden Impuls hinterfragt. Du musst dich mit einer älteren, archaischeren Schaltstelle in Verbindung setzen, dem Hypothalamus – dem an der Unterseite deines Großhirns, ein paar Zentimeter hinter deinen Augäpfeln gelegenen Teil des Zwischenhirns, der über den Appetit regiert, den Appetit auf Nahrung, Salz, Macht, Sex. Bisweilen erfordert der Anschluss der Klitoris an den Hypothalamus eine Umleitung: eine Umgehung des Neokortex. Der Neokortex ist intelligent und herrschsüchtig, und dies kann so weit gehen, dass er seiner Eigentümerin das Recht abspricht, die letztendliche Kontrolle zu behalten. Die Kontrolle, von der ich spreche, betrifft eine ganzheitliche, das gesamte Gehirn begreifende Operation, eine heikle Verhandlung zwischen »Neo-« und »Ur-«, zwischen Intellekt und Verlangen. Wenn eine Frau also unter einem zu stimmgewaltigen Neokortex leidet, muss sie ihm auf die eine oder andere Weise den Mund so lange stopfen, dass Hypothalamus und Klitoris Zeit haben, ihre neue Partnerschaft zu besiegeln. Alkohol könnte den Job erledigen, wenn er nicht eine so stark sedierende und abstumpfende Wirkung auf das gesamte Nervensystem hätte. Effektiver sind da Drogen, die den Intellekt ablenken, ohne die Relaisstationen unseres Bioelektrizitätswerks in ihrer Leistung zu beeinträchtigen. Die meisten dieser Drogen unterliegen leider dem Betäubungsmittelgesetz. Methaqualon (Quaalude) soll ein unglaubliches Aphrodisiakum gewesen sein, aber Quaalude-Tabletten sind nicht mehr erhältlich. Sie waren einfach zu gut, das heißt zu gefährlich, und so mussten sie aus dem Handel genommen werden. Aber das Marihuana haben Die-da-oben uns noch nicht genommen, und Marihuana kann ein wahrer Sexual-Guru und begnadeter Elektroinstallateur in einem sein, der Frauen, die Jahre und Jahre in eiskalter Dunkelheit zugebracht hatten, die Lichter des Broadway bringt. Alle Frauen meiner Familie haben mithilfe von Potrauchen gelernt, zum Orgasmus zu kommen – meine Mutter, als sie bereits über dreißig war und vier Kinder hatte. Trotzdem habe ich noch nie gehört, dass ein Arzt Marihuana zur Behandlung von Anorgasmie verschrieben hätte. Stattdessen erzählt man uns, manche Frauen brauchten überhaupt keinen Orgasmus, um ein befriedigendes Sexualleben zu führen – eine in etwa so überzeugende Behauptung wie die oft gehörte These, manche Obdachlosen lebten gern im Freien.

Es dürfte uns eigentlich nicht verwundern, dass die Klitoris die Macht liebt oder dass sie einen so komplizierten Charakter hat. Für Frauen ist Sexualität schon immer eine risikoreiche Angelegenheit gewesen. Wir können schwanger werden, wir können uns eine Geschlechtskrankheit holen, wir können uns unsere strammen Lactos verscherzen. Gleichzeitig sind wir Primaten. Wir setzen unsere Sexualität zu weit mehr als nur zum Zweck der Fortpflanzung ein. Wir mögen keine Bonobos sein, aber wir sind mit Sicherheit auch keine einmal pro Jahr lammenden Schafe. Da wir verwundbar sind, brauchen wir effektive Schutzvorrichtungen. Die Klitoris ist unsere weise Ratgeberin. Sie lässt uns wissen, dass Freude eine ernste Angelegenheit ist und dass wir unser Licht, unsere sexuelle Brillanz, nicht unter den Scheffel stellen dürfen. Die Klitoris verarbeitet Informationen aus unterschiedlichen bewussten und unbewussten Quellen – aus der Großhirnrinde, dem Hypothalamus, dem peripheren Nervensystem – und reagiert entsprechend. Wenn du verängstigt bist, stellt sie sich tot. Wenn du desinteressiert oder angewidert bist, bleibt sie stumm. Wenn du erregt und stark bist, wird sie zu einem strammen kleinen Dirigentenstab, der selbstsicher Takt und Tempo angibt, hier schmeichelt, dort antreibt, andante, allegro, crescendo, da capo all'infinito.

Manche Fachleute haben die Hypothese aufgestellt, die natürliche Auslese habe den Frauen einen schwächeren Sexualtrieb als den Männern beschert, und diese eingebaute Bremse habe durchaus ihren Sinn. Sie verhindere, dass wir wahllos herumvögeln und dabei riskieren, von einer genetischen Nulpe geschwängert zu werden. Diese Theorie ist schierer Blödsinn. Die Sexualität erfüllt zu wichtige und zu vielfältige soziale und emotionale Funktionen, als dass wir ihr gleichgültig gegenüberstehen dürften. Frauen beweisen im Gegenteil einen durchaus robusten Sexualtrieb. Ihre physiologische Reaktion auf sexuelle Stimuli erfolgt ebenso prompt wie beim Mann. Zeig einer Frau einen Pornofilm, und ihre Vulva füllt sich ebenso rasch mit Blut wie der Penis einer männlichen Vergleichsperson. Dennoch besteht kein Zweifel, dass der weibliche Sexualtrieb ein komplexes Instrument ist. So vieles beeinflusst ihn: Geistestätigkeit, Stimmung, frühere Erfahrungen, die Erinnyen. Und im Auge dieses ganzen Sturms von Eindrücken sitzt die Klitoris. Sie weiß mehr als die Vagina und ist dementsprechend eine zuverlässigere Ratgeberin als diese – erinnert euch, dass eine Frau während einer Vergewaltigung feucht werden kann, dass sie aber so gut wie nie einen Orgasmus erleben wird. Es leuchtet ein, dass es für eine Frau sinnvoller ist, einen wählerischen Geschlechtstrieb zu haben als einen völlig unkritischen oder umgekehrt einen gehemmten. Wenn eine Frau die Kontrolle über ihre Sexualität behält, wenn sie sich in ihren sexuellen Entscheidungen frei und autark fühlt und schläft, mit wem sie will und wann sie will, dann hat sie auch gute Aussichten auf ein vernünftiges Resultat. Dann schläft sie wahrscheinlich nur mit

Männern, die sie attraktiv findet, mit Männern, bei denen sie sich aus den verschiedensten Gründen wohl fühlt und die ihr dadurch ermöglichen, ihre persönlichen, politischen und genetischen Vorhaben zu verwirklichen.

Die Klitoris ist flexibel. Sie kann sich unterschiedlichen Lebensräumen, unterschiedlichen kulturellen Normen anpassen. Bei unseren Ahninnen, die einer – für Primaten charakteristischen – vergleichsweise promiskuitiven Lebensweise anhingen, könnte die Klitoris tatsächlich, wie Hrdy sagte, ein unermüdliches Herumexperimentieren angeregt haben. Anders als Hrdy glaube ich allerdings, dass die Klitoris sich den heutigen Restriktionen der Monogamie ebenso gut anpassen kann: dass sie durchaus die Bande der Liebe und Ehe festigen kann – wenn diese Bande den Interessen der Frau förderlich sind. In den Vereinigten Staaten, einem Land, in dem der Institution der Ehe eine fast ans Lächerliche grenzende Bedeutung beigemessen wird, scheinen verheiratete Frauen überdurchschnittlich orgasmusfähig zu sein. Nach Auskunft des 1994 von der University of Chicago veröffentlichten Umfrageberichts *Sex in America* geben drei Viertel aller verheirateten Frauen an, beim Geschlechtsverkehr immer oder zumindest in der Regel zum Orgasmus zu gelangen, während es in der Gruppe der allein stehenden Frauen weniger als zwei Drittel sind. Von all den befragten Untergruppen waren verheiratete konservative Christinnen diejenigen, die am häufigsten erklärten, bei jedem Geschlechtsakt zum Höhepunkt zu kommen. Und warum auch nicht? Für unsere gottesfürchtigen Schwestern ist die Ehe ein Sakrament, und das wiederum bedeutet, dass jeder Hopser auf der ehelichen Matratze ein gottgefälliges und sittlich erhebendes Ereignis darstellt. Recht ermächtigt, und mit der Macht kommt die Herrlichkeit, und so geschieht es, dass erklärte Feindinnen der sexuellen Revolution sich als die ungekrönten Königinnen des Orgasmus erweisen können.

Auch ein weiterer Komplex von Forschungsergebnissen spricht dafür, dass die Klitoris mit der Währung »Macht« spekuliert. Eine jüngst von den britischen Wissenschaftlern Robin Baker und Mark A. Bellis durchgeführte Studie legt die Vermutung nahe, dass der Orgasmus der Frau eine erstaunliche Möglichkeit bietet, die Kontrolle über das männliche Sperma auszuüben, indem sie es aktiv in sich einsaugt oder aber abstößt. Die Forscher glauben, dass das Timing des weiblichen Orgasmus in Relation zur männlichen Ejakulation mit darüber entscheidet, ob der Samen eine Chance bekommt, das Ei zu befruchten, oder nicht. Wenn die Frau kurz nach der Ejakulation ihres Partners zum Höhepunkt kommt, legt ihr Gebärmutterhals, der Durchgang zu ihrer Gebärmutter, ein verblüffendes Verhalten an den Tag: Rhythmisch zuckend beugt er sich hinunter und schlürft wie ein Fischmaul den vor seiner Schwelle abgelegten Samen auf. Der Vorgang ist auf Video dokumentiert worden. Mittels einer am Penis der männlichen Versuchsperson befestigten Mikrokamera wurde aufgezeichnet, was sich während des Geschlechtsverkehrs hinter den Kulissen abspielte: das milchige Ejakulat, das wie Nebelschwaden hervorschlierte, und der kurz darauf sich senkende Gebärmutterhals, der die Lippen an den dargebrachten Gen-Pool setzte und mit geschmeidig pulsierenden Bewegungen den Samen in die Gebärmutter zu befördern schien. Ob nun die Zuckungen des Gebärmutterhalses tatsächlich die Chancen erhöhen, dass die Samenflüssigkeit die Eizelle erreicht, ist nicht bekannt. Nach Bakers und Bellis' vorläufigen Testergebnissen scheinen für eine Frau, die innerhalb einer Zeitspanne von mehreren Sekunden bis zu vierzig Minuten nach ihrem Partner zum Orgasmus kommt, die Chancen, befruchtet zu werden, geringfügig höher zu liegen, als wenn sie überhaupt nicht zum Höhepunkt kommt – oder aber als wenn der Orgasmus vor oder nach diesem recht weit geöffneten Fenster der Gelegenheit erfolgt.

Die Ergebnisse der zwei Wissenschaftler sind nicht unumstritten, aber ihre grundsätzliche These leuchtet durchaus ein – dass der weibliche Orgasmus den höchsten Ausdruck weiblicher Entscheidungsfreiheit darstellt. Wenn die sexuelle Erregbarkeit einer Frau von ihrem Gefühl der Macht abhängt, von ihrem Bewusstsein, jetzt mit dem Partner ihrer Wahl zusammenzusein, dann könnte ihr Gebärmutterhals durchaus noch einen Schritt weiter gehen und das, was durch den Orgasmus der Frau als der von ihr »erwählte Samen« ausgewiesen wird, aktiv aufnehmen. Baker und Bellis sind Verfechter der Theorie vom spermatischen Konkurrenzkampf: Ebenso wie Tiermännchen allgemein um den Zugang zu empfängnisbereiten Weibchen kämpfen, so wetteifern die Spermien im Stadion der Scheide um den Zugang zur reifen Eizelle. Der Orgasmus der Frau wäre demnach ihre Möglichkeit, aktiv Einfluss auf den Ausgang des Rennens zu nehmen. Kein Wunder also, erklären die Forscher, dass so viele Männer wie besessen sind von ihrer sexuellen Potenz, von ihrer Fähigkeit, Frauen zu befriedigen – und dass selbst dann, wenn ein Mann sich ansonsten recht wenig um das emotionale Wohlbefinden seiner Partnerin schert, er dennoch seinen ganzen Ehrgeiz dareinsetzt, sie zum Orgasmus zu bringen. Wie es scheint, könnte von seiner erotischen Geschicklichkeit das ganze weitere Schicksal seines Spermas, und damit seines Erbgutes, abhängen. Nach dieser Hypothese hätte die natürliche Auslese also solche Männchen begünstigt, die es dem Weibchen am besten besorgen können.

Umgekehrt ist es ebenso wenig ein Wunder, dass viele Frauen gestehen, zu der einen oder anderen Gelegenheit einen Orgasmus vorgetäuscht zu haben. Wie könnten wir einen enttäuschenden Partner besser dazu bewegen, die Sache hinter sich zu bringen und zu verschwinden, als indem wir ihm weismachen, er habe bekommen, was er gewollt hatte – den Beweis, dass unser Gebärmutterhals zu seinen Diensten steht?

Das von Baker und Bellis entworfene Szenario basiert auf der Annahme, dass unsere Vormütter, in denen verschiedene Merkmale und Triebe angelegt wurden, einer extrem polygamen Lebensweise frönten und dass der Samen jedes beliebigen Männchens Gelegenheit hatte, mit dem Output anderer Vaterschaftskandidaten in Konkurrenz zu treten. Aber selbst heute noch, behaupten die zwei Forscher, wütet der Krieg der Spermien unter unserem Deckmantel der Monogamie unerbittlich weiter. Verheiratete Frauen gehen gelegentlich fremd (pfui!), und wenn sie das tun, erklären Baker und Bellis, ist die Wahrscheinlichkeit, dass sie ein »Kind der Sünde« empfangen, größer, als es die Anzahl der mit dem Liebhaber vollzogenen Geschlechtsakte im Verhältnis zu derjenigen der ehelichen Vereinigungen statistisch rechtfertigen würde. Für die überdurchschnittliche außereheliche Fruchtbarkeit der Frau machen die zwei Forscher die relativ höhere Orgasmusfrequenz verantwortlich, die sie mit ihrem Liebhaber erreicht (denn warum sollte sie sich schließlich die Mühe machen, die Ehe zu brechen, wenn sie nicht ihren Spaß dabei hätte?). Auch in diesem Fall sind die Daten, mit denen die Wissenschaftler ihre Thesen stützen – darunter Vaterschaftsstatistiken aus Liverpool, einem internationalen Seehafen, der nicht unbedingt als repräsentativ für andere Städte gewertet werden kann –, nicht unumstritten. Trotzdem ist es ein amüsanter Umstand, dass die neuen Ergebnisse wenigstens zum Teil die alte, erstmals von Galen im 2. Jahrhundert formulierte und gut zwölfhundert Jahre lang unangefochten gebliebene Theorie bestätigt, eine Frau müsse zum Orgasmus kommen, um befruchtet werden zu können. In dieser absoluten Formulierung ist die These natürlich falsch, aber wenn der weibliche Orgasmus tatsächlich zu einer gewissen Verbesserung der Empfängnischancen beiträgt, so hat dies praktische Implikationen, die es ernsthaft zu überdenken gilt. Beispielsweise sollte ein Paar, das sich schon lange erfolglos bemüht, ein Kind zu bekommen, nicht so verbissen zielstrebig werden, dass es den weiblichen Orgasmus als entbehrliche Zutat betrachtet und entsprechend vernachlässigt. Nein, besser ist, dafür zu sorgen, dass trotz allem ernsten Streben noch genügend Spaß für zwei dabei herausspringt.

In diesem Kapitel habe ich die Begriffe »Klitoris«, »weiblicher Orgasmus« und »weibliche Sexualität« fast synonymisch verwendet, und so wie ich die Sache sehe, sind die drei Dinge zumindest nicht voneinander zu trennen. Die Klitoris ist das Herz der weiblichen Sexualität, und wir müssen jeden – freudianischen oder sonstigen – Versuch, ihre Bedeutung zu schmälern, aufs Entschiedenste zurückweisen. Doch die Klitoris transzendiert ihre eigenen anatomischen Grenzen. Andere Nervenbahnen münden in sie und werden von ihr gespeist. Die fünfzehntausend Fasern des Nervus pudendus, die den gesamten unteren Beckenraum versorgen, stehen in enger Wechselwirkung mit den Nervenbündeln der Klitoris. Dies erklärt, warum auch der After eine erogene Zone ist. Nerven sind wie Wölfe: Heult einer auf, fällt die gesamte Nachbarschaft in den Gesang ein. Bei manchen Frauen ist die nähere Umgebung des Harnröhrenausgangs außerordentlich reizbar, und da dieses periurethrale Gewebe während des Koitus recht energisch – direkt und indirekt – beansprucht wird, könnte eine solche Hypersensibilität bewirken, dass die Frau bereits durch die bloßen Rein-raus-Bewegungen des Penis, also auch ohne spezielle Klitorisreizung, problemlos zum Orgasmus kommt. Andere Frauen geben an, sie kämen dann am leichtesten zum Höhepunkt, wenn tief in der Scheide Druck ausgeübt wird. Dies veranlasste den Gynäkologen Ernst Gräfenberg und dessen Parteigänger, die

Existenz einer Gräfenberg- oder G-Zone als einer Art zweiter, innerer Klitoris zu postulieren. Die G-Zone oder der G-Punkt soll ein wenige Quadratzentimeter großes Pölsterchen äußerst erogenen Gewebes sein, das sich an der Scheidenvorderwand befindet, genau dort, wo die Scheide sich um die Harnröhre schmiegt. Manche glauben, der G-Punkt sei zum Teil mit den so genannten Skene-Gängen identisch (oder in diese eingebettet), verzweigten röhrenförmigen Drüsen, die durch ihre Schleimabsonderung den Harntrakt gleitfähig machen. Andere erklären, der geheimnisvolle Zauberpunkt sei in Wirklichkeit der Harnröhrensphinkter, also der Schließmuskel, der dafür sorgt, dass uns das Pipi nicht ununterbrochen herauspieselt, sondern nur dann, wenn wir ihm dazu die Erlaubnis erteilen. Wieder andere halten die Existenz einer eigenständigen, anatomisch lokalisierbaren G-Zone überhaupt für fraglich. Wozu sollten wir uns die Mühe machen, neue erogene Zonen zu erfinden, sagen sie, wenn die vorhandene Infrastruktur bereits vollkommen genügt? Die Wurzeln der Klitoris reichen schließlich tief und könnten ohne weiteres auch von der Innenseite der Scheide her stimuliert werden. Mit anderen Worten: Der berühmte G-Punkt könnte schlicht und einfach das andere Ende der Klitoris sein.

Die Anatomie kann keine absoluten Offenbarungen liefern. Als Wissenschaftler versuchten, die diskreten Komponenten des Orgasmus zu quantifizieren, kam sehr wenig dabei heraus. Forscher der Universität von Sheffield beispielsweise führten mit achtundzwanzig erwachsenen Frauen eine Studie durch, die den Zusammenhang zwischen Dauer und Intensität des Orgasmus und der dabei gemessenen Durchblutungsrate der Scheidenregion experimentell ermitteln sollte. Jeder Probandin wurde eine beheizte Sauerstoffelektrode vaginal eingeführt und mittels eines Saugnapfs an der Scheidenwand befestigt. Dann wurde die Frau aufgefordert, sich zum Orgasmus zu masturbieren, durch Betätigen je einer anderen Taste anzugeben, wann der Orgasmus begann und wann er endete, und zuletzt die Intensität des Erlebnisses auf einer Skala von eins (jämmerlich) bis fünf (überirdisch) zu bewerten. Während der ganzen Prozedur maß die Elektrode den Blutzufluss und zeigte damit an, wie stark das Scheidengewebe anschwoll. Die anhand der Signale ermittelte Dauer der Orgasmen erwies sich als erstaunlich lang: durchschnittlich zwanzig Sekunden – weit mehr als die zwölf Sekunden, die die Probandinnen im Nachhinein als subjektive Schätzung angaben. Doch zwischen Dauer und Intensität des Erlebnisses konnte keinerlei Korrelation festgestellt werden. Die Bewertung, die jede Frau am Ende abgab, hatte nichts damit zu tun, wie lange ihr Orgasmus gedauert hatte. Ebenso wenig korrelierte die relative Durchblutungsrate mit der Stärke der subjektiven Empfindungen.

Die Klitoris ist komplex. Sie ist nie bloß eine Klitoris. Wie ihre Durchblutungsrate steht ihre Größe in keinem erkennbaren Verhältnis zu ihrem Potenzial. Sicher, ein Bonoboweibchen hat eine gigantische Klitoris, aber die Größe seines guten Stücks könnte genauso gut eher eine schlichte Signalwirkung für männliche Interessenten bezwecken als einen – gemessen an einem Menschenweibchen – stärkeren Lustgewinn für die Trägerin. Bislang hat noch niemand untersucht, ob Frauen mit großer Klitoris stärkere und/oder häufigere Orgasmuserlebnisse haben. Wohl ist aber eine andere Sorte von »Experimenten« durchgeführt worden, die ein gewisses Licht auf die Frage werfen, ob die Funktion der Form folgt. Kindern mit ungewöhnlich großer Klitoris wird ihr Auswuchs chirurgisch reduziert – zurückgestutzt, tiefergelegt oder gleich ganz amputiert. Dies sind zwar keine Eingriffe, die wir normalerweise mit der aufgeklärten und fortschrittlichen westlichen Medizin in Verbindung bringen würden, aber nichtsdestoweniger finden solche Klitoridektomien vergleichsweise häufig statt. Allein in den Vereinigten Staaten werden jährlich an die zweitausend weibliche Babys in der einen oder anderen Weise chirurgisch »überarbeitet«, damit ihre nach Ansicht der Ärzte abnorm vorstehende Klitoris nicht mehr so ins Auge falle. Es existieren zwar keine amtlichen Normen zur Feststellung dessen, was den Tatbestand der Klitorishypertrophie erfülle, aber alles, was über die verschwiegenen Lippen der Vulva hinausragt, ist ein Kandidat für eine Klitorisamputation. Wenn ein Baby mit zweideutigen Geschlechtsteilen auf die Welt kommt, war und ist eine chirurgische Korrektur das normale Prozedere. Einem Rockstar können wir ein gewisses Flair von Androgynie nachsehen, einem Kleinkind nie. Susan, das kleine Mädchen, dem meine Mutter am Anfang dieses Kapitels die Windeln wechselte, fiel höchstwahrscheinlich auch einem Facharzt für mikroplastische Chirurgie in die Hände, der ein für allemal dafür sorgte, dass sie keine neugierigen Muttis und Babysitter mehr in Verlegenheit bringen würde. Manchmal werden an solchen jungen Patientinnen gleichzeitig auch andere chirurgische Korrekturen vorgenommen, etwa die Öffnung einer geschlossenen Scheide, die Reparatur einer verwachsenen Harnröhre oder die Entfernung missgebildeten gonadalen Gewebes. Während solche Operationen durchaus sinnvoll und zum Teil sogar unerlässlich für die Gesundheit des Kindes sind, hat eine Klitorisreduktion keine andere »Rechtfertigung« als ästhetische Erwägungen. Eine große Klitoris tut niemandem weh, mit Sicherheit nicht dem Baby. Aber sie sieht eben komisch aus, penisartig, obszön, und den Eltern wird stets nahe gelegt, sie möglichst früh entfernen zu lassen, damit die arme Kleine später nicht unter den möglichen seelischen Traumata zu leiden habe, die eine Ungewissheit bezüglich ihrer Geschlechtszugehörigkeit mit sich bringen könnte. Und so dürfen wir uns fragen: Was geschieht mit Mädchen, deren Klitoris chirurgisch verkleinert oder kauterisiert wird? Verlieren sie die sexuelle Empfindungsfähigkeit? Kann eine Frau einen Orgasmus haben, wenn sie keine Klitoris mehr besitzt?

Die Klitoris ist komplex. Die Büchse der Pandora ist ein Überraschungspaket und eine Blackbox. Und die Resultate der noch immer andauernden Umfrage zu den psychophysischen Folgen einer chirurgischen Korrektur von Klitorishypertrophie sind uneinheitlich. Als Beispiel die zwei folgenden Fälle:

Cheryl Chase ist eine Computeranalytikerin von Anfang vierzig. Sie trägt das Haar kurz, dazu eine Nickelbrille, Ohrgehänge und einen leuchtend auberginefarbenen Lippenstift. Sie ist auf eine unaufdringliche Weise attraktiv und von einer messerscharfen Intelligenz. Und sie ist wütend. Wie sie sagt, wird sie wohl noch auf dem Sterbebett wütend sein. Cheryl hat zwei X-Chromosomen, die übliche weibliche Ausstattung, und heute könnte man sie auch für nichts anderes als eine Frau halten. Aber aus unbekannten Gründen kam sie mit hermaphroditischen Gonaden – teils Eierstock, teils Hoden – und einer so großen Klitoris auf die Welt, dass die Ärzte ihren Eltern zunächst sagten: Es ist ein Junge. Ein knappes Jahr später erkannten Ärzte in einem anderen Krankenhaus: Moment mal, das Kind hat eine normale Scheide nebst Gebärmutter und Eileiter – es ist ein Mädchen. Sie erklärten ihren Eltern: Die anderen Ärzte haben sich geirrt. Sie haben eine Tochter, keinen Sohn. Sie werden ihr einen neuen Namen geben müssen, mit ihr in eine andere Stadt ziehen und wieder von vorn anfangen. Aber geben Sie uns zuerst noch rasch Ihre Einwilligung zu einer kleinen Korrektur ihres Genitales. Nicht lange gezögert. Stattgegeben. »Sie haben mir die Klitoris auf der Stelle entfernt«, sagt Cheryl mit der leisen Stimme einer Frau, die mit zusammengebissenen Zähnen spricht. »Sie haben an der Teilung der Crura geschnitten, dort, wo die Nerven in den Klitorisschaft münden. Mir ist ein kleiner Rest der Crura geblieben, aber keinerlei Innervierung. Folglich auch keinerlei Gefühl.« Cheryl ist Lesbierin. Sie hat ein aktives Sexualleben, doch einen Orgasmus hat sie noch nie erlebt. Sie hat alles versucht. Sie hat zahllose Ärzte angeschrieben und sie angefleht nachzusehen, ob sie in den Überresten ihrer Klitoris nicht irgendwelche Nervenfasern finden könnten, die sich reaktivieren, wieder zum Leben erwecken ließen. Die meisten haben ihre Bitte von vornherein abgeschlagen: Sehe ich vielleicht wie irgend so ein Kamasutra-Chirurg aus? sagten sie. Sie hat Spezialisten für Transsexuellenchirurgie konsultiert, die bei der plastischen Umwandlung männlicher Genitalien in weibliche und umgekehrt stets versuchen, die sexuelle Empfindungsfähigkeit zu erhalten. Sie sagten zu ihr: Vergessen Sie's, die haben alles entfernt, womit wir hätten etwas anfangen können. »Es wäre mir lieber, ich wäre in einem Land ohne moderne Medizin aufgewachsen«, sagt Cheryl, »wenn mir dafür erspart geblieben wäre, was mir die Ärzte angetan haben.«

Martha Coventry ist eine Lektorin und Schriftstellerin von Mitte vierzig und Mutter von zwei Kindern. Sie ist dünn, schlaksig und hat einen Schopf von dunklen elastisch schwingenden Locken. Martha ist die Sorte Mensch, in deren Gesellschaft man sich auf Anhieb wohl fühlt – akzeptiert und aufgehoben. Auch Martha kam mit einer zu groß geratenen Klitoris auf die Welt – eine Folge der hohen Dosen Progesteron, die ihre Mutter während der Schwangerschaft zur Verhütung einer Fehlgeburt eingenommen hatte. Als Säugling hatte Martha eine Klitoris von 1,5 Zentimeter Länge: das dreifache der »normalen« Größe. Nicht direkt ein Fall von Hypertrophie, aber ihre Eltern entschieden, dass sie nicht mit einem so auffälligen Knubbel eingeschult werden sollte, um möglichen Hänseleien vonseiten ihrer Klassenkameradinnen vorzubeugen. Und so wurde sie im Alter von sechs Jahren zurückgestutzt. »Die Ärzte haben die Klitoris an der Basis abgeschnitten«, sagt Martha. »Wenn Sie mich jetzt sehen würden, würden Sie sofort merken, dass da irgendetwas fehlt.« Doch auch wenn das Fleisch dahin ist, lebt der Geist doch weiter. »Ich habe emotionale Narben«, sagt Martha, »aber ich bin nicht verbittert. Der Grund dafür ist ganz einfach. Ich habe weiterhin klitorale Empfindungen. Ich kann zum Orgasmus kommen.«

Cheryl und Martha versuchen durch unermüdliche Aufklärungsarbeit zu verhindern, dass an Babys mit intersexuellen Genitalien plastisch-chirurgische Eingriffe vorgenommen werden, wie sie selbst sie erleiden mussten. Sie und ihre Mitaktivistinnen üben Druck auf den Kongress aus, damit endlich ein Gesetz verabschiedet wird, das die Klitoridektomie an Patientinnen, die zu jung sind, um ihre Einwilligung zu dem Eingriff zu geben (oder empört zu verweigern), unter Strafe stellen soll. Noch ist ein solches Gesetz nicht in Sicht, aber zumindest gelingt es Cheryl Chase und ihren Mitstreiterinnen, immer mehr Kinderärzte davon zu überzeugen, dass der hippokratische Eid – »... ich will mich enthalten jedes willkürlichen Unrechts und jeder anderen Schädigung« – auch Fälle wie den ihren betrifft, denn kein Mensch weiß, wie eine bestimmte Klitoris reagieren wird, wenn man anfängt, an ihr herumzuschnippeln. Eine Säuglingsklitoris, selbst eine hypertrophe, ist ein sehr kleines Betätigungsfeld für ein Skalpell, und mit all den Nerven und Blutgefäßen, die sich darin auf so engem Raum befinden, ist ein Schaden schnell geschehen. Es existieren keine systematischen Langzeitstudien über die Auswirkungen, die eine Klitoridektomie auf das spätere Sexualleben der Patientin hat. Alles, was wir haben, sind Einzelfälle, Anekdoten. Martha und Cheryl wurde beiden die Klitoris an der Basis abgeschnitten, doch bei der einen Frau funktioniert sie noch, bei der anderen nicht. Niemand weiß, warum das so ist. Manche Chirurgen behaupten, ihre heutigen Techniken der Klitorisreduktion hätten kaum noch etwas mit den brachialen Feldschermethoden von einst zu tun. Doch Beweise für die Unschädlichkeit ihrer Techniken können sie keine vorlegen. Ebenso wenig können sie beweisen, dass ein Leben mit einer zu groß geratenen Klitoris eine unerträgliche seelische Belastung für das Mädchen oder dessen Eltern darstellt.

Was macht unsere Klitoris, unser Orchideengriffel, unsere halb verborgene korinthische Säule, eigentlich so verwundbar? Wie viele große Künstler ist die Klitoris erst nach ihrem Tod – ihrer Ermordung – zu wirklichem Ruhm gelangt. Die amerikanischen Intersex-Aktivistinnen verleihen ihren Protesten größeren Impetus, indem sie ihre Geschichten mit der weit bekannteren afrikanischen Sitte der weiblichen Genitalverstümmelung auf eine Stufe stellen. Diese fraglos verabscheuungswürdige Praxis wird vielfach beschönigend als »weibliche Beschneidung« bezeichnet, obwohl sie weit eher mit einer Penisamputation zu vergleichen wäre und diesen Euphemismus mit Sicherheit nicht verdient. Die Tradition ist mindestens zweitausend Jahre alt, und sie ist nie ein Geheimnis gewesen. Die allgemeine Vorstellung war bis vor kurzem allerdings, dass dieser Brauch a) eher selten sei, größtenteils auf kleine, entlegene Dörfer beschränkt, und b) im Verschwinden begriffen sei. Beides hat sich als falsch erwiesen. Heute leben, in achtundzwanzig Ländern, wenigstens einhundert Millionen Frauen, deren Genitalien verstümmelt wurden, und jährlich gesellen sich zwei weitere Millionen Mädchen dieser Schar der Zerfetzten hinzu. In manchen Ländern, darunter Äthiopien, Somalia, Dschibuti, Sierra Leone, Sudan und Ägypten, sind fast hundert Prozent der weiblichen Bevölkerung »beschnitten«. Einzelnen Mädchen und jungen Frauen ist es gelungen, mit intakter Vulva von zu Hause wegzulaufen, und haben im Ausland um Asyl ersucht. Doch angeblich so aufgeklärte Staaten wie die Vereinigten Staaten haben sich schwer getan, einzusehen und anzuerkennen, dass genitale Zerfleischung durchaus als eine Form der Verfolgung eingestuft werden kann. Jetzt haben wir in Amerika ein Selbstbeweihräucherungsgesetz, das die Durchführung ritueller Genitalverstümmelung nach afrikanischem Muster unter Strafe stellt – nicht jedoch die medizinisch empfohlene Verstümmelung mit hypertropher Klitoris geborener Mädchen. Ebenso wenig wird das Gesetz durch eine Breitseite von wirtschaftlichen Sanktionen gegen Staaten, in denen Mädchen noch immer systematisch dieser barbarischen Behandlung unterzogen werden, angemessen unterstützt.

Die Prozedur wird in unterschiedlichen Abstufungen der Gründlichkeit durchgeführt. Die »harmloseste« Form ist die Klitoridektomie, also die partielle oder vollständige Entfernung der Klitoris. Bei der mittelschweren Verstümmelung werden zusammen mit der Klitoris auch die kleinen Schamlippen herausgeschnitten. Die Infibulation schließlich ist die grauenvollste Methode: Hier werden Klitoris und kleine Schamlippen abgehackt und dann die Ränder der großen Schamlippen abgehäutet, damit sie sich über Harnröhrenausgang und Scheide wie eine klaffende Wunde zusammennähen lassen und nur ein kleines Loch für den Austritt von Urin und Menstruationsblut offen bleibt. Wenn das infibulierte Mädchen irgendwann heiratet und dem Penis des Ehemannes Einlass gewähren muss, werden die Fäden gezogen, und die vernarbte Haut der großen Schamlippen wird ein Stück weit wieder aufgerissen.

Unabhängig davon, wie viel im Einzelnen weggeschnitten wird, findet die ganze Prozedur ohne jede Narkose und unter unsterilen Bedingungen statt. Es ist oft eine Frau, die die Operation durchführt. Das »chirurgische Besteck« besteht in jeder beliebigen Klinge, die die amtierende priesterliche Dorfschlachterin für ein würdiges Ritualinstrument befunden hat. Die Kandidatin ist in der Regel sieben, acht Jahre alt, und es kann durchaus sein, dass sie der Zeremonie, die sie, wie sie glaubt, endlich zu einer »richtigen Frau« machen wird, mit einer gewissen freudigen Spannung entgegensieht. Doch ehe die Sache auch nur halb vorüber ist, verwandelt sie sich – wenn sie nicht das Glück hat, vom Schock des Schmerzes und des Blutverlusts ohnmächtig zu werden – in ein schreiendes, strampelndes, schmerzgepeinigtes Bündel Mensch, das von mehreren erwachsenen Frauen mit aller Kraft festgehalten werden muss, damit es sich nicht loswindet. Gelegentlich verblutet das Mädchen kurz nach dem Eingriff oder stirbt wenige Tage darauf an Blutvergiftung, Tetanus oder Wundbrand. Wenn es überlebt, wird es vielleicht monatelang von Unterleibsschmerzen gepeinigt, weil die Wunden nicht heilen wollen oder sich durch das schlecht abfließende Blut und Urin infizieren. Entlang der Wundnaht bilden sich oft Zysten, die mitunter so groß wie Apfelsinen werden, sodass die Frau, zusätzlich zu den Schmerzen, auch noch die schamvolle Angst ausstehen muss, ihre weggeschnittenen Genitalien würden ihr in monströser Gestalt wieder nachwachsen oder sie habe Krebs. Wenn eine infibulierte Frau zum erstenmal gebiert, ist sie wie eine erbarmungswürdige heulende Hyäne, deren Leibesfrucht keine andere Wahl hat, als sich einen Weg ins Freie zu reißen.

Nach Auskunft ihrer Verfechter dient die Genitalverstümmelung einem zweifachen Zweck. Zum einen soll sie die Frau »zähmen«, indem sie ihre angeborene Lüsternheit abtötet und ihr jede Lust auf außereheliche Affären gleich von vornherein austreibt. Im Abendland weniger bekannt ist der kosmetische Aspekt der Amputation – der Wunsch, den äußerlichen Unterschied zwischen Frau und Mann noch weiter zu akzentuieren. Die Entfernung der Klitoris, der weiblichen Entsprechung des Penis, ist der Anfang. Durch die Beseitigung der Schamlippen, die an einen Hodensack erinnern können, wird die Polarisierung bis zu ihrem Extrem getrieben. Keine Auswüchse, keine Taschen, keine Unklarheiten. Wie Fotos von infibulierten Frauen zeigen, kann der Eingriff tatsächlich einen glatten, makellos gerundeten Schoß ergeben, der – an einem infantilen Ideal von Weiblichkeit gemessen – hyperfeminin aussieht. Tatsächlich erinnert er an nichts so sehr wie an diesen plastikgewordenen Inbegriff weiblicher Asexualität namens Barbie.

Viele haben schon über die Genitalverstümmelung geschrieben, und viele haben sie aufs Entschiedenste verurteilt. Selbst »politisch korrekte« Prediger des Respekts vor fremden Traditionen betrachten diese Barbarei als eine Tradition, die ausgerottet gehört. Ich fühle mich hilflos, außerstande, der Diskussion auch nur eine einzige konstruktive Idee oder Einsicht beizusteuern, deprimiert durch den Fortbestand eines verabscheuungswürdigen »Ritus« und, wie jede Einzelne von uns, durch die Kapitulation vor unserer eigenen Trägheit besiegt. Die Genitalamputation ist ein extremer Verstoß gegen die Menschenrechte. Sie ist ebenso wenig zu dulden wie die Sklaverei oder die Apartheid. Wie können wir ihr ein Ende machen? Indem wir darüber reden, wütend und leidenschaftlich darüber reden, anstatt uns nur auf die Zunge zu beißen. Indem wir nie vergessen, dass sie in jedem Augenblick stattfindet, und indem wir nicht zulassen, dass sie – jetzt, da wir um ihre große Verbreitung und Hartnäckigkeit wissen – je wieder aus dem Bewusstsein der Öffentlichkeit verschwindet. Manche empfehlen, im Kampf gegen diesen Brauch Strategien zu wählen, die die ethisch-religiösen Wertvorstellungen der Verstümmler und der Verstümmelten respektieren. Die gemeinnützige Organisation Population Council hat darauf hingewiesen, dass es nichts einbringt, vor einem Publikum, das dem Ideal einer zurückhaltenden, sexuell passiven Weiblichkeit anhängt, vom Recht der Frau auf sexuelle Unversehrtheit zu kläffen. Stattdessen empfiehlt der Council, die Risiken zu betonen, die die Genitalverstümmelung für den wertvollsten und am meisten geschätzten Aktivposten einer Frau mit sich bringt: ihre Fruchtbarkeit. Na schön. Seien wir also nicht selbstgerecht, sondern vernünftig. Heben wir die reproduktive Gesundheit gegenüber dem Recht auf sexuelle Selbstbestimmung hervor, Verantwortlichkeit gegenüber Narzissmus. Sagt, was ihr wollt – solange nur dieses Messer aus der Hand gelegt wird.

Ich bin eine überzeugte Pragmatikerin, aber die Klitoris ist idealistisch, utopiegläubig, und ein schöner Wunschtraum ist schließlich schwer totzukriegen. Was uns ein paradoxes Argument gegen die Verstümmelung weiblicher Genitalien liefern könnte: Der Eingriff funktioniert nicht immer. Indem man die Klitoris im Fleisch zerstört, zerstört man sie nicht unbedingt auch im Geist. Wie Martha Coventry bezeichnen sich auch manche Afrikanerinnen, denen die Klitoris abgenommen wurde, ja sogar welche, die infibuliert wurden, als erotische Wesen, die den Sex genießen und die Fähigkeit zum Orgasmus – zu extrem intensiven Orgasmen sogar, wie sie hinzufügen – nicht eingebüßt haben. Ihre Phantomklitorides scheinen wie der Geist von Hamlets Vater zu sein: hartnäckig, stets gegenwärtig, durch nichts zu besänftigen. Die rituelle Tortur hat diese Frauen schweren Gesundheitsrisiken ausgesetzt, aber gezähmt oder kastriert hat sie sie nicht. Wozu also das Leben (oder meinetwegen die Fruchtbarkeit) eines Mädchens gefährden, wenn überhaupt keine Garantie besteht, dass dadurch seine Lust abgetötet wird? Und wenn eine Frau ihre Fähigkeit, den Orgasmus zu erleben, nicht verliert und dennoch nicht – o Wunder! – den Weg des Berberaffenweibchens einschlägt, dann können wir darin vielleicht den Beweis dafür sehen, dass die Klitoris keine Macht über die Frau besitzt, nicht die geringste Macht – außer derjenigen, die sie von ihr empfängt und die sie ihr zurückgibt.

5

SAUGNÄPFE UND HÖRNER

Die verschwenderische Gebärmutter

Hope Phillips hat die Sorte Job, die das Gehirn liebt, aber der verhätschelte Körper hasst: Sie ist Projektleiterin bei der Weltbank. Sie ist Monate am Stück unterwegs, meist durch Landstriche, in denen Straßen eher Mangelware sind. Dafür gibt es umso mehr Gefahren für Leib und Leben: Parasiten von extravaganter Vielfalt und Beschaffenheit, malarisch summende Mückenchöre, brüllende Hitze, die kombinierten Ausdünstungen von einheimischen Abwässern und importiertem Giftmüll, Blutkonserven, die nie wieder eine menschliche Ader von innen sehen dürften. Hope hat weite Teile Südamerikas und Asiens bereist, aber in letzter Zeit führt ihre Arbeit sie vor allem ins südliche Afrika. Und eben in Afrika begann sie sich zu fragen, ob sie sich den Luxus eines sich zunehmend launischer gebärdenden Körpers noch länger leisten könne.

Hope Phillips ist eine schlanke Frau Mitte vierzig mit einer glatten Haut, zierlichem Knochenbau und von präziser, bedächtiger Art. Sie ist Amerikanerin. Sie wuchs jedoch in Taiwan auf, wo ihr Vater, ein Arzt, an der Erforschung der Cholera arbeitete, und ihre Intonation erinnert bisweilen leicht daran, dass die Sprache ihrer Kindheit Chinesisch gewesen ist. Ich besuchte sie in ihrem Eigenheim in Arlington, Virginia, einem kastenförmigen Häuschen, dessen unscheinbares Äußeres durch Teppiche, Möbel und Schnitzereien wettgemacht wird, die Hope während ihrer Auslandsreisen nach und nach zusammengekauft hat. Ich trank Kaffee und knabberte ein paar Plätzchen; sie trank Tee, aß nichts und erzählte von ihren Gesundheitsproblemen und der Lösung, für die sie sich schließlich entschieden hatte.

Jahrelang hatte Hope auf eine, wie sie fand, außerplanmäßige

Weise geblutet. »An ungefähr fünf Tagen im Monat, zusätzlich zu meiner Periode, fing ich Punkt neun Uhr abends an zu bluten«, sagte sie. »Es kam in einem richtigen Schwall heraus.« Bei dem Wort »Schwall« ließ sie zur Veranschaulichung Oberkörper und Schultern leicht nach vorn sacken. Anfangs machte sie nicht viel Aufhebens um die Sache, aber schließlich meinte sie, es sei vielleicht doch besser, einen Arzt aufzusuchen. Die Ultraschalluntersuchung offenbarte die ohnehin nahe liegende Ursache ihrer exzessiven Blutungen: eine gutartige Geschwulst, die sich in der muskulösen Mittelschicht ihrer Gebärmutter, dem Myometrium, gebildet hatte. Die technische Bezeichnung für eine solche Uterusgeschwulst ist »Leiomyom« oder kurz »Myom«, was ihre muskuläre Herkunft und Beschaffenheit zum Ausdruck bringt, aber derlei Wucherungen sind so häufig wie Muttermale und sollen sich deswegen ruhig mit einem allgemeinen Terminus begnügen. Wenigstens ein Viertel, wahrscheinlich sogar fast die Hälfte aller Frauen über dreißig hat ein Myom. In den meisten Fällen sind solche Muskelgeschwülste asymptomatisch und sollten trotz ihrer Bezeichnung als »Tumore« einfach in Ruhe gelassen werden. Werden sie allerdings zu groß oder befinden sie sich an einer ungünstigen Stelle, können sie Krämpfe, Blutungen, Verstopfung und andere Unannehmlichkeiten verursachen.

Hopes Myom war leider eines von der submukösen Art: Statt im Myometrium zu bleiben, ragte es in das Endometrium hinein, in die glatte Schicht Schleimhaut, die das Innere der Gebärmutter auskleidet. Die Tatsache als solche bereitete ihr keine Beschwerden, aber einmal im Monat, wenn die Schleimhautschicht im Verlauf der Menstruation abgebaut und ausgestoßen wurde, blieben die Gefäße des – jetzt freiliegenden – stark durchbluteten Myoms mehrere Tage lang ungeschützt. Daher rührten die über die Dauer ihrer Periode hinausgehenden heftigen Blutungen. Ihre Ärztin meinte, eine Kürettage könnte die rote Flut eindämmen. Bei diesem Eingriff wird zunächst der Gebärmutterhals geweitet, dann durch die so entstandene Öffnung die löffelartige Kürette eingeführt und der nach der Menstruation noch verbleibende Teil des Endometriums herausgeschabt.

In Hopes Fall führte dieses Großreinemachen jedoch nicht zum gewünschten Erfolg – es schien im Gegenteil die Dinge nur noch zu verschlimmern. »Es kam schließlich so weit, dass ich überhaupt nur noch an zehn Tagen im Monat nicht blutete«, sagte sie. Während ihrer Reisen bedeutete dieser Zustand eine erhebliche Belastung, aber sie war ein alter Hase und beherrschte die Kunst des selektiven Packens aus dem Effeff. Wozu mehr als ein Paar Schuhe? Wenn sie sich auf eine dreimonatige Reise vorbereitete, stopfte sie mehr Tampons und Binden in ihren Koffer, als die meisten Frauen in einem ganzen Jahr verbrauchen.

Aber die Blutungen wurden bald zu mehr als einem bloßen logistischen Problem. Während eines Aufenthalts in Zimbabwe blutete sie wie der heilige Sebastian. Sie fühlte sich so geschwächt, dass sie befürchtete, wenn es so weiterginge, würde sie bald eine Transfusion brauchen – nicht gerade das, was man sich in dem Erdteil, in dem ein Retrovirus erstmals von einem Affen auf einen Menschen übersprang und durch diesen Wirtswechsel zum Erfinder des Aids wurde, gern antut. Wieder in die Vereinigten Staaten zurückgekehrt, unterzog sie sich einer zweiten Gebärmutterausschabung. Einige Tage darauf wurde sie ernsthaft krank. Ihre Temperatur kletterte auf 39 Grad. Sie musste eine bereits geplante weitere Reise nach Afrika absagen. Ihre Ärzte erklärten, die Geschwulst sei mittlerweile so groß geworden, dass die Gebärmutter auf dem Ultraschallbild schon gar nicht mehr zu erkennen sei. Und so kam es, dass sie zuletzt in Dr. Nicolette Horbachs Sprechzimmer in der George Washington University Medical School saß und mit der Gynäkologin darüber sprach, sich den einzigen wirklich ausschließlich weiblichen Körperteil entfernen zu lassen – das eine Organ, für das es im männlichen Körper keine anatomische Entsprechung gibt: die Gebärmutter.

Wie wir schon gesehen haben, stellten sich Galen und all diejenigen, die fast zweitausend Jahre lang seiner Lehre folgten, den weiblichen Körper als so etwas wie eine hastig ausgezogene Socke vor, das heißt als einen umgestülpten männlichen Körper. Die Scheide war ein »negativer« Penis, die Schamlippen entsprachen der Vorhaut, die Gebärmutter war ein innerer Hodensack, und die Eierstöcke erschienen als weibliche Hoden. Galen war kein Dummkopf, und mit seiner Beobachtung der grundsätzlichen Homologie der Geschlechtsorgane lag er keineswegs falsch. Die voll ausgebildeten Geschlechtsteile von Mann und Frau sind tatsächlich homolog, wenngleich nicht ganz in der Weise, wie Galen es sich vorgestellt hatte. Ja, die Eierstöcke entsprechen den Hoden, aber das weibliche Analogon zum Penis ist die Klitoris, nicht die Scheide, und die Schamlippen sind das strukturelle Gegenstück des Hodensacks, nicht der Vorhaut. Eine weitere Übereinstimmung zeigt sich in den bei beiden Geschlechtern auf Hormone ansprechenden Brustdrüsen und der Tatsache, dass bei bestimmten endokrinen Erkrankungen (oder nach Einnahme entsprechender Hormonpräparate) die männliche Brust zu BH-würdigen Proportionen anschwellen kann; man spricht dabei von Gynäkomastie (»Frauenbrüstigkeit«).

Bei der Gebärmutter aber hören alle anatomischen Übereinstimmungen auf. Während der Entwicklung des männlichen Fetus eliminiert das Anti-Müller-Hormon die Urgebärmutter, die zu dem Zeitpunkt noch so klein wie ein Senfkorn ist, und lässt damit den zappeligen Androgenen des Fetus nichts, was sie in ihrem Sinne uminterpretieren könnten. Das Anti-Müller-Hormon bewirkt außerdem auch, dass sich die noch unentwickelten Eileiter zurückbilden, während der zweite Satz von Urgängen beibehalten und zu Samenleitern umfunktioniert wird. Einzig die Gebärmutter bietet uns einen klaren Fall von Entweder-oder, Haben oder Nichthaben.

Und welch eine Bürde hat das monosexuelle Organ nicht schon getragen! Zum einen hat es natürlich die Bürde der Menschheit als solcher getragen. Jeder Einzelne der heute lebenden sechs Milliarden Menschen – und für die weiteren Milliarden, die bereits gestorben sind, gilt das natürlich ebenso – verdankt seine Existenz der uterinen Toleranz gegenüber einem sich einnistenden Mikroorganismus und der Großzügigkeit, mit der die Gebärmutter den winzigen Eindringling an ihrer Blutversorgung teilhaben ließ. Die Gebärmutter hat aber auch die Bürde haarsträubender medizinischer Mythen zu ertragen gehabt. Hippokrates glaubte, das Organ könne nach Belieben durch den weiblichen Körper wandern und verursache dadurch eine Vielzahl physischer, psychischer und sittlicher Störungen. Das Wort »Hysterie« ist schließlich von griechisch *hystera*, »Gebärmutter«, abgeleitet. Hippokrates glaubte weiterhin, die menschliche Gebärmutter habe sage und schreibe sieben Kammern und sei mit »Tentakeln« oder »Saugnäpfen« ausgekleidet. Seine bizarren Irrtümer waren das Resultat von Gesetzen und religiösen Geboten, die das Sezieren menschlicher

Leichname verboten und ihn zwangen, aus den bei anderen Spezies, die durchaus eine Gebärmutter mit unterschiedlichen Kammern und hornartigen Fortsätzen aufweisen können, gemachten Beobachtungen zu extrapolieren.

Hippokrates' Irrlehre wurde erst in der Renaissance widersprochen, als Leonardo mit seiner eindrucksvollen Zeichnung eines geöffneten Uterus mit dem darin sichtbaren, an seiner Nabelschnur hängenden Fetus, bewies, dass ihm die »Einkammerigkeit« der menschlichen Gebärmutter sehr wohl bewusst war. Ganz frei von den fantasievollen anatomischen Vorstellungen seiner Zeit war er allerdings auch nicht. So illustrierte er in anderen Zeichnungen die so genannte »Milchader«, die angeblich von der Gebärmutter zur Brust verlief und so ermöglichen sollte, dass das Blut aus der Gebärmutter der Schwangeren in Milch für das Neugeborene verwandelt wird. Und noch im 19. Jahrhundert behaupteten Ärzte, Gebärmutter und Gehirn stünden in einem direkten Konkurrenzkampf um eine zureichende Blutversorgung. Daraus folgte ihrer Ansicht nach, dass jeder Versuch, den eine Frau unternahm, ihren Geist durch Bildung zu nähren, zwangsläufig zu Lasten ihrer Fruchtbarkeit gehen müsse.

Der Gebärmutterkrieg wütet noch heute mit unverminderter Heftigkeit weiter. Eine unserer kontroversesten und unerschöpflichsten Diskussionen, die Abtreibungsdebatte, lässt sich auf die simple Frage reduzieren, wem die Gebärmutter eigentlich gehöre: der Frau oder dem Fetus (beziehungsweise dessen selbst ernannten Rechtsvertretern, Staat und Kirche). Hinzu kommt, dass die Gebärmutter – trotz der Tatsache, dass nur die Hälfte der Bevölkerung eine hat – der Gegenstand der zwei in den Vereinigten Staaten häufigsten chirurgischen Eingriffe überhaupt ist. An erster Stelle kommt der Kaiserschnitt, bei dem die Gebärmutter zwecks eiliger Bergung des Kindes aufgeschlitzt wird (wofür es medizinische, aber durchaus auch weniger sachliche Indikationen geben kann). An zweiter Stelle kommt ein weit ernster zu nehmender Anschlag auf die Unversehrtheit der Gebärmutter: die Hysterektomie. Und eben eine solche operative Entfernung der Gebärmutter empfahl Dr. Horbach als eine mögliche Lösung von Hope Phillips' Problem.

Nicolette Horbach ist eine energische dunkelhaarige Frau, die ihre Augen mit sorgfältig aufgetragenem Make-up zur Geltung zu bringen weiß und in medizinischen Fragen einen pragmatischen, ja unverblümten Ansatz bevorzugt. Aber unverblümt bedeutet keineswegs übereilt. Für ihr erstes Gespräch mit Hope nahm sie sich zwei Stunden Zeit. Hope schilderte ihr ihre Symptome, ihre Krankengeschichte und die Anforderungen, die ihr Beruf an sie stellte. Sie redete auch von einer Veränderung, die sich neuerdings in ihrem Leben ereignet hatte und die bedingte, dass sie eine Hysterektomie nach Möglichkeit lieber vermieden hätte. Hope hatte zwei Scheidungen hinter sich, und in keiner der zwei Ehen hatte sie je eine Schwangerschaft in Betracht gezogen. Seit einiger Zeit ging sie allerdings mit einem Mann aus, mit dem sie sich, zum erstenmal in ihrem Leben, tatsächlich vorstellen konnte, Kinder zu haben. »Es war eine echte Ironie des Schicksals«, sagte Hope mir gegenüber. »Es war so, als wollte es mir Gott so richtig zeigen.« Gab es denn keine Möglichkeit, fragte sie Dr. Horbach, die Geschwulst loszuwerden, ohne die Gebärmutter zu entfernen?

Dr. Horbach erklärte ihr die verschiedenen Optionen: Sie könne so genannte GRH-Agonisten einnehmen, sagte sie, um ihre Östrogenproduktion eine Zeit lang zu blockieren, denn Östrogene fördern das Wachstum von Myomen. Aber solche Präparate wirken in der Regel nur, solange sie eingenommen werden, und sie haben virilisierende Nebenwirkungen.

Eine Alternative wäre die Myomektomie, sagte sie dann, die operative Entfernung des Myoms aus dem Uterus. Hier schaltete Dr. Horbach auf unverblümt. Sie sei fünfundvierzig, sagte sie zu Hope. Selbst unter den günstigsten Bedingungen sind ihre Chancen, schwanger zu werden, minimal. In Anbetracht der Größe ihres Myoms würde dessen Entfernung eine erfolgreiche Schwangerschaft sogar noch unwahrscheinlicher machen. Dr. Horbach wies darauf hin, dass eine Myomektomie eine sehr blutige Angelegenheit ist und durchaus eine Transfusion noch während des Eingriffs nötig machen könnte. Postoperative Infektionen und sonstige Komplikationen seien keineswegs ausgeschlossen. Sollte irgendetwas davon eintreten, warnte sie, könne die Rekonvaleszenz durchaus länger als die vier bis sechs Wochen dauern, die nach einer Hysterektomie die Norm sind.

Frau Dr. Horbach sagte Hope auch, eine weitere Möglichkeit sei, gar nichts zu tun und sich bis zum Klimakterium mit den maßlosen Blutungen abzufinden. Sobald die natürliche Östrogenproduktion zurückgeht, bilden sich Gebärmuttergeschwülste in der Regel so weit zurück, dass sie praktisch keinerlei Beschwerden mehr verursachen.

Hope fuhr nach Hause, um über die Sache nachzudenken. Noch weitere fünf Jahre mit chronischen Blutverlusten. Die Vorstellung war ihr unerträglich, insbesondere da die Blutungen zunehmend schlimmer wurden. Sie zog auch die Möglichkeit einer Myomektomie in Betracht, aber Dr. Horbachs Worte gingen ihr nicht aus dem Kopf. Was fantasierte sie sich da eigentlich zusammen? Dass sie sich einem größeren Eingriff unterziehen, von der Operation erholen und einen Mann heiraten könnte, den sie erst seit ein paar Monaten kannte, um dann im Alter von fünfundvierzig, sechsundvierzig gleich beim ersten Anlauf schwanger zu werden? Ihre Geschwister hatten sich bereits ausgiebig fortgepflanzt. Auf Schösslinge von Hope war der Familienstammbaum wirklich nicht angewiesen. Auch der Gedanke an eine lange Rekonvaleszenz ließ Hope vor einer Myomektomie zurückschrecken. »Mit meinem Uterus oder meiner Fähigkeit, Kinder zu gebären, habe ich mich noch nie identifiziert«, sagte sie. »Mit meiner Arbeit schon.«

Sie redete mit Angehörigen und Freunden. Sie erzählte ihrem »guten Bekannten«, dass sie sich möglicherweise einer Hysterektomie unterziehen müsste, aber seine Reaktion war nicht gerade herzerwärmend. »Ach so«, sagte er unverbindlich, »ein paar Freundinnen meiner Mutter haben sich das auch machen lassen.« Schließlich entschied sie sich für die Hysterektomie. Wegen der Größe ihres Tumors würde der Eingriff abdominal, das heißt unter Eröffnung der Bauchdecke durchgeführt werden müssen, was größere Risiken mit sich bringt als der ansonsten auch mögliche Zugang über die Scheide. Hope und Dr. Horbach erklärten sich damit einverstanden, dass ich der Operation beiwohnte. Ich war neugierig, wie die inneren Geschlechtsorgane – Eierstöcke, Eileiter, Gebärmutterhals, Gebärmutter – in natura aussehen. Den Anblick einer Geschwulst – eines riesigen purpurroten faserigen Myoms – würde ich noch als Gratisvorstellung dazubekommen.

Das OP-Team, das sich an einem Märzmorgen im George Washington University Hospital zur Hysterektomie versammelt, ist entzückend unkonventionell: drei Chirurginnen (Frau Dr. Horbach und zwei Kolleginnen aus der Uniklinik) und ein OP-Pfleger. Mit dem Mundschutz, der ihr die untere Hälfte des Gesichts verhüllt, und ihrem dunklen Eyeliner sieht Dr. Horbach wie Kleopatra aus. Hope Phillips liegt nackt auf dem OP-Tisch und befindet sich bereits im Land der Träume. Sie ist nicht in Vollnarkose. Sie hat ein Beruhigungsmittel bekommen und anschließend eine Periduralanästhesie zur Ausschaltung der Empfindungsfähigkeit aller Körperteile unterhalb der Gürtellinie – eine Form der Anästhesie, die den Organismus weit weniger belastet als das totale Blackout. Während das Team sie für die Operation vorbereitet, schnarcht Hope leise vor sich hin. Ihr Körper sieht jung und athletisch aus – viel zu jung für einen Eingriff, auf dem in grellen Farben »alternde Frau« und »Freundinnen meiner Mutter« gekritzelt steht. Eine Schwester besprüht ihren Bauch und Schambereich mit Betadin. Eine andere schäumt ihr das Schamhaar mit einem Schwamm kräftig ein. Sobald sie blitzblank geschrubbt ist, wird sie bis zum Kinn mit blauen Laken zugedeckt, die nur auf Höhe des Bauchnabels ein Dreieck Haut frei lassen. Hopes Kopf ist hinter einem Vorhang verborgen. Sie ist ein entkörperter Körper, eine Frau en croûte.

Auf Dr. Horbachs Bitte hin schiebt jemand ein Jazz-Tape in den OP-eigenen Radiorecorder. Die Chirurginnen beugen sich über ihr blasses, weißes Spielfeld. Sie ziehen einen fünfzehn Zentimeter langen Schnitt unter Hopes Bauchnabel, und ihre Haut lächelt leuchtend rot zurück. Sie kauterisieren die Schnittränder, um die Blutung zu stillen. Sie durchschneiden Hopes sehr dünne Schicht von Fettgewebe (es erinnert an das Fett, das das Fleisch eines noch ungebratenen Hühnchens marmoriert). Unter dem Fett befinden sich die Bauchmuskeln: zwei pinkfarbene Schichten, die die Chirurginnen nicht durchschneiden, sondern lediglich beiseite schieben.

»Das ist wie aus dem Lehrbuch für Anatomie«, sagt Dr. Horbach zu ihren Assistentinnen. »Übersichtlicher kann man es sich gar nicht wünschen.« Die Frauen, die sie normalerweise operiert, bringen gut fünfzig Pfund mehr auf die Waage als Hope, und sich durch den ganzen Speck graben zu müssen ist eine ziemlich lästige Plackerei. Wie viel hübscher ist es doch, streng nach Lehrbuch vorgehen zu können.

Aber Blut ist schon da, Blut, Blut und noch mehr Blut, und sie müssen trockentupfen, trockentupfen und, wo es möglich ist, kauterisieren. Endlich sind sie in der Bauchhöhle. Spreizklemmen halten Hopes Schichten auseinander. Ihre Eingeweide sehen gesund und munter aus. Sie funkeln. Hope ist zu einer lebenden naturkundlichen Ausstellung geworden, für alle Welt geöffnet. Deswegen bedeutet es einen gewissen Schock, sie hinter dem Vorhang murmeln zu hören. Schließlich ist sie nicht bewusstlos, sondern lediglich in einem entspannten Dämmerzustand, in dem sie zwischen Einnicken und Aufwachen auf- und abtaucht. Ihre Schläfrigkeit ist lediglich eine Begleiterscheinung der Periduralanästhesie. Sie redet benommen mit dem Anästhesisten, und der beruhigt sie, alles sei in bester Ordnung. Dr. Horbach greift in die Bauchhöhle und tastet die verschiedenen Organe – Blase, Nieren, Gallenblase, Magen – nach etwaigen Anomalien ab. Wenn man schon mal drin ist, warum nicht die Gelegenheit ausnutzen und ein bisschen fummeln? »Gelegentlich finden wir etwas Komplizierteres vor, als wir eigentlich gesucht hatten«, erklärt Dr. Horbach.

Aber nicht in diesem Fall: alles wie aus dem Lehrbuch. Dr. Horbach zeigt mir die Eierstöcke. Sie haben die Größe großer Erdbeeren, und sie sind rauchfarben und hubbelig. Sie sehen wie feuchte Samenkapseln aus. An dem einen ist deutlich eine weiße Zyste zu erkennen: wahrscheinlich die Stelle, an der Hopes letzte Ovulation stattgefunden hat, wo ein reifes Ei aus seinem Follikel gesprungen ist und ein mit Flüssigkeit gefülltes Bläschen hinterlassen hat, das noch nicht ganz verheilt ist. Dann deutet Dr. Horbach auf die Eileiter oder Tuba uterina, die zwei Schläuche, die beiderseits von der Gebärmutter ausgehen (beziehungsweise in sie münden). Die Eileiter sind ein reizender Anblick: weich und rosig und fingerschlank und in einer Quaste von federartigen Gebilden auslaufend, den so genannten Fimbrien. Gabriele Falloppio, der italienische Anatom des 16. Jahrhunderts, nach dem die Eileiter auch Fallopische Röhren genannt werden, meinte, die zwei von ihm entdeckten Schläuche sähen wie Trompeten aus und hätten den Zweck, »schädliche Dünste« aus der Gebärmutter abziehen zu lassen. Mich erinnern sie eher an See-Anemonen, Blumen aus Fleisch, deren Blütenblätter im Rhythmus des Blutes pulsieren.

Diese Hysterektomie hier wird ein vergleichsweise konservativer Eingriff, erklärt Dr. Horbach. Eileiter und Eierstöcke sollen im Körper verbleiben. Das ist keineswegs immer der Fall. Oft schneiden die Chirurgen den vollständigen inneren Geschlechtsapparat heraus: Gebärmutter samt Gebärmutterhals, Eileiter und Eierstöcke, schnipp, schnapp, alles ab. Der Gedanke dabei ist, dass der Apparat seinen Dienst ohnehin bald einstellen wird (die Patientinnen stehen in der Regel kurz vor der Menopause), es also wenig Sinn habe, Organe im Körper zu lassen, an denen sich später bösartige Neoplasmen bilden könnten. Vor allem die Samenkapseln! Krebserkrankungen an den Eierstöcken sind tödlich, hört man immer, und sie machen sich in der Regel erst bemerkbar, wenn die Metastasierung bereits so weit fortgeschritten ist, dass nichts mehr unternommen werden kann. Wenn wir schon einen größeren chirurgischen Eingriff vornehmen, sagen sich die Ärzte, können wir ihn doch einfach noch ein wenig ausweiten, das Risiko eines Eierstockkarzinoms ausschalten und die Frau anschließend auf Hormon-Substitutionstherapie setzen.

Aber diese Verfahrensweise einer prophylaktischen Entfernung völlig gesunder Organe ist keineswegs unumstritten. Eine unnötige Ovariektomie, sagen die Kritiker der Methode, ist nichts anderes als mutwillige Kastration. Was ist denn das für eine Logik, einwandfreie Körperteile herauszuschneiden, nur weil sie irgendwann in der Zukunft Neoplasmen bilden könnten? Mit derselben Berechtigung könnte man eine Niere herausschneiden, bevor sie hopsgeht, oder die fünfundachtzig Prozent der Leber wegschnitzen, die man ohnehin nicht braucht – oder, um zum Prinzip der geschlechtlichen Homologie zurückzukehren, die Hoden abschnippeln, um dem Risiko eines Hodenkarzinoms vorzubeugen. Frau Dr. Horbach hatte Hope im Rahmen ihres Beratungsgesprächs erklärt, sie sei entschieden dafür, Eierstöcke und Eileiter im Körper zu lassen, und Hope hatte keinen Grund gehabt, ihr da zu widersprechen.

Bevor sie sich daranmacht, die Gebärmutter zu entfernen, klemmt Dr. Horbach das zuführende Hauptgefäß ab, um die unvermeidliche Blutung möglichst gering zu halten. Die Chirurginnen fassen ihr Objekt ins Auge und erkennen rasch, dass die OP komplizierter als erwartet wird. Das Hauptmyom ist sehr groß, und es hat Gebärmutterkörper und Gebärmutterhals stark deformiert. Es hat auch eine dicke parasitäre Arterie gebildet, die es mit Blut versorgt. Krebsgeschwüre »handeln« genauso. Sie veranlassen den Organismus, zu ihrer Ernährung neue Blutgefäße anzulegen. Jedes Gewebe, ob gut- oder bösartig, braucht Blut, um überleben zu können. Die Chirurginnen beschließen, dass sie zunächst eine partielle Myomektomie vornehmen werden, also die Geschwulst so weit verkleinern, dass die Gebärmutter wieder Dimensionen erreicht, die eine Hysterektomie gestatten. Sie diskutieren, wie die parasitären Gefäße am besten abzuklemmen seien, damit es zu keiner starken Blutung kommt. Sie entdecken weitere, kleinere Myome, die die Gebärmutter tüpfelartig bedecken. Dr. Horbach ordnet eine Injektion von Vasopressin an, wodurch eine zeitweilige Verengung von Hopes Blutgefäßen und damit eine weitere Verringerung der Blutungen erzielt werden soll. Die Ärztinnen stecken praktisch mit den ganzen Unterarmen in der Bauchhöhle der Patientin und arbeiten mit einer so förmlich greifbaren Konzentration, dass ich stellvertretend den Atem anhalte.

Es vergehen neunzig Minuten. Die Chirurginnen sind nicht müde, aber ich bin es umso mehr für sie. Endlich sind sie so weit, dass sie mit der eigentlichen Entnahme beginnen können. Stück für Stück kommt heraus und wird auf ein Metalltablett gelegt, und der OP-Pfleger hebt jedes einzelne noch einmal hoch, damit ich es mir ansehen kann. Hopes Gebärmutterhals: ein schimmerndes beigefarbenes röhrenförmiges Gebilde, das mich an eine Peniseichel erinnert. Das Myom: Es ist so groß und sieht so zweckmäßig aus, dass ich gar nicht glauben kann, dass es kein funktioneller Bestandteil von Hopes Organismus war. Es sieht wie eine Rübe aus, ein zäher Knäuel purpurroten Gewebes, das Dr. Horbach, wie sie sagt, an Gehirngewebe erinnert. Die eigentliche Gebärmutter: in ihrem jetzigen Zustand nicht mehr sonderlich fotogen. Es ist ein unscheinbares Beutelchen von der Größe einer Kinderfaust, ein zaghaftes Anhängsel der Geschwulst, die es viel zu lange miternährt hat.

So ohne Gebärmutterhals und Gebärmutter mündet Hopes Scheide direkt in ihre Bauchhöhle, deswegen nähen die Chirurginnen sie am hinteren Ende zu. Die Scheide ist vielleicht nicht so schmutzig, wie der ungewaschene Volksmund meint, aber sie ist und bleibt eine Öffnung, und sie sollte besser keinen Durchgang zwischen Öffentlichkeit und Privatsphäre darstellen. Dr. Horbach vergewissert sich, dass kein »Drecksgewebe« zurückgeblieben ist, keine Reste des Myoms, die zu Entzündungsherden werden könnten. Zuletzt spülen die Ärztinnen die Grabungsstätte mit destilliertem Wasser aus. Mit der Zeit werden sich Hopes übrige Eingeweide umordnen und den Raum, den einst Gebärmutter und Geschwulst eingenommen hatten, wieder ausfüllen. Die Chirurginnen sind bereit zuzumachen. Jemand wechselt Kassette und Tempo. »Jazz ist fürs Öffnen, Rock ist fürs Schließen«, sagt Dr. Horbach. Der Song, der aus den Lautsprechern ertönt, ist ein munteres Stück mit dem fast schon zu passenden Titel »Woman in Chains«. Aber liegt Hope in Ketten, oder wird sie gerade von ihnen befreit? Die Chirurginnen nähen die verschiedenen Schichten, die sie aufgeschnitten hatten, wieder zusammen. Den größten Teil der Näharbeit erledigt die eine Assistenzärztin, und sie tut es mit sichtlicher Hingabe. Ihre Finger fliegen förmlich. Sie sieht so aus, als spiele sie auf einem Instrument aus Suturen, Faszien, Fettgewebe und Haut. Sobald die äußere Hautschicht zugenäht und der Körper wieder in seinen bevorzugten Zustand der Splendid Isolation versetzt worden ist, sieht Hopes Unterleib verblüffend ordentlich aus: Nichts zeugt von der gerade ausgestandenen Invasion als eine dünne dunkle Linie. »Wir bemühen uns, die Nähte so unauffällig wie möglich zu legen«, sagt Dr. Horbach, »denn das ist das Einzige, wonach uns die Patientinnen anschließend beurteilen. Die harte Arbeit, die wir drinnen erledigen, bekommen sie nie zu sehen.« Zu sehen nicht, aber zu fühlen – wie sollte es auch anders sein?

Eine Frau wird nicht durch die Gebärmutter definiert, weder philosophisch noch biologisch, noch nicht einmal etymologisch. Eine Frau braucht nicht mit einer Gebärmutter auf die Welt zu kommen, um eine Frau zu sein. Noch muss sie ihre Gebärmutter behalten, um eine Frau zu bleiben. Wir wollen nicht in die Falle der Gebärmutterverehrung tappen – oder hoffen, dass die Männer an Uterusneid leiden. Die wenigsten von ihnen tun es, und sobald eine Schwangere auftaucht, tut es überhaupt keiner mehr. Und dennoch sind die meisten von uns mit dem vertrauten Bild des weiblichen Geschlechtsapparats vor Augen aufgewachsen, dem O'Keeffeschen Widderkopf, mit dem Gebärmutterkörper als Gesicht, dem Gebärmutterhals als Bart und den Eileitern als seinen zwei Hörnern. Wir sehen dieses Bild, und wir denken an den weiblichen Schambereich und daran, wie gut das alles zusammenpasst: das Dreieck im Dreieck. Zumindest ästhetisch gehört die Gebärmutter uns; wir fühlen uns mit ihr angemessen ausgestattet. Rund achtunddreißig Jahre lang, etwa von unserem dreizehnten bis zu unserem fünfzigsten Lebensjahr spüren wir das monatlich wiederkehrende, vertraute Ziehen und Überfließen der Gebärmutter. Was ist also die Gebärmutter, und wie ist sie im Wesentlichen beschaffen? Warum ist sie so launenhaft, warum neigt sie so sehr dazu, knollig-rübige Auswüchse zu treiben? Wir wollen ihr Gerechtigkeit widerfahren lassen, aber jede unsachliche Beweihräucherung vermeiden. Die nicht schwangere Gebärmutter hat die Größe einer kleinen Faust; lasst uns einmal sehen, was diese Faust so taugt.

In gewisser Hinsicht hält sich die Evolution an die weise Empfehlung »Eins nach dem anderen«: Sie erledigt immer nur das, was gerade ansteht. Sie strebt keine Vollkommenheit an; sie strebt genau genommen überhaupt nichts an. Es gibt keinen Fortschritt, keinen Plan, keine natürliche Rangordnung, nach der sich die Organismen in einer Stufenleiter von »nieder« zu »höher«, von »primitiv« zu »voll entwickelt« anordnen ließen. Eine Fliege ist in ihrem Fliegesein absolut unübertrefflich, und fändest du es gelegentlich nicht auch toll, wie eine Fliege einen Rundumblick zu haben? Wenn Säugetiere uns als »höherstehend« und als wertvoller und anziehender als Insekten erscheinen, dann täten wir gut daran, uns bewusst zu machen, dass auch dieser Eindruck das Resultat einer Evolution durch natürliche Auslese ist. Wir tendieren dazu, das zu mögen, was uns am meisten ähnelt, weil Ähnlichkeit genetische Verwandtschaft impliziert und wir unsere Gene mögen; sie haben uns schließlich uns geschenkt. Diese Tendenz, unsere eigene Gen-Pfütze gegenüber fremden Gewässern zu favorisieren – sie wird in der Evolutionsbiologie als »Verwandtschaftsselektion« bezeichnet –, wirkt sich in vielen Bereichen unseres Lebens aus. Sie bedeutet etwa, dass wir eher bereit sind, einem Verwandten als einem Fremden zu helfen, und dass wir einem Schimpansen, ja sogar einem Löwen, »brüderlichere« Gefühle entgegenbringen als irgendeinem marsianisch anmutenden Organismus mit einem Außenskelett, einem in Segmenten aufgebauten Körper und nach hinten gebogenen Auswüchsen am Kopf. Aber die bloße Tatsache, dass wir uns mit behaarten, Milch absondernden Warmblütern identifizieren, bedeutet noch lange nicht, dass die Klasse der Mammalia der Göttinnenheit auch nur um einen Deut näher stünde als der Rest der belebten Natur.

Dies vorausgeschickt, werde ich jetzt die These vertreten, dass die Gebärmutter eine großartige, die Physiologie revolutionierende Erfindung war und ist. Ich sagte schon an anderer Stelle, dass ein im Mutterleib empfangener und heranwachsender Fetus ein geschützter Fetus ist und dass ein geschützter Fetus sich den Luxus leisten kann, ein hoch kompliziertes Zentralnervensystem zu entwickeln. Die Gebärmutter und deren Gehilfin, Schwester Plazenta, bemuttern den Nachwuchs so, wie er nie wieder bemuttert werden wird, nicht einmal von seiner eigenen Mutter nach der Geburt. Je mehr das Tier bemuttert wird, desto größer ist später seine Fähigkeit, seine Umwelt zu beherrschen. Gegenwärtig setzen wir Plazentatiere, wir Eutheria, die Maßstäbe für die gesamte Klasse der Mammalia. Beuteltiere erledigen ihre Aufgabe, ihren larvenartigen Fetus in einer äußeren Tragetasche großzuziehen, durchaus recht gut. Die Kängurus sind das Rotwild Australiens, die Koalas seine Eichhörnchen. In weiten Teilen der Vereinigten Staaten sind Opossums praktisch aus keinem Garten wegzudenken – oder sonst wie wegzubekommen –, und auch sie sind Beuteltiere. Nichtsdestoweniger gibt es ungleich mehr Arten von Plazenta- als von Beuteltieren, und die Eutheria haben auch ungleich mehr Lebensräume auf Erden besiedelt als die »primitiveren« Metatheria (Beuteltiere). Könnte eine Spezies, deren Feten sich in Bauchbeuteln – oder gar in hartschaligen Eiern – entwickeln, ein menschliches Gehirn hervorgebracht haben? Wahrscheinlich nicht. Die Gebärmutter ist in ihrem weich ausgepolsterten Beckenkäfig aus Knochen und Bindegewebe unvergleichlich gut geschützt, und die Plazenta, der Mutterkuchen, ist ein unvergleichlicher Nährboden. Die Gebärmutter mag keinerlei Auswirkungen auf den Verstand der Frau haben, die sie im Bauch trägt, aber sie hat absolut unschätzbare Auswirkungen auf das Gehirn des Fetus, den sie in sich trägt.

Ein Fetus weiß ganz genau, welch schönes Leben er führt. Er verlässt die Gebärmutter nicht eher, als bis er durch ein allmähliches Zurückgehen der Plazenta – durch das Machtwort des Körpers seiner Mutter: Jetzt reicht's, wir haben genug für dich getan, raus hier, verdammter Knirps! – dazu gezwungen wird. Sobald er spürt, dass sich magere Zeiten anbahnen, setzt der Fetus eine Reihe biochemischer Signale ab, die schließlich zu seiner Vertreibung aus dem einzigen Paradies führen, das er auf Erden jemals kennen lernen wird.

Der Konstruktionsplan der Gebärmutter kann demnach nicht losgelöst von seiner Funktion als Urmutter, Fetus-Wigwam und Fetus-Supermarkt betrachtet werden. Denkt einmal nur an die widersprüchlichen Eigenschaften, die die Gebärmutter in sich vereinigen muss. Sie muss nachgiebig und doch zugleich stabil sein. Sie muss verschwenderisch in der Leistung und sparsam im Verbrauch sein. Sie muss im Stande sein, im Erwachsenenalter so stark zu wachsen, wie es kein anderes Organ auch nur entfernt schafft. Sie muss in ständiger Verbindung mit dem übrigen Organismus bleiben, damit er immer weiß, an welcher Stelle des Ringelreihens von Ovulation und Menstruation er sich gerade befindet. Die Gebärmutter ist Teil des Endokriniums, des komplizierten Systems von Drüsen und sonstigen Organen, die Hormone absondern und auf solche reagieren. Sie steht in enger biochemischer Verbindung mit den Nebennieren, den Eierstöcken, dem Hypothalamus und der Hypophyse. Gleichzeitig ist sie eine privilegierte Enklave, ein Raum für sich, in dem die xenophoben Immunzellen des mütterlichen Organismus dem Fetus nichts anhaben können.

Von der Struktur her ist die Gebärmutter eher einfach gebaut. In einer nicht schwangeren erwachsenen Frau wiegt sie knapp fünfzig Gramm und ist sieben, acht Zentimeter lang. Sie besteht aus zwei Teilen, die jeweils in etwa die Hälfte ihrer Länge ausmachen: dem Körper oder Fundus und dem Gebärmutterhals (Zervix), der abwärts in die Scheide hineinreicht und sich zur Freisetzung von Menstruationsblut leicht, für die Geburt eines Kindes erheblich weiter öffnet. Aus gynäkologischem Blickwinkel betrachtet, sieht der Gebärmutterhals wie ein glasierter Doughnut aus. Eine Ärztin, die in einer gynäkologischen Klinik arbeitete, sagte mir einmal, bei Spekulumuntersuchungen bekomme sie immer Hunger, und sie war weder zu Witzen aufgelegt noch pervers: Sie aß lediglich für ihr Leben gern Doughnuts.

In anderer Hinsicht ist die Gebärmutter ein Sandwich und ein Muskelprotz. Gebärmutterhals und Fundus sind beide aus drei unterschiedlichen Gewebetypen aufgebaut. Das Fleisch in der Mitte ist das dicke Myometrium, das wiederum selbst aus drei ineinander geschlungenen Muskelschichten besteht. Auf der Außenseite des Myometriums befindet sich ein schlüpfriger Überzug, das Perimetrium, auch Tunica serosa der Gebärmutter genannt, um sie von den durchaus ähnlichen Tuniken zu unterscheiden, die andere Organe wie das Herz und die Lungen umhüllen. Wie diese »Säcke« ihre jeweiligen Organe, hält das Perimetrium die Gebärmutter feucht und geschützt.

An der Innenseite des Myometriums befindet sich der »Futterstoff« der Gebärmutter, das Endometrium. Der Körper arbeitet gern mit Dreiergruppen, und so besteht das Endometrium seinerseits aus drei Schichten Schleimhaut. Anders als die Tunica serosa ist die Schleimhaut überaus aktiv: Sie atmet und schnaubt und sondert ab. Sie nimmt Wasser, Salz und andere Substanzen auf. Sie sondert Schleim ab: eine Mischung aus Leukozyten, Wasser, dem klebrigen Protein Mucin und zertrümmerten Zellen. Die Menstruation ist zum Teil ein Ausscheiden von Schleim. Während der Menstruation werden zwei der drei Schleimhautschichten abgestoßen und anschließend, sobald der neue Zyklus einsetzt, wieder aufgebaut. Wie eine, die zur Erleuchtung gelangt ist, entrinnt die dritte, tiefste Schicht des Endometriums dem Kreislauf von Tod und Wiedergeburt, und an ebendieser dauerhaften Unterlage bildet sich, sollte einem Embryo gastliche Aufnahme gewährt werden, die Plazenta heraus.

Hippokrates glaubte, dass die Gebärmutter wandere – und zwar im buchstäblichen Sinn des Wortes: dass sie zum Brustbein, ja im Zustand äußerster Erregung sogar bis zur Kehle hinaufsteige, wenn sie nicht regelmäßig mit Samen gefüttert werde. (Nach Hippokrates' Einschätzung müsste die Gebärmutter einer Hure demnach weit ausgeglichener als diejenige einer Jungfrau sein.) Natürlich irrte er sich, aber dies bedeutet nicht, dass die Gebärmutter so reglos wie ein Stein wäre. Im Gegenteil: Sie ist nachgiebig und beweglich. In ihrem Beckengürtel wird sie von sechs Bändern gehalten, dehnbaren Strängen von faserigem Gewebe, die nicht nur das Organ selbst stützen, sondern gleichzeitig auch die Blutgefäße schützend umhüllen, die es versorgen. Die jeweilige Lage der Gebärmutter im Beckenraum hängt davon ab, ob du gerade liegst oder stehst, ob deine Blase voll oder leer ist, und von weiteren entsprechend unbemerkenswerten Umständen. Wenn du jetzt in diesem Moment sitzt, kein besonders dringendes Bedürfnis nach einer Toilettenpause verspürst und nicht schwanger bist, hängt deine Gebärmutter wahrscheinlich leicht vornüber, sodass ihr Fundus sich gegen einen gedachten Punkt zwei, drei Finger breit über deinem Schambein neigt. Würdest du dich, wieder mit leerer Blase, hinstellen und die Schultern militärisch-zackig zurückwerfen, würde deine Gebärmutter eine fast waagerechte Lage einnehmen, etwa wie eine umgefallene Birne. Ihren Zustand größter physiologischer Herrlichkeit erlebt die Gebärmutter in der Schwangerschaft. Ein Organ, das vor der Schwangerschaft gerade eben fünfzig Gramm wiegt, bringt kurz vor der Geburt ein Kilo auf die Waage – und zwar allein, also das Gewicht des Fetus und der Plazenta nicht mitgerechnet. Sein Volumen vertausendfacht sich sogar. Kein anderes Organ macht in einem erwachsenen Körper außer im Krankheitsfall so einschneidende Veränderungen durch. Aber lass ihm nach der Geburt bloß sechs Wochen Zeit, und schon ist es wieder zur Faustgröße zusammengeschrumpft. Die Hauptarbeit bei dieser schwangerschaftsbedingten Metamorphose leistet das Myometrium. Im Anfangsstadium der Schwangerschaft teilen und vervielfältigen sich die Muskelzellen. Im zweiten Schwangerschaftsdrittel (Trimenon) vergrößern sie sich, so wie das jede Muskelzelle tut, wenn du sie regelmäßig trainierst. Während der letzten drei Monate schließlich nehmen die Zellen weder zahlenmäßig noch an Volumen zu, sondern die ganze Gebärmutterwand dehnt sich und dehnt sich wie ein Luftballon, bis du das Gefühl hast: Mamma mia, gleich macht es peng! Gebärmutterrisse kommen jedoch während der Schwangerschaft überraschend selten vor. Plazentatiere sind schließlich schon seit hundertzwanzig Millionen Jahren im Geschäft: lange genug, um alle herstellungsbedingten Macken der dehnbaren Gebärmutter ausbügeln zu können.

Wie so oft im Leben wird das Problem der Expansion durch harmonische Opposition gelöst. Von wegen gleichmütige Madonna! Eine schwangere Gebärmutter ist ein Duell in Armdrücken zweier ebenbürtiger muskulöser Walküren: Ein Arm fängt an zu zittern, stemmt sich wieder aufrecht; der andere Arm gibt nach, wuchtet sich dann wieder in die Vertikale. Dass die Gebärmutter wächst, liegt daran, dass der Körper der Frau während der Schwangerschaft von Östrogenen überschwemmt ist. Wenn sich eine Frau vor viertausend Jahren Gewissheit über ihren Zustand verschaffen wollte, beträufelte sie Gerstenkörner mit ein wenig von ihrem Urin. Wenn die Körner schneller als gewöhnlich aufgingen, so bedeutete dies, dass sie schwanger war. Damals wusste man es noch nicht, aber dieser Schwangerschaftstest funktionierte wahrscheinlich deswegen, weil Östrogene die verschiedensten Zellarten zum Wachstum anregen – Säugetierzellen, Insektenzellen, Pflanzenzellen. Östrogene sind stark biotrop, sie sind ein uraltes Signal aus dem organismischen Babel; darauf wollen wir später näher eingehen. Einstweilen mag es genügen zu sagen, dass Östrogene die Zellen des Myometriums dazu anregen, sich durch Teilung zu vervielfältigen und je für sich zu wachsen.

Die Methode hat nur einen kleinen Haken. Diese Hormone versetzen die Muskelzellen gleichzeitig auch in einen Zustand elektrischer Erregung. Sie bringen sie zum Zucken. Eine Gebärmutter, die zu sehr zuckt, ist aber eine Gebärmutter, die ihre fetalen Bewohner ausstößt. Aus diesem Grund muss das Myometrium gleichzeitig mit dem Befehl zum Expandieren auch einen Tranquilizer bekommen. Diese Funktion übernimmt das Progesteron, das so genannte Schwangerschaftshormon. Eine seiner Wirkungen ist nämlich die Unterdrückung der Kontraktionsfähigkeit von Muskelzellen und damit die Ruhigstellung der Gebärmutter. Während der ganzen neunmonatigen Babybackzeit stehen Östrogene und Progesteron in ständiger dynamischer Wechselwirkung. Leichte, flüchtige Kontraktionen huschen über die immer mehr anschwellende Gebärmutter wie lokale Gewitter, die sich über der Wüste entladen. Je weiter die Schwangerschaft fortschreitet, desto hartnäckiger werden diese so genannten Braxton-Hicks-Kontraktionen. Heilige Mutter Göttin, was für ein Gefühl! Dein Bauch wird immer dicker und dicker, und du denkst: Gleich explodiere ich wie eine Supernova. Und dann gehen diese Kontraktionen los, und du denkst: Nein, ich implodiere, ich bin ein riesiges Schwarzes Loch!

Die Gebärmutter wächst. Die Gebärmutter zieht sich zusammen. Sie ähnelt damit in gewisser Weise dem Herzen, einem großen, starken Muskel, der unentwegt anschwillt, zusammenschrumpft, zuckt und swingt und bebopt. Schwingungen und chthonische Rhythmen sind der Ursprung des Lebens, das Prinzip des Lebens. Selbst Zellen gehorchen eigenen Pulsmechanismen. Als Radioteleskope erstmals pulsierende Signale von einem fernen Neutronenstern empfingen, glaubten die Astronomen zunächst, sie hätten es mit einer Botschaft einer außerirdischen Zivilisation zu tun. Was, wenn nicht andere Lebewesen, hätte schließlich so rhythmische Signale aussenden können? Erst als die Wissenschaftler erkannten, dass die Signale zu regelmäßig, zu mechanisch waren, um von etwas Lebendigem verursacht zu sein, führten sie den Ursprung der Radioimpulse auf den wirbelnden Kern des extrem dichten Neutronensterns zurück. Wenn wir auf bestimmte Musik »mit dem Bauch« reagieren, so liegt es daran, dass unsere Eingeweide die Ur-Percussionists sind, und Herz und Gebärmutter gehören zu den am deutlichsten wahrnehmbaren Schrittmachern, mit denen uns die Evolution ausgestattet hat.

Außer ihrer Rhythmizität haben Herz und Gebärmutter aber noch etwas gemeinsam: ihre innige Beziehung zum Blut. Nicht alle Frauen »brüten«, aber fast alle Frauen bluten oder haben es zumindest getan. Jane Carden erklärte, nicht menstruieren zu können tue ihr weit mehr Leid, als nicht schwanger werden zu können. Einzig in dieser Hinsicht habe sie das Gefühl, dass ihr ein wesentlicher Aspekt der weiblichen Odyssee entgehe. Und so war es tatsächlich. Es gibt keinen eindeutigeren Rite de passage, keine klarere Demarkationslinie zwischen Kindheit und Erwachsensein als die Menarche, das Auftreten der ersten Menstruation. Die meisten US-Amerikaner betrachten die Tatsache, dass sie noch wissen, wo sie gerade waren, als Kennedy ermordet wurde oder als die Raumfähre Challenger explodierte, als Beispiel für ein sich unauslöschlich einprägendes Erlebnis. Was aber eine Frau wirklich nie vergisst, ist ihre erste Periode. Das ist eine Erinnerung, die wirklich mit dem Schweißbrenner innigster Emotionen in unsere Psyche geglüht wird. Von einigen Ausnahmen abgesehen, erlebt jedes Mädchen seine erste Periode als ein freudiges Ereignis. Es hat das Gefühl, eine großartige Leistung erbracht, sich durch reine Willenskraft als Frau aktualisiert zu haben. Emily Martin befragte eine Reihe von Frauen aus ganz unterschiedlichen Gesellschaftsschichten nach ihrer gefühlsmäßigen Einstellung zur Menstruation, und alle verbanden mit der Menarche nur positive Erinnerungen. Eine von ihnen erinnerte sich beispielsweise, auf der Toilette ein Triumphlied angestimmt zu haben. Eine andere stürzte sich in die Schulcafeteria, um ihren Freundinnen zu erzählen, dass ihre Periode gerade eingesetzt habe, und diese spendierten ihr zur Feier des Anlasses einen großen Eisbecher. Wer zu schüchtern ist, um öffentlich zu feiern, jubelt im Stillen. Anne Frank sprach in ihrem Tagebuch von ihren ersten Perioden – und viel mehr als diese ersten zu erleben war ihr ja nicht vergönnt – als von ihrem »süßen Geheimnis«. Selbst Krämpfe können einem Mädchen anfangs willkommen sein: Sie sind der Beweis der ihrem Körper innewohnenden Kraft – die Muskelbewegungen, die sie einer Zukunft entgegentragen, die ihr wenigstens in dem Augenblick ebenso leuchtend und bedeutungsvoll wie das Blut erscheint.

Nach dem rauschhaften Triumph der Menarche erscheint die Menstruation den meisten von uns schon bald und in immer stärkerem Maße als eine Last, ein Schlamassel, ein zyklisch wiederkehrendes peinliches Missgeschick. Wir bemühen uns um Nonchalance, und wir versuchen, uns zu einer streng pragmatischen Einstellung anzuhalten. Und dennoch empfinden wir es als irgendwie leicht beschämend, eine Packung Tampons oder Binden zu kaufen, wenn an der Kasse ein Mann sitzt. Um die Menstruation kreisen zahllose Mythen und Tabus, von denen zumindest einige – unverblüffenderweise – auf unsere bekannten Medizinmänner Hippokrates, Aristoteles und Galen zurückgehen (die wir der Einfachheit halber insgesamt HAG taufen wollen). Hippokrates behauptete, die Menstruation werde durch eine Gärung des Blutes ausgelöst, zu der es regelmäßig komme, weil die wesenhaft unvollkommene Frau, anders als der Mann, nicht im Stande sei, dessen Unreinheiten über den Schweiß auf sanfte und anmutige Weise auszuscheiden. Nach seinem Urteil hat Menstruationsblut einen »widerwärtigen Geruch«. Galen glaubte, Menstruationsblut sei das, was vom Blut fleischlicher Kost übrig bleibe und auf diesem Weg ausgeschieden werden müsse, weil die Frau mit ihrem kleineren und minderwertigen Körper außerstande sei, es zu verdauen. Aristoteles nahm an, die anstößige Substanz sei das überschüssige Blut, das nicht in den Aufbau eines Fetus gehe.

Die Vorstellung, Menstruationsblut sei magisch-toxisch, ist eine uralte, weltweit verbreitete fixe Idee. Menstruierenden Frauen hat man nachgesagt, ihre schädlichen Ausdünstungen ließen Fleisch schlecht werden, Wein umkippen, Brotteig in sich zusammenfallen, Spiegel blind und Messer stumpf werden. Menstruierende Frauen sind gezwungen worden, in speziellen Hütten zu bleiben, zu Hause zu bleiben, zu bleiben, wo der Pfeffer wächst. Manche Ethnologen haben berichtet, dass Jägergesellschaften besonders streng auf die Absonderung menstruierender Frauen achten, und zwar zum Teil aus Angst, der Menstruationsgeruch locke Raubtiere an. Selbst heute noch wird in den Vereinigten Staaten Frauen dringend davon abgeraten, während ihrer Menstruation in Grizzlyrevieren zelten zu gehen, damit keine empfindliche Bärennase ihre Witterung aufnehme. Ob diese Warnung irgendeine Berechtigung hat, ist allerdings keineswegs geklärt. Als vor kurzem Biologen in North Carolina experimentell zu ermitteln versuchten, wie sich ein Bär am besten anlocken lasse, erwies sich Menstruationsblut als praktisch wirkungslos. Manche Männer behaupten, im Stande zu sein, es einer Frau anzuriechen, wenn sie ihre Tage hat, aber keine wissenschaftliche Studie hat bislang den Nachweis der Richtigkeit dieser überaus charmanten Behauptung erbracht. Ebenso wenig konnte die Verfasserin dieser Zeilen sie selbst durch ein längeres Zusammenleben mit besagten empfindlichen Typen verifizieren. Männer, die noch immer an metaphysischen Bedenken gegen die Menstruation festhalten, verlassen sich jedenfalls mit Sicherheit nicht auf ihre Nase, wenn es darum geht, Reines von Beschmutztem zu unterscheiden. Es ist beispielsweise keine Seltenheit, dass orthodoxe Juden es ablehnen, sich von einer Ärztin behandeln zu lassen, da die gute Frau Doktor schließlich gerade ihre Periode haben und sie dadurch noch mehr verunreinigen könnte als die Krankheit, an der sie leiden.

Der Gerechtigkeit halber sei eingeräumt, dass Menstruationsblut nicht immer und überall negativ bewertet worden ist. Denselben hochwirksamen Ingredienzen, die ihm innewohnen sollen, wurden mancherorts auch therapeutische Tugenden nachgesagt. In Marokko etwa pflegte man Hautabschürfungen und Fleischwunden mit Menstruationsblut zu behandeln, während man in Europa die Substanz gegen Gicht, Kropf, Wurmbefall und – nach dem Grundsatz »Gleiches mit Gleichem bekämpfen« – Menstruationsstörungen einsetzte. Die jahrhundertelang als eine Art Allheilmittel geübte Praxis des Aderlassens könnte durchaus in Nachahmung der Menstruation erfunden worden sein – selbst wenn die Tatsache, dass sie auch ohne Fremdeinwirkung bluten, die Frauen nie davor bewahrt hat, bei jeder Erkrankung um ein paar zusätzliche Unzen Blut erleichtert zu werden.

Wir lächeln vielleicht – oder schäumen vor Wut – über solch finsteren Unsinn, aber sind wir selbst wirklich so viel aufgeklärter? Auch wir modernen Frauen betrachten Menstruationsblut als etwas Schmutziges, etwas weit Unappetitlicheres als Blut aus einem Schnitt im Finger. Mal ehrlich: Welches von beiden würdest du eher in den Mund nehmen? Camille Paglia, diese widerwärtigste und antifeministischste von allen selbst ernannten Feministinnen verriet in ihrem Buch *Die Masken der Sexualität* eine Einstellung zur Menstruation, die um keinen Strich einfühlsamer ist als diejenige der Gebrüder HAG: »Das Menstruationsblut ist der dunkle Fleck, das Muttermal der Ursünde, die Besudelung, von der die transzendente Religion den Menschen rein waschen muss«, schreibt sie. »Ist diese Gleichsetzung bloß eine phobische Reaktion, bloß Ausdruck männlicher Frauenhasserei? Oder haftet dem Menstruationsblut vielleicht wirklich etwas Unheimliches an, das seine Tabuisierung rechtfertigt? Ich bin der Ansicht, dass es nicht das Regelblut als solches ist, das der Phantasie zusetzt – so unerträglich die rote Flut auch sein mag –, sondern vielmehr das Albumin im Blut, die Schleimhautfetzen aus dem Uterus, Plazentaquallen aus dem weiblichen Meer. Dies ist die chthonische Gebärmutter, aus der wir hervorgegangen sind. Wir empfinden einen entwicklungsgeschichtlich bedingten Abscheu gegen Schleim, die Stätte unserer biologischen Herkunft. Jeden Monat erleidet die Frau das Schicksal, in den Abgrund von Sein und Zeit schauen zu müssen, in den Abgrund, der sie selber ist.« Plazentaquallen? Vergessen wir die Menstruationshütte – diese Frau gehört in ein Aquarium eingesperrt!

Auch wir haben uns ungebührlich lange auf die negativen Aspekte von Menstruation und Prämenstruum konzentriert: die Kopfschmerzen, die locker sitzenden Tränen, die schmerzenden Brüste, die Pickel. Wir haben das prämenstruelle Syndrom zu einem eigenständigen psychiatrischen Taxon hochstilisiert, es auf eine Stufe mit Panikstörung und Zwangsneurose gestellt. Wir haben den Verdacht, dass Frauen um die Zeit ihrer einsetzenden Periode ein wenig weniger zurechnungsfähig sein könnten. Und doch könnte gerade das Gegenteil zutreffen. Wie Paula Nicholson schreibt, lassen empirische Untersuchungen den Schluss zu, dass »die prämenstruelle Phase des Zyklus nicht selten eine Steigerung der Aktivität, der geistigen Klarheit, des subjektiven Wohlbefindens, der Zufriedenheit und des sexuellen Verlangens mit sich bringt«. Das ist ein Empirem, mit dem ich mich hundertprozentig identifizieren kann. Eine meiner schönsten Erinnerungen aus der

College-Zeit ist, wie ich an einem Tag, an dem meine Periode fällig war, aber noch nicht eingesetzt hatte, in meinem Wohnzimmer saß und arbeitete. Plötzlich wallte in mir ein unerklärliches Glücksgefühl auf. Ich sah von meinem Buch auf und war von der Luft wie geblendet: Sie war so klar, so makellos durchsichtig, dass sich jeder Gegenstand im Raum scharf umrissen und stolz von ihr abhob, und dennoch war es gleichzeitig so, als könnte ich zum erstenmal die Luft selbst sehen. Sie war für mich sichtbar geworden, zeigte sich mir, Molekül für Molekül. Mein Geist war klar und frei von jeglicher Angst. Für einen Augenblick fühlte ich mich so, als hätte ich die vollkommene Designerdroge genommen – die eine, die noch immer ihrer Erfindung harrt: nennt sie meinetwegen Liberitium oder Creativil.

Mein Hochgefühl verflog rasch, und ich schaffte es auch nicht, es in späteren Perioden wieder heraufzubeschwören. Wir schrieben damals die siebziger Jahre, und die Feministinnen bemühten sich, eine weibliche Mythologie zu erschaffen und unter anderem die Menstruation zu rehabilitieren, aber ich konnte es mir nicht verkneifen, über ihre Anstrengungen leicht abfällig zu grinsen. Sie waren – wie mir meine Tochter eines Tages mit Sicherheit sagen wird – so typisch zwanzigstes Jahrhundert. Die Dozentin in einem Frauenstudien-Seminar, das ich belegte, schlug uns beispielsweise einmal vor, für die nächsten paar Monate von Tampons auf Binden umzusteigen, um so den Prozess der Menstruation besser spüren zu können, uns gewissermaßen dem kosmischen Fluss hinzugeben. Igitt, dachte ich. Frauen benutzen seit wenigstens dreitausend Jahren Tampons; altägyptische Texte sprechen von Objekten, die stark wie Urtampons klingen, desgleichen unser Vater des Uterus tentaculatus, Hippokrates. Ich griff die Anregung meiner Dozentin nicht auf, weder damals noch später. Es war ein Freudentag für mich gewesen, als meine Mutter mir erlaubt hatte, von Binden auf Tampons überzuwechseln (vermutlich nachdem eine Ärztin ihr versichert hatte, Tampons seien für junge Mädchen und deren Hymen ungefährlich), und ich hatte ganz gewiss nicht vor, mir wieder die Unbequemlichkeit eines Baumwollballens zwischen den Beinen anzutun.

Dennoch glaube auch ich, dass es so etwas wie einen frauenzentrierten Mythos der Menstruation geben sollte, eine Zelebrierung unserer gemeinsamen femininen Hygiene – etwas in der

Preislage des männlichen Pissrituals vielleicht. Männer finden ihre Standing Urinations ganz offenkundig maskulin, amüsant und potenziell aufwieglerisch, andernfalls wäre die Pissoirszene kein so beliebtes dramaturgisches Motiv in Film und Fernsehen. Emily Martin hat darauf hingewiesen, dass die Menstruation durch die Gelegenheit (oder Ausrede), die sie Lohnempfängerinnen bietet, sich an den einzigen Ort zurückzuziehen, wohin ihnen ihre männlichen Vorgesetzten nicht folgen können, ein nicht zu unterschätzendes subversives und solidaritätsstiftendes Potenzial besitzt. »In Quellen aus dem frühen zwanzigsten Jahrhundert«, schreibt sie, »finden sich Erwähnungen von Mädchen, die wiederholt in Zweier- und Dreiergrüppchen im Waschraum angetroffen worden seien, wo sie sich über Gott und die Welt aufregten ... von einem Mädchen, das im Waschraum über ihren gestohlenen Lohn schluchzte, und mehreren Mädchen, die während eines schwierigen Arbeitskampfes um die Organisation einer Bekleidungsfabrik im Waschraum ausgelegte Flugblätter der Gewerkschaft lasen.« Auf, ziehen wir uns wieder aufs stille Örtchen zurück und veranstalten ein paar subversive Weiberpalaver! Bringen wir die Schauermären, die Idiotien und die Pagliasche Etepeteteheit, die sich um die Menstruation ranken, endlich zu Fall, und stiften wir einen Mythos über die Wirklichkeit! Wie und warum bluten wir? Warum hat die Evolution uns den endometrischen Kreislauf von Tod und Wiedergeburt beschert? Seltsamerweise war bis vor kurzem noch niemand auf die Idee gekommen, diese Frage zu stellen, und dementsprechend weit sind wir von einer schlüssigen Antwort noch entfernt. Die Suche nach unseren menstruatorischen Ursprüngen könnte unserem Selbstverständnis frisches Blut zuführen.

Durch die Menstruation werden wir uns erstmals unserer Gebärmutter bewusst, und wenn wir dem modernen Ideal der Kleinfamilie anhängen, erfahren wir sie im Laufe unseres Lebens 450- bis 480-mal auf diese Weise. Während einer durchschnittlichen Periode verlieren wir rund sechs Esslöffel oder 90 Milliliter Körpersubstanz, wovon die eine Hälfte Blut ist, die andere Hälfte aus abgestoßenen Endometriumschichten sowie aus Scheiden- und Gebärmutterhalssekreten besteht. Die meisten von uns stellen sich die Menstruation als eine rein passive Angelegenheit vor: als einen durch den Sog der Schwerkraft unterstützten Verfall. Die

Uterusschleimhaut baut sich auf und harrt der gesegneten Blastozyste, die gern zu einem Baby werden würde. Taucht keine auf, zerbröselt der Schleimhautbelag und fällt wie eine verschimmelte Tapete von der Wand ab. Der aktive Prozess, denken wir, ist die vorbereitende Phase des Menstruationszyklus, eine Phase des Anabolismus: die Anreicherung des Endometriums mit Gewebezellen und Nährstoffen, die parallel zur Reifung der Eizelle erfolgt. Geschieht nichts, um den Anabolismus weiter in Gang zu halten, findet also keine Befruchtung und Einnistung statt, verliert die Schleimhaut ihren Daseinszweck (die Ernährung des Embryos), und die Aktivität kommt zu einem Ende: Der Organismus zieht den Stöpsel heraus, und weg gurgelt das rostrote Badewasser.

So funktioniert die Sache aber in Wirklichkeit nicht. Erinnert euch daran, was uns die moderne Biologie lehrt: Sterben ist ein ebenso aktiver Prozess wie das Leben. Die überschüssigen Eier sterben auf dem Weg der Apoptosis; das heißt, sie begehen Selbstmord. Ebenso ist die Menstruation ein dynamischer gesteuerter Prozess. Nach Margie Profet, einer Evolutionsbiologin der University of Washington, stellt die Menstruation eine Anpassungsleistung dar. Sie ist also das Ergebnis eines Plans, dessen Urheberin jene größte und unprätentiöseste Gottheit von allen ist: die Evolution durch natürliche Auslese. »Die Präzision, Ökonomie, Effizienz und Komplexität der Mechanismen, die kollektiv die Menstruation ausmachen, lassen darauf schließen, dass sie das Resultat eines Adaptationsprozesses darstellen«, schreibt sie. »Wenn die Menstruation eine funktionslose Begleiterscheinung zyklischer hormoneller Schwankungen wäre, dann gäbe es keine eigens zu ihrer Auslösung bestimmten Mechanismen.«

Der erste relevante Mechanismus ist ein spezialisierter Typus von Arterie. In die zwei oberflächlichen Schichten des Endometriums, also diejenigen, die monatlich abgestoßen werden, münden drei Spiralarterien, so genannt nach ihrer korkenzieherähnlichen Gestalt. Während der Schwangerschaft stellen die Spiralarterien wichtige Versorgungsbahnen für die Plazenta dar. Doch ihre Funktion beschränkt sich nicht auf die Fütterung des Fetus. Mehrere Tage vor Einsetzen der Periode werden die Enden der Spiralen länger und spiraliger, wie eine Bettfeder, die man gleichzeitig in die Länge zieht und in ihrem Drehsinn noch weiter biegt. Die

Blutversorgung des Endometriums geht dadurch zurück – die Ruhe vor der Katastrophe. Vierundzwanzig Stunden vor Einsetzen der Monatsblutung krampfen sich die Spiralen ruckartig zusammen. Der Hahn wird zugedreht, der Blutzufluss kommt völlig zum Erliegen: ein uteriner Herzinfarkt. Von seiner Blut- und damit auch Sauerstoffversorgung abgeschnitten, stirbt das Endometrium rasch ab. Ebenso abrupt, wie sie dichtgemacht hatten, öffnen sich die Arterien jetzt kurzzeitig wieder und lassen Blut einströmen. Das Blut sammelt sich in Hohlräumen unter dem toten Endometrium, wodurch sich dieses mehr und mehr von seiner Unterlage löst und schließlich abplatzt. Die Periode beginnt. Ist ihr mörderisches Werk vollbracht, ziehen sich die Spiralarterien abermals zusammen. (Uterusgeschwülste stören das Menstruationsritual, weil deren parasitäre Blutgefäße sich nicht in das »Zukneifen-lockern-zukneifen«-Muster der Spiralarterien einfügen.)

Ein zweites auffälliges Merkmal der Menstruation ist die Beschaffenheit des Blutes. Normales Blut wartet förmlich nur darauf zu gerinnen. Wenn du dich schneidest, fließt das Blut eine Zeit lang und stockt dann (es sei denn, du leidest an Hämophilie), wofür du dich bei deinen Thrombozyten und klebrigen Blutproteinen, wie etwa Fibrinogen, bedanken kannst. Menstruationsblut aber gerinnt nicht. Es mag zwar gelegentlich dickflüssig-glibberig wirken, und das abgestorbene Gewebe, das es begleitet, kann in Klumpen herauskommen – unsere schleimigen Quallen! –, aber das Blut selbst enthält sehr wenig Thrombozyten und bildet nicht die charakteristischen Gerinnungsnetze aus Fibrinfäden, die aus einer Gewebeläsion austretendes Blut normalerweise an der Luft erstarren lassen. Der einzige Grund, warum Menstruationsblut nicht bis an unser unselig Ende weiterfließt, ist der Umstand, dass die Spiralarterien sich wieder selbsttätig verschließen, sobald das abgestorbene Endometrium losgesprengt und hinausgespült worden ist.

Korkenzieherarterien und Blut wie Wein: Keine Frage, wir sind als menstruierende Wesen konzipiert. Doch damit ist die Sache noch nicht erledigt. Wie der Evolutionstheoretiker Ernst Mayr angemerkt hat, hat jedes Problem in der Biologie zwei Seiten oder Phasen: das Wie und das Warum, die unmittelbare und die letztendliche Erklärung. Es muss einen letztendlichen Grund für die Menstruation geben, eine Ursache dafür, dass dieses ganze komplizierte, uhrwerkmäßig ablaufende System überhaupt entwickelt wurde. Hier rennen wir gegen unsere historisch bedingten Grenzen an. Bis vor ganz kurzer Zeit ist die Naturwissenschaft fast ausschließlich Männersache gewesen. Männer menstruieren nicht, und so hat die Naturwissenschaft auch nicht allzu eifrig nach den letzten Ursachen dieses rein weiblichen Phänomens geforscht. Der physiologische Aspekt der Menstruation, das Wie der ganzen Angelegenheit, hat die Gynäkologen immerhin insoweit interessiert, dass sie ihm mit einiger Akribie auf den Grund gegangen sind. An das Warum der Monatsblutung hat allerdings niemand einen ernsthaften Gedanken verschwendet, bis Anfang der neunziger Jahre Margie Profet im *Quarterly Review of Biology* eine Theorie vorstellte, die zu provokativ war, um mit Schweigen übergangen werden zu können.

Margie Profet ist eine schlanke schöne Frau von Ende dreißig, außen kalifornischer Samt, innen eiserne Jungfrau. Sie hat langes blondes Haar und blaue Augen, redet mit einer freundlichen singenden Stimme und trägt flippige Outfits wie einen schwarzen Lederrock mit großen dekorativen Reißverschlüssen und eine dazu passende kurze Jacke. Sie hat ein MacArthur-Stipendium gewonnen – eine »gottverdammte Genie-Auszeichnung«, um mit Roy Blount Jr. zu sprechen –, aber aus Angst, akademische Titel könnten sie auf den Pfad professionellen Konformismus locken, hat sie es vorgezogen, nicht zu promovieren. Politisch könnte man sie als eine feministische Anarcholiberale klassifizieren, die Sorte Mensch, die Charles Murray (den Verfasser von *The Bell Curve*) als einen Kerl mit Durchblick und die Bundesarzneimittelbehörde als eine Bedrohung für das Selbstbestimmungsrecht des amerikanischen Volkes betrachtet. Intellektuell ist sie eine Radikale, eine Unruhestifterin – was nichts anderes heißt, als dass sie unbequeme Fragen stellt, die so nahe liegend sind, dass sie bisher noch niemand gestellt hat.

Wie jede gute Evolutionstheoretikerin hat Profet ihre Frage nach Sinn und Zweck der Menstruation in ökonomischen Begriffen formuliert, als eine Kosten-Nutzen-Analyse. Die Menstruation, so der Ausgangspunkt ihrer Überlegungen, ist ein außerordentlich kostenintensiver Prozess. Die allmonatliche Radikalerneuerung des Endometriums kostet eine Stange Kalorien, und für unsere pleistozänen Vorfahren, die mit einiger Wahrscheinlichkeit fast konstant am Rand der Unterernährung entlangschrammten, dürfte jede Kalorie gezählt haben. Darüber hinaus bedeutet jeder Blutverlust zugleich auch einen Verlust von Eisen, einem lebenswichtigen Spurenelement, das bei unseren Ahnen gleichfalls Mangelware war. Schließlich beeinträchtigt der Menstruationszyklus die Fortpflanzungsfähigkeit der Frau: Dieser immer wiederkehrende umständliche Auf- und Wiederabbau der Gebärmutterschleimhaut schränkt die Zeit, in der eine Frau tatsächlich empfangen kann, erheblich ein. Wenn die Evolution so scharf auf Reproduktion ist, warum investiert sie dann so viel Energie in kontrareproduktive Maßnahmen?

Eine aufwendige Einrichtung erfordert eine ungewöhnliche Rechtfertigung, und Margie Profet hatte eine Kandidatin parat. Die Menstruation, so argumentierte sie, ist ein Schutzmechanismus, eine Fortsetzung des körpereigenen Immunsystems. Wir bluten, um potenziell gefährliche Krankheitserreger, die sich klammheimlich von Spermien huckepack in die Gebärmutter hineingetragen lassen haben, wieder hinauszuspülen. Lassen wir uns diesen Gedanken einmal durch den Kopf gehen. Die Gebärmutter ist eine reiche, prächtige Stadt, die förmlich darauf wartet, geplündert zu werden, und Spermien sind die idealen Trojanischen Pferde. Bakterien, Viren und Parasiten können sich leicht Zutritt in die Gebärmutter verschaffen, indem sie sich an die schwänzelnden Gen-Päckchen klammern. Und tatsächlich zeigen elektronenmikroskopische Aufnahmen von Spermien haarsträubende Szenen: Praktisch jede einzelne Kaulquappenzelle ist von einem dichten Gedränge mikrobischer Mitläufer umgeben. Erlaubten wir ihnen, längere Zeit in der Gebärmutter zu verbleiben, könnten die Erreger aufmüpfig werden und uns angreifen, krank machen oder sogar töten. Unser Endometrium muss sterben, so Margie Profets These, damit wir leben können.

Profet betont außerdem, dass die Menstruation nicht die einzige Form uteriner Blutung ist, die den Zweck haben könnte, pathogene Mikroorganismen aus der Gebärmutter zu entfernen. Frauen bluten beim Eisprung, sie bluten bei der Empfängnis, und sie bluten in erheblichem Ausmaß nach der Geburt. Bluten sollte als die Pauschalmaßnahme betrachtet werden, mit der die Gebärmutter auf alle mit der inneren Befruchtung einhergehenden Gefahren reagiert.

Die originelle Deutung der Menstruation als Selbstverteidigungsmechanismus des weiblichen Körpers rückte mehrere ansonsten unerklärliche Aspekte der Sache in ein neues, vernünftiges Licht. Warum etwa wird die Abstoßung des Endometriums von solchen Strömen von Blut begleitet? Der Körper kann durchaus abgestorbenes Gewebe beseitigen, ohne es auf diese Weise hinauszuspülen. Wir erneuern beispielsweise regelmäßig unsere Magenschleimhaut und brauchen dazu bekanntlich kein Blut auszuwürgen. Wie Profet meint, bluten wir deswegen, weil Blut die »immunkompetenten Zellen« unseres Organismus enthält – die T-Helferzellen, die B-Lymphozyten und die Makrophagen –, und diese Immunzellen beteiligen sich tatkräftig am Hinauswurf jeglicher Keime, die es geschafft haben sollten, die Gebärmutter zu infiltrieren. Warum wird die abgestorbene Schleimhaut abgestoßen und nicht vielmehr, was vom ökonomischen Standpunkt aus betrachtet die weit logischere Verfahrensweise wäre, resorbiert und damit dem Stoffwechsel verfügbar gemacht? Um das Risiko auszuschließen, dass infiziertes Gewebe recycelt wird. Und warum bluten wir so stark im Vergleich zu anderen Säugetierweibchen, die doch vermutlich auch nicht weniger Gefahr laufen als wir, zusammen mit dem Sperma unerwünschte Überraschungsgeschenke zu empfangen? Wir bluten deswegen literweise, weil wir eine amouröse Spezies sind. Wir beschränken den Begattungsakt nicht auf eine begrenzte Periode der Brunst, und wir benutzen den Sex zu vielerlei Zwecken, die primär nichts mit der Fortpflanzung zu tun haben: zur Knüpfung emotionaler Bande, zur Beschaffung materieller oder sonstiger Vorteile, zur Beschwichtigung, zur Ablenkung. Deswegen müssen wir umso stärker bluten, um uns von unseren Sünden rein zu waschen. Außerdem dürfe, so Profet, die relative Stärke der menschlichen Periode nicht über die Möglichkeit hinwegtäuschen, dass die meisten, wenn nicht gar alle Säugetierweibchen die eine oder andere Form von defensiver Gebärmutterblutung durchmachen, und wenn die Zoologen nur anfingen zu suchen, würden sie mit Sicherheit viel mehr menstruierende Tierarten entdecken, als gegenwärtig bekannt sind. Die meisten bekanntermaßen blutenden Spezies sind unsere nächsten Verwandten, die Menschenaffen, aber bei weiblichen Fledermäusen, Rindern, Spitzmäusen und Igeln sind gelegentlich auch Vaginalblutungen beobachtet worden.

Die Reaktion auf Margie Profets radikale Theorie kam prompt und war, zumindest von akademischer Seite, niederschmetternd. Hanebüchen! schrien die Gynäkologen auf. Weit davon entfernt, ein Schutzmechanismus zu sein, hielten sie dagegen, ist die Menstruation gerade diejenige Zeit des Monats, in der Frauen am anfälligsten für Infektionen, etwa durch Gonokokken und Chlamydia, sind. Dies hängt damit zusammen, dass der Zervikalschleim dünner wird, wodurch es allerlei Mikroorganismen leichter fällt, über die Scheide in die Gebärmutter einzudringen. Und wozu erst groß trojanische Spermien bemühen? Oft genug schwappt ein Teil der Menstruationsflüssigkeit zurück, und ein besseres Medium zur Übertragung pathogener Keime aus dem oberen Genitaltrakt auf das empfindliche Gewebe der Gebärmutter und der Eileiter lässt sich doch gar nicht denken! Die Gebärmutter durch die Menstruation schützen zu wollen, erklärten die Kritiker, ist ungefähr so sinnvoll, wie einen Wolf zur Bewachung einer Herde preisgekrönter geklonter Schafe abzustellen.

Andere wiesen darauf hin, dass die regelmäßige Menstruation überhaupt eine moderne Erfindung sei. Unsere paläolithischen Vormütter brauchten sich keine Sorgen zu machen, sie könnten durch ihren Monatsfluss Nährstoffe und Eisen verlieren. Sie waren viel zu sehr damit beschäftigt, Kinder auszutragen und zu stillen, um überhaupt zum Menstruieren zu kommen. Selbst heute ist es in vielen unterentwickelten Ländern der Fall, dass Frauen jahrelang keine Menstruation haben. Ein Ethnologe berichtete, er habe eine fünfunddreißigjährige Inderin gesprochen, die nicht nur noch nie menstruiert, sondern auch noch nie davon gehört hatte, dass es so etwas überhaupt gebe. Mit elf Jahren verheiratet, hatte sie ihr erstes Kind bereits vor der Menarche empfangen und war seitdem entweder schwanger oder am Stillen gewesen und somit »trocken«.

Aber was Profets Kritiker eigentlich wurmte, war, mit heruntergelassener intellektueller Hose erwischt worden zu sein: Sie hatten keine Gegenhypothese zur Erklärung der Menstruation. Erst nachdem die anfänglichen Paroxysmen von Protest und Empörung verklungen waren, hatten einige Wissenschaftler den Anstand, Profets Theorie einer sachlichen Prüfung zu unterziehen und für den Fall, dass sie durchrasseln sollte, eine gangbare Alternative anzubieten.

Beverly Strassmann von der University of Michigan nahm die Herausforderung mit Begeisterung an und veröffentlichte in derselben Zeitschrift, in der Profets These erschienen war, eine ausführliche Erwiderung. Strassmann wies darauf hin, dass Profets Hypothese zu mehreren logisch zwingenden Voraussagen führt: Erstens, dass die Gebärmutter vor der Menstruation in stärkerem Maß von Erregern befallen sein müsste als danach; zweitens, dass die Menstruation einen gewissen zeitlichen Zusammenhang mit der Periode, in der für die Frau das größte Risiko einer bakteriellen Invasion besteht, erkennen lassen sollte und schließlich dass die relative Stärke der Menstruation bei einer bestimmten Primatenspezies dem Grad der Promiskuität ebendieser Tierart entsprechen müsste – mit anderen Worten: je sexuell aktiver die Spezies, desto stärker (laut Profets These) die Blutung.

Frau Strassmann gelangte zu dem Ergebnis, dass keine dieser Voraussagen empirisch bestätigt werden könne. Im Rahmen mehrerer Studien während des gesamten Menstruationszyklus der Testpersonen entnommene Gebärmutterabstriche zeigten keine signifikanten Schwankungen in der Bakterienkonzentration. Wenn überhaupt, war unmittelbar vor Einsetzen der Periode die niedrigste – und nicht, wie logisch zu erwarten gewesen wäre, die höchste – Bakteriendichte zu verzeichnen. Tatsächlich stellt Blut für viele Arten von Mikroorganismen einen hervorragenden Nährboden dar, da es nicht nur Proteine und Zucker, sondern auch Eisen enthält – und welche Wirkung das im Spinat enthaltene Eisen auf Popeye hat, wissen wir ja wohl alle. Forscher haben nachgewiesen, dass Eisengaben die Wachstumsrate von Staphylococcus-aureus-Kulturen deutlich erhöhen – was vermutlich der Grund dafür ist, dass ein zu lange im Körper gelassener Tampon leicht zu einer Brutstätte dieses Erregers des toxischen Schocksyndroms werden kann.

Als Nächstes wandte sich Strassmann der Frage zu, ob das Timing der Menstruation und anderer Formen uteriner Blutung mit Zeiten zusammenfalle, in denen eine Frau logischerweise diese große Wäsche benötigen müsste. Andersherum formuliert: ob Frauen weniger antibakteriellen Schutz brauchen, wenn sie gerade nicht bluten – etwa während der Schwangerschaft und des Stillens. Könnte es sein, dass unsere Ahnen sich zumindest während eines Teils der Schwangerschaft und der postpartalen Periode des Geschlechtsverkehrs enthielten? Bei heutigen Jäger-und-Sammler-Gesellschaften gemachte Beobachtungen jedenfalls sprechen nicht gerade dafür, dass große Anstrengungen in Richtung Enthaltsamkeit unternommen würden. Die Dogon aus Mali beispielsweise unterbrechen ihre sexuellen Aktivitäten überhaupt nur zwischen dem siebten Schwangerschaftsmonat und dem ersten Monat nach der Geburt. Dennoch tritt bei den Frauen die erste Menstruation im Durchschnitt erst zwanzig Monate nach der Niederkunft wieder auf. Und in allen Kulturen bleiben Frauen auch nach dem Klimakterium sexuell aktiv, und nichts spricht dafür, dass durch das Ausbleiben der Regelblutungen für sie das Risiko von Infektionskrankheiten steigen würde.

Ebenso wenig lieferten zoologische Untersuchungen irgendwelche Indizien für die Richtigkeit der Profetschen Hypothese. Strassmann konnte zwischen der Stärke der bei einer bestimmten Tierart zu beobachtenden Menstruation und der relativen Sittlichkeit ihres Lebenswandels keinerlei Zusammenhang feststellen. Manche Pavianarten beispielsweise treiben es munter kreuz und quer durcheinander und scheiden wenig oder gar kein Blut aus der Gebärmutter aus. Andere Pavianarten sind sexuell wenig aktiv, paaren sich immer nur mit demselben Männchen und haben trotzdem starke Blutungen. Gorillas sind monogam und haben eine kaum sichtbare Menstruation. Gibbons sind monogam und bluten reichlich.

Wenn sie also nicht der Abwehr von Bakterien dienen, was haben unsere Blutungen aber dann für einen Zweck? Wozu wurde das umständliche und verschwenderische System der Menstruation überhaupt entwickelt? Nun holt Strassmann zum Vernichtungsschlag aus und greift Profets wichtigste Prämisse an: die Behauptung, die Menstruation sei ein so energieaufwendiger Prozess, dass sie einer evolutionären Rechtfertigung bedürfe. Weit davon entfernt, kostspielig zu sein, so Strassmann, sind Regelblutungen vielmehr das reinste Schnäppchen. Auf Kalorie und Pfennig gerechnet, kommt uns die hinduistische Fortpflanzungsstrategie des unaufhörlichen Sterbens und Wiedergeborenwerdens des Endometriums nämlich erheblich billiger, als die Gebärmutter ständig in embryobereitem Zustand zu halten. Bedenkt einmal, wie das Endometrium auf dem Höhepunkt seiner monatlichen Entwicklung, unmittelbar nach dem Eisprung, aussieht: Es ist dick, fett und metabolisch hyperaktiv. Es scheidet Hormone aus, Proteine, Fette, Kohlenhydrate, Nukleinsäuren. Dieses gemästete Endometrium – die menschliche Entsprechung eines Eidotters – ist ausgesprochen kostspielig im Unterhalt. Beverly Strassmann rechnete aus, dass die Gebärmutterschleimhaut in ihrem reifsten Zustand siebenmal so viel Sauerstoff verbraucht wie in ihrer reduziertesten Form, also unmittelbar nach der Menstruation. Der höhere Sauerstoffbedarf ist gleichbedeutend mit einem höheren Kalorienverbrauch. Hinzu kommt, dass das sekretorisch aktive Endometrium den gesamten Körper auf Touren bringt, da die Hormone, die es absondert, die verschiedensten Gewebe und Organe stimulieren. Und noch einmal: ein erhöhter Stoffwechsel bedingt einen erhöhten Kalorienverbrauch. Es ist also durchaus vernünftig, diesen ganzen Aufwand auf eine Zeit des Monats zu beschränken, in der die Wahrscheinlichkeit einer Empfängnis am größten ist: auf die Zeit des Eisprungs. Stellt sich kein Embryo ein, wird die Unterhaltung der Schleimhaut und ihrer sekretorischen Aktivität zu einer unnötigen Belastung des Energiehaushalts, also weg damit. Raus mit dem ganzen Klumpatsch! Nächsten Monat können wir einen neuen Versuch starten. Strassmanns Schätzung zufolge spart eine normal menstruierende Frau gegenüber dem, was sie zur Aufrechterhaltung eines konstant aktiven Endometriums verbrauchen würde, in vier Monaten so viel Energie, wie sie in sechs Tagen durch Nahrung aufnimmt. Selbst bei Echsen schrumpfen die Eileiter nach dem Ende der Paarungszeit zusammen.

Die Gebärmutter verhält sich demnach wie ein Laubbaum, wobei das Endometrium die Rolle der Blätter spielt. Wenn das Wetter warm ist, wenn die Sonne strahlt, erwacht der Baum und investiert in Laub. In seinem Aufbau – Stamm, Äste, Zweige – ähnelt der Baum durchaus dem Gefäßsystem des tierischen Körpers mit dem hauptsächlichen Unterschied, dass er statt Blut Wasser transportiert. Die formale Übereinstimmung ist kein bloßer Zufall. Heiliges Wasser und heiliges Blut sind ein und dasselbe, und die Verzweigung ist die hydraulisch effizienteste Weise, die jeweilige Flüssigkeit von einer zentralen Quelle – dem Herzen, dem Stamm – bis in die fernsten Extremitäten zu pumpen. Auf diese Weise ernährt, knospen die Blätter, entfalten sich, werden kräftiger und grüner. Die Blätter sind Photosynthese-Kraftwerke: Sie verwandeln Sonnenlicht in biologisch verwertbare Energie. Diese Energie ermöglicht es dem Baum, Samen hervorzubringen, die wiederum nichts anderes als Bäume im Embryonalzustand sind. Die Blätter sind kostspielig im Unterhalt – der Baum muss ihnen Wasser, Stickstoff, Kalium, die Nährstoffe aus dem Erdreich liefern –, aber sie zahlen sich dadurch für den Baum aus, dass sie Sonnenlicht zu Gold spinnen. Ebenso ist das Endometrium metabolisch kostspielig und doch zugleich produktiv. Es hat das Potenzial, einen Embryo zu ernähren. Für beide aber zahlt sich die Investition nur zu bestimmten Zeiten aus. Für den Baum, der Blätter zu treiben gedenkt, ist diese Zeit der Frühling und der Sommer, wenn es Sonnenlicht in Hülle und Fülle gibt, das Wasser nicht gefroren und der Boden weich genug ist, um nach Nährstoffen durchwurzelt zu werden. Dann und nur dann kann ein Blatt seine Schuld mit Zins und Zinseszins zurückzahlen. Für die Gebärmutter ist diese Zeit der Augenblick, in dem es etwas Ernährenswertes gibt: ein ausgereiftes Ei, das einen passenden spermatischen Partner gefunden hat. Interessanterweise stirbt ein Blatt im Herbst auf die gleiche Weise wie das Endometrium am Ende des Menstruationszyklus: Die Gefäßzellen am äußersten Ende des Zweigs ziehen sich zusammen und unterbrechen die Wasserzufuhr zum Blatt, das daraufhin welkt und abstirbt.

Die mutmaßliche Wirtschaftlichkeit eines zyklisch absterbenden Endometriums erklärt allerdings nicht die Notwendigkeit der Menstruationsblutung. Warum können wir keine Einsparungen vornehmen, ohne gleich Rotzusehen? Das Blut tut Strassmann zufolge nichts zur Sache. Es ist eine bloße Begleiterscheinung des Verlusts eines Gewebes, das notwendigerweise stark durchblutet ist. Wenn dieses Gewebe abgeworfen werden soll, ist ein gewisser Blutverlust eben nicht zu vermeiden. Und was hat es mit diesen schicken spiraligen Arterien auf sich, die das Endometrium zerstören und damit die Schleusen öffnen – die Gefäße, die Margie Profet als Indiz für den adaptiven Charakter der Menstruation angesehen hatte? Diese Arterien, sagt Beverly Strassmann, sind für die Plazenta da. Sie ist deren einziger Daseinszweck. Die Plazenta ist ein biologisches Wunderwerk, aber sie hat unleugbar vampirische Züge. Sie braucht Blut zum Leben, und die Spiralarterien geben ihr dieses Blut. Allmonatlich breiten sie ihren kringeligen Finger im Endometrium aus. Bildet sich eine Plazenta, beliefern sie

sie mit Blut. Stirbt aber das Endometrium ab, nimmt es die es durchziehenden Gefäße, die Enden der Spiralarterien, die blutigen Finger, mit sich in den Tod. Wie es die Evolution so will, ist die vaskuläre Ausstattung der Gebärmutter vieler anderer Säugetiere weniger aufwendig, und diese Säugetiere haben eben auch nur geringe oder gar keine Menstruationsblutung. Die Arten, die Spiralarterien aufweisen – der Mensch und bestimmte andere Primaten –, verlieren auch das meiste Blut. Es ist konstruktionsbedingt, sagt Strassmann, eher die zwangsläufige Folge einer komplexen Berohrung als eine gezielte Abwehrmaßnahme. Wir könnten das Gewebe und das Blut resorbieren und recyceln; das wäre zweifellos sparsamer und eher im Sinne einer knickrigen Natur. Und bis zu einem gewissen Grad tun wir das auch. Aber die menschliche Gebärmutter ist gemessen am Körper recht groß, und wir können einfach nicht alles wieder zurücknehmen. Ebenso wenig können dies andere Primatinnen mit im Vergleich zu ihrer Körpergröße voluminöser Gebärmutter – und diese sind grundsätzlich auch unsere blutenden Mitschwestern.

Was können wir also in Bezug auf diesen erstaunlichen, ganz und gar normalen Aspekt des Frauseins schließen – den Monatsfluss, die knapp vierzig Liter Blut und sonstiger Körpersubstanz, die wir im Laufe unseres Menstruantinnenlebens ausscheiden? Wem sollen wir glauben, wenn es um die Frage geht, warum wir bluten: Profet, Strassmann, den Gynäkologen – oder vielleicht dir, falls du eine eigene Theorie hast? Vielleicht wird uns gar keine Entscheidung abverlangt. Wenn ich durch die Beobachtung der biologischen Forschung etwas gelernt habe, dann dies: dass nichts in einem lebenden Organismus eine einzige Seite hat. Die Sparsamkeit der Natur äußert sich vor allem darin, dass sie aus dem Vorhandenen den größtmöglichen Nutzen zu ziehen versucht, und dies geschieht durch einen Prozess, den wir Pluriadaptation nennen könnten: die Anpassung eines Organs oder Organsystems an möglichst viele verschiedene Zwecke. Die Leber beispielsweise, die größte Drüse im Körper, erfüllt mehr als fünfhundert verschiedene Funktionen, darunter die Aufbereitung von Glukose, Eiweiß, Fetten und anderen lebenswichtigen Substanzen, die Synthese des für die Sauerstoffversorgung des gesamten Organismus unerlässlichen Blutfarbstoffs Hämoglobin und die Unschädlichmachung der Giftstoffe, die wir uns zuführen, wenn wir Wein trinken oder diese faserigen Toxinpäckchen namens Gemüse verzehren. Können wir da sagen, die Leber habe eigentlich einen ganz bestimmten Zweck und alle ihre übrigen Funktionen seien nur zufällige Begleiterscheinungen? Nein. Was das konkrete Problem auch gewesen sein mag, zu dessen Lösung die Urleber entstand – und das Organ erschien, in primitiver Form, bereits vor vielen hundert Millionen von Jahren in unseren wirbellosen Vorfahren. Seither hat sie viele weitere wesentliche Aufgaben übernommen und ist, eben aufgrund dieser ihrer Vielzweckmäßigkeit, immer wieder durch die natürliche Selektion »übernommen« und weiterentwickelt worden. Analog dazu schwitzen wir, um uns vor Überhitzung zu schützen. Ebenso schwitzen wir aber auch, wenn wir nervös oder ängstlich sind oder scharf gewürzte Speisen essen, nämlich um den Körper von schädlichen Substanzen wie Stresshormonen und Curry zu befreien. Und dann gibt es noch dieses Zwillingsgespann von modifizierten Schweißdrüsen, die unter dem Namen »Brüste« eine etwas andere Art von Schweiß absondern, die für Neugeborene von besonderem Interesse ist.

Ebenso könnte die Menstruation also ein pluriadaptiver Prozess sein. Sie ermöglicht eine Einsparung von Energie und Rohstoffen, und sie schützt den Organismus. Wir können über diese Funktionen denken, was wir wollen – also lasst sie uns denn feiern! Die eine dient dem Gemeinwohl, die zweite unserem eigenen Wohl. Denken wir zunächst an die Blutung und an die Theorie, sie sei eine Begleiterscheinung unserer hypervaskularisierten Gebärmutter. Wozu all diese Blutgefäße, diese arteriellen Ringellöckchen? Die Spiralarterien versorgen eine voluminöse draculische Plazenta. Die Plazenta muss voluminös und nährstoffreich sein, um das Wachstum des fetalen Gehirns unterstützen zu können. Gehirngewebe ist unersättlich. Gemessen an seinem Gewicht, sind seine Produktions- und Unterhaltskosten zehnmal so hoch wie die jedes anderen Körpergewebes. Während der letzten drei Monate der Schwangerschaft verläuft das Wachstum des Gehirns so explosionsartig, dass es fast drei Viertel der dem Fetus über die Nabelschnur zugeführten Nährstoffe und Kalorien verbraucht. Kein Wunder, dass diese Schnur so dick ist (eigentlich eher einer langen Wurst ähnelt), und kein Wunder, dass die Ausstoßung der blutvollen Plazenta nach dem Austritt des Kindes als ein Ereignis für sich betrachtet wird, würdig, als dritte Phase der Geburt eingestuft zu werden (die erste ist die Eröffnungs-, die zweite die Austreibungsphase). Das Gehirn des Fetus muss essen, und es isst Blut.

Eine Antwort auf die Frage, warum wir bluten, könnte also schlicht lauten: Weil wir Menschen solche Gehirntiere sind.

Ah, aber so für sich genommen, klingt diese Erklärung allzu sehr nach dem Gewinsel der Märtyrin: Wir bluten, auf dass unsere Söhne denken mögen! Zugegeben, unsere Töchter auch, aber sie werden früh genug gleichfalls zur Kasse gebeten und müssen für den Fortbestand der Spezies ihren blutigen Obolus entrichten. Camille Paglia behauptet, dass die Frauen durch die Menstruation »die Unvollkommenheiten des Mannes, sein Verhaftetsein in der Natur, symbolisch zu tragen« haben. Wir sagen etwas anderes: dass die Frauen die Vollkommenheiten des menschlichen Gehirns konkret auszutragen haben, desjenigen Organs also, das uns zumindest die Illusion der Willensfreiheit, der Transzendenz, der Flucht aus der Tretmühle der Natur ermöglicht. Trotzdem – was ist es doch langweilig, dafür verantwortlich zu sein, dass das menschliche Bewusstsein zu solcher Einseitigkeit heranwächst!

Und hier kommt der antibakterielle Aspekt der Menstruation ins Spiel: die Fähigkeit, um der eigenen Reinheit und Selbstbestimmung willen Blut zu vergießen – die Gebärmutter als Kriegerin. Dies ist eine egozentrische, aktive und erotische Erklärung der Menstruation, die Anerkennung der Tatsache, dass wir fleischliche Wesen sind, deren sexuelle Aktivität jegliches Maß bloßer reproduktiver Notwendigkeit übersteigt. Durch unser defensives Bluten helfen wir nicht unseren Nachkommen oder unseren Begattungspartnern oder der ganzen gottverdammten Spezies – wir helfen uns selbst.

Lasst uns auch anderen helfen. Wenn deine Tochter oder Nichte oder kleine Schwester eines Tages angelaufen kommt und kräht: »Es ist passiert!«, dann führ sie aus, spendier ihr einen Eisbecher oder ein Stück Schokoladentorte und erheb ein Glas Milch auf das neue Leben, das mit Blut beginnt.

6

MASSENHYSTERIE

Der Verlust der Gebärmutter

Der letztendliche Zweck der Menstruation bleibt unklar. Es zeigt sich aber, dass Rätsel gern Gesellschaft haben, denn fast zweieinhalbtausend Jahre, nachdem Hippokrates ihr Saugnäpfe und Hörner andichtete, sperrt sich auch die Gebärmutter noch immer gegen eine abschließende Deutung. Metaphorisch gesprochen, wandert sie noch heute, und wir hinken ihr weiterhin hinterher. Es sind beispielsweise erst ein paar Jahre vergangen, dass Forscher die produktiven Fähigkeiten des Endometriums entdeckten. Offenbar sind unsere auf dem Kopf stehenden muskulösen Birnchen pharmazeutische Labore von bewunderungswürdiger Leistungsfähigkeit – womit eine weitere medizinische »Wahrheit« Lügen gestraft wird. Jahrelang war die Gebärmutter als eine bloße Empfängerin biochemischer Informationen betrachtet worden, als das Ziel endokriner Aktivitäten, die in anderen Teilen des Körpers ihren Ausgang nahmen. Man glaubte nicht, dass sie von sich aus wesentliche chemische Substanzen und Botenmoleküle produziere. Die Eierstöcke befahlen dem Endometrium, sich zu verdicken, und siehe, es ward dick. Ein befruchtetes Ei befahl ihm, etwas Blut abzugeben, und schwupp, wurde es zum Blutspender.

Wie sich allerdings in jüngster Zeit herausgestellt hat, ist die Gebärmutter ebenso sehr ein produzierendes wie ein ausführendes Organ. Sicher, sie reagiert auf die Steroidhormone der Eierstöcke und anderer Organe, aber sie erzeugt auch ihrerseits Hormone und wirft sie auf den Weltmarkt des Körpers. Sie produziert Eiweiß, Zucker und Fette – sämtlich Posten in der Strassmannschen Stoffwechselkostenanalyse der Schwangerschaft. Sie synthetisiert Prostaglandine, (auch in vielen anderen Körpergeweben erzeugte) Stoffe, die eine Vielzahl von Wirkungen auf den Organismus haben. Vor allen Dingen veranlassen Prostaglandine glattes Muskelgewebe dazu, sich zusammenzuziehen. Glattes Muskelgewebe ist gleichbedeutend mit »nicht quer gestreiftes Muskelgewebe«. Skelettmuskeln, das heißt sämtliche Muskeln, die an Knochen befestigt sind wie etwa unsere Arm-, Bein-, Gesichts- und Scheidenmuskeln, sind quer gestreift, bestehen aus Bündeln von (gleichfalls quer gestreiften) zähen, kontraktionsfähigen Muskelfasern. Quer gestreifte Muskeln lassen sich willkürlich kontrahieren. Die Muskeln hingegen, die unsere inneren Organe umgeben, sind glatt. Sie bestehen aus Muskelzellen und sehen nicht nur, selbst unter dem Mikroskop, glatt aus, sie sind auch aalglatte Typen, die sich jeder bewussten Kontrolle unsererseits entziehen. (Der Herzmuskel ist die einzige Ausnahme in diesem Zweiparteiensystem: Er ist ein quer gestreifter Muskel, der munter vor sich hin schlägt und sich einen Dreck darum schert, was wir dazu meinen.) Das Myometrium, die muskulöse Mittelschicht unserer Gebärmutter, ist das Paradebeispiel eines glatten Muskels. Außer du bist eine Yogini, und eine ziemlich langjährige dazu, wirst du deine Gebärmutter nie dazu bringen, sich auf Kommando zusammenzuziehen. Prostaglandine aber bringen dieses Kunststück fertig. Und die uterine Produktion von Prostaglandinen ist zum Teil autokrin, das heißt, sie dient der Selbstbeeinflussung des Erzeugerorgans: Die Gebärmutter bringt sich also durch ihre selbst verfertigten Prostaglandine dazu, sich zusammenzuziehen. Sie tut dies allmonatlich, um die während des Prämenstruums aufgebaute Decidua (die immer wieder erneuerte innerste Schicht des Endometriums) durch die Kontraktionen, die wir als unsere alten Bekannten, die Menstruationskrämpfe, erleben, gewissermaßen abzuschütteln. Sie tut dies während der Geburt, damit sich der Gebärmutterhals weitet und das Baby hinausgepresst wird. Aber die uterinen Prostaglandine sehen die Sache keineswegs so eng und wirken gern auch auf anderes glattes Muskelgewebe. Höchstwahrscheinlich beeinflussen sie die Wände unserer Adern im Sinne einer Verbesserung des Gefäßtonus, und möglicherweise verhindern sie dadurch auch die Verhärtung der Gefäße, die zu Bluthochdruck und Herzleiden führen kann.

Aber die Gebärmutter hat noch mehr zu bieten. Sie fabriziert Drogen, die uns auf dem freien Markt empfindliche Freiheitsstrafen einbringen würden. Sie synthetisiert und sezerniert Beta-Endorphine und Dynorphine, zwei unserer körpereigenen Opioide und enge chemische Verwandte der Schwestern Morphin und Heroin. Sie produziert Anandamide, Substanzen, die sich chemisch (und auch sonst) kaum von THC (Tetrahydrocannabinol) unterscheiden, einem der Hauptwirkstoffe des Cannabis. Bis vor kurzem hatte man geglaubt, die Synthese dieser Stoffe sei eine ausschließliche Domäne des zentralen Nervensystems – also des Gehirns und des Rückenmarks. Schließlich haben wir von körpereigenen »Opiaten« und endogenem Marihuana überhaupt erst durch das Studium der Wirkungen erfahren, die deren pflanzliche Entsprechungen auf das Gehirn haben. Man glaubte, das Gehirn produziere diese Stoffe, weil es sie eben gelegentlich benötige – etwa zur Ausschaltung der Schmerzempfindung oder zur Erzeugung von Lustgefühlen. Jetzt scheint es, als ob das Gehirn in Sachen Anästhesie eher unter »ferner liefen« rangiere. Die Gebärmutter produziert mengenmäßig wenigstens ebenso viel Opioide wie das Gehirn und zehnmal so viel »Körperhaschisch« wie jedes andere Organ. Noch wissen wir nicht, warum dies so ist, aber ein paar mögliche Erklärungen liegen auf der Hand. Jede Schwangere kann uns, ohne lange nachdenken zu müssen, verraten, wozu ein stetiger Zufluss natürlicher Schmerzmittel gut sein könnte. Wenn die Gebärmutter sich schon dermaßen in Szene setzen muss, dann ist es nur recht und billig, wenn sie uns als Entschädigung für ihre Aufdringlichkeit ein paar wohlige Gefühle bereitet. Vielleicht produziert sie Opioide und Cannabinoide, damit es nicht so weh tut, wenn sie sich ausdehnt. Vielleicht ist der primär gemeinte Nutznießer dieser internen Hausapotheke aber auch der Fetus; er muss schließlich in ziemlich beengten Verhältnissen leben.

Aber die Ausschaltung der Schmerzempfindung ist mit Sicherheit noch nicht die ganze Geschichte – falls sie überhaupt zur Geschichte gehört. Höchstwahrscheinlich beeinflussen die uterinen Opioide und deren chemische Vorstufen die Struktur und Leistung anderer Organe und Organsysteme, darunter zweifellos die Blutgefäße, die die Gebärmutter durchziehen. Die Anandamide ihrerseits scheinen eine wichtige Rolle bei dem Kontaktgespräch zwischen dem Endometrium und dem einnistungswilligen Embryo zu spielen. Nach dieser Theorie produziert die Gebärmutter an genau der Stelle, wo die Einnistung erfolgen soll, eine optimale Dosis Gebärmutter-Dope. Der Embryo hat an seiner Oberfläche

Rezeptoren für dieses THC-ähnliche Molekül. Wenn er einige Tage alt ist und bereit, sich an die Gebärmutterwand anzuhängen, bewegt er sich, vom »Haschischduft« angezogen, auf die ihm vorbestimmte Stelle zu, und indem die Embryo-Rezeptoren sich um die cannabinoiden Proteine schließen, wird das Andockmanöver vollzogen. Jetzt kann der Embryo sich in der Gebärmutterwand einnisten. Jetzt kann sich die Plazenta bilden, die ihn neun Monate lang ernähren wird. Die Blastozyste ist noch völlig hirnlos. In ihr findet also keinerlei Psychoaktivität statt. Dass gerade Anandamide – also psychotrope Substanzen – als Signalmoleküle fungieren, ist rein zufällig, ein weiterer Fall von molekularer Pluriadaptation. Aber es ist ein reizender Zufall. Ein Cannabinoid schenkt dem Embryo realiter das, was es dem Freizeitkiffer nur in der Einbildung bietet: den Weg zur Erleuchtung, zu Augen, die sehen, und zu einem Geist, der vom Gesehenen halten kann, was er will.

Um ehrlich zu sein, wissen wir über den genauen Zweck der verschiedenen Opioide, Hormone und Hormonvorstufen, die die Gebärmutter mit solchem Elan ausschüttet, noch bemerkenswert wenig. Wir wissen weder, wie wichtig der Ausstoß dieser Biochemikalien über das reine Fortpflanzungsgeschäft hinaus für unsere Gesundheit und unser Wohlbefinden ist, noch wissen wir, ob die verschiedenen Sekretionsvorgänge auch nach dem Klimakterium aufrechterhalten bleiben. Wenn das Endometrium sein mondhaftes Wachsen und Schwinden endgültig einstellt, hört dann auch die endokrine Aktivität der Gebärmutter auf? Manche Experten sagen »Ja«, andere sagen »Nein«, und alle täten wahrscheinlich am besten daran, »Keine Ahnung« zu sagen. Die Tatsache, dass die geradezu exorbitanten Anandamid-Konzentrationen in der Gebärmutter erst in der zweiten Hälfte der neunziger Jahre entdeckt wurden, sollte uns eigentlich Demut lehren. Und diese Demut wiederum sollte uns in der Überzeugung bestärken, dass die operative Entfernung der Gebärmutter nur in äußersten Notfällen zu akzeptieren ist.

Die Hysterektomie ist eine der ältesten chirurgischen Operationen überhaupt. Die erste historisch belegte wurde um das Jahr 100 von dem griechischen Arzt Archigenes in Rom durchgeführt. Heutzutage ist sie ein Routine-Eingriff, für den Arzt nicht aufregender als eine Wurzelbehandlung oder Staroperation. In den Vereinigten Staaten wird jährlich an wenigstens 560 000 Frauen eine Hysterektomie vorgenommen. Die Zahl ist so hoch, dass es weh tut, auch nur daran zu denken. In anschaulichere Kategorien umgerechnet bedeutet dies, dass in jeder Minute jeder Stunde jedes Tages einer Frau die Gebärmutter herausgeholt wird – manchmal abdominal, wie bei Hope Phillips, manchmal durch einen Schlauch, der durch die Scheide oder einen kleinen Einschnitt in der Bauchdecke eingeführt wird. Und trotz der zunehmend erbitterteren Proteste, die sich seit zwei, drei Jahrzehnten gegen diese radikale Behandlungsmethode richten, bleibt die Zahl von Jahr zu Jahr weitgehend konstant. Anfang der achtziger Jahre ging sie zwar etwas zurück – möglicherweise als Folge der Entstehung und raschen Ausbreitung einer aktivistischen Frauengesundheitsbewegung, aber seitdem hat sie sich praktisch nicht mehr geändert. Die Häufigkeit des Eingriffs ist am höchsten in den Südstaaten und allgemein höher in ländlichen Gebieten als in den Städten. Insgesamt aber rangieren die Vereinigten Staaten bei der Hysterektomie weltweit an erster Stelle und übertreffen in der Hinsicht Europa und die Entwicklungsländer um das Zwei- bis Sechsfache. Nur Australien und Japan schaffen es, in Sachen Gebärmuttermord mit uns mitzuhalten.

Der Gründe oder »Indikationen« für eine operative Entfernung der Gebärmutter gibt es viele. Nur rund zehn Prozent der Eingriffe werden zur Bekämpfung lebensbedrohlicher Krankheiten, wie Gebärmutterhals- oder Korpuskarzinom, vorgenommen. Der Rest gilt der Entfernung gutartiger Geschwülste – wenngleich sich diese für die betroffenen Frauen bösartig genug anfühlen können – und anderer so genannter »leichterer« Störungen. Die häufigste Indikation sind Myome – Hopes Problem. Sie sind die Ursache von vierzig Prozent aller Hysterektomien. Weitere typische Gründe sind: Endometriose, die Wucherung von Gebärmutterschleimhaut an Stellen, wo sie eigentlich nichts zu suchen hat (etwa in der muskulösen Zwischenschicht oder an der Außenseite der Gebärmutter oder an den Eileitern), schwere Blutungen ungeklärter Ursache, schwere Unterleibsschmerzen ungeklärter Ursache oder Gebärmuttervorfall (Uterusprolaps), das heißt das »Hineinstürzen« der Gebärmutter in den Scheidenkanal. Die vierziger sind gefährliche Jahre für die Gebärmutter. Sie sind die Lebensphase, in der die Menstruationszyklen unregelmäßig und die Blutungen stärker zu werden beginnen, in der Geschwülste anfangen können, mit der Unersättlichkeit eines Fetus zu wachsen, und in der eine Frau alt genug ist, um sich zu sagen: Zum Teufel damit, die Zeit des Kinderkriegens oder -vermeidens habe ich hinter mir, eigentlich brauche ich das blöde Ding doch gar nicht mehr! Eine Frau, die es schafft, ihre Gebärmutter bis zur Menopause zu behalten, hat gute Chancen, sie auch mit ins Grab zu nehmen.

Das Thema Hysterektomie ist ein weites, ein sehr weites Feld. Bei den Zahlen, mit denen wir es zu tun haben, kann es auch gar nicht anders sein. Viele Bücher sind darüber geschrieben worden, manche voll hasserfüllter Attacken gegen die so genannte Hysterektomie-Industrie, andere voll guter, praktischer schwesterlicher Ratschläge für Frauen, die sich mit dem Gedanken tragen, den Eingriff an sich vornehmen zu lassen. Das Thema löst einen Feuersturm der Empörung aus, vielleicht nicht ganz so heftig wie die Abtreibung. Niemand nennt niemanden einen Mörder oder hält blutrünstige Bilder von herausgeschnittenen Gebärmüttern in die Höhe, aber zu hitzigen Debatten und erbitterten gegenseitigen Vorwürfen reicht es allemal. Wenn ihr euch eingehender mit der Materie befassen würdet, kämt ihr wahrscheinlich wie ich zu dem Schluss, dass sie sich – Überraschung! – nicht so leicht auf einen glatten Nenner bringen lässt. Es gibt keine Patentlösung, keine einfache Erklärung, warum ein größerer Eingriff dieser Art so routinemäßig durchgeführt wird. Es wäre schön, einen Erzsündenbock zu haben, dem man die ganze Schuld aufladen könnte, einen schurkischen Dr. Weißkittel, der die Frauen hasst und sie am liebsten durch die Bank ausweiden möchte. Aber ein solches Monstrum ist leider nirgends zu finden – weder hinter den sieben Bergen noch in den Gesetzbüchern des Patriarchats, noch unter dem Äskulapstab der Schulmedizin.

Zum Teil ist die Häufigkeit der Hysterektomie im Organ selbst begründet. Wie wir gesehen haben, ist die Gebärmutter von Natur aus außerordentlich labil. Während der Schwangerschaft schwillt sie zu absurden Proportionen an. Ihr innerer Schleimhautbezug verdickt sich und schwindet kontinuierlich, im Laufe des Lebens mehrere hundert Mal. Die Folge ist, dass sie zu einem Treibhaus für entartete Gewebebildungen werden kann: rübige Geschwülste, pilzstielige Polypen, Verwachsungen, vom Winde verwehte Endometriumfetzen. Niemand weiß, was Myome und ähnliche Geschwülste verursacht oder warum so viele Frauen welche haben. Unsere Ernährung könnte eine gewisse Rolle spielen. Wir essen allgemein zu viel Fett, und Fett regt die Östrogenproduktion an, und Östrogene wiederum tragen zum Wachstum von Myomen bei. Aber auch gertenschlanke, gesunde Vegetarierinnen bekommen Myome, also führt uns die Fetthypothese nicht allzu weit. Manche Frauen sind genetisch prädisponiert. Oft liegen Gebärmuttergeschwülste in der Familie, und Schwarze sind nachweislich anfälliger dafür als Frauen anderer Rassen. Vielleicht können östrogenartige Substanzen in unserer Umwelt mit verantwortlich gemacht werden. Aber was auch die Gründe letztlich seien – die Gebärmutter ist anfällig für lokale Störungen, und das ist keine Verschwörungstheorie, sondern eine Tatsache. Hinzu kommt, dass bei sehr vielen Frauen – sei es durch Geschwülste bedingt, sei es aufgrund in der Prämenopause auftretender hormoneller Störungen – die Menstruationsblutungen während des fünften Lebensjahrzehnts deutlich an Stärke zunehmen. Dem Midlife-Uterus geht der Mund über, und auch das ist eine Tatsache.

Wie wir auf Störungen und Veränderungen unseres körperlichen Status quo reagieren, ist allerdings eine ganz andere, weit subjektivere Sache. Nur wenige Frauen, die nach fünfundzwanzig Jahren gemäßigter Menstruation Mitte vierzig beginnen, starke Blutungen an sich zu beobachten, wissen, dass sich viele ihrer Altersgenossinnen in der gleichen Situation befinden – ja dass Hypermenorrhoe im Vorklimakterium sogar ein ganz normales Phänomen ist. Und so denkt die typische Betroffene: Das ist ja ekelhaft, ich laufe aus, ich werde noch anämisch, irgendetwas stimmt mit mir nicht, Hilfe! Und sie rennt zu ihrem Gynäkologen und unterwirft sich damit den in ihrer jeweiligen Umgebung vorherrschenden medizinischen Gepflogenheiten. Wenn sie in einer modernen, aufgeklärten Großstadt wohnt, wo die Ärzte, sei es aus persönlicher Überzeugung, sei es aus Angst vor Zivilklagen, solche Eingriffe nach Möglichkeit vermeiden, könnte sie gesagt bekommen: Haben Sie Geduld, essen Sie Leber und Eisenpräparate, auch das geht einmal vorüber. Wenn sie in einer Kleinstadt des Mittelwestens lebt, die von den Sturmwinden der Frauenbewegung noch weitgehend verschont geblieben ist, könnte sie mit diesem Arztbesuch durchaus den ersten Schritt in Richtung Totaloperation machen. Ärzte sind Gewohnheitstiere, und Hysterektomien sind eine altehrwürdige chirurgische Angewohnheit. Sie sind leicht durchzuführen, und sie sind das sicherste Mittel zur Unterbindung übermäßiger Gebärmutterblutungen. »Für die Leute, die so etwas machen, ist es eine nette, einträgliche Beschäftigung«, sagt der New Yorker Gynäkologe Ivan Strausz, Autor des Buches *You Don't Need a Hysterectomy* und erklärter Gegner vorschneller Schnippeleien. »Die Gynäkologen haben nicht immer den Ehrgeiz, die beste Lösung zu finden. Sie greifen einfach zum Nächstliegenden, und das ist bei vielen eben das Skalpell.«

Tatsächlich setzt sich die durchschnittliche Amerikanerin mit jedem Besuch beim Frauenarzt dem Risiko einer chirurgischen Verletzung ihrer Intimsphäre aus. Was uns auf die interessante Frage bringt, warum in Europa prozentual zur Bevölkerungszahl weit weniger Hysterektomien vorgenommen werden als bei uns. Systematische Untersuchungen haben in dem Zusammenhang bislang nicht stattgefunden. Manche versuchen diese Diskrepanz soziokulturell zu erklären: mit unserer jeweils unterschiedlichen Einstellung zum Altern. Für die US-Amerikaner beinhaltet die Bezeichnung »Neue Welt« für »ihren« Kontinent weniger eine historische Aussage als vielmehr die kategorische Verpflichtung zum immerwährenden Neubleiben, und das Höchste, was in den letzten Jahrzehnten in Richtung auf die Verbesserung des Image der Nichtneuen erreicht wurde, war die Demokratisierung oder Popularisierung des Face- und sonstigen Liftings. Catherine Deneuve, die berühmte Schönheit, mit deren Gesicht mehr Fläschchen Parfüm verkauft worden sein dürften als mit dem jeder anderen Frau der Menschheitsgeschichte, sagte in einem Interview, alt zu werden sei in keinem Land ein Vergnügen, aber in den Vereinigten Staaten sei es unerträglich. Wenn eine Frau mittleren Alters in Amerika als erledigt gilt und damit als eine etwas peinliche Erscheinung, können wir nicht erwarten, dass irgendeinem ihrer überreifen Körperteile allzu viel Respekt entgegengebracht wird.

Kann sein – aber es gibt auch eine interessantere Möglichkeit. Nora Coffey, die Gründerin der Organisation Hysterectomy Education Resource Services (HERS) und eine der erbittertsten Gegnerinnen der Hysterektomie, äußerte im Gespräch mit mir die

Vermutung, dass europäische Frauen ihre Gebärmutter deswegen behalten, weil sie ihre Wehwehchen für sich behalten. Sie gehen ganz einfach nicht so häufig zum Arzt wie wir. Sie sparen sich diese entzückende Erfahrung für Zeiten auf, da sie einmal wirklich krank sein sollten. Wir in den Vereinigten Staaten haben derlei nicht nötig; wir gehen aus Prinzip zum Arzt. Das gehört zu unserer »Die-Welt-ist-ein-Fitness-Club«-Mentalität. Insbesondere Frauen sind durch ihr sakrosanktes jährliches gynäkologisches Check-up an regelmäßige Arztbesuche gewöhnt. Mal gehen wir zu einem Scheidenabstrich hin, mal schauen wir zu einer Tastuntersuchung vorbei: Noch immer alles an seinem Platz? Wir halten das für eine kluge Präventivmaßnahme, aber Ärzte können nicht aus ihrer Haut. Sie suchen nun einmal nach Makeln und Auffälligkeiten. Sie suchen nach Anomalien. Und wenn sie eine Abweichung von der Norm finden – was immer diese Norm auch sei –, müssen sie die Patientin natürlich davon in Kenntnis setzen. Vielleicht fügen sie sofort hinzu, mehr als die Sache im Auge behalten sei vorläufig gar nicht nötig, aber es ist schon zu spät: Die Saat der Besorgnis ist bereits aufgegangen. Jetzt fängt die Frau an sich zu fragen: Wird's schlimmer? Könnte das der Grund dafür sein, dass ich mich in letzter Zeit so erschöpft, verkrampft, nicht hundertprozentig wonderful fühle?

Ich kann von der heimtückischen Macht der offenbarten Anomalie ein Lied singen. Während einer meiner Ultraschalluntersuchungen in der Schwangerschaft, durch die eigentlich ermittelt werden sollte, mit welchen Normabweichungen mein Fetus aufwarten mochte, teilte man mir mit: Sie haben Myome.

Schlagartig setzte die klassische Schreckreaktion ein: totale Mobilmachung. Ist das ein Problem? fragte ich. Können sie dem Baby schaden? Können sie eine Fehlgeburt auslösen?

Oh, nein, nein, nein, versicherten mir die Ärzte. Es sind nur zwei, und sie sind klein, vielleicht ein paar Zentimeter lang. Sie sind in der Gebärmutterwand eingebettet.

Ah, sagte ich. Was soll ich also tun?

Nichts, erwiderten sie. Wir meinten nur, dass Sie Bescheid wissen sollten. Die Myome können im Laufe der Schwangerschaft wachsen, müssen aber nicht. Sie können irgendwann später wachsen, müssen aber nicht.

Und wenn sie wachsen?

Dann könnte es sein, dass Sie sie spüren. Sie könnten weh tun. Müssen aber nicht. Kein Grund zur Sorge. Wir dachten nur, Sie sollten Bescheid wissen.

Jetzt weiß ich also Bescheid: Ich habe Myome. Jetzt rattert also jedes Mal, wenn ich ein Ziehen im Unterleib spüre, in meinem Kopf die altbekannte Oha!-Reaktion los: Sie werden größer! Sie machen sich breit! Dann denke ich an Hope Phillips' purpurrote faserige Geschwulst, die die Gebärmutter, der sie entsprossen war, neben sich fast völlig verschwinden ließ. Ich denke an die größte Geschwulst der Geschichte der Medizin: eine Fleischknolle, die, als man sie 1888 einer Frau herausoperierte, sage und schreibe 64,3 Kilogramm auf die Waage brachte. Wie man sich vorstellen kann, überlebte die Patientin den Eingriff nur um wenige Stunden. So weit, dass ich mich deswegen zu einer Myomuntersuchung anmelden würde, gehen meine Ängste allerdings nie. In der Hinsicht bin ich besser als jede Europäerin: Ich bin die Tochter eines Szientisten. Noch Jahre nach seinem Austritt aus der Kirche blieb seine durch selbige eingepflanzte Abneigung gegen die ärztliche Zunft unverändert stark, und ich übernahm seine Phobie. (Zu emsig möchte ich die Werbetrommel für die Angiersche Familienphilosophie allerdings nicht rühren. Als sich an seinem Hals ein verdächtiger Leberfleck bildete, weigerte sich mein Vater so lange, einen Arzt aufzusuchen, bis der Fleck die Größe eines Silberdollars erreicht hatte. Er wurde als bösartiges Melanom diagnostiziert und entfernt – doch dann war es schon zu spät. Ein in seinen Anfangsstadien problemlos therapierbarer Krebs hatte genügend Zeit gehabt, auf das Gehirn überzugreifen. Mein Vater starb mit einundfünfzig Jahren an der Metastase.)

Tatsächlich wäre nicht auszuschließen, dass unsere altweltlichen Schwestern doch nicht den richtigen Weg gehen. Dr. Joanna M. Cain von der Pennsylvania State University Medical School hat die Vermutung geäußert, dass sich in Europa vielleicht durchaus mehr Frauen zu einer Hysterektomie entschließen würden, wenn man ihnen diese Behandlungsmethode vorschlüge. Könnte es nicht sein, dass eher in Europa zu selten operiert wird als bei uns zu oft? Es ist leicht, Hysterektomien zu verurteilen, meint Dr. Cain, und ihre Häufigkeit zu beklagen und zu behaupten, die Frauen würden von fantasielosen, raffgierigen Chirurgen irregeführt. Aber beleidigen wir die Frauen nicht, wenn wir ihnen eine solche Naivität und geistige Unselbstständigkeit unterstellen? Wenn eine Frau sich seit Jahren quält und blutet und ihr dieser Klumpen Muskelfleisch zwischen Bauchnabel und Schritt tagein, tagaus nichts als Schmerzen bereitet, wer bin ich – oder sonst jemand –, ihr zu sagen: Oh, nein! Sie dürfen sich die Gebärmutter nicht herausnehmen lassen! Unter keinen Umständen dürfen Sie das! »Wir nehmen die Schmerzen von Frauen nicht ernst genug«, sagt Dr. Cain. »Wir unterschätzen den Schmerz, wir schmälern ihn, und wir unternehmen zu wenig gegen ihn.«

Immer mehr Frauen haben es satt, sich Moralpredigten anhören zu müssen. Ich habe mich mit vielen intelligenten Frauen unterhalten, die ihre Hausaufgaben durchaus gemacht hatten. Sie waren kritische, aufgeklärte Patientinnen, die alles gelesen hatten, was sich zum Thema Hysterektomie finden ließ. Sie wussten, welche Möglichkeiten ihnen zur Auswahl standen, und die meisten von ihnen hatten es zuerst mit anderen Behandlungsmethoden versucht, ehe sie sich für den letzten Schritt entschieden. Was sie am meisten aufregte, war die Selbstgerechtigkeit der Gralshüterinnen des Uterus. Sie meinten, die gegenwärtige Antihysterektomie-Kampagne sei auch nur ein weiterer Fall von Reduktionismus und Götzenanbetung – der Versuch, die Frau durch ihren hochheiligen Mutterschoß zu definieren. Es ist nichts weiter als patriarchalische Bevormundung, sagten sie, und dass sie aus Frauenmund kommt, macht sie nur umso schlimmer. Wenn eine Frau sich den Blinddarm herausnehmen lässt, sagten sie, wird sie dann etwa des mangelnden Respekts vor ihrem Wurmfortsatz bezichtigt?

Viele dieser Frauen erklärten, sie hätten sich nach der Hysterektomie wie neu geboren gefühlt. Sie fühlten sich leichter, freier – die Gebärmutter hatte sie wie eine Eisenkugel zu Boden gedrückt, und jetzt konnten sie sich endlich wieder ungezwungen bewegen. Jetzt hofften sie, durch ihr Beispiel und ihre Aufklärungsarbeit anderen Frauen zu helfen, dieses jahrelange Elend, das sie durchgemacht hatten, zu vermeiden. Sie wollten dazu beitragen, den Eingriff von seinem Kainsmal zu befreien. Immer und immer wieder habe ich im Laufe meiner Interviews diesen einen, nur geringfügig variierten Satz gehört: »Ich bedaure nur eins: mich nicht schon früher zur Operation entschlossen zu haben.«

Womit wir wieder zum Thema Wahl und Entscheidungsfreiheit

kommen. Ist es nicht herrlich, in einer Welt zu leben, in der man die freie Wahl hat? Eine Frau sollte das Recht haben, sich für die Hysterektomie zu entscheiden, ohne deswegen Schuld- oder Minderwertigkeitsgefühle eingeimpft zu bekommen. Das ist leicht gesagt und gefordert. Andererseits hat eine Entscheidung nur dann einen Sinn, wenn sie frei und im vollen Bewusstsein aller Alternativen und all ihrer Vor- und Nachteile getroffen wird. Solch ein Zustand allumfassender Information ist schwer zu erzielen, und im gegenwärtigen Fall ginge es darum, ihn Jahr für Jahr eine halbe Million Mal zu erzielen. Nehmen wir zum Beispiel wieder die Gebärmuttermyome. Die meisten Großstadtgynäkologen werden einer Frau mit asymptomatischen Myomen sagen, eine spezielle Behandlung sei gar nicht erforderlich: Jede Frau über vierzig habe Geschwülste, sie bilden sich nach der Menopause von selbst zurück und so weiter – was alles absolut stimmt. Wenn besagte Frau aber so große Mengen Blut oder Körpergewebe ausscheidet, dass sie davon krank wird, oder wenn sie heftige Schmerzen leidet, dann muss etwas gegen die Myome unternommen werden, und in dem Moment kann selbst der beste Arzt beschissene Ratschläge geben. Einer Frau, die noch Kinder haben möchte, wird in der Regel zu einer Myomektomie geraten werden, das heißt zur operativen Entfernung der Geschwülste unter Erhaltung der Gebärmutter. Einer Frau aber, die schon über das fortpflanzungsfähige Alter hinaus ist oder sich einfach keine Kinder mehr wünscht, wird die Option »Myomektomie« meist in so abschreckenden Farben geschildert, dass sie schon suizidal veranlagt sein müsste, um sich für sie zu entscheiden. Der Frau wird eingeredet, eine Myomektomie sei ein weit gefährlicherer und blutigerer Eingriff als die Entfernung der Gebärmutter, und auch das Risiko postoperativer Komplikationen und Infektionen sei viel höher. Ich habe mit Dutzenden von Frauen von Mitte vierzig bis Anfang fünfzig gesprochen, die sich wegen einer Behandlung ihrer Myome an einen Gynäkologen gewandt und durchweg die eine Antwort erhalten hatten: Hysterektomie, Punkt. Als sie nach der Möglichkeit einer Myomektomie fragten, sprachen sich ihre Ärzte entschieden dagegen aus. Aber ist eine Myomektomie wirklich eine so blutige und gefährliche Angelegenheit, wie sie immer dargestellt wird? In vielen Fällen können die Geschwülste, die der Frau solche Beschwerden verursachen, im Rahmen einer Hysteroskopie entfernt werden: Der Arzt führt zunächst ein periskopähnliches Rohr – das Hysteroskop – über Scheide und Muttermund in die Gebärmutter ein. Dann schiebt er eine Kürette nach und trägt die in die Gebärmutterhöhlung hineinragenden Myome Stück für Stück ab. Eine solche Operation kann in einem gewöhnlichen Behandlungszimmer durchgeführt werden und gilt nicht einmal als echter chirurgischer Eingriff – geschweige denn als eine blutige Horrorshow. Wenn nur wenige Frauen überhaupt von dieser Möglichkeit erfahren, so liegt dies in erster Linie daran, dass sie ein »handwerkliches« Geschick erfordert, über das nicht jeder Gynäkologe verfügt. Wenn also deine Ärztin oder dein Arzt keine Erfahrung mit hysteroskopischen Myomektomien hat, such dir jemanden, der sie hat. Diese Prozedur ist immer noch die beste erste Vorgehensweise gegen symptomatische Geschwülste.

Aber selbst wenn die Myome aufgrund ihrer spezifischen Lage eine Kürettage unmöglich machen, lassen sie sich entfernen: Bauchdecke und Gebärmutter werden eröffnet und die Geschwülste herausgeschnitten. Dann wird alles wieder zugenäht. Das ist natürlich schon ein größerer Eingriff, aber wenn ihr die medizinische Literatur durchforstet, werdet ihr feststellen, dass selbst eine solche abdominal durchgeführte Myomektomie, was Blutverlust, postoperative Komplikationen und Rekonvaleszenzdauer angeht, immer noch besser als eine Hysterektomie abschneidet. Ich habe im Bryn Mawr Hospital einer abdominalen Myomektomie beigewohnt – sie wurde von Dr. Michael Toaff durchgeführt, einem Spezialisten auf dem Gebiet –, und es war eine überraschend saubere Angelegenheit. Die Patientin verlor insgesamt vielleicht zwanzig, dreißig Kubikzentimeter Blut, nicht mehr, als ein paar ganz normale Blutuntersuchungen sie gekostet hätten. Sie war, ebenso wie viele andere Frauen, die ich nach ähnlichen Eingriffen sprach, schon nach wenigen Wochen wieder voll auf den Beinen und erklärte, sie fühle sich befreit, wie im siebten Himmel, wie von den Toten auferstanden – nicht anders, als viele Frauen ihren Zustand nach einer Hysterektomie beschreiben.

Natürlich können die Ärzte immer einwenden: Vielleicht fühlen Sie sich jetzt gut, aber vergessen Sie nicht, Myome wachsen nach. Und was tun Sie dann, Frau Finger-weg-von-meinem-Uterus? Noch eine Myomektomie? Oder sich zu guter Letzt doch mit einer Hysterektomie abfinden?

Nun stimmt es zwar, dass eine Frau mit Myomen für Myome prädisponiert ist, ebenso wahr aber ist, dass die allermeisten gutartigen Geschwülste dieser Art keinerlei Beschwerden verursachen. Selbst wenn also ein Myom nachwachsen sollte, würde es sich aller Wahrscheinlichkeit nach überhaupt nicht bemerkbar machen. Nur weil ein Myom dir Schmerzen oder Blutungen verursacht hat, brauchst du noch lange nicht zu befürchten, dass das nächste es auch tun wird. Nichtsdestoweniger sind überlieferte »Wahrheiten« schwer auszurotten, und die angebliche potenzielle Gefährlichkeit und Nutzlosigkeit der Myomektomie bestimmt nach wie vor die Ansichten der Ärzte – und damit die Ratschläge, die sie ihren Patientinnen erteilen. Ja, Frauen sollten die Wahl haben, einschließlich der Freiheit, sich für eine Hysterektomie zu entscheiden – aber es ist schwierig, eine kluge Wahl zu treffen, wenn die besten Optionen vorab aus dem Menü herausgestrichen worden sind.

Damit wir unserer Entscheidung frei Ausdruck verleihen können, sind starke Zungen vonnöten: Einmal brauchen wir sie natürlich selbst, um unsere Wünsche, Hoffnungen und Bedürfnisse klar und deutlich artikulieren können. Ebenso nötig brauchen sie aber auch unsere Ärztinnen und Ärzte, denn nur eine starke Zunge kann sich bei Bedarf beherrschen und vermeiden, verletzende Gedankenlosigkeiten von sich zu geben. Ob es uns passt oder nicht, fühlen wir uns Ärzten gegenüber meist wie verunsicherte Kinder. Dies verleiht den Göttern in Weiß die Macht, uns ganz leicht zu verletzen. Ärzte sollten niemals einer Patientin sagen, sie sei doch über das Alter hinaus, in dem sie eine Gebärmutter brauche: Der Uterus sei »doch nur ein Sack, was wollen Sie mit dem Ding überhaupt noch anfangen?« Natürlich braucht sie ihn. Eine Frau berichtete mir von einem erniedrigenden Erlebnis, das sie mit ihrem Gynäkologen hatte. Sie war achtundfünfzig und litt an einem beginnenden Gebärmuttervorfall. Der Arzt sagte ihr: Lassen Sie sich die Gebärmutter entfernen.

Das will ich nicht, sagte sie. Ich will kein vorzeitiges Klimakterium. Ich bin dazu noch nicht bereit. Gibt es denn keine andere Alternative?

Vorzeitiges Klimakterium? sagte der Arzt ungläubig. Sie sind achtundfünfzig. Sie haben das Klimakterium längst hinter sich.

Ob Sie es glauben oder nicht, sagte sie, aber ich habe noch immer meine Periode.

Oh, ich verstehe, antwortete er. Und? Was erwarten Sie jetzt dafür, einen Orden?

Dieser medizinische Mistbock sollte seine dumme Klappe haftpflichtversichern lassen. Die Frau willigte in die Hysterektomie ein. Jetzt hat sie ein anderes Problem: Statt eines Gebärmuttervorfalls hat sie einen Blasenvorfall. Aus ihrem Unglück sollten wir zumindest eine Lehre ziehen: Wenn du dich mit einem gynäkologischen Problem an deinen Arzt wendest, und er sagt etwas Schwachsinniges, Hartherziges oder Leichtfertiges, gibt es nur eins: Wechsel den Arzt. Vertrau nicht darauf, dass er dich schon richtig beraten wird. Witzigkeiten, die über oder unter die Gürtellinie treffen, haben im Sprechzimmer nichts verloren.

Für eine echte Wahl brauchen wir Informationen. Zum Teil sind diese Informationen noch gar nicht erhältlich, da die Gebärmutter, wie wir gesehen haben, vielleicht kein weißer, aber doch zumindest noch ein karierter Fleck auf der Landkarte unseres Körpers ist. Viele Informationen sind zwar bereits verfügbar, aber es kostet Zeit und Mühe, sie zusammenzutragen, zu verarbeiten und auf den eigenen Sonderfall zuzuschneiden. Eine Frau muss eine möglichst genaue Kenntnis ihrer sexuellen und emotionalen Bedürfnisse besitzen. Wenn beispielsweise die Erotik eine wichtige Rolle für sie spielt und sie häufig tiefe, pulsierende Orgasmen erlebt, sollte sie nichts unversucht lassen, ehe sie sich von ihrer Gebärmutter trennt. Wir haben zwar inzwischen gelernt, dass die Klitoris der Dreh- und Angelpunkt der weiblichen Sexualität ist, aber es sind die Kontraktionen von Gebärmutterkörper und Gebärmutterhals, die einem Orgasmus sein unterirdisches Vibrato verleihen. Eine Frau sollte sich darüber im Klaren sein, dass sich bestimmte Auswirkungen einer Hysterektomie einfach nicht voraussagen lassen, wie lange und wie gründlich sie sich auf den Eingriff auch vorbereitet haben mag. Vielleicht entscheidet sie sich für eine »konservative« Operation, bei der also nur die Gebärmutter, nicht aber die Eierstöcke entfernt werden. Wenn sie ihre Eierstöcke behält, so ihre Überlegung, bleibt ihr hormoneller Zustand stabil und braucht sie die Risiken für Herz, Knochen und Gehirn, die ein plötzlicher Entzug von Ovarialhormonen mit sich bringt, nicht zu befürchten. Leider gibt es hier keine Garantien. In einem Drittel der Fälle erholen sich die Eierstöcke nie wieder vom physischen Trauma der Hysterektomie: Sie leben dann zwar weiter, aber sie arbeiten nicht mehr. Hinzu kommt, dass selbst wenn die Eierstöcke den Eingriff unbeschadet überstehen, das Risiko von Herz-Kreislauf-Problemen ansteigt, möglicherweise weil durch die Entfernung der Gebärmutter der Gesamtausstoß von Prostaglandinen zurückgeht, was wiederum die Gefahr von vaskulären Funktionsstörungen erhöht.

Die Resultate einer Hysterektomie können furchtbar oder wundervoll oder nichts sagend sein, und es lassen sich mehr als genug Frauen finden, die für jede der drei Möglichkeiten Zeugnis ablegen können (oder sollte ich lieber feministisch korrekt »Empfängnis ablegen« sagen?). Manche Frauen berichten von postoperativen Depressionen und Erschöpfungszuständen, von denen sie sich nie wieder richtig erholt haben. Manche sagen, ihre Gefühle ihren Kindern gegenüber seien merklich abgekühlt, als hätten sie mit ihrer Gebärmutter auch etwas wie den »emotionalen Abdruck« ihrer Babys verloren. Wieder andere Frauen erklären, sie fühlten sich großartig und wünschten sich nur, sie hätten sich schon früher zu der Operation entschlossen. Und schließlich gibt es Frauen, die sagen, sie sähen keinen Grund, über ihren Zustand zu jubeln, aber der Eingriff sei nun einmal unumgänglich gewesen, und es gehe ihnen jetzt auch so weit ganz gut. Beth Tiner aus Los Angeles hat für Frauen, die eine Hysterektomie hinter – oder unter Umständen vor – sich haben, eine Mailing List mit dem Namen Sans Uteri gegründet. Das Forum fällt keine Urteile. Es vertritt keinen bestimmten Standpunkt, sei es für, sei es gegen den Eingriff. Beth Tiner selbst ließ sich im Alter von fünfundzwanzig die Gebärmutter entfernen, nachdem sie aufgrund einer hartnäckigen Endometriose acht Jahre lang die schlimmsten Schmerzen ausgestanden hatte. Sie bedauert es nicht, sich zu diesem Schritt entschlossen zu haben. Seither ist sie schmerzfrei. Dennoch rechnet sie durchaus mit der Möglichkeit, dass sich früher oder später – durch die Tatsache bedingt, dass ihr in so jungen Jahren Gebärmutter und Eierstöcke entfernt wurden – irgendwelche anderen Gesundheitsprobleme einstellen werden. Manche Frauen trainieren sich gezielt dazu, nach der Hysterektomie ihre sexuelle Energie und Erregbarkeit wiederzuerlangen. Die Schriftstellerin Lynne Sharon Schwartz verarbeitet in ihrer herben, bewegenden Erzählung *So You're Going to Have a New Body!* (»Du legst dir also einen neuen Körper zu!«) ihre eigene Krankengeschichte. Sie schildert ihre langsame Rekonvaleszenz und ihr zu diesem Zweck selbst entworfenes Reha-Programm, das unter anderem die Abschaffung ihres hohlköpfigen Gynäkologen, eine kurze Affäre mit einem älteren, verlässlich geschickten Lover und das Ablaufen immer schnellerer Runden um den Teich im Central Park vorsah. Ein Jahr nach der Operation fühlte sie sich schon viel besser: Sie hatte mit ihrem neuen Körper Freundschaft geschlossen und »akzeptierte seine Hohlheit, wenn schon nicht mit Gleichmut, so doch zumindest mit Geduld«. Dennoch blieb in ihr »ein ungreifbares Gefühl der Erwartung« zurück, wie bei einer Frau, die an den Rand eines Abgrunds gelangt ist und zu lange hinabstarrt. Worauf sie eigentlich wartete, wusste sie auch nicht zu sagen.

Achtzehn Monate nach ihrer Hysterektomie fühlt sich auch Hope Phillips wieder gut – nicht glänzend, aber okay. Sie ist froh, sich für den Eingriff entschieden zu haben, anstatt es zunächst mit einer Myomektomie zu versuchen, und zwar einfach deswegen, weil sie einen Horror vor Operationen hat und nicht riskieren wollte, sich unter Umständen noch ein zweites Mal unters Messer legen zu müssen. Anfangs waren ihre Bauchmuskeln durch die Hysterektomie so geschwächt, dass sie während einer dreimonatigen Reise durch Afrika erhebliche Schwierigkeiten hatte, sich in dem holpernden Jeep überhaupt aufrecht zu halten, und an einem Punkt ihr Rücken nicht mehr mitspielte. Wieder zu Hause, begann sie ihren Körper konsequent zu trainieren, und allmählich verschwanden die Schmerzen und kehrte die Kraft in ihre Bauchmuskulatur zurück. Der Verlust der Gebärmutter hat ihr Sexualleben nicht beeinträchtigt. Ihre Beziehung mit dem Mann, der beinahe angefangen hatte, sie als eine Altersgenossin seiner Mutter zu betrachten, hat die Bewährungsprobe des gynäkologischen Eingriffs überstanden. Die beiden haben 1997 geheiratet, und zwar richtig: einmal in Kalifornien und dann noch einmal in Zimbabwe. Hope Phillips fühlt sich auf der Landstraße wieder zu Hause, jetzt da ihr Koffer alles enthält, was eigentlich hineingehört – und was für sie, die erfahrene Wanderin, eigentlich so gut wie nichts bedeutet.

7

CIRCULI VITIOSI

Die Geschichte der Brust

Nancy Burley, Dozentin für Evolutionsbiologie und Ökologie an der University of California in Irvine, spielt Maskenball mit Vögeln. Sie nimmt männliche Zebrafinken und verkleidet sie. Ein normaler Prä-Burley-Zebrafink ist ein hübsches Tier: mit rotem Schnabel und orangefarbenen Wangen, zebragestreifter Brust, orangegetupften Unterflügeln und Marcel-Marceau-mäßigen senkrechten weiß-schwarzen Strichen über und unter den Augen. Was der Zebrafink im Gegensatz zu manchen anderen Vogelarten nicht hat, ist eine Haube. Also verpasst Burley den Männchen eine. Dem einen etwa appliziert sie eine hohe weiße Vogelkochmütze, dem anderen einen nicht minder prächtigen roten Federputz. Die Beine des Zebrafinken haben normalerweise einen neutralen beigegrauen Farbton, also streift sie ihm fetzige Leg-warmer über: rot, gelb, lavendelfarben oder taubenblau. Und indem Burley die äußere Erscheinung, die Finkigkeit, des Finken modifiziert, verändert sie auch sein Leben. Wie sie durch eine Reihe wunderbarer, amüsanter, wichtiger Experimente nachweisen konnte, haben Zebrafinkenweibchen nämlich sehr entschiedene Ansichten bezüglich solcher Verschönerungsmaßnahmen. Die hohen weißen Kochmützen finden sie ganz hinreißend, und dementsprechend reißen sie sich darum, sich mit einem dergestalt ausgestatteten Herrn zu paaren. Normalerweise teilen sich Zebrafinken die Brutpflege und wechseln sich beim Füttern der Jungen ab, aber wenn ein Weibchen einen Weißbemützten ergattert hat, legt es bereitwilligst Sonderschichten ein und erlaubt seinem Gatten zu faulenzen – nur dass der Nichtsnutz nicht faulenzt, sondern sich mit anderen Weibchen herumtreibt. So ergeht es eben der tumben Frau, die meint, unter einer Tolle müsse auch ein toller Mann stecken.

Aber setz einem Männchen eine hohe rote Mütze auf, und die Weibchen kehren ihm sofort den Bürzel zu. Nichts zum Vorzeigen, der Typ. Kannste geschenkt haben, Schwester. Und wenn ein rotbehaubtes Männchen es trotz allem doch schafft, eine Partnerin abzubekommen, steht es fortan unter dem Pantoffel und hat so viel mit der Pflege und Fütterung seiner Sprösslinge zu tun, dass ihm überhaupt keine Zeit für außereheliche Affären bleibt – für die sich im Übrigen ohnehin keine Interessentinnen finden würden.

Mit den Beinschonern verhält es sich genau umgekehrt. Steck ein Männchen in weiße Socken, und es gewinnt keinen Blumentopf. Zieh ihm rote an, und die Frauenwelt liegt ihm zu Füßen.

Zebrafinkenweibchen haben eigentlich keinen vernünftigen Grund, auf weiße Toques und rote Strümpfe zu fliegen. Wir können uns nicht die Resultate von Burleys Kostümierungsexperimenten ansehen und sagen: Ja, klar, die weiße Haube dient den Weibchen als Indikator dafür, dass das Männchen einen guten Vater abgeben wird oder dass es robuste Gene hat und deswegen einen guten Fang darstellt. Ein Zebrafink mit einer weißen Haube kann schwerlich als Träger besonders hochwertiger Zebrafink-Gene angesehen werden, wenn er von Hause aus überhaupt keine Haube haben dürfte. Die unerwarteten Resultate liefern vielmehr eine Bestätigung der so genannten Theorie der sensorischen Ausnutzung bei der Partnerwahl. Nach dieser Theorie nutzt die weiße Haube einen neurophysiologischen Prozess im Gehirn des Zebrafinkenweibchens aus, der eigentlich einem anderen, unbekannten Zweck dient, aber leicht abgelenkt und von einem »uneigentlichen« Reiz erregt werden kann. Die Mütze stimuliert eine bestimmte neuronale Bahn und lockt damit das Weibchen an, das zwar nicht weiß, warum, aber doch weiß, was ihm gefällt. Wir können diese Regung durchaus nachvollziehen: unsere Faszination durch einen Gegenstand, den wir für schön erachten. »Der Mensch verfügt über einen erlesenen Sinn für Ästhetik, der reiner Selbstzweck ist«, sagt Burley. »Unsere Fähigkeit, ein impressionistisches Gemälde zu schätzen, kann nicht als zweckmäßig bezeichnet werden. Wie ich die Sache sehe, ist es genau das, was wir bei den Zebrafinken beobachten. Die Vorlieben sind ästhetisch, nicht durch Nützlichkeitsdenken begründet. Sie besitzen keinerlei praktisches Korrelat.«

Doch sollte eines Tages ein männlicher Zebrafink mit einem mutierten Gen geboren werden, das ihm den Anflug eines weißen Kopfputzes verleiht, dann sprechen die Ergebnisse der Versuche dafür, dass das neue Merkmal sich durch natürliche Zuchtwahl rasch ausbreiten und intensivieren wird, bis eine neue Unterart entstanden ist, die von Natur aus die Toque aufweist, die Burley ihren Vögeln nur leihweise überlässt. Ohne Zweifel würden dann einige Forscher in dieser hypothetischen Zukunft annehmen, dass die weiße Haube des Finken eine Bedeutung habe, dass sie ein Indikator zebrafinkischer Fitness sei, und sie würden allerlei Spekulationen über den adaptiven Charakter dieses Merkmals anstellen.

Die Brüste einer Frau, behaupte ich, sind durchaus mit Burleys weißen Hauben zu vergleichen. Sie sind hübsch, sie sind Aufsehen erregend, sie sind unwiderstehlich. Aber sie sind arbiträr, und sie bedeuten von sich aus weit weniger, als wir gemeinhin annehmen. Das ist eine kontroverse Auffassung. Die Evolutionsbiologie hat schon viele Erklärungen für die Existenz der Brüste vorgeschlagen, wobei sie ihnen in der Regel einen symbolischen oder funktionellen Wert zugeschrieben hat: als Signalreize nämlich, die dem Mann benötigte Informationen über seine potenzielle Partnerin übermitteln. Und wie könnten wir den Brüsten auch einen evolutionären Wert absprechen, wo sie sich uns förmlich aufdrängen und um eine Narrativierung betteln? »Wenige Themen sind Gegenstand eines breiteren Spektrums von Spekulationen gewesen, die sich auf weniger Fakten stützten, als der evolutionäre Ursprung und physiologische Zweck der weiblichen Brust«, schreibt die Biologin Caroline Pond. Die Geschichten über die Brust klingen wahr und überzeugend, und eine gewisse Berechtigung mögen sie alle haben, da wir nun einmal dazu neigen, allem und jedem irgendeine Bedeutung zuzuschreiben; dies ist eines der Privilegien des Menschseins. Wie die Schauspielerin Helen Mirren in dem Film *Der Erfolgreiche* sagt: »Alle Religionen sind gleich wahr.«

Trotzdem bleibe ich bei meiner Behauptung, dass die Brüste grundsätzlich aus purem Zufall entstanden sind. Sie sind »sensorische Ausnutzer«. Über Gesundheit, Wert oder Gebärfreudigkeit ihrer Trägerin sagen sie wenig oder nichts aus. Sie sind bloße Staffage. Wenn wir nach Mitteln und Wegen suchen, unsere Brüste formal aufzuwerten und zur Geltung zu bringen, sie zu zwingen, wie widernatürliche, fast karikaturhafte atomare Barbie-Puppen-Sprengköpfe in den Raum zu ragen, dann tun wir nichts anderes als das, was Brüste von sich aus schon immer getan haben: einen irrationalen ästhetischen Geschmack anzusprechen, der keinerlei Funktion besitzt, aber ständig darum bettelt, befriedigt zu werden. Die idealen Brüste sind – und waren zu allen Zeiten – stilisierte Brüste. Sie bieten sich zu täuschender und Fantasie anregender Verhüllung an. Sie lassen sich hervorkehren oder herunterspielen, ganz wie ihre Eigentümerin es wünscht, und diese Variabilität ist bereits in ihrer Substanz begründet: Sie sind weich und nachgiebig, Wachs in den Händen der Künstlerin. Sie sind, bei Licht betrachtet, ziemlich komische Dinger, und wir sollten lernen, über sie zu lachen – was uns leichter fallen wird, wenn wir sie zunächst einmal ernst nehmen.

Das Nächstliegende, was sich über Frauenbrüste sagen lässt, ist, dass sie sich von jedem anderen Primatenbusen unterscheiden. Die Brüste einer Menschen- oder sonstigen Äffin schwellen nur an, wenn sie säugt, und die Größenzunahme ist in der Regel so bescheiden, dass sie unter der Körperbehaarung fast völlig verborgen bleiben kann. Sobald die Mutter ihr Junges entwöhnt hat, werden ihre Brüste wieder flach. Nur bei Menschenweibchen schwellen die Brüste bereits in der Pubertät an, bevor es zur ersten Schwangerschaft kommt und sogar physiologisch kommen könnte, und ebenfalls nur bei Menschenweibchen bleiben sie ein Leben lang mehr oder weniger prall. Tatsächlich vollzieht sich die Vergrößerung der Brust bei schwangeren und stillenden Frauen völlig unabhängig von der pubertären Brustentwicklung und auch auf weit gleichförmigere Weise: Die Brüste einer flachbrüstigen Frau nehmen während der Schwangerschaft, absolut gesehen, in etwa gleich viel zu wie diejenigen einer Großbusigen, was auch der Grund dafür ist, dass diese zeitlich begrenzte Expansion bei einer kleinbrüstigen Frau stärker ins Auge fällt. Bei jeder Frau erfolgt die Vergrößerung der Brust während Schwangerschaft und Stillzeit durch eine zahlen- und größenmäßige Zunahme der Zellen der Drüsenläppchen und Ductus lactiferi (also der Molkereieinrichtung), durch verstärkte Durchblutung, durch Einlagerung von Wasser sowie durch die Milch selbst. Flachbrüstige Frauen besitzen exakt die gleiche Menge Milchdrüsengewebe wie großbusige – in nichtmilchendem Zustand rund einen Teelöffel voll pro Brust – und produzieren damit auch die gleiche Menge Milch. Aufgrund ihrer funktionellen Natur steht die Milchdrüse unter einem hohen Selektionsdruck, der es ihr angeraten erscheinen lässt, sich eines vergleichsweise standardisierten Verhaltens zu befleißigen.

Die Größenzunahme der ästhetischen Brust ist eine ganz andere Angelegenheit. Hier ist es die spezifische Ausbildung des Fett- und Bindegewebes der Brust, das die Masse ausmacht. Als Gewebearten mit nur wenigen zellulären Pflichten oder funktionalen Einschränkungen können es sich Fett und Bindegewebe leisten, sich den Launen der Mode und den Erfordernissen sensorischer Ausnutzung zu fügen. Sie können nahezu beliebig wachsen, strotzen und gedeihen, ohne ihrer Trägerin allzu viel Beschwer zu bereiten – wenigstens bis zu einem gewissen Grad. In Philip Roths Roman *Sabbaths Theater* spielt sich zwischen dem Titelhelden Mickey Sabbath und einer kleinbrüstigen Insassin einer psychiatrischen Anstalt folgender Dialog ab:

»Titten. Ich verstehe mich auf Titten. Ich befasse mich mit Titten, seit ich dreizehn bin. Es dürfte wohl kein anderes Organ, keinen anderen Körperteil geben, dessen Größe so variiert wie die weiblichen Titten.«

»Ich *weiß*«, antwortete Madeline und lachte, plötzlich aufrichtig amüsiert. »Und woran liegt das? Warum hat Gott diese enorme Variationsbreite der Brustgröße zugelassen? Ist das nicht verwunderlich? Es gibt Frauen, deren Brüste sind zehnmal so groß wie meine. Oder noch größer. Richtig?«

»Absolut richtig.«

»Manche Leute haben große Nasen«, sagte sie. »Meine Nase ist klein. Aber gibt es Leute, deren Nase zehnmal so groß ist wie meine? Vier- oder fünfmal, höchstens. Möchte wissen, warum Gott das den Frauen angetan hat…

Ich glaube nicht, dass die Größe etwas mit der Milchproduktion zu tun hat«, sagte Madeline. »Nein, das ist keine Antwort auf die Frage nach dem *Zweck* dieser enormen Variationsbreite.«

Wie die verrückte Madeline so richtig sagt, ist die solch auffälligen Größenschwankungen ausgesetzte ästhetische Brust nicht die mammalische Brustdrüse, die, als ein Organ, ein unverzichtbares Bestandteil unserer Anatomie darstellt. Im Gegenteil: Die ästhetische Brust ist nicht nur funktionslos, sie ist geradezu funktionswidrig, was auch genau der Grund ist, warum sie uns so schön erscheint. Das Praktische reizt uns nicht. Wir wissen seinen Wert zu würdigen, aber wir finden es selten schön. Die große nichtmilchende weibliche Brust besitzt eine so starke intrinsische irrationale Faszination, dass sie sich fast selbst sabotiert. Wir lieben die hemisphärischen Brüste um ihrer selbst willen, unabhängig von – und oft sogar trotz – ihrer Rolle als Drüsenträger. Wir lieben sie so sehr, dass uns der Anblick einer stillenden Frau ein ganz unbehagliches Gefühl bereiten kann. Es ist nicht die öffentliche Zurschaustellung der nackten Brust, was uns verlegen macht, denn tiefe Dekolletés ziehen uns im Gegenteil an und laden uns zum Hinstarren ein. Ebenso wenig ist es die Erinnerung an unsere tierische Natur, denn wir können in der Öffentlichkeit alles Mögliche essen und ein Baby füttern – ja ihm eine Nuckelflasche Milch an den Mund halten –, ohne dass diese Darbietung animalischer Bedürfnisbefriedigung im (zumindest normal veranlagten) Betrachter das geringste Unbehagen hervorrufen würde. Es ist vielmehr das Zusammenfallen des Ästhetischen mit dem Funktionellen, was uns so stört und verunsichert. Wenn wir den Anblick einer stillenden Mutter als schön oder ansprechend empfinden, dann nur dadurch, dass wir den Begriff der ästhetischen Brust in uns verleugnen und uns auf die innige Beziehung zwischen Mutter und Kind konzentrieren, auf die wundersamen Eigenschaften, die wir der Muttermilch zuschreiben, oder auf eigene Kindheitserinnerungen an Wärme, Geborgenheit und Liebe. Die mütterliche Brust beruhigt uns und lädt uns zum stillen Verweilen ein. Die ästhetische Brust erregt uns, packt uns bei den Jackenaufschlägen, und genau aus diesem Grund und zu diesem Zweck wird sie auf Plakaten und Titelblättern und wohin wir auch schauen eingesetzt. Die zwei begrifflichen Brüste sprechen zwei deutlich unterschiedene sensorische Bereiche an. Der eine ist uralt und logisch: die Liebe zu Mama und *mammae*. (Sara Blaffer Hrdy schreibt: »Das lateinische Wort für ›Brust‹, *mamma*, leitet sich vom klagenden Ruf ›Mama‹ ab, das kleine Kinder aus ganz unterschiedlichen Sprachgemeinschaften spontan ausstoßen und das oft eine ganz konkrete dringende Aufforderung übermittelt: ›Säuge mich!‹«)

Der andere sensorische Bereich ist viel jünger, artspezifisch, und er ist oberflächlicher und weniger zweckmäßig. Und da sie ausschließlich menschlich ist, plustert sich die ästhetische Brust auf und nennt sich göttlich.

Aufgrund der in den Vereinigten Staaten unübersehbaren Allgegenwart aggressiv lockender Brüste gelten wir als ungewöhnlich, ja geradezu pathologisch busenfixiert. In anderen Kulturen, etwa in bestimmten Teilen Afrikas und Asiens, sind Brüste nichts weiter Aufregendes. »Meine Beobachtungen haben eindeutig gezeigt, dass die Brust in China weit weniger sexualisiert ist als in der amerikanischen Kultur«, sagte die Kulturhistorikerin Emily Martin, Verfasserin von *Flexible Bodies*, zu mir. »Die weibliche Ober- oder Unterbekleidung zielt sichtlich nicht darauf ab, sie besonders zu verstecken oder umgekehrt zur Geltung zu bringen. In vielen Dörfern sitzen die Frauen mit entblößter Brust in der Sonne, und ältere Frauen waschen mit nackter Brust Wäsche, und nichts davon wird in irgendeiner Weise als erotisch anregend betrachtet.« Aber auch wenn die Brustfixiertheit hinsichtlich ihrer Intensität von Land zu Land und Epoche zu Epoche variiert, zeigt sie insgesamt doch eine bemerkenswerte Kontinuität, und sie ist auch keineswegs nur auf Männer oder auf rein sexuelle Kontexte beschränkt. »Jeder liebt Brüste«, sagte Anne Hollander, die Verfasserin von *Seeing Through Clothes*, zu mir. »Babys lieben sie, Männer lieben sie, Frauen lieben sie. Die ganze Welt weiß, dass Brüste Apparate der Lust sind. Sie sind ein kostbarer Besitz der menschlichen Rasse, und wir kommen einfach nicht von ihnen los.« Das Erste, was die Frauen, kaum dass sie der formlosen Zeltkleider körperfeindlicherer christlicher Epochen entronnen waren, im 14. Jahrhundert taten, war, ihren Busen zur Geltung zu bringen. Die Männer kürzten ihre Gewänder und zeigten mehr Bein; die Frauen weiteten ihren Halsausschnitt und schnürten das Mieder. Sie zwängten ihre Brüste zusammen und nach oben. Sie nahmen das weiche, schlaffe Busengewebe und formten es mithilfe von Korsett und Fischbein zu festen, hervorstehenden Halbkugeln. »Als Mode-Gag sind Brüste immer ein todsicherer Tipp«, sagt Hollander. »Sie mögen kurzzeitig in den Hintergrund treten, wie etwa im 16. Jahrhundert, als winzige Brüste und breite Taillen en vogue waren, und während der görenhaften zwanziger Jahre. Aber sie kommen immer wieder, weil wir sie so sehr lieben.«

Was wir lieben, ist nicht die Brust per se, sondern die Fantasy-Brust, die ästhetische Brust ohne jedweden praktischen Wert. Als ich kürzlich eine Ausstellung kambodschanischer Plastik des 6. bis 15. Jahrhunderts besuchte, fiel mir auf, dass die meisten weiblichen Gottheiten Brüste wie aus der Werkstatt eines modernen Silikonkünstlers hatten: groß, rund und fest. Wie Ezra Pound uns in seinen *Cantos* mitteilt, hieß es von Helenas Brüsten, sie seien von so makellos gerundeter, schwebender Beschaffenheit, dass sie als Gussformen für Pokale hätten dienen können: »Wie zu regieren, ist von Kuan Tze / aber den Weißgoldkelch in Petera / den gab Helenas Brust.« In der Kunst vieler alter Kulturen wie Indien, Tibet, Kreta ging dieser Kelch nie zur Neige, und Frauen wurden mit wahrhaft himmlischen Brüsten dargestellt, der Schwerkraft enthobenen Brustgestirnen, der Sorte Brüste, die ich, so lange ich auch Fitness-Club-Umkleideräume frequentiere, im Fleische noch so gut wie nie gesehen habe. An wirklichen Frauen habe ich Brüste, so individuell wie Gesichter gesehen: schlauchförmige Brüste, tropfenförmige Brüste, hängende Brüste, himmelfahrtsnäsige Brüste, von dicken, dunklen Brustwarzen beherrschte Brüste, Brüste mit Knospen so blass und klein, wie nur eben hingetuscht. Wir setzen Hängebrüste irrigerweise mit alten Brüsten gleich, aber tatsächlich kann die Brust in jedem Alter erschlaffen. Bei manchen Frauen lässt der Busen gleich von Anfang an die Nase hängen. Daher kann die idealische turmgleiche Brust nicht lediglich als weiterer Ausdruck einer allgemeinen Vorliebe für die Jugend erklärt werden.

Wir wissen nicht, warum es so auffällig verschiedene Brustgrößen gibt oder was genau das Wachstum der Brust regelt, insbesondere des Fettgewebes, das den menschlichen Brüsten seine Masse verleiht. In ihrem Milchdrüsenaspekt folgen menschliche Brüste durchaus dem normalen Säugerstandard. Eine Milchdrüse ist eine modifizierte Schweißdrüse, und Milch ist stark angereicherter Schweiß. Prolaktin, das für die Milchproduktion verantwortliche Hormon, geht zeitlich der Entwicklung der Säugetiere voraus: Ursprünglich bestand seine Funktion darin, im Organismus früher Wirbeltiere den Salz-Wasser-Haushalt zu regulieren. Vereinfacht gesagt, es ermöglichte es Fischen zu schwitzen. Bei den Kloakentieren, also dem Schnabeltier und dem Ameisenigel, die als die urtümlichsten heute noch lebenden Säugetiere gelten und keine Zitzen besitzen, sickert die Milch, genau wie Schweiß, aus der Drüse direkt durch die Haut der Mutter und wird von den Jungen abgeleckt.

Die ontogenetische Entwicklung des Milchdrüsengewebes setzt früh ein, bereits in der vierten Gestationswoche. Sie äußert sich zunächst als zwei parallele Milchleisten, archaische mammalische Strukturen, die sich von den Achselhöhlen bis hinunter zur Leistengegend erstrecken. Beide Geschlechter besitzen Milchleisten, aber nur im weiblichen Embryo erhalten diese eine ausreichende hormonelle Stimulierung, um vollkommene Brusthaftigkeit zu erlangen. Wenn wir Rättinnen oder Säue wären, würden sich unsere Milchlitzen zu acht Zitzen entwickeln und uns so ermöglichen, entsprechend viele Sprösslinge gleichzeitig zufrieden zu stellen. Säugetiere wie Elefanten, Rinder, Ziegen und Primaten, die in der Regel nur ein bis zwei Jungen auf einmal gebären, benötigen nur zwei Milchdrüsen, und so bildet sich der größte Teil der Milchleisten schon im Embryonalstadium wieder zurück. Bei den vierbeinigen Grasfressern sind es die untersten, zwischen den Hinterbeinen lokalisierten Milchdrüsen, die zur vollständigen Entwicklung kommen, sodass die Jungen im Schutz des Brustkorbs und der mächtigen Hinterschenkel der Mutter saugen können. Beim Weibchen wenigstens eines primitiven Primaten, des Aye-Aye oder Fingertieres, befinden sich die zwei Zitzen gleichfalls in der unteren Bauchgegend. Bei den übrigen Halbaffen, Affen und dem Menschen aber, deren Jungen entweder in den Armen gehalten werden oder sich am mütterlichen Brustfell festhalten, sind die Milch spendenden Zitzen die zwei obersten, den Achselhöhlen am nächsten gelegenen.

Unsere potenziellen Brüste gehen uns allerdings nicht spurlos verloren. Die Milchleiste erinnert uns subkutan an unsere Abstammung: Das Brustgewebe ist im Körper weit stärker verbreitet, als die meisten von uns ahnen. Es reicht vom Schlüsselbein bis hinunter zu den letzten zwei Rippen und vom Brustbein zum hinteren Rand der Achselhöhle. Bei manchen Frauen macht sich die nicht vollständig zurückgebildete Milchleiste durch zusätzliche Brustwarzen oder sogar vollständige Extrabrüste bemerkbar. Janifer Dumas, die ein paar Jahre lang als Vertreterin für Damenunterwäsche gearbeitet hatte, bevor sie anfing, für das *New York Times Magazine* zu schreiben, erinnerte sich an eine Kundin, die einen ganz speziellen BH benötigte. Als die Frau zwecks Anprobe ihren Oberkörper entblößte, entpuppte sie sich als eine moderne Artemis von Ephesos. Sie hatte zwar keine hundert, aber immerhin doch drei gleich große Brüste: die zwei unserer Grundausstattung da, wo sie hingehören, und die dritte unmittelbar unter der linken. Janifer Dumas fand das ideale Modell: eine »Bralette«, ähnlich einem Sport-BH, aber von lockererem Sitz, ohne Bügel und mit einem breiten elastischen Band, das sich bequem um den Brustkorb schmiegte. »Mir fiel ein, dass dies auch das Modell war, dass ich Frauen verkaufte, die gerade eine Mastektomie hinter sich hatten«, schrieb Dumas, »ein Büstenhalter zum Hineinschlüpfen und sich Wohlfühlen, der, wie sich zeigte, sowohl mit mehr als auch mit weniger fertig wurde.«

Das primordiale Brustgewebe bildet sich schon in einem frühen Stadium der Embryogenese aus, doch die Brust als solche verhält sich insofern ungewöhnlich, als sie bis zur Pubertät und zum Teil sogar noch darüber hinaus primordial bleibt. Kein anderes Organ mit Ausnahme der Gebärmutter verändert sich hinsichtlich seiner Größe, Form und Funktion so drastisch, wie es die Brust während der Pubertät, Schwangerschaft und Stillzeit tut. Und gerade weil sie zwischen Menarche und Klimakterium ständig darauf gefasst sein muss, ihr Volumen zu ändern, mit jedem neuen Maul, das es zu stopfen gilt, zu wachsen und anschließend wieder zusammenzuschrumpfen, ist die weibliche Brust so anfällig für Krebs. Die genetischen Kontrollmechanismen, die das Zellwachstum überall sonst im Körper in kanonischen Grenzen halten, sind in der Brust erheblich gelockert, wodurch Neoplasmen jeder Art besonders leichtes Spiel haben.

Die ästhetische Brust entwickelt sich vor der drüsigen. Im Anfangsstadium der Adoleszenz beginnt das Gehirn Schübe von Hormonen abzusondern, die die Eierstöcke stimulieren. Die Eierstöcke ihrerseits setzen Östrogene frei, und die Östrogene wiederum regen den Körper dazu an, in der Brust Fettdepots anzulegen. Dieses Fettgewebe lagert sich in einer schwammartigen Matrix aus Bindegewebe an, die von der Brustmuskulatur bis zur Unterseite der Brusthaut reicht. Bindegewebe ist äußerst dehnbar und kann damit alles aufnehmen, was ihm der Organismus an Fett zuführt. Durch seine Elastizität verleiht es den Brüsten außerdem ihre wuppernde Festigkeit. Die Östrogene sind die notwendige, aber noch nicht die hinreichende Bedingung der ästhetischen Brust. Diese Hormone allein erklären noch nicht die hohe Variabilität der Brustgröße. Eine Frau mit großen Brüsten hat nicht unbedingt einen höheren Östrogenspiegel als ihre flachbrüstige Schwester. Es ist vielmehr so, dass das Brustgewebe in unterschiedlich hohem Maß auf die Östrogene anspricht, und der individuelle Grad der Empfindlichkeit ist wenigstens zum Teil genetisch bestimmt. Östrogenempfindliche Frauen können nach mehrwöchiger Einnahme der Antibabypille feststellen, dass sie einen größeren BH brauchen, während die unempfindlichen Frauen ovulationshemmende Mittel schachtelweise schlucken können, ohne dass sich ihr Busen auch nur im Geringsten rührt. Selbst Kinder können hochgradig östrogenempfindlich sein. Berton Roueche, der Verfasser bekannter medizinischer Sachbücher, erzählte die Geschichte eines sechsjährigen Jungen, dem plötzlich Brüste zu wachsen begannen. Als die Ursache dieser Hypertrophie wurden nach langer Suche seine Vitamintabletten identifiziert. Der Hersteller verwendete zu deren Herstellung dieselbe Pressmaschine, die zum Formen von Östrogentabletten diente. »Man stelle sich nur die mikroskopisch kleine Menge an Östrogenen vor, die die Pressmaschine an die Vitamintabletten weitergegeben haben konnte«, schrieb Roueche, »und die gewaltige Auswirkung, die diese Hormone hatten!« Das Vitaminpräparat wurde abgesetzt, die Brüste des Jungen bildeten sich zurück, und die Eltern konnten aufatmen.

Umgekehrt können Androgene, wie zum Beispiel Testosteron, die Anlagerung von Brustfett hemmen. Wie wir schon gesehen haben, können Frauen mit genetisch bedingter Androgenresistenz sehr große Brüste bekommen. Männer, deren Keimdrüsen nicht genug Testosteron produzieren, leiden bisweilen an Gynäkomastie: Ohne die hemmende Wirkung des Testosterons haben die im männlichen Organismus produzierten geringen Mengen an Östrogenen Gelegenheit, rasch selektive Fettdepots anzulegen und wieder einmal vorzuführen, wie dünn die Trennlinie zwischen Männlich und Weiblich ist – so dünn wie die androgyne embryonale Geschlechtsfalte, so dünn wie die Milchleiste, die wir im Mutterleib alle besaßen. Doch auch die Androgene reichen zur Erklärung der von Frau zu Frau verschiedenen Brustgröße nicht aus. Viele Frauen mit vergleichsweise hohem Testosteronspiegel –

Frauen, deren Damenbart und üppige Achselbehaarung beweisen, dass sie alles andere als resistent gegen die Androgene in ihrem Organismus sind – haben nichtsdestoweniger einen ausgeprägten Vorbau. Schilddrüsenhormone, Stresshormone, Insulin, Wachstumshormone – sie alle hinterlassen am Busen ihren jeweiligen, verschmierten Fingerabdruck. Kurz gesagt: Wir wissen nicht, was die ästhetische Brust zu dem macht, was sie ist. Wir kennen das Hormonrezept für die universale Mae-West-Brust nicht. Wenn aber auf Science-Fiction-Filme zumindest in der Hinsicht Verlass ist, wird das weltbewegende Problem der Mikromastie (medizinisch für »Flachbrüstigkeit«) in nicht allzu ferner Zukunft der Vergangenheit angehören, und es wird, wenn schon nicht unser Gehirn, so doch mit Sicherheit unser Busen wachsen. Heutzutage wiegt die durchschnittliche nichtmilchende US-Brust dreihundert Gramm, sie hat einen Basisdurchmesser von rund zehn und eine von Brustwand zu Warzenspitze gemessene Höhe von sechs Zentimetern. Die durchschnittliche BH-Größe ist 36B, und zwar unverändert seit Erfindung des modernen Büstenhalters vor rund neunzig Jahren. In Sci-Fi-Serien wie *Star Trek* jedoch ist jede Frau jeglicher Rasse – ob menschlich, vulkanisch, klingonisch oder was auch immer – so wohl bestückt, dass Körbchen unter C nicht in die Tüte kommen.

Die Östrogene fördern aber auch die Herausbildung der praktischen Brust, des Drüsengewebes, das planmäßig bald seinen trüben zuckerigen Schweiß absondern wird. Ein System von festen, gummiartigen Gängen und Lappen oder Lobi beginnt, sich durch Fett und Bindegewebe auszubreiten. Jede Brust hat am Ende in der Regel fünf bis neun Drüsenlappen, in denen die Milch erzeugt wird und die je einen eigenen Gang aufweisen – das Gefäß, das die Milch zur Brustwarze leitet. Die Lobi sind in sich in rund zwei Dutzend Lobuli (Läppchen) untergliedert, die wie winzige Trauben aussehen. Die Lobi und Lobuli sind ziemlich gleichmäßig in der ganzen Brust verteilt, aber sämtliche Milchgänge führen zu einem einzigen Ziel: der Brustwarze. Wenn sich die schlängeligen Gänge der Brustwarze nähern, vergrößert sich ihr lichter Durchmesser. Das Kanalsystem der Milchproduktion folgt demselben hydrodynamischen Prinzip, das wir von den Bäumen, den Adern eines einzelnen Blattes oder dem Gefäßsystem im menschlichen Körper her kennen: Die Lobi und Lobuli sind die Krone, das Laub und die Früchte, während die Gänge die Zweige und Äste darstellen, die sich zur Brustwarze hin zu einem Geflecht von Stämmen verdicken. Aber während in einem Baum – oder im Gefäßnetz des Körpers – die Leben spendende Flüssigkeit von den stärksten Leitungsbahnen zu den dünnsten gepumpt wird, entsteht die Milch hier in jeder einzelnen Lobulus-Frucht und gelangt über feine Ausführungsgänge zur dicken Pipeline. Die Milchgänge enden in kleinen Löchern der Brustwarzenhaut, die normalerweise in den warzigen Falten der Brustspitze verborgen bleiben. Jedoch wenn eine Frau stillt, schwillt ihre Brustwarze ballonartig an und sieht dann wie die Tülle einer Gießkanne aus. Sie ist übersät mit deutlich sichtbaren – und deutlich Milch ausscheidenden – Milchgangöffnungen.

Den Zustand ihrer vollkommenen Ausbildung erreichen die Milchgänge und Drüsenlappen erst mit der Schwangerschaft. Dann nämlich vermehren, verdicken und differenzieren sie sich. Die winzigen Stopfen von ohrenschmalzartiger Konsistenz, die normalerweise die Milchgänge verschlossen halten, lösen sich nach und nach auf. Die Lobuli treiben »Mikro-Lobuli«, die Alveolen. Die Milchbauern übernehmen das Kommando über die Brust. Sie schieben Fett aus dem Weg, um sich mehr Platz zu schaffen. Während der Laktation nimmt die Brust um bis zu einem Pfund zu. Die Areola, der die Brustwarze umgebende pigmentierte Warzenhof, macht während der Schwangerschaft gleichfalls auffällige Veränderungen durch. Sie wird dunkler und scheint den Hügel der Brust hinabzuschlieren wie Lava, die sich langsam über die Hänge eines Vulkans ergießt. Die Haut des Brustwarzenhofs ist mit einer weiteren Art von modifizierten Schweißdrüsen durchsetzt, den so genannten Montgomery-Drüsen. Und diese Gänsehauthubbel vermehren sich in der Mutterbrust und scheiden eine Flüssigkeit aus, die das Gefühl des Säugens erträglich macht. Nach dem Abstillen atrophisieren die Lobuli, bilden sich die Milchgänge zurück, zieht sich die Areola zusammen und macht sich das Fett wieder breit – jedenfalls mehr oder weniger. Frauen, die gestillt haben, klagen oft, dass ihre Brüste nie wieder zu ihrer ursprünglichen Größe und Elastizität zurückfinden. Das Fett wird faul und spart sich die Mühe, alle Räume, aus denen das Drüsengewebe es verdrängt hatte, wieder auszufüllen. Der ästhetische Busen ist schließlich ein Bonvivant.

Wenn es dir auf Verlässlichkeit ankommt, halte dich an die Milchgänge und Lobuli. Sie kommen wieder, sooft du sie brauchst, und sie haben auch keine Angst vor schweißtreibender Arbeit.

Brüste wiegen faktisch nur ein paar hundert Gramm, aber ideell sind sie tonnenschwer. Wie Marilyn Yalom in ihrem Werk *Eine Geschichte der Brust* so eindrucksvoll beschreibt, ist die Brust eine öffentliche Anschlagfläche, die jede Verlautbarung und jedes Bonmot geduldig hinnimmt, und die Hymnen der Vergangenheit lassen sich mühelos mit den Predigten von heute überkleistern. Die welken Zitzen der Hexen und Dämoninnen symbolisierten den Lohn der teuflischen Lust. Minoische Statuetten von 1600 vor Christus stellen Priesterinnen mit gebieterisch entblößten Brüsten und einer um jeden Arm geschlungenen Natter dar. Die Schlangen recken dem Betrachter den Kopf entgegen, und ihre ausgestreckten Zungen sind wie zwei bedrohliche Echos der aufgerichteten Brustwarzen der Figurine, wie eine unmissverständliche Warnung, dass der mächtige Busen, den sie flankieren, ebenso gut Gift wie Liebe spenden kann. Die Brust ist selbst eine dehnbare »Bralette«, die sowohl mit mehr als auch mit weniger fertig wird. Die vielbrüstige Göttin, der wir in vielen Kulturen begegnen, strahlt eine unvorstellbare Kraft aus. Das Gleiche gilt für die Amazonen, die mythischen Kriegerinnen, die ganz unter sich lebten und sich nur einmal im Jahr mit Männern trafen, um sich schwängern zu lassen, die ihre Töchter aufzogen, aber ihre Söhne abschlachteten, verstümmelten oder aussetzten. Am berühmtesten sind die Amazonen wegen ihrer selbst zugefügten Mastektomien – wegen ihrer Bereitschaft, sich eine Brust abzuschneiden, um den Bogen ungehinderter spannen und sich so die sie umgebenden Männerhorden besser vom Leib halten zu können. »Amazonen«, schreibt Yalom, »werden [von den Männern] als monströs betrachtet, als Mannweiber, unnatürliche Frauen, die sich die maskuline Kriegerrolle unrechtmäßig angeeignet haben. Die fehlende Brust erzeugt eine Schrecken erregende Asymmetrie; eine Brust wird beibehalten, um weibliche Nachkommen zu stillen, die andere ist entfernt, um Gewaltausübung gegen Männer zu ermöglichen.« Für die Frauen symbolisiert die Amazone einen keimhaften Wunsch, die nostalgische Sehnsucht nach der Zukunft. »Die Entfernung der Brust und die Entwicklung ›männlicher‹ Eigenschaften spricht dafür, dass den mythischen Amazonen das Flair der Doppelgeschlechtlichkeit anhaftete; die Amazone vereinte in ihrer Person das fürsorglich nährende Weibliche und das aggressiv Männliche, wobei das Fürsorgliche ausschließlich auf andere Frauen und das Aggressive ausschließlich gegen Männer gerichtet war.« Eine abgemilderte Variante der einbrüstigen Amazone tauchte Ende des 18. Jahrhunderts in Frankreich auf, als die personifizierte Freiheit oft mit einer bedeckten und einer entblößten Brust dargestellt wurde, wobei ihre Bereitschaft, ihre Brust zu zeigen, genauso wie ihre Gleichgültigkeit gegenüber ihrem momentanen Zustand der Halbnacktheit von ihrem revolutionären Eifer Zeugnis ablegte. In jüngerer Vergangenheit haben Frauen, denen aufgrund eines Mammakarzinoms eine Brust abgenommen wurde, die zornig-stolze Haltung der amazonischen Kriegerin eingenommen und auf Titelblättern und Werbeanzeigen ihren nackten asymmetrischen Oberkörper vorgeführt. Wo einst die Brust war, verläuft jetzt eine diagonale Narbe, die den Brustkorb wie ein Bogen oder ein Patronengurt kreuzt: erschreckend, faszinierend und schön in ihrer Wut.

Die Brust ist wie ein Brandzeichen gebraucht worden, als Zeichen von Besitz. In Rembrandts berühmtem Gemälde *Die Judenbraut* sehen wir den – erheblich älteren – Bräutigam die linke Brust der Braut mit seiner rechten Hand bedecken und damit Anspruch auf sie erheben, sie unter seine sanfte, väterliche Jurisdiktion bringen, während die Hand des Mädchens nach oben greift und – ob keusch, einwilligend oder zögernd, bleibt herrlich unbestimmt – die grapschende Gattenpranke berührt. Im 19. Jahrhundert wurden zum Verkauf angebotene Negersklavinnen mit nacktem Oberkörper fotografiert, wodurch ihr Status als zweibeiniges Vieh unterstrichen werden sollte. Brüste wurden geschlagen, gequält und verstümmelt. Im 17. Jahrhundert wurden der Hexerei angeklagten Frauen häufig die Brüste abgehackt, ehe man sie auf dem Scheiterhaufen verbrannte. Als man Anna Pappenheimer, die Tochter einer Familie bayrischer Totengräber und Latrinenreiniger, der Hexerei für schuldig befand, wurden ihr die Brüste nicht nur abgeschnitten, sondern anschließend zuerst ihr und dann – in einer Grauen erregenden Parodie ihrer Rolle als Mutter und Nährende – ihren zwei erwachsenen Söhnen in den Mund gestopft.

Auch die frühen Naturforscher haben zur Brust ihren Senf gegeben. Im 18. Jahrhundert erwies der vielseitige Linné der Brust die zweifelhafte Ehre, nach ihr eine ganze Klasse der Wirbeltiere zu benennen: die Mammalia, wörtlich »die Bezitzten«. Wie Londa Schiebinger ausführt, hätte Linné zur Prägung des neuen Namens durchaus auch andere den Säugetieren gemeinsame Merkmale heranziehen können, die damals bereits bekannt waren. Wir hätten als Pilosa, »Haarige«, klassifiziert werden können oder als Cochleauriata, »Schneckenohrige« (in Anspielung auf die für Säuger charakteristische »Schnecke« oder Cochlea des Innenohrs), oder als »Vierkammerherzige« (wie immer das auf Zoologenlatein geheißen hätte). Aber ungeachtet der Spötteleien manch eines Zeitgenossen Linnés wurden wir und unsere pelzigen viviparen Verwandten zu Mammalia. Es war die Zeit der Aufklärung, und Linné wollte auf etwas ganz Bestimmtes hinaus, und so musste die Brust wieder einmal zu metaphorischen Diensten stehen. Die Zoologen hatten erkannt, dass der Mensch, so unerfreulich die Vorstellung auch war und noch weiterhin ist, zu den Tieren gehört. Folglich musste ein taxonomischer Oberbegriff her, der den Menschen mit anderen Spezies zusammenfassen würde. Dasjenige Merkmal, für das Linné sich zur Hervorhebung dieser Verwandtschaftsbeziehung entschieden hätte, wäre also fortan das Kennzeichen unserer Tierischkeit gewesen. Alle Säugetiere sind behaart, aber Männer sind behaarter als Frauen, also ging Pilosa nicht. Der Aufbau des Innenohrs ist nicht so interessant, dass er es verdiente, nomenklatorisch verewigt zu werden. Die Brust jedoch besitzt eine unbestreitbare romantische Resonanz, und was das Beste ist: Ihre deutlichste Ausprägung hat sie bei der Frau. Im selben Werk, in dem Linné den Terminus Mammalia einführte, gab er auch unserer Spezies ihren Namen: Homo sapiens, »vernunftbegabter Mensch«, insofern die Vernunft dasjenige ist, was uns von allen anderen Arten unterscheidet. »Damit verbindet in der Linnéschen Terminologie ein weibliches Merkmal (die Milch spendende Mamma) den Menschen mit den Tieren, während ein traditionell männliches Merkmal (die Vernunft) seine Besonderheit hervorhebt«, schreibt Schiebinger. Die Denker der Aufklärung verkündeten die Gleichheit und grundsätzliche Gleichberechtigung aller Menschen, und manche Frauen dieser Periode, darunter Mary Wollstonecraft und Abigail Adams (die Frau des zweiten Präsidenten der USA, John Adams), vertraten die Ansicht, auch Frauen sollten die ihnen zustehenden Rechte eingeräumt werden – das Wahlrecht etwa oder das Recht auf Privateigentum und das Recht, sich von einem brutalen Ehemann scheiden zu lassen. Die aufgeklärten Ehemänner lächelten zwar nachsichtig und verständnisvoll, aber sie waren nicht bereit, einen Blick über diese politische Kluft hinweg zu wagen. In der Zoologie und der taxonomischen Bestätigung des Erdverhaftetseins der Frau fanden die vernunftbegabten Männer eine willkommene Rechtfertigung dafür, die Frage der Rechte der Frau so lange zurückzustellen, bis die andere Frage – die nach ihrer Vernunftbegabtheit – hinlänglich geklärt sein würde. (Wie wir im folgenden Kapitel noch sehen werden, ist Frauenmilch andererseits oft als die reinste und ätherischste Körperflüssigkeit überhaupt bezeichnet worden, als der am wenigsten tierische Aspekt der Frau.)

Im 19. Jahrhundert verwendeten manche Anthropologen die weibliche Brust zu einem ähnlichen Zweck wie die Phrenologen früher den Schädel: um die verschiedenen Menschenrassen voneinander abzugrenzen und hierarchisch zu klassifizieren. Manche Brüste waren eben gleicher als andere. Die europäische Brust wurde als eine stolze, aufrechte Hemisphäre dargestellt – eine Art zivilisierte Herrenmenschenbrust. Die Brust einer Afrikanerin wurde als schlaff herabhängendes Euter porträtiert. In der abolitionistischen Literatur hingegen waren die abgebildeten Sklavinnen grundsätzlich mit hohen, runden, ansprechenden Brüsten ausgestattet – den brünetten Entsprechungen der prallen Halbkugeln ihrer eng geschnürten Herrinnen.

Linné warf uns aufgrund unseres »Bezitztseins« in einen Topf mit allen übrigen Säugern, aber Brüste, die haben bekanntlich nur wir. Den Evolutionsbiologen ist dies auch bekannt, und sie haben uns eine große Auswahl an möglichen Rechtfertigungen für die menschliche Brust angeboten. Wie Caroline Pond sagt, kann keine einzige dieser Theorien mit auch nur halbwegs stichhaltigen Beweisen aufwarten. Wir wissen nicht, an welchem Punkt der menschlichen Evolution der Aufstieg der Brüste begann. Brüste versteinern nicht. Wir wissen nicht, ob sie sich herausbildeten, bevor oder nachdem wir unser Haarkleid verloren, und das würde uns ohnehin wenig nutzen, da wir auch nicht wissen, wann oder warum wir unsere Körperbehaarung eingebüßt haben. Aber Brüste sind ein so herausragendes Merkmal der weiblichen Anatomie, dass die Wissenschaftler sie unentwegt anstarren und nach möglichen Anhaltspunkten suchen. Die Brüste sind ihnen ein Rätsel; und so gehört es sich auch.

Männer haben keine Brüste, aber sie erheben gern Anspruch auf sie. Sie möchten ihre Judenbraut begrapschen, und sie möchten das Gefühl haben, dass sie bei der Erfindung der Dinger ihre Hand im Spiel hatten. Daher darf es uns nicht wundern, wenn viele evolutionistische Theorien darauf hinauslaufen, dass die Brüste entstanden, um die Männer anzusprechen. Die mit Abstand berühmteste Erklärung dieses Genres stammt von Desmond Morris, dem britischen Zoologen, der 1967 das spektakulär erfolgreiche Buch *Der nackte Affe* veröffentlichte und darin eine Metapher ohnegleichen vorstellte: die Brüste als Nachahmung der Pobacken. Wahrscheinlich habt ihr von dieser Theorie in der einen oder anderen Form schon gehört. Das ist schwer zu vermeiden. Wie Mick Jagger weigert sie sich rundheraus, von der Bühne abzutreten. In ihrer ursprünglichen Formulierung stützte sich die Theorie auf eine Reihe von unbewiesenen Voraussetzungen, deren erste lautete, dass Urmann und Urfrau eine Paarbindung – besser bekannt als Ehe – eingehen mussten, um Urkinder aufziehen zu können. Möglich war die Paarbindung nur, wenn sich zwischen den Partnern eine dauerhafte Intimität herausbildete, was wiederum bedeutete, dass die Paarung besser von Angesicht zu Angesicht erfolgen sollte als auf die anonyme Hündchenweise, die als die von unseren vormenschlichen Vorfahren bevorzugte Kopulationsstellung angenommen werden darf. Zu diesem Behufe wanderte die Klitoris nach vorn, um den Urfrauen einen Anreiz zu geben, sich frontal begatten zu lassen. Um dem Herrn den Stellungswechsel zu versüßen, sprossen die Brüste und boten ihm die ventrale Reprise eines Körperteils, den er von hinten so sehr begehrt hatte. In späteren Büchern wiederholte Morris die Theorie und illustrierte sie mit Fotos, die zwei wohl gerundete weibliche Pobacken neben zwei wohl gerundeten Busenbacken zeigten.

Vielleicht hat er ja damit Recht, dass Brüste ein wenig wie Pobacken aussehen, aber wer sagt, dass es nicht genau umgekehrt war und sich runde Pobacken als Nachahmung der Brüste entwickelten? Oder aber dass beide sich unabhängig voneinander zu dieser Form hin entwickelten, weil sie nun einmal unbestreitbare ästhetische Vorzüge besaß? Die hervorstehenden, gerundeten menschlichen Gesäßbacken unterscheiden sich schließlich deutlich vom flachen, ungespalteten Hintern vieler anderer Primaten. Morris und andere vertreten die Auffassung, dass die glutealen Rundungen mit Sicherheit zuerst gekommen sein müssen, da die Evolution des aufrechten Gangs eine stärkere Bemuskelung des Hinterteils erforderte. Die vertikale Konfiguration, schreibt Timothy Taylor in *Sexualität der Vorzeit*, schuf zugleich einen Bereich, in dem Energie in Form von Fett gespeichert werden konnte, ohne die Bewegungsfreiheit nennenswert einzuschränken. Darüber hinaus aber, so Taylor, ließ die aufrechte Körperhaltung die Notwendigkeit verlockend geformter weiblicher Gesäßbacken entstehen. Wenn eine Frau steht, kann man ihre Vulva nicht sehen. Die Darbietung der Vulva ist aber bei vielen anderen Primatenarten ein wichtiges sexuelles Signal. Wenn eine Frau ihre Schamlippen nicht vorführen kann, dann braucht sie irgendeine andere Form von sexueller Hecksignalleuchte, und so bildeten sich eben die Gesäßbacken stärker heraus. Um sicherzustellen, dass sie die männliche Aufmerksamkeit nicht nur fesselte, wenn sie ging, sondern ebenso auch, wenn sie kam, legte sich die Frau bald darauf auch einen entsprechenden Vorbau zu. Was alles schön und gut ist, nur dass Frauen einen runden, festen Hintern an einem Mann ebenso verlockend finden wie Männer einen solchen an einer Frau, und dass Frauen ihn an einer Frau bemerken und Männer an einem Mann. Schöne Pobacken sind ein ansprechender Anblick, aber ihre kurvigen Konturen brauchen sie keineswegs zu dem praktischen Zweck angenommen zu haben, einen großen Muskel aufzunehmen. Ebenso gut könnte die Rundheit des menschlichen Hinterns beiderlei Geschlechts zwecks sensorischer Ausnutzung unserer angeborenen Vorliebe für das Kurvige und Üppige gegenüber dem Geraden und Kargen selektiert worden sein. Und so könnte es sein, dass die Brüste nicht so sehr die Pobacken imitieren, als dass vielmehr beide, Brüste und Pobacken, durch Konvergenz zu einem ähnlichen Resultat gelangt sind.

Es gibt auch weitere Gründe, der Theorie von den Brüsten als Anreiz zum frontalen Vollzug der Begattung mit Skepsis zu begegnen. Mehrere andere Primaten, darunter die Bonobos und Orang-Utans, paaren sich gleichfalls von vorn, und die Weibchen tragen keinerlei sexuelle Abzeichen auf der Brust, keine geschickten Nachbildungen ihrer flachen Hintern oder geschwollenen Vulvas. Und trotzdem steigen ihnen die Männchen nach – im Falle der Bonobos sogar mehrmals am Tag. Was also ist das Geheimnis von Frau *P. paniscus*, und wo kann man es bestellen?

Da die Brüste eine wesentliche Rolle bei der Fortpflanzung spielen, wenn sie nicht gerade als visuelle Lockmittel dienen, sind viele Forscher der Ansicht, sie hätten sich zu dem Zweck entwickelt, potenziellen Partnern irgendeinen Aspekt des Fruchtbarkeitsstatus der Frau zu signalisieren. Und fraglos geben Brüste zu verstehen, dass eine Frau das fortpflanzungsfähige Alter erreicht hat. Doch das tun viele andere Merkmale auch: die Schambehaarung etwa, die relative Breite des Beckens und der Duft hormonell angeregter Körpersekrete. Um eine Schwangerschaft erfolgreich durchstehen zu können, benötigt eine Frau einen bestimmten Prozentsatz an Körperfett. Die Brüste sind zwei Fettpakete. Vielleicht sollen sie also signalisieren, dass die Frau einen ausreichenden Vorrat an Nährstoffen hat und somit Kinder austragen und säugen kann – eine Information, die den auf Freiersfüßen gehenden Homo erectus, der unter einer Reihe möglicher Kandidatinnen die am wenigsten unterernährte zu wählen versuchte, verständlicherweise interessiert haben dürfte. Doch trotz ihrer Voluminosität enthalten die Brüste nur einen sehr kleinen Anteil – im Durchschnitt nur vier Prozent – der Gesamtfettmasse des Körpers, und ihre Größe verändert sich im Allgemeinen weniger als die der anderen typischen Fettdepots des Körpers, wie Oberschenkel, Gesäßbacken und Oberarme, wenn die Frau ab- oder zunimmt. Daher ist ein dicker Busen kein besonders zuverlässiger Indikator des Gesundheits- oder Ernährungszustands einer Frau. Und wie wir schon gesehen haben, sagt die Größe der Brust auch nichts über die Fruchtbarkeit oder potenzielle Milchleistung einer Frau aus; sie ist also auch ein schlechter Maßstab für ihren Wert als künftige Mutter. Andere Wissenschaftler mutmaßen, die Brüste könnten sich entwickelt haben, um den Mann zu täuschen, um ihn hinsichtlich des momentanen ovulatorischen Zustands oder der etwaigen Schwangerschaft der Frau im Unklaren zu lassen, dadurch etwaigen späteren Vaterschaftsklagen vorzubeugen und der männlichen Tendenz, Nachwuchs, der als nicht der eigene erkannt wird, zu töten, ein Schnippchen zu schlagen. Warum sich ein Mann allerdings von so abartigen Gebilden angezogen fühlen und von wichtigeren Fragen ablenken lassen sollte, bleibt unerklärlich, außer wir nehmen an, dass er aus anderen Gründen dafür prädisponiert ist, das Aussehen einer weiblichen Brust anziehend zu finden.

Die Frauen haben gleichfalls Anspruch auf die Brüste erhoben. Meredith Small greift die Idee der Brüste als tragbare Speisekammern wieder auf, variiert sie aber dahingehend, dass die Vorräte eher der Frau als Notreserve als dem Mann als Fruchtbarkeitssignal gedient haben dürften. »Eine große Brust könnte einfach ein Fettspeicher für die Weibchen einer Spezies gewesen sein, die sich in einer kargen Umwelt entwickelte«, schreibt sie. »Die Frühmenschen legten auf ihrer Suche nach Nahrung weite Strecken zurück, und die Frauen brauchten zur Bewältigung jahrelanger Stillzeiten entsprechende Fettreserven.« Auch hier lässt sich allerdings wieder einwenden, dass Brüste nicht gerade die am leichtesten flüssig zu machenden Fettvermögenswerte darstellen und dass sie sich, wenn es darum geht, im Bedarfsfall ihre Energievorräte freizugeben, als äußerst knauserig erweisen. Wenn eine Frau stillt, wird Energie viel leichter aus den Hüften und Oberschenkeln mobilisiert als aus dem Brustfett, obwohl dieses doch viel näher an den Milchproduktionseinrichtungen lagert. Helen Fisher schlägt vor, dass die Brüste die Lustkästchen der Frau darstellen könnten, die gepolsterten Präsentierteller für die erogenen Brustwarzen, die, so appetitlich angerichtet, umso lieber gekost, gestreichelt und stimuliert werden. Aber nicht alle Frauen haben berührungsempfindliche Brüste, und nicht alle sind unbedingt auf chronisches Befummeltwerden versessen. »Ich habe im Laufe der Zeit eine ganze Menge erlebt«, sagt eine fünfundsiebzigjährige Frau in *Brüste: Frauen sprechen über ihre Brüste und ihr Leben.* »Und ich bin zu dem Schluss gelangt, dass die Frauen deswegen Brustkrebs bekommen, weil die Männer ihre Brüste zu häufig anfassen.« Umgekehrt haben viele Männer sehr empfindliche Brustwarzen und wären nur zu froh, wenn die Frauen häufiger auf die Idee kämen, ein bisschen daran zu schlecken.

Also wenn sie nicht für die Frau gedacht sind, dann vielleicht für das Kind. Elaine Morgan, eine originelle, kühne Denkerin, die fast ohne jede Unterstützung unbeirrt fortfährt, die »Wasseraffentheorie« der menschlichen Evolution zu verfechten, hat mehrere Brustmodelle vorgelegt. Sie glaubt, dass der Mensch einen Teil seiner evolutionären Entwicklung im Wasser absolvierte – dass wir also teils Robben, teils Affen sind. Eine Erklärung für die Entstehung der Brüste könnte also lauten, dass sie als »Mae Wests« dienten, wie die britischen Soldaten des Zweiten Weltkriegs ihre Schwimmwesten nannten – als Rettungsflöße, an denen sich die Babys während des Nuckelns festklammern konnten. In einer neueren Veröffentlichung schlägt Morgan dagegen vor, die Pelzlosigkeit des Menschen (ein weiteres angebliches Vermächtnis unserer aquatischen Phase) könnte zur Entstehung der Brüste geführt haben. Affenkinder, sagt sie, können sich am Brustfell der Mutter festhalten, während sie gesäugt werden. Menschensäuglinge haben nichts, woran sie sich klammern könnten. Hinzu kommt, dass sie in ihren ersten Lebensmonaten völlig hilflos sind und es nicht schaffen, den Kopf bis zur Brustwarze zu heben. Die Brustwarze muss also zu ihnen herabsteigen. Infolgedessen sitzt die menschliche Brustwarze relativ tiefer als die Zitze einer Äffin, und sie ist auch nicht mehr wie bei dieser fest an den Rippen verankert. »Die Haut rings um die Brustwarze wird lockerer und damit beweglicher, und so entsteht unter ihr ein Hohlraum, der von Drüsengewebe und Fett ausgefüllt werden kann«, schließt Morgan. »Ausgewachsene Menschenmännchen empfinden die resultierenden artspezifischen Rundungen als sexuell erregend, aber der Auslöser und erste Nutznießer der Veränderung war das Baby.« Dies wäre also die »Leerer-Schrank-Theorie« der weiblichen Brust: Wenn Platz da ist, füllt er sich mit der Zeit schon von selbst. Aber selbst einmal davon abgesehen, dass keinerlei paläontologische oder sonstige Indizien zur Stützung der »Wasseraffentheorie« existieren, sind auch die angeblichen Vorteile einer vom Brustkorb abgerückten, beweglichen Brustwarze nicht gerade offensichtlich. Trotz allen Busens muss sich die Mutter das Kind immer noch an die Brust halten oder es durch ein Kissen aufstützen oder aber den Säugling (wie dies die allermeisten Mütter in Entwicklungsländern tun) mithilfe eines Tragetuchs stillgerecht »fixieren«. Von sich aus kommt das Baby trotz allen Busens nicht an die Milchquelle. Und wenn die Mutter sich monate- und jahrelang zu jeder Stillzeit über das in ihrem Schoß liegende Baby hinunterbeugen müsste, um ihm die baumelnde Brustwarze à la vache über den Mund zu halten, würde sie es zuletzt recht schwierig finden, die aufrechte Zweifüßerhaltung wieder einzunehmen.

Die ästhetische Brust macht keinen Finger krumm, um uns zu helfen.

Platon sagte, die Seele sei eine Sphäre. C. G. Jung erklärte, der Kreis symbolisiere das Selbst. Der Buddha wird auf einem kreisförmigen Lotos sitzend abgebildet. Das kreisförmige Mandala bedeutet die Einheit von Bewusstsein und Unbewusstem. In den großen gotischen Kathedralen, wo jedes einzelne Fenster von den Tränen und Lobeshymnen jedes gläubigen und atheistischen Betrachters glitzert, zeigt sich die größte künstlerische Vollendung in der Fensterrose, der symbolischen Darstellung der himmlischen Sphären. Das Meisterwerk Filippo Brunelleschis, des Vaters der Renaissance, war die Kuppel des Doms von Florenz, mit der er dem Abendland die vergessene Schönheit dieser brustförmigen Berührungsfläche des Heiligen mit dem Menschlichen zurückgab. Kreisförmiges Umfassen bedeutet Liebe und Besitzanspruch, wie noch heute unser Ehering zeigt. Shakespeares Theater war um eine kreisförmige Bühne herumgebaut und hieß The Globe.

Wir führen ein Schwindel erregendes Leben, in dem es fortwährend rundgeht. Kein Mensch weiß warum. Es könnte alles mit dem Gesicht angefangen haben. Das erste Objekt, dem die visuelle Aufmerksamkeit des Neugeborenen gilt, ist nicht die für das ungeübte Babyauge noch viel zu nahe Brust, sondern das Gesicht der Mutter. Menschliche Gesichter sind rund, viel runder jedenfalls als diejenigen anderer ausgewachsener Affen. Das Weiße im Auge, mit dem unsere äffischen Verwandten gleichfalls nicht aufwarten können, unterstreicht die Rundheit der Iris. Wenn wir lächeln, runden sich unsere Wangen, und die hoch gezogenen Mundwinkel erzeugen zusammen mit den abwärts weisenden Außenenden der Augenbrauen den Eindruck eines weiteren Kreises im Kreis des Gesichts. Und nur der Mensch interpretiert das Lächeln spontan als Zeichen freundlicher Zuneigung. Bei den meisten Primaten ist ein Lächeln eine beunruhigende Grimasse, ein Ausdruck von Aggression oder Furcht.

Oder es könnte auch alles mit dem Obst angefangen haben, dem Hauptnahrungsmittel unserer Sammlerzeiten, unserem vegetabilen Schatz, dem Inbegriff des Überflusses. Obst ist rund, und rund sind Nüsse und Knollen und die meisten essbaren Teile von Pflanzen. Oder war es unsere ehrfürchtige Liebe zum Licht? Die Sonne, die Quelle allen natürlichen Lichts, und der Mond sind rund, und je runder sie sind, desto heller leuchten sie. Sie sterben mit jedem Kreislauf ihres himmlischen Abstiegs. Solange wir

Menschen sind, haben wir das Vorherrschen der Kreisform beobachtet und den innigen Zusammenhang zwischen allem Runden und unserem biologischen Leben wahrgenommen. Der Kreis erhellt und umgrenzt. Wir können ihm nicht entrinnen. Wir können nicht genug von ihm bekommen.

Die weibliche Brust ist die offensichtlichste Weise, wie der menschliche Körper dem Kreis seine Reverenz erweist. Im Laufe der Jahrhunderte sind Frauenbrüste mit so ziemlich jedem runden Ding verglichen worden, das wir kennen und lieben: mit Äpfeln, Melonen, Sonnen, Monden, Kirschen, Gesichtern, Augen, orientalischen Perlen, Sphären, Mandalas, konzentrischen Welten. Doch sich ausschließlich auf die Brust zu konzentrieren bedeutet zu übersehen, wie der Körper sonst noch in Rundheiten schwelgt. Zunächst einmal sind natürlich die Pobacken auffällige Rundungen. Unser langer menschlicher Hals geht mit einer Linie in die Schultern über, die von hinten gesehen eine Parabel der Anmut beschreibt. Auch unsere übrigen Muskeln weisen eine artspezifische Gerundetheit auf. Andere Tiere können die reinsten Muskelpakete sein, ohne die in den Raum ragenden Kurven auszubilden, die man an menschlichen Athleten beobachtet. Viele Tiere laufen zum Teil ganz erheblich schneller als wir, aber keines besitzt unsere charakteristischen Wadenmuskeln, die wie die Gesäßbacken bei beiden Geschlechtern gleichermaßen gerundet sind. Der Bizeps kann eine frauenbrustähnliche Wölbung erreichen, desgleichen der Delta- oder Schultermuskel. Durchtrainierte Brustmuskeln erinnern an einen Busen. Einen ausgeprägten Sinn für die sinnliche Kurvigkeit des muskulösen Männerkörpers hatten die alten Griechen, hatte Michelangelo – und hat heutzutage etwa der Fotograf Bruce Weber, der uns mit seinen Bildern für Unterwäsche von Calvin Klein eine nackte Männerbrust schenkte, die in ihrer erotischen Aussagekraft dem konventionelleren Busen in nichts nachsteht. Professionelle Tänzerinnen und Tänzer, deren strahlende, muskulöse Körper wie mit dem Spirografen gezeichnet aussehen, betonen und erhöhen die Kurve noch durch die Bewegung. Sich dem Reiz der choreografierten Kurve zu sperren bedeutet, die pure Anmut zu verleugnen, zu verspotten oder zu beleidigen.

Klar gezeichnete Kurven ziehen uns an. Manche Forscher haben die Vermutung geäußert, der Mensch habe sein Haarkleid verloren, damit die Rundungen der weiblichen Brüste und Hüften umso besser zur Geltung kämen – aber warum hätten wir uns in dem Fall nicht mit einer enger umrissenen, lokalen Haarlosigkeit begnügen können? Die ästhetischen Vorteile der Depilation sollten daher eher global betrachtet werden. Durch sie wird der ganze Körper zur Bühne, auf der jede Kurve, die wir zu bieten haben, in Szene gesetzt wird. Unsere diesbezüglichen Möglichkeiten sind zum Teil physiologisch und hormonell bedingt. Frauen sind reich an Östrogenen, den Hormonen, die die monatliche Reifung und Freisetzung der Eizelle steuern, und Östrogene sind wahre Meister im Anlegen von Fettdepots. Die Primatenbrust war dafür konzipiert, entsprechende Expansionsbestrebungen auszuhalten. Sie war zum Ausgebeultwerden gedacht. Männer schwimmen in Testosteron, dem für die Produktion von Spermien unverzichtbaren Hormon, und Testosteron fördert den Aufbau von Muskeln. In beiden Fällen sind die Kurven also eine nicht notwendige Begleiterscheinung. Wir könnten stark und fruchtbar sein, schnellfüßig und milchreich und dabei so eckig-hager wie ein Gepard. Und trotzdem haben wir unerklärlicherweise überall Kurven an uns, und wir fühlen uns zu Kurven hingezogen – und zu Leuten, die uns solche Kurven unter die Nase halten. Wir fühlen uns zu gerundeten Brüsten und gerundeten Muskeln hingezogen. Wir fühlen uns zu hervorstehenden Wangenknochen hingezogen, diesen Gesichtsbrüsten, oder sind es eher Gesichtspobacken oder Minibizepse oder Äpfel oder Gesichter in Gesichtern?

An dieser Stelle sollte ich darauf hinweisen, dass der Vorteil, als attraktiv zu gelten, sich nicht in der Fähigkeit erschöpft, potenzielle Sexualpartner anzuziehen. Anziehende Menschen ziehen Verbündete an. Als Angehörige einer außerordentlich geselligen Spezies, für die das Überleben langfristig nur in der Gruppe möglich ist, können wir durch eine Folge einander auslösender und verstärkender harmonischer Schwingungen uns selbst und unserem Nachwuchs Vorteile verschaffen. Wenn wir Freunde haben, haben wir Beschützer und haben unsere Kinder Beschützer. Attraktivität wird ebenso oft zum Zweck der Selbstdarstellung vor dem eigenen wie zur Erregung der Aufmerksamkeit des anderen Geschlechts eingesetzt. Selbstdarstellung kann eine Form extremen Rivalitätsverhaltens sein, aber sie kann auch einem Gefühl der Zusammengehörigkeit entspringen. Frauen stellen sich voreinander dar, sie putzen sich füreinander heraus, und sie machen sich fortwährend Gedanken darum, was andere Frauen wohl von ihrem Aussehen halten. Traditionell wird ein solches Verhalten als Ausdruck von Konkurrenzdenken gewertet. Wir unterstellen ihm sogar eine gewisse Gehässigkeit und glauben, sein eigentlicher Zweck sei, den anderen Mädels zu zeigen, wer hier die Jungs abkriegt. Aber weibliche Selbstdarstellung kann auch einschließend sein und die Möglichkeit einer Allianz implizieren. In diesem Sinne könnten ebenso sehr die Frauen einander zum Brustbesitz »ausgelesen« haben, wie es dies die Männer getan haben. Und die zum Vorführen und Überzeugen selektierte Brust ist weder die weiche, abschüssige Mutterbrust noch das jungfräuliche Rosenknospenpaar, sondern die kräftige, vorstehende Brust, die Brust, die sich praktisch wie ein Muskel spannen lässt, die Brust, die sich aus der Menge heraushebt.

Der Zebrafink ist ein geborener Ästhet, aber anatomisch und intellektuell hat er seine Grenzen. Er kann sich seine Hüte nicht selbst fabrizieren. Wäre er dazu im Stande, könnte er wagemutig werden. Er könnte anfangen, sich Hauben so hoch wie die Haare Marie-Antoinettes zu bauen. Oder er könnte sich seinen Federputz mit Lycrafäden durchflechten, um dessen Schwungkraft zu erhöhen und um keinen optischen Kortex der Zebrafinkin unausgenutzt zu lassen. Eine Haube wäre ein perfektes Merkmal zum Akzentuieren. Mit Leg-warmers lässt sich nicht allzu viel anfangen, aber eine Federkrone kann man dazu bringen, wie ein Gockel von seinem Misthaufen herabzukrähen: Schau mich an! Nein, schau mich an!

Wir haben nicht nur Geschmack, sondern auch die erforderlichen Mittel, ihm zu frönen, ihn zu verändern und ihn zu missbrauchen. Brüste bieten sich ebenso sehr wie Federhauben zu allerlei Manipulationen an. Sie sind ideale Accessoires, und wir haben unsere sensorischen Ausnutzer weidlich ausgenutzt. Mit keinem anderen Körperteil lässt sich so leicht arbeiten wie mit Brüsten. Sie lassen sich hochstützen, zusammenquetschen, vorpressen, auspolstern, mit Silikon ausstopfen. Sich eine Wespentaille schnüren ist alles andere als ein Vergnügen, und trotzdem haben Frauen es getan und sind davon ohnmächtig geworden und zum Teil auch daran gestorben. Die Verwendung einer Büstenhebe ist dagegen relativ schmerzlos. Die Fetischisierung der Brust geht Hand in Hand mit unserem Status als bekleidete Affen. Als im 14. Jahrhundert die Ausschnitte nach unten gingen, sorgten die ersten Korsetts auch gleichzeitig dafür, dass die Brüste eine analoge gegenläufige Bewegung vollzogen. In den meisten Fällen ist die ideale Brust eine erfundene Brust. Der aus dem Dekolleté hervorstrotzende Busenpopo ist ein Produkt der Schneiderkunst. Nackte Brüste tanzen nicht Wange an Wange; sie wenden sich trotzig voneinander ab. Brüste legen eine aberwitzige Form- und Größenvielfalt an den Tag, aber sie lassen sich auch in einem erstaunlichen Ausmaß normieren, und weil wir nun einmal Menschen sind und überall unsere Finger reinstecken müssen, haben wir auf Teufel komm raus normiert. Wir haben die Neigung des Auges, der Rundung zu folgen, Hemisphären zu liebkosen, schamlos ausgenutzt und haben die Brust aufgebläht und gemästet.

Einen gewissen Trost mag es für uns bedeuten, dass die männlichen Kurven gegenwärtig unter einem durchaus vergleichbaren Expansionsdruck stehen. Mit dem Einzug der Weltraumtechnik in die Fitness-Studios ist die Ära des realisierbaren Davids eingeläutet worden, dessen Brustkorb und Arme eine einzige Busenhügellandschaft darstellen. Wir können unsere heutige Oberflächenversessenheit und die Normiertheit unseres Schönheitsempfindens bis zur Heiserkeit beklagen, aber mögen die technischen Hilfsmittel auch neu sein – die Versessenheit als solche liegt in unseren Genen. Spätestens seit Narkissos die reflektierenden Eigenschaften des Wassers entdeckte, sind wir wegen unserer Eitelkeit gescholten worden. Man hat uns mit Gruselbildern von welken Hexenzitzen zur Sittsamkeit zu zwingen und davon abzubringen versucht, ständig auf unserer Schwestern Monde und Melonen zu starren.

Zu sagen, alle Brüste seien hübsch, ist nicht anders, als sagte man, jedes Gesicht ist hübsch: Es stimmt, und es stimmt auch wieder nicht. Ja, wir alle haben unsere reizvollen Seiten, jede von uns ist ein genotypisches und anatomisches Unikat, und Einmaligkeit hat ihre unbestreitbaren Vorzüge. Gleichzeitig erkennen wir wahre Schönheit, sobald wir sie sehen. Die Schönheit ist eine Despotin, aber was soll's. Problematisch wird es erst, wenn wir einem ansprechenden Profil mehr Bedeutung zuschreiben, als es schon von sich aus besitzt. Hohe Wangenknochen, ein strammer Hintern und ein properer Busen sind eine feine Sache, aber nichts davon sollte als notwendige Bedingung der Fraulichkeit gelten.

Wenn Brüste etwas Wesentliches zu sagen hätten, wären sie weniger variabel und launisch, als sie sind. Dann verhielten sie sich wie brave Milchdrüsen: einen Teelöffel voll pro Brust pro Frau und basta. Wenn Brüste reden könnten, würden sie wahrscheinlich Witze erzählen – nichts als Witze den lieben langen Tag.

8

HEILIGES WASSER

Muttermilch

Die Jungfrau Maria, die Mutter Christi, gebar nicht unter Schmerzen. Sie bewahrte sich ihre Jungfräulichkeit – und vermutlich ihr Hymen – ein Leben lang. Da sie von Evas Fluch verschont blieb, besteht durchaus die Möglichkeit, dass sie nicht menstruierte, ja – wenn schon, denn schon – auch keinen Stuhlgang hatte und nicht urinierte. Ihr Leib ging nach dem Tod nicht in Verwesung über, sondern fuhr unversehrt in den Himmel. Sie trotzte der Anatomie, der Biochemie und den Gesetzen der Thermodynamik. Sie hatte mit anderen Frauen nur wenig gemein – geschweige denn mit der ganzen Klasse der »niedereren« Säuger, in die Herr Homo sapiens, unter Vermittlung Linnés, durch die Frau einheiratete. Auf eine einzige, unmissverständliche Weise brachte Maria allerdings doch ihre Weiblichkeit und ihre Zugehörigkeit zu den Mammalia zum Ausdruck: Sie benutzte ihre Milchdrüsen. Sie säugte das Jesuskind. Die Maria lactans oder Madonna del latte ist ein beliebtes Thema der abendländischen Kunst. Seit der Frührenaissance ist die Jungfrau immer wieder gern mit einer entblößten Brust dargestellt worden, in den Armen das Jesuskind, das sich entweder anschickt zu saugen oder auch schon die Spitze der heiligen Brustwarze mit den Lippen berührt. Diese entblößte Brust ist in der Regel ein recht merkwürdiges Gebilde, eine Art Billardkugel, die kaum mit dem Rumpf in organischer Beziehung zu stehen scheint und auch oft viel zu hoch sitzt, direkt unter dem Schlüsselbein, wo Brüste ja normalerweise nichts verloren haben. Ungeachtet des technischen Könnens des jeweiligen Künstlers verlangte die Konvention, dass die entblößte Brust Marias auf diese ungeschickte Weise dargestellt wurde. Der Betrachter sollte sich nicht auf die Fleischlichkeit des jungfräulichen Busens konzentrieren, sondern lediglich zur Kontemplation der ihm entquellenden wunderbaren Nahrung angeregt werden. Wie grenzenlos ist die Macht der Brust, die den Allmächtigen säugte. Sie schenkte dem Einen das Leben, der allen das ewige Leben schenkt. Und ebenso wie die Milchdrüse einer gewöhnlichen Frau durch ihren Abnehmer gekräftigt wird und umso mehr Milch produziert, je mehr ihr entsogen wird, so wurde die Brust Marias durch ihren intimen Kontakt mit dem allerheiligsten Mund gestärkt und geheiligt: Sie sonderte ab und absorbierte. Die Brustwarzen der Jungfrau waren mit Sicherheit nie rissig oder entzündet.

Als heilige Flüssigkeit rangiert die Milch der Jungfrau ganz knapp hinter dem Blut, das aus Christi Wunden floss. Wenn die in den gesammelten Reliquiaren der Christenheit enthaltenen Splitter des wahren Kreuzes genügten, um daraus eine ganze Kathedrale zu zimmern, gäbe es auch genügend Phiolen Marienmilch, um selbige Christenheit zu sättigen – ein Umstand, der den Genfer Reformator Calvin zu der zynischen Frage veranlasste, »wie diese Milch … denn gesammelt wurde, dass sie sich bis in unsere Zeit hinein halten konnte«. Wir können uns vorstellen, dass Marias Brust einfach nie versiegte und dass sie die Welt noch nähren wird, wenn das Ende der Welt gekommen ist. Auf einem Fresko eines anonymen Florentiner Meisters des 15. Jahrhunderts hält die Jungfrau ihre eine Brust in der Hand, während sie ihren erwachsenen Sohn um die Erlösung einer zu ihren Füßen zusammengedrängten Schar von Sündern anfleht. Die Inschrift dazu lautet: »Liebster Sohn, um der Milch willen, die ich dir gespendet, erbarme dich ihrer.«

Die marianische war nicht die erste Milch, die derart in den Himmel gehoben wurde – noch sollte sie die letzte sein. Die Milch griechischer Göttinnen schenkte denen, die davon tranken, angeblich immerwährendes Leben. Als Zeus seinen mit der sterblichen Alkmene außerehelich gezeugten Sohn Herakles mit vollgültiger Göttlichkeit ausstatten wollte, legte er das Baby klammheimlich seiner schlafenden Gemahlin Hera ins Bett, damit es sich bei ihr einen Mund voll Immortalität genehmige. Ein Muskelprotz bereits in diesem zarten Alter, sog Herakles so kräftig, dass Hera davon aufwachte und den kleinen Bastard empört von sich stieß, wodurch ihre Milch über den ganzen Himmel spritzte – daher die Milchstraße. Herakles hatte allerdings schon genug geschluckt, um zum Unsterblichen zu avancieren.

Wenn das Menstruationsblut einer Frau häufig als unrein betrachtet wird, stellt die mutmaßliche Reinheit ihrer Milch doch das Gleichgewicht wieder her. Wie Valerie Fildes in ihrer klassischen Studie *Breasts, Bottles, and Babies* referiert, empfahl der im 16. Jahrhundert vor Christus entstandene Papyrus Ebers Muttermilch als Mittel gegen den Star, Verbrennungen, Ekzeme und »um üble Exkremente aus dem Bauch des Mannes auszutreiben«. Keine andere Klasse von Dienerinnen genoss im alten Ägypten ein so hohes Ansehen wie die Ammen. Eine königliche Amme wurde als Gast zu königlichen Begräbnissen eingeladen. Die Kinder einer königlichen Amme galten als Milchgeschwister des Pharaos. Als Odysseus nach seinem zwanzigjährigen Forschungsurlaub im Gewand eines Bettlers heimkehrt, erkennen ihn nur zwei Personen wieder: sein treuer Hund Argos (der nach dem Wiedersehen mit seinem Herrchen glücklich stirbt) und seine alte Amme Eurykleia. Ihre Brüste sind schon seit langem verdorrt, doch sie bewahren in sich noch Spuren der Reinheit, die einst durch sie geflossen war, und wahre Reinheit schwindet wie die Treue auch mit den Jahren nicht. Milch ist eine homöopathische Flüssigkeit: Sie bewahrt die Erinnerung an jeden Mund, den sie einmal genährt hat.

Die praktische Brust ist eine modifizierte Schweißdrüse, und sie ist dazu gedacht, benutzt zu werden – nicht anders, als etwa die Bauchspeicheldrüse, die Leber und der Dickdarm benutzt werden. Die Laktation, die Produktion und Ausschüttung von Milch, ist eine elementare biologische Funktion. Milch ist eine Körperflüssigkeit. Doch durch ihre ideelle Bedeutung sind Stillen und Muttermilch von jeher eine Klasse für sich gewesen: die Klasse der Metaphysiologie. Beidem ist ein schier magischer Status zugeschrieben worden, eine atemberaubende, apodiktische, absolute Bedeutung. Beides ist Ursache und Gegenstand endloser Ermahnungen, Lobeshymnen, Schuldgefühle, Freuden und Schmerzen gewesen. Wir betrachten das Stillen als etwas Natürliches, Gutes und Schönes, doch im Laufe der Jahrhunderte hat es auch wiederholt Anlass zu den vielfältigsten negativen Emotionen gegeben – bei Frauen wie bei Männern. Niemand braucht uns zu beschwören, dass wir unser Herz pumpen, unsere Neuronen funken, unser Menstruationsblut fließen lassen. Mit dem Milchgeben ist es eine andere Angelegenheit. Es mag für eine Frau natürlich sein, ihr Baby zu stillen, aber es geschieht nicht automatisch, und so ist es immer wieder von Propheten geboten, von Politikern verordnet und von mehr oder weniger selbst ernannten sonstigen Autoritäten auf ein soziomedizinisches Podest gehievt worden, das keinerlei Ausreden duldet oder Klagen gestattet. Der Laktation ist das Recht abgesprochen worden, das zu sein, was sie ist: die Angelegenheit des Körpers. Die Brustdrüse ist oft unterschätzt worden, was auch der Grund dafür ist, dass um die Mitte dieses Jahrhunderts künstliche Babymilch nicht lediglich als ein brauchbarer Ersatz für Muttermilch angesehen wurde, sondern als geradezu eine Verbesserung ihres natürlichen Vorbilds. Gegenwärtig wird die Drüse überschätzt. Wir bilden uns ein, sie könne aus jedem Baby einen Bertie Einstein oder eine Mademoiselle Curie machen. Jetzt gilt Muttermilch als die Leben spendende Quintessenz des Weiblichen schlechthin. Durch sie geben wir unseren Kindern mehr als nur einen Teil unserer selbst – wir geben uns selbst in geläuterter, konzentrierter und gesteigerter Form. Unsere Milch ist besser als wir selbst.

Wir kennen uns selbst – ach, viel zu gut! –, aber unsere Muttermilch kennen wir nicht. Sie ist ein Rätsel. Die Wissenschaftler fahren fort, sie zu analysieren, und finden immer neue, unerwartete Bestandteile. Wird sie mit der Zeit besser? Ist sie uns evolutionär immer einen Schritt voraus? Auf diese Idee könnten wir durchaus kommen, wenn wir uns anhören, was die institutionalisierten Befürworter des Stillens so von sich geben. Muttermilch ist »die Wundersubstanz«, wie Le Ann Deal, Direktorin der La-Leche-Liga, erklärt. Selbst ernst zu nehmende Wissenschaftler springen über ihren eigenen knochentrockenen Schatten, wenn es um die Tugenden der Muttermilch geht, und sprechen von der »ultimativen biologischen Flüssigkeit«, von einem »Cocktail von Naturkräften«, einer »wahrhaft faszinierenden Flüssigkeit«, einem »Menschenrecht«, das »mehr, weit, weit mehr als bloße Nahrung« sei. Mit unserer fast mystischen Verklärung der Muttermilch und ihrer Wirkung auf die Entwicklung des Babys wiederholen wir in lediglich etwas naturwissenschaftlich aufgemotzter Form das, was bereits spätantike und mittelalterliche medizinische Autoritäten dazu meinten, nämlich dass die Persönlichkeit, die »humorale Konstitution«, einer Frau den Charakter jedes Säuglings präge, der an ihren Brüsten sauge. Zur Untermauerung ihrer These führten sie berühmte Beispiele an wie Kaiser

Tiberius, einen erbärmlichen Säufer, der von einer alkoholisierten Amme gesäugt worden sein soll, und den grausamen Caligula, von dessen Amme es hieß, dass sie sich vor dem Stillen immer Blut auf die Brustwarzen geschmiert habe.

Wie stehst du persönlich zur Muttermilch? Wenn du schon gestillt hast, dann hast du auch mit Sicherheit wenigstens einmal deine Milch gekostet und weißt, dass sie süßer und wässeriger als Kuhmilch ist. Doch wenn du im Kühlschrank ein Glas voll Menschenmilch sähest, würdest du sie trinken? Die Vorstellung hat etwas leicht Widerliches, nicht? Es käme uns fast wie ein kannibalistischer Akt vor. Wir kennen höchstens die Hälfte der Dinge, die in Muttermilch enthalten ist, und auch davon wissen wir nicht, warum sie Bestandteil sind. Menschliche Milch schmeckt auf der Zunge dünner als Kuhmilch, aber sie ist – im biologischen wie im ideellen Sinn – so gehaltvoll, dass sie wie die blubbernde Mixtur im Reagenzglas eines wahnsinnigen Wissenschaftlers praktisch zu eigenständigem Leben aufbrodelt. Wenn ein Erwachsener täglich Muttermilch trinken würde, könnte er dann vielleicht zum Riesen werden wie Alice, als sie von der linken Seite des Pilzes knabberte? Oder könnte er vielleicht gar unsterblich werden wie Herakles etwa – oder wie Nosferatu?

Betrachten wir die Laktation doch einmal nüchtern. Ich habe die Brustdrüse als eine modifizierte Schweißdrüse bezeichnet, aber wir können sie auch als etwas anderes ansehen: als einen modifizierten Mutterkuchen. Die Plazenta und die Brustdrüse haben etliches gemeinsam. Sie sind beide Spezialistinnen, und sie arbeiten beide immer nur zeitweise. Sie sind beide dazu konzipiert, ein Baby zu ernähren. Kein anderes Organ ist so einseitig, so monoman wie das Pärchen Plazenta-Milchdrüse. Beide existieren ausschließlich für das Baby, und wenn kein Baby sie in Anspruch nimmt, ziehen sie sich zurück. Sie sind aufwendige Organe, und sie werden nur in Betrieb gehalten, wenn es absolut unumgänglich ist. Deswegen ist die Saugtätigkeit des Säuglings so entscheidend für die Produktivität der Brustdrüse. Unterbleibt der mechanische Reiz, den ein pumpender Babymund auslöst, stellt die Brustdrüse recht rasch ihre Milchproduktion ein. Evolutionsstatistisch betrachtet, ist die Säuglingssterblichkeit einfach zu hoch, als dass es eine vernünftige Strategie gewesen wäre, den automatischen Milchausstoß einzuführen. Es wäre eine entsetzliche Verschwendung, wenn der Körper der Frau nach einer Totgeburt länger als für ein paar Tage fortführe, automatisch Milch im Wert von sechshundert Kalorien pro Tag zu erzeugen. Die Laktation ist eine abhängige Funktion und ein bedingter Reflex, was auch erklärt, warum es bisweilen so schwierig ist, sie in Gang zu bringen und in Gang zu halten. Der Körper ist ständig bereit, es fließen zu lassen – und ebenso ständig bereit, das Fließen wieder abzustellen. In der Hinsicht verhält sich die Laktation analog zum Blutfluss. Das Blut muss pausenlos durch unsere Adern, Äderchen und Kapillargefäße fließen, aber gleichzeitig muss es darauf gefasst sein zu gerinnen, sobald es mit der Luft in Berührung kommt, da es andernfalls genügen würde, uns an einem Dorn zu ritzen, um jämmerlich zu verbluten. Ebenso muss die Milch grundsätzlich bereit sein zu fließen. Doch sie ist eine so kostspielige Flüssigkeit, der ultimative Cocktail, dass das Baby darum betteln, mit der Inbrunst eines Anwärters auf die Unsterblichkeit pumpen muss.

Die Milchproduktion setzt um die Mitte der Schwangerschaft ein. Die Lobuliblättchen, in denen die Milch erzeugt wird, vermehren sich und umgeben die Ausführungsgänge, bis man vor lauter Laub keine Gänge mehr sieht. Die an den Spitzen der Lobuli befindlichen Alveolarzellen erzittern und dehnen sich aus und beginnen, eine gelbliche eiweiß- und kohlenhydratreiche Flüssigkeit abzusondern: das Kolostrum, auch Vormilch genannt. Ein wenig davon kann es bis zur Brustwarze schaffen und heraussickern, aber der größte Teil wird in den Milchgängen resorbiert. Noch besteht für die Vormilch keinerlei Veranlassung, irgendwohin zu fließen. Die Alveolen absolvieren lediglich einen Testdurchlauf. An der Ausdehnung der Drüse sind viele Hormone beteiligt, und gemeinsam sorgen sie dafür, dass alles in geregelten Bahnen läuft. Das Progesteron regt die Teilung und Reifung der Alveolarzellen an, aber es verhindert gleichzeitig auch, dass sie über das momentan gesteckte Ziel hinausschießen. Wenn der für die Schwangerschaft charakteristische hohe Progesteronspiegel (und in geringerem Maß Östrogenspiegel) nicht wäre, würden die Alveolarzellen sofort einem anderen Hormon gehorchen: dem Prolaktin, dem Freund aller Stillenden. Während der Schwangerschaft beginnt die Hypophyse, immer größere Mengen Prolaktin abzusondern. Das Prolaktin drängt die Alveolarzellen, Milch zu synthetisieren. Das Progesteron empfiehlt, damit lieber noch zu warten. Solange die Schwangerschaft andauert, setzt sich das Progesteron durch.

Nach der Entbindung gehen Progesteron- und Östrogenspiegel jedoch schlagartig zurück. Bei manchen Frauen kann dieser Hormonabfall zu vorübergehender Depression und Verstopfung führen, aber für die Brustdrüsen ist diese Veränderung äußerst anregend. Die Alveolarzellen sind endlich frei, das reichlich dargebotene Prolaktin aufzunehmen, und sie absorbieren es mit einer wahren Gier. Anfangs produzieren sie das, woran sie eben gewöhnt sind: Kolostrum, die klebrige Lösung von Proteinen, Kohlenhydraten und anderen Stoffen. Fett enthält diese Vormilch allerdings nicht; das kommt später. Kolostrum ist gelb, weil es Karotinoide enthält, dieselben Substanzen, die den Möhren ihre Farbe geben und die Vorstufe der wichtigen Vitamine A und B bilden. Kolostrum enthält zehnmal so viel Karotinoide wie später die reife Milch. Kolostrum sieht nicht nur wie Eiter aus, es gebärdet sich auch so. Es enthält ebenso wie Eiter große Mengen von Leukozyten und Antikörpern und hilft dadurch dem Neugeborenen, dessen Immunsystem ja noch nicht richtig arbeitet, den Krankheitserregern, die sich nur zu gern in ihm breit machen würden, zu widerstehen. Kolostrum enthält außerdem Reste des Epithelgewebes, das die Milchgänge verstopft hatte.

Der Säugling saugt Kolostrum. Er will aber mehr als dieses dünne Karottenbreichen. Er saugt und saugt. Die energische mechanische Beanspruchung der Brustwarze wird irgendwie in bestes Zerebralisch übersetzt, woraufhin das Gehirn seine Dopaminproduktion zurückschraubt. Je weniger Dopamin da ist, desto mehr Prolaktin erzeugt die Hypophyse. Die Alveolarzellen werden zu wahren Zauberinnen und fangen an, diese faszinierende jungfräulich weiße Flüssigkeit zu synthetisieren: Die Zellen schwellen von Milch an. Der Säugling saugt und saugt und stimuliert die Hypophyse dazu, ein weiteres Hormon freizusetzen, das Oxytozin. Damit beginnt das große Finale: Auf Veranlassung des Oxytozins kontrahieren sich die Muskelzellen, die die milchprallen Alveolen umgeben, und quetschen diese zusammen. Die Milch wird aus den Zellen, durch die Gänge und aus der Brustwarze heraus- und in den Mund hineingepresst, der sich solche Mühe gegeben hat, der Drüse klarzumachen, dass er da ist und sich ausgehungert fühlt.

Was ist Milch? Wie muss eine Flüssigkeit beschaffen sein, um den Ehrentitel Milch zu verdienen? Per definitionem ist Milch das Produkt der Milchdrüse, ebenso wie Magensaft das Produkt des Magens und Speichel das Produkt der Speicheldrüsen ist. Aber Milch ist ein chemisch weit komplexerer Saft als viele andere Körpersekrete, weil auch ihr Aufgabenbereich überaus komplex ist. Die Bestandteile der Milch bezieht die Brustdrüse aus drei verschiedenen Quellen. Einige Komponenten werden direkt aus dem Blut der Mutter übernommen und unverändert weitergegeben. Andere werden dem Blut entnommen und dann überarbeitet und redigiert, bevor sie in die Milch einfließen. Wieder andere entstehen erst in den Alveolarzellen.

In Übereinstimmung mit ihrem hervorragenden Ruf wird Milch oft als »das vollkommene natürliche Nahrungsmittel« angepriesen, und in diesem Fall stimmt der Werbetext sogar. Sie enthält alles, was ein neu geborenes Säugetier zum Leben benötigt. Nie wieder wird sich ein individuell abgestimmtes Menü so leicht zusammenstellen lassen, wie dies in den ersten Lebensmonaten automatisch geschieht. Bei jeder Säugerart liefert die Brustdrüse eine jeweils geringfügig abgeänderte Version des vollkommenen Nahrungsmittels. Jede Milch muss alle Substanzen enthalten, die ein Neugeborenes zum Leben und Wachsen braucht. Jeder Körper – sei es der eines Ferkels, Kalbs, Känguru- oder Menschenkindes – braucht Wasser, Lipide, Kohlenhydrate und Proteine, und diese Dinge sind auch in jeder Milch enthalten. Wie viel von jedem und von welcher speziellen Art, ist jedoch von Tier zu Tier verschieden. Tiere, die schnell wachsen, brauchen Milch, die reich an Aminosäuren ist, den Bausteinen der Proteine. Die Milch von Fleischfressern wie Katzen, Hyänen und Kaniden ist ein regelrechter Sirup von Aminosäuren. Wenn Romulus und Remus tatsächlich von einer Wölfin gesäugt wurden, tranken sie Fleisch in flüssiger Form. Tiere, die in kurzer Zeit viel Fett ansetzen müssen, trinken fette Milch. Die vielleicht fetteste Milch im ganzen Tierreich ist die der See-Elefantenkuh; sie ist fetthaltiger als Butter. Ein Elefantenrobbenbaby wird nur vier Wochen lang gesäugt, und in dieser kurzen Zeitspanne wächst es von einem Geburtsgewicht von knapp dreißig Kilo zu einem Entwöhnungsgewicht von hundertdreißig Kilo heran. Die Mutter nimmt während derselben Zeit nichts zu sich und verliert rund zweihundertfünfzig von ihren knapp siebenhundert Kilo. Wie ein Zoologe es einmal formulierte, schneidet sie sich praktisch einen Batzen Fett herunter und klatscht ihn an ihr Junges.

Die Milch langsam wachsender Tiere hat eine vergleichsweise niedrige Aminosäurenkonzentration. Menschen wachsen langsam, und unsere Milch gehört zu den proteinärmsten Brustdrüsenprodukten überhaupt. Rattenmilch enthält prozentual zwölfmal so viel Aminosäuren wie Menschenmilch. Kuhmilch hat eine viermal so hohen Anteil an Aminosäuren wie unsere Milch, was auch der Grund dafür ist, dass man einem Baby keine Kuhmilch geben kann, solange sie nicht entsprechend behandelt oder »adaptiert« worden ist. Die noch unreifen Nieren des Säuglings werden mit dem hohen Proteingehalt der Kuhmilch nicht fertig. Wohl könnte ein Menschensäugling allerdings die Milch einer Gorilla-, Schimpansen- oder Orang-Utan-Mutter verdauen. Die Milch der großen Menschenaffen ist der unsrigen in jedem bisher untersuchten Aspekt sehr ähnlich.

Was Menschen- und Menschenaffenmilch an Proteinen mangelt, wird durch Laktose, dem wichtigsten Kohlenhydrat oder Zucker der Milch, wieder wettgemacht. Nach dem Wasser macht Laktose den größten Anteil an der Menschenmilch aus. Unsere Milch enthält doppelt so viel Laktose wie die Kuhmilch. Wir schimpfen mit uns selbst wegen unserer Naschhaftigkeit und fragen uns, warum unsere Kinder so versessen auf Schokolade, Eiskrem und Gummibärchen sind. Das alles dürfte uns eigentlich gar nicht überraschen. Die Milch, die unsere Spezies entwickelt hat, schmeckt wie das reinste Zuckerwasser. Aber Laktose ist kein Junk Food. Sie ist kein einfältiger Zucker. Sie entsteht in den Alveolarzellen aus der Kombination der – dem Blut der Mutter entnommenen – Einfachzucker Glukose (Traubenzucker) und Galaktose. Laktose ist aber auch unerlässlich für die Assimilation anderer in der Milch enthaltener Nährstoffe und erlaubt so dem Säuglingsorganismus, ein Maximum an Kalzium, Fettsäuren und anderen Substanzen aufzunehmen. Kuhmilch und Muttermilch haben einen in etwa gleich hohen Fettanteil. Was die Art der Fette angeht, unterscheiden sie sich jedoch beträchtlich. Menschliche Milch enthält vergleichsweise mehr essenzielle Fettsäuren – besondere, langkettige ungesättigte Fettsäuren, die der Organismus nicht synthetisieren kann und deswegen durch die Nahrung aufgenommen werden müssen (was im Fall eines Babys durch die Muttermilch bedeutet). Essenzielle Fettsäuren sind für die Entwicklung des Auges, des Gehirns und des peripheren Nervensystems unerlässlich. Babymilchhersteller überlegen sich neuerdings, ob sie ihren Produkten bestimmte Fettsäuren zufügen sollten, insbesondere Docosahexaenoic Acid oder DHA. Aber bei derlei Experimenten besteht immer das Risiko unerwarteter Resultate. In einer Studie zeigten Säuglinge, die mit einem mit Fischtran (einer guten DHA-Quelle) angereicherten Babymilchpräparat gefüttert worden waren, eine schnellere Entwicklung der Sehschärfe, hinkten aber in anderen Messungen psychomotorischer Leistung den Vergleichsgruppen, die entweder mit Muttermilch oder mit unangereicherter Babymilch ernährt worden waren, zum Teil erheblich hinterher. Wie viel von diesen Fettsäuren sollte außerdem zugegeben werden? Die Milch einer Frau, die viel Fisch isst, kann an bestimmten langkettigen Fettsäuren bis zu zwanzigmal so viel enthalten wie die einer Frau, die mitten in der Sahara lebt. Sollte man sich nun die Lipidverhältnisse in der Muttermilch einer Fischesserin, einer Vegetarierin oder einer omnivoren Amerikanerin zum Vorbild nehmen?

Abgesehen von gewissen Unterschieden hinsichtlich bestimmter Fettsäuren und einiger weniger anderer Inhaltsstoffe sondern Frauenbrüste aber eine trotz der erheblichen Variabilität der Ernährungsweise der jeweiligen Frauen erstaunlich homogene Flüssigkeit ab. Eine unterernährte Frau in einem Entwicklungsland erzeugt eine überraschend nahrhafte Milch, und die Milch einer sahnetortengemästeten Wohlstandsbürgerin ist nicht kalorienreicher als diejenige ihrer vegetarischen Schwester. »Ein Merkmal der Laktation, das die Forscher immer wieder in Erstaunen versetzt«, sagt Peter Reeds, Dozent für Pädiatrie am Baylor College of Medicine, »ist die bei säugenden Tieren – einschließlich des Menschen – zu beobachtende bemerkenswerte Fähigkeit, selbst unter ungünstigen Ernährungsbedingungen eine so gut wie konstante Zusammensetzung der Milch aufrechtzuerhalten.« Wenn eine Frau das, was sie zur Aufrechterhaltung der idealen Zusammensetzung benötigt, nicht über die Nahrung aufnimmt, borgt sich die Brustdrüse das Benötigte von den Körperdepots aus, diesen Supermärkten, die keine Ladenschlusszeiten kennen. Dabei opfert die Frau nicht ganz so viel, wie man annehmen könnte, denn die Evolution hat bei der Entwicklung der Muttermilch eine Reihe von Kompromissen geschlossen. Wohl gibt die Mutter, aber sie gibt nicht so viel, dass sie dadurch ihre Gesundheit und ihre künftige Fruchtbarkeit aufs Spiel setzen würde. Muttermilch ist dazu konzipiert, maximal ausgenutzt werden zu können, ohne selbst ihre Produzentin maximal auszunutzen. Eine stillende Frau braucht nicht ihre Zähne zu verlieren oder rachitisch zu werden, um ihrem Baby genügend Kalzium zukommen zu lassen. Die in der Milch enthaltene Laktose gewährleistet vielmehr, dass jedes einzelne Kalzium-Ion verwertet wird, anstatt einfach ausgepinkelt zu werden, wie dies mit dem größten Teil des Kalziums geschieht, das wir etwa durch angereicherten Orangensaft zu uns nehmen. Das Baby verdaut die Proteine der Milch bis zur letzten Aminosäure, was auch der Grund dafür ist, dass die gebrauchten Windeln eines Brustkinds so gut wie nicht riechen: Sein Kot enthält äußerst wenig Abfallstoffe, sehr wenig ausgeschiedene Proteine, die Gestank verursachen könnten. Eine stillende Frau braucht nicht anämisch zu werden, um ihrem Baby genügend Eisen zu geben. Menschliche Milch enthält zwar sehr wenig Eisen, aber dafür Laktoferrin, ein Protein, das dafür sorgt, dass das vorhandene Eisen vollständig absorbiert wird. Das Gleiche gilt für andere Spurenelemente wie Zink und Kupfer: Sie kommen in der Muttermilch nur in geringsten Mengen vor, aber von dem, was da ist, lässt sich die Arbeitsgruppe Milchproteine & Milchzucker nicht einen Krümel entgehen. Hinzu kommt, dass Menschenbabys früher wahrscheinlich einen großen Teil des Tages auf dem Boden verbrachten, sich auf der Erde wälzten und dabei »zufällig« Eisen und Mineralstoffe aufnahmen. Kleinkinder stecken sich bekanntlich alles in den Mund und versuchen, alles abzulecken, was sie in die Finger bekommen. Wir betrachten dies als eine bedauerliche, potenziell gesundheitsgefährdende Angewohnheit, aber dieses Verhalten könnte durchaus einem wichtigen Zweck dienen: dem Organismus des Babys die in der Muttermilch in nur unzureichendem Maß vorhandenen Spurenelemente zuzuführen, die seine Zellen benötigen, um optimal arbeiten und sich vermehren zu können.

Künstliche Babynahrung kann – wie wir hier gesehen haben, wie jede Mutter von jeder Fachperson erfahren kann und wie auf jeder Dose Babymilch von Gesetz wegen zu lesen stehen muss –

keine getreue Kopie von Muttermilch sein. Menschliche Milch ist eine Mixtur von über zweihundert verschiedenen Substanzen, deren jeweilige vielfältige Funktionen noch längst nicht ausreichend erforscht sind. Keiner dieser Inhaltsstoffe erfüllt lediglich eine einzige Aufgabe. Die Kohlenhydrate der Milch liefern Kalorien, aber sie sorgen darüber hinaus dafür, dass andere Nährstoffe vollständig verwertet werden können. Der Zuckergehalt von menschlicher Milch und künstlicher Babymilch ist quantitativ in etwa gleich, qualitativ bestehen allerdings erhebliche Unterschiede. Das Laktoferrin bewirkt, dass das wenige in der Milch vorhandene Eisen für das Baby »bioverfügbar« ist, und es verhindert gleichzeitig, dass Krankheitserreger sich das auch für sie lebensnotwendige Metall unter den Nagel reißen. Künstliche Babymilch enthält kein Laktoferrin. Die Immuneigenschaften der Muttermilch sind Legion, und die meisten von ihnen fehlen in der Babymilch, weil bei deren Zubereitung die entsprechenden Immunstoffe der Kuhmilch zerstört werden. Muttermilch enthält B-Zellen, T-Zellen, Makrophagen und neutrophile Granulozyten; sie enthält Antikörper, und sie enthält Gamma-Interferon, ein Protein, das die Aktivität der Immunzellen stimuliert. Die Fettsäuren der Muttermilch machen Viren unschädlich, indem sie deren Hülle zerstören, während Lysozym gegen Bakterien vorgeht und deren Zellwände auflöst. Die Bifidus-Faktoren begünstigen das Wachstum der gleichfalls keimtötenden Bifidus-Flora im Säuglingsdarm.

Viel Aufmerksamkeit haben die Forscher im Laufe der letzten zehn Jahre den in der Muttermilch enthaltenen Hormonen und Wachstumsfaktoren gewidmet. Unter diesem Aspekt wird die Brustdrüse als eine Art Gehirn betrachtet, als ein selbst reduplizierender Geist, der das noch in Entwicklung befindliche Gehirn des Neugeborenen mit den Proteinen versorgt, die seine Neuronen zu ihrer Differenzierung benötigen. Die Brustdrüse synthetisiert beispielsweise GRH (Gonadotropin-releasing-hormone) und lagert es in der Milch ab. Normalerweise wird das »Neurosekret« GRH im Hypothalamus, einem Teil des Zwischenhirns, gebildet. Im erwachsenen Organismus stimuliert es die Keimdrüsen und könnte eine Rolle im Sexualverhalten spielen. Wir wissen nicht, was dieses Hormon bei einem Brustkind bewirken könnte (ja ob es überhaupt etwas bewirkt), aber es ist auf jeden Fall in der Milch enthalten, und zwar in der zehnfachen Konzentration, die es im

Blut der Mutter aufweist. Muttermilch enthält auch einen Nervenwachstumsfaktor und ein thyroidotropes (die Schilddrüse stimulierendes) Hormon sowie Faktoren mit so unbestimmten Namen wie mammotropes differenzierendes Peptid. Das menschliche Neugeborene ist ein schwaches, extrem fürsorgebedürftiges kleines Geschöpf, nicht viel mehr als ein ausgestoßener Fetus, und es kann durchaus sein, dass manche der in der Muttermilch enthaltenen Substanzen »obligate differenzierende Faktoren« darstellen, also zur vollständigen ordnungsgemäßen Ausreifung des Gehirns und anderer Organe des Säuglings erforderlich sind. Babymilch enthält zwar auch einige dieser Faktoren, aber die meisten entsprechenden Peptide der Kuhmilch werden, wie schon von den Immunstoffen gesagt, im Zuge der für die Verdaulichmachung erforderlichen Aufbereitung vernichtet. Kann der Säugling ohne diese Faktoren sein Optimum an Lebensfreude, Gesundheit und Intelligenz erreichen? Wir wissen es noch nicht. Wir wissen nicht, wozu diese mutmaßlichen differenzierenden Faktoren und Neuropeptide dienen. Es klingt logisch anzunehmen, dass sie für das Kleinkind notwendig oder zumindest gut sind, aber Logik ist noch kein Beweis, und die Biologie ist nicht immer logisch.

Je genauer wir uns die Muttermilch ansehen und je mehr wir darin entdecken, desto mehr müssen wir uns wundern, dass überhaupt jemand mit einem kümmerlichen Ersatzprodukt überleben, geschweige denn gedeihen kann. Doch vielen ist das gelungen. Die Mehrzahl der Säuglinge aus den geburtenstarken Nachkriegsjahrgängen wurden ausschließlich mit Babymilch großgezogen, und aus ihnen sind die Leute geworden, die rings um uns herum gehörig Platz und die verschiedensten Posten einnehmen. Heute werden in den Vereinigten Staaten noch immer fast vierzig Prozent aller Säuglinge von Geburt an mit der Flasche ernährt. Von denen, die anfangs gestillt werden, erhalten im Alter von sechs Monaten nur fünfzig Prozent noch immer Muttermilch. Von den Einjährigen sind es nur noch zehn Prozent, die noch immer die Brust bekommen. Die Forscher wissen nicht, was sie daraus schließen sollen. Sie fragen sich, ob sie möglicherweise die falschen Fragen stellen oder irgendwelche Indizien übersehen. Oder ob sie ganz einfach noch zu wenig über Wachstum und Entwicklung wissen und daher außerstande sind, die entsprechenden Mangelerscheinungen bei Flaschenbabys zu erkennen. »Als Wissenschaftler kann ich nicht umhin festzustellen, dass Millionen von Menschen keinen Tropfen Muttermilch in ihrem Leben getrunken und anscheinend keine Schäden davongetragen haben«, sagt Dr. Reeds. »Gleichzeitig werde ich das Gefühl nicht los, dass es irgendeinen tieferen Sinn haben muss, wenn die Natur sich eine so gewaltige Mühe gegeben hat, eine besondere Nahrung hervorzubringen.«

In Ländern der Dritten Welt, in denen Muttermilch oft genug die einzige verfügbare sterile Flüssigkeit darstellt, kann Stillen tatsächlich die notwendige Bedingung für das Überleben eines Säuglings sein. In Industrieländern sind die Vorteile des Stillens gegenüber der Flaschenfütterung weniger augenfällig, aber es gibt sie dennoch. Brustkinder ziehen sich seltener Mittelohrentzündungen sowie Infektionen des Verdauungsapparats und der oberen Atemwege zu als Flaschenkinder. Sie leiden weniger an Durchfall und Verstopfung. Und wenn sie doch einmal krank werden, genesen sie schneller als Flaschenkinder.

Von den vielen anderen positiven Wirkungen, die dem Stillen zugeschrieben werden, sind allerdings längst nicht alle bewiesen. Ehemalige Brustkinder sollen im Vorschulalter und danach weniger zu Übergewicht neigen. Die gesammelten Daten sind jedoch nicht eindeutig und werden zudem durch sozioökonomische Faktoren noch weiter kompliziert. Stillen soll das Risiko von Allergien und Asthma verringern, tatsächlich ist aber in den letzten Jahren der Prozentsatz der chronischen Erkrankungen der Atemwege parallel zur prozentualen Zunahme gestillter Kinder gestiegen. Manche Studien scheinen dafür zu sprechen, dass Brustkinder einen höheren IQ als ihre flaschengefütterten Altersgenossen haben. Andere Studien, die auch den mütterlichen IQ berücksichtigten, haben jedoch keinen Zusammenhang zwischen Muttermilch und Intelligenz ergeben. Die vielleicht fraglichste und philosophisch bedenklichste positive Wirkung, die das Stillen haben soll, ist die angebliche Festigung der emotionalen Bindung zwischen Mutter und Kind. Zum einen ist eine solche Bindung nicht quantifizierbar; zum anderen – und vor allen Dingen – macht eine solche These alle Bemühungen zunichte, Väter mit sämtlichen »mütterlichen« Rechten und Pflichten an der Pflege ihrer Kinder zu beteiligen. Wenn der physische Akt des Stillens die notwendige Bedingung einer wirklich innigen, tiefen Liebe zum eigenen Baby darstellt, dann wird ein Mann mit Nuckelflasche – und mag diese auch abgepumpte Muttermilch enthalten – immer nur ein ebenso dürftiger Ersatz für eine wohl bezitzte Mutter sein, wie Babymilch es für deren Milch ist.

Frauen wissen, dass sie ihre Babys stillen sollten, und viele sind nur zu glücklich, in dieser Hinsicht ihr Bestes zu geben. Aber was ist ihr Bestes – und was ist mit denen, deren Bestes nicht gut genug ist? In Skandinavien wird es als gleichbedeutend mit Kindesmisshandlung betrachtet, ein Baby mit etwas anderem als Muttermilch zu ernähren. Für Mütter, die nicht stillen können oder wollen, existieren deswegen Muttermilchbanken. In den Vereinigten Staaten hat die Angst vor möglichen Virusinfektionen die Einrichtung solcher »Milchläden« verhindert. Viren, wie dasjenige, das Aids verursacht, können durch Milch übertragen werden, und solange es einen brauchbaren Ersatz – eben Babymilch – gibt, wird die Nachfrage nach (aufgrund der nötigen Virustests vergleichsweise kostspieliger) Muttermilch wohl gering bleiben.

Stillen gilt als ein natürlicher Prozess, als die logische Fortsetzung der Schwangerschaft. Die Brustdrüse ist im funktionellen Sinne die Fortsetzung der Plazenta. Alle Substanzen, die sich in der Plazenta finden, einschließlich der Immunfaktoren, der Wachstumsfaktoren und der Hormone, begegnen uns in der Muttermilch wieder. Aber die Schwangerschaft erledigt sich von selbst; die Laktation nicht. Die Schwangerschaft dauert zweihundertvierzig Tage. Die Stillzeit kann so kurz oder so lang ausfallen, wie es dir passt – oder wie es anderen passt. Verschiedene Autoritäten haben versucht, die »wahre«, verbindliche Mindeststillzeit des Menschen zu bestimmen, aber so etwas gibt es nicht und hat es wahrscheinlich auch nie gegeben. Der Koran erklärt, dass die Mutter ihr Kind zwei Jahre lang säugen sollte, fügt aber dann hinzu: »Soll das Kind vor dieser Zeit... entwöhnt werden, so begehen [die Eltern] damit kein Vergehen« – woraus geschlossen werden darf, dass ein solches vorgezogenes Abstillen keineswegs unüblich war. Die Weltgesundheitsorganisation und die UNICEF haben unlängst die Empfehlung ausgesprochen, dass Frauen ihre Kinder zwei Jahre lang »und länger« stillen sollten, aber wenn man von Naturvölkern wie den !Kung absieht, bei denen die Stillzeit eines Kindes im Durchschnitt 2,8 Jahre dauert, scheint dieses »und länger« nicht allzu viele Anhänger zu finden.

Stillen will außerdem gelernt sein, und das kann bisweilen einige Geduld erfordern. Auch die großen Menschenaffen, deren Milch in ihrer Zusammensetzung so sehr der unsrigen ähnelt, müssen durch Beobachtung und Nachahmung die korrekte Technik zum Säugen ihrer Jungen erlernen. Verglichen mit Gorillaweibchen sind wir jedoch die reinsten Sonderschülerinnen. Wir brauchen die Anleitung von Frauenärztinnen, Hebammen und Geburtshelfern. Wir brauchen Laktations-Consultants und La-Leche-Liga-Beraterinnen. Wir tun uns schwer, lange stillzusitzen, doch Stillen erfordert nun einmal Geduld und Entspannung. Stresshormone können den Milchfluss unterbrechen. Unsere Brustwarzen können von der Sogwirkung des Babymunds rissig werden und bluten, und auch wenn der Schmerz laut Lehrbuch nach wenigen Tagen abklingen sollte, tut es bei manchen von uns viel länger weh. Manche Frauen lieben es, ihr Kind zu stillen. Sie schwärmen davon, wie gut es sich anfühlt, wie nah sie dabei dem Orgasmus kommen. Selbst in Abwesenheit des Kindes reicht die Erinnerung an das Gefühl des Säugens, und die Milch schießt ihnen aus den Brüsten – was mitunter etwas peinlich sein kann, wenn es etwa am Arbeitsplatz oder sonst wo in der Öffentlichkeit geschieht. Sie verlieben sich in ihren saugenden Säugling und denken an nichts und niemand anderes mehr.

Andere Frauen bekommen den Dreh nie richtig raus. Das Baby schreit und verweigert die Brust. Die Frauen lassen nicht locker, aber sie finden einfach nicht zu ihrem Rhythmus. Sie haben nie das Gefühl, dass ihre Milch wirklich fließt. Das Baby nimmt nur langsam zu. Zwar fragen sich die Kinderärzte mittlerweile, ob die bei Flaschenkindern zu beobachtende rasche Gewichtszunahme überhaupt der richtige Maßstab für die Beurteilung natürlicher Wachstumsgeschwindigkeit ist, aber es ändert nichts daran, dass das so gestillte Baby ständig hungrig zu sein scheint und die Mutter ständig das Gefühl hat zu versagen. Sie muss wieder an die Arbeit, und sie hat es immer noch nicht gelernt, zu stillen oder ihre Milch abzupumpen oder ihr Baby oder sich selbst zufrieden zu stellen. Die Stillerei ist ihr zuwider, und sie würde am liebsten damit aufhören. Doch bei der bloßen Vorstellung, ihrem Kind nicht die Brust zu geben, bekommt sie Schuldgefühle, entsetzliche Schuldgefühle. Sie darf nicht sagen, wie ihr zumute ist. Muttermilch enthält schließlich Neuropeptide und Immunzellen und Laktoferrin, und wie könnte eine Mutter von ihrem Kind verlangen, dass es auf die vollkommene Nahrung verzichtet – auf den besten Teil ihrer selbst? Mütterliche Schuldgefühle sind durch nichts zu beschwichtigen. Eine Primatologin verriet mir, sie gebe sich die Schuld an den Allergien ihres Kindes, weil sie es nur sechs Monate lang gestillt habe.

»Wie der Geschlechtsakt kann der Akt des Stillens verkrampft sein, schmerzhaft, belastet von anerzogenen Versagensängsten und Schuldgefühlen«, schrieb Adrienne Rich. »Oder er kann wie der Geschlechtsakt ein äußerst lustvolles, elementar beglückendes Erlebnis voll zärtlicher Sinnlichkeit sein.«

Das eigene Baby zu säugen ist etwas ganz Natürliches. Dennoch haben die Frauen es über lange Zeiten hinweg anders gehalten, wobei es bisweilen schwierig ist zu sagen, ob sie die Entscheidung, nicht zu stillen, selbst trafen oder ob ihnen die Entscheidung aufgezwungen wurde. Der Beruf der Amme ist eine uralte Profession und eine der wenigen, die ausschließlich Frauen vorbehalten ist. In manchen Gegenden und Epochen gab es so viele Ammen, dass zwischen ihnen ein regelrechter Konkurrenzkampf herrschte und sie ihre Dienste werbewirksam anpreisen mussten. In Florenz etwa versammelten sich während der Renaissance Gruppen von Ammen auf Märkten und Straßenfesten und sangen Lakto-Jingles: »Immer wenn das Kindchen schreit / Schießt die Milch in unsere Brust: / Unsre Pflicht erled'gen wir / Voller Eifer, Kraft und Lust.« Prospektive Eltern informierten sich anhand praktischer Ratgeber über die Merkmale, die bei der Auswahl einer Amme zu beachten seien. »Die vollkommene Amme«, dozierte ein englischer Traktat aus dem 16. Jahrhundert, »sollte liebenswürdig, munter, lebhaft und gutmütig sein, mit starken Nerven ausgestattet; nicht reizbar, mürrisch, zänkisch, schwermütig oder furchtsam und frei von Leidenschaften und Sorgen. Und schließlich soll eine brauchbare Amme Kinder mögen.« Zwar konnten es sich viele Jahrhunderte lang nur Reiche leisten, eine Amme zu bezahlen, aber die Sitten der höheren Stände pflegen grundsätzlich mit der Zeit auf diejenigen der unteren Schichten abzufärben. So ließen bereits um das Jahr 1650 über die Hälfte aller Mütter ihre Kinder an fremden Brüsten saugen. Teure Ammen gaben ihre eigenen Babys bei preisgünstigeren Kolleginnen in Pflege, um ihre gesamte Milchleistung wirtschaftlich ausnutzen zu können. Wie Marilyn Yalom schreibt, wurden um 1780 nur noch knapp zehn Prozent aller Pariser Säuglinge von der eigenen Mutter gestillt.

Aber Ammen waren keineswegs die einzige Alternative zum mütterlichen Stillen. Wir betrachten künstliche Babynahrung als eine relativ neue Erfindung, als weiteren Ausdruck unserer spätkapitalistischen Dekadenz, aber tatsächlich ist der Brauch, Kleinkinder mit Tiermilch, dünnflüssiger Grütze oder pulverisierter und in Wasser aufgelöster Erwachsenennahrung zu füttern, schon sehr alt. Manche Anthropologen haben die Vermutung geäußert, die Domestizierung von Milchvieh wie Ziegen oder Rindern könnte ursprünglich dem alleinigen Zweck gedient haben, Milch für die Ernährung von Kleinkindern zu gewinnen. Die Kinder könnten entweder direkt vom Euter des Tieres getrunken haben, oder sie könnten mithilfe von Rinderhörnern, Lederschnullern oder ähnlichen künstlichen Zitzen gefüttert worden sein. An den Stätten verschiedener spätneolithischer Siedlungen aus der Zeit um 3500 vor Christus wurden in Europa Tonflaschen in Gestalt weiblicher Brüste gefunden. Viele der Kinder, die auf diese Weise ernährt wurden, starben – sei es, weil sie die tierische Milch nicht verdauen konnten, sei es, weil sie sich durch den direkten Kontakt mit den vermutlich nicht gerade sauberen Eutern Infektionen zuzogen. Nach Auskunft amtlicher und kirchlicher Unterlagen aus dem 18. Jahrhundert war in Gegenden Deutschlands und Skandinaviens, in denen Säuglingen die Milch durch ein Kuhhorn eingeflößt wurde, die Kindersterblichkeit infolge von Durchfall weit höher als in Gegenden, in denen normal gestillt wurde. Wie wir sehen, gab es die Bemühungen, das Stillen zu umgehen, die Säugetierhaut abzustreifen, schon lange vor Nestlé, Ross Laboratories und den Milchpülverchen, die sie weltweit verhökern.

Die Frage ist, wer eigentlich genau gegen das Stillen war. In manchen Fällen verbot der Ehemann, dass seine Frau dem Kind die Brust gab. Stillen kann schließlich den schönsten Busen ruinieren. Eine stillende Brust war nicht seine Brust. Er wollte, dass sie sich so schnell wie möglich wieder auf ihre ehefraulichen Pflichten besann – das heißt, wieder mit ihm schlief. Weder Ehefrauen noch Ammen durften nämlich Geschlechtsverkehr haben, solange sie stillten, da man glaubte, die Milch entstehe in der Gebärmutter durch Umwandlung von Menstruationsblut. Abbildungen in medizinischen Abhandlungen aus dem Mittelalter und der Renaissance zeigen die »Milchader«, die von der Gebärmutter zu den Brüsten führt. Und da man außerdem glaubte, der Geschlechtsverkehr löse die Menstruation aus, befürchtete man, dass entweder dem Kind Milch verloren gehen oder aber dass die Milch durch Blut verunreinigt werden könnte. Vielleicht war diese Abneigung gegen das Säugen auch durch die Beobachtung hervorgerufen worden, dass eine Frau, die nicht stillte, relativ schnell wieder schwanger wurde. Den Männern ging es darum, möglichst viele Nachkommen zu zeugen, und je eher ihre Frauen abstillten, desto eher konnten sie ihnen noch einen Sprössling gebären. So gesehen, bewirkte die Sitte, die eigenen Kinder von Ammen säugen zu lassen, nicht etwa, dass die Frauen mehr Zeit für sich und ihre Interessen oder Launen gehabt hätten, sondern lediglich, dass sie entsprechend häufiger schwanger waren.

Dennoch – als der politische und medizinische Wind sich drehte und mit einem Mal regelrechte Kampagnen zugunsten des mütterlichen Stillens durchgeführt wurden, waren es die Frauen, und nicht etwa die Männer, an die sich die Fachleute mit ihren Ermahnungen wandten. Im Jahr 1694 etwa erklärte Mary Astell in ihrem *A Serious Proposal to the Ladies* (»Ein ernst gemeinter Vorschlag an die Damen«), das Stillen sei ein gutes Mittel gegen übertriebenen Stolz. Die Frauen, schrieb sie, dürften »sich nicht zu gut dünken, dem Gebot der Natur zu gehorchen, noch aus Stolz und Weichlichkeit den armen Kleinen der Obhut einer Pflegemutter überantworten«. Gegen Ende des 18. Jahrhunderts wurde Europa von einem wahren Muttermilchtaumel erfasst. Jean Jacques Rousseau attackierte Frauen, die ihre Sprösslinge nicht stillen wollten, als eigensüchtig, hartherzig und – wieder dieses Wort – unnatürlich. Linné, der Hohepriester der Brustdrüse, verurteilte die Sitte, Ammen anzustellen, und erklärte, das Stillen durch die Mutter sei sowohl für sie selbst als auch für das Kind von größtem Vorteil. Mediziner warnten vor den Gefahren, die es mit sich bringe, Kleinkinder fremden Brüsten anzuvertrauen, die vielleicht viele nährten und keinen sättigten; und in der Tat war die Sterblichkeitsrate unter Säuglingen, die bei Ammen in Pflege gegeben wurden, ziemlich hoch. Solche Traktate waren in einem selbstgerechten, dozierenden Ton abgefasst. »Der Ehemann täusche sich nicht«, schrieb William Buchan 1769 in seinem *Advice to Mothers* (»Ratschlag für Mütter«), »er erwarte keine Anhänglichkeit von einer Gattin, die es vernachlässigt, ihr Kind zu säugen, und damit das festeste Band in der Natur zerreißt.« Einflussreicher war allerdings William Cadogan, dessen erstmals 1748 erschienener *Essay upon Nursing* (»Abhandlung über das Stillen«) in Europa und Amerika mehrere Auflagen erlebte. Er ermahnte die Frauen, den Gesetzen der »unfehlbaren Natur« zu gehorchen, und behauptete, eine Bürde sei das Stillen nur wegen mangelnder Kenntnis der angemessenen Methode. Würde es richtig vollzogen werden, bedeute es eine Quelle großer Freude für jede Frau, die es über sich bringen könne, ein Geringes von der Schönheit ihrer Brust der Ernährung ihres Sprösslings zu opfern. Die Mütter, sagte er, bedürften der fachkundigen Unterweisung durch Ärzte, wie er einer war. »Nach meinem Urteil ist dieses Geschäft unverzeihlich lang dem Gutdünken von Frauen überlassen worden, bei denen ein hinlängliches Wissen nicht vorausgesetzt werden kann.« Sogar Mary Wollstonecraft forderte in ihrer feministischen Kampfschrift *Verteidigung der Rechte der Frau* ihre Geschlechtsgenossinnen auf, ihre Kinder zu stillen, da es einem Ehemann »ein weit größeres Entzücken bereit[e], sein Kind von dessen Mutter gesäugt zu sehen, als es die geschicktesten wollüstigen Kniffe jemals vermöchten« – wobei mit besagten »wollüstigen Kniffen« die Darbietung eines unbenutzten Busens gemeint war. Tatkräftige Unterstützung erhielten die Einmischungen der Philosophen und Ärzte vonseiten der Obrigkeit. 1793 verfügte die französische Regierung, eine Frau, die ihr Kind nicht stille, habe kein Anrecht auf die damalige Entsprechung der Sozialhilfe. Ein Jahr darauf ging man in Deutschland noch einen Schritt weiter und erließ ein Gesetz, dem zufolge jede gesunde Frau verpflichtet sei, ihre Kinder zu säugen. Als das 19. Jahrhundert anbrach, hatte die sekretorisch unter Beweis gestellte Mutterliebe bereits Kultstatus erlangt, und selbst Adlige brüsteten sich mit ihrer laktatorischen Begeisterung.

Indes gab es durchaus noch ein paar renitente Frauen, die sich dieser durch die Mode gebotenen Vergötterung der Milchdrüse nicht so recht anschließen mochten. In *Belinda*, einem 1801 erschienenen Roman der anglo-irischen Schriftstellerin Maria Edgeworth, erzählt eine gewisse Lady Delacour der Titelheldin ihre Geschichte. Ihr erstes Kind, sagt sie, sei tot auf die Welt gekommen, weil sie sich geweigert habe, sich während der Schwangerschaft einsperren zu lassen, und weiter ihrem eifrigen Streben nach Vergnügungen nachgegangen sei. Ein zweites Kind starb bereits in zartestem Alter an Unterernährung: »Es war damals bei Müttern der feinen Gesellschaft Mode, ihre Kinder selbst zu stillen … Es wurde ein unvorstellbares Aufhebens darum gemacht; ein gewaltiges Aufgebot von Empfindsamkeit und Anteilnahme, Komplimenten und Erkundigungen. Sobald aber der Reiz des Neuen verflogen war, wurde ich der Sache von Herzen überdrüssig; und nach Ablauf von drei Monaten war es auch mein armes Kind leid – ich denke nicht allzu gern daran – und starb.«

Ab dem frühen 19. Jahrhundert wurde es zunehmend unüblicher, Ammen zu beschäftigen, aber mit der Einführung der künstlichen Babymilch hat die Diskussion um das Thema Stillen und die abwechselnde Verherrlichung und Geringschätzung der Brustdrüse eine Renaissance erlebt. Wieder waren es Mediziner und Frauen aus wohlhabenden Schichten, die in der Mode-Polonaise die Führung übernahmen – indem sie die Babymilch zuerst als ein wissenschaftlich durchdachtes Produkt, das der Muttermilch an Nährwert und Reinheit ebenbürtig, ja sogar überlegen sei, in den Himmel lobten und später als einen schwachen und möglicherweise sogar schädlichen Ersatz für das geheiligte Original verwarfen. In den Vereinigten Staaten sind diese Schwankungen extrem gewesen. Vor 1930 stillten die meisten Frauen ihre Kinder. 1972 taten es nur noch zweiundzwanzig Prozent, und das auch nur während der ersten Lebenswochen des Säuglings. Zum Teil müssen die Kunstmilchhersteller selbst für die flächendeckende Akzeptanz ihrer Produkte verantwortlich gemacht werden. Sie haben ihre Büchsen und Pülverchen mit aggressiven und oft skrupellosen Methoden vermarktet. Noch heutzutage lassen sie in Entbindungsstationen Milchpulverproben verteilen, zum Teil vor den Augen der Krankenschwestern, die sich gerade bemühen, die frisch gebackenen Mütter in der Kunst des Stillens zu unterweisen.

Doch wer behaupten wollte, die Frauen seien hundertprozentig von der Trockenmilchindustrie eingewickelt und über den Löffel balbiert worden, würde unterstellen, Frauen seien dumm, leichtgläubig und passiv und sie würden sich, wenn man sie nur frei wählen ließe, immer dafür entscheiden, ihre Kinder monate- oder sogar jahrelang zu stillen. Meine Mutter zog ihre vier Kinder mit der Flasche auf, weil ihr das Säugen zu große Schmerzen bereitete. Wenn sie mehr moralische Unterstützung und Anleitung gehabt hätte, sagt sie jetzt, dann wäre sie bei ihren Stillversuchen geduldiger gewesen und hätte es vielleicht geschafft. Meine Schwiegermutter aber, eine pensionierte College-Dekanin, die ihre drei Kinder gleichfalls mit der Flasche aufzog, sagte, sie habe es deswegen getan, weil sie keine Lust gehabt habe, sich wie ein wandelndes Paar Euter zu fühlen, und sie würde es heute ganz genauso wieder tun. »Stillen«, sagte sie, »war nichts für mich.«

Die Befürworterinnen des Stillens haben in den Vereinigten Staaten gewaltige Fortschritte erzielt, insbesondere unter den akademisch gebildeten Frauen, von denen mittlerweile fünfundsiebzig bis achtzig Prozent ihre Neugeborenen säugen. Viele Krankenhäuser bieten inzwischen Stillkurse an. Eine Hand voll fortschrittlicher Unternehmen stellen ihren Mitarbeiterinnen besondere Räume zur Verfügung, wo sie stillen oder Muttermilch abpumpen können. Stillen ist schick geworden, ja bis zu einem gewissen Grad sogar sexy. Die ehemalige Kongressabgeordnete Susan Molinari ließ sich demonstrativ dabei fotografieren, wie sie ihrem Baby die Brust gab, während sie geschäftliche Telefonate führte. Zum Muttertag 1998 brachte der *New Yorker* als Titelbild eine muskulöse Bauarbeiterin in Helm und Stahlkappenstiefeln, die, in schwindelnder Höhe auf einem Stahlträger sitzend, ihr Baby säugte.

Auch wenn er nicht mehr als ein Modefimmel sein sollte, ist dieser Trend zu begrüßen, denn Muttermilch lässt Säuglinge gedeihen, und selbst die kürzeste Stillperiode ist immer noch besser als gar nichts. Dennoch lässt sich nicht leugnen, dass der apodiktisch wertende Ton mancher heutiger einschlägiger Publikationen verdächtig an die Ausführungen Cadogans und Rousseaus erinnert. Die engagierte Frauenzeitschrift *Ms.* veröffentlichte im Herbst 1996 eine Kurzgeschichte der japanisch-kanadischen Schriftstellerin Hiromo Goto über eine Mutter, die nicht gern stillt. Die Ich-Erzählerin schildert ihre wochenlange Tortur – blutende Brustwarzen, Milchstau, Ehemann und Schwiegermutter, die sie moralisch unter Druck setzen, damit sie trotz allem weitermacht: Du wirst schon sehen, es wird bald besser, leichter, wunderbarer. Ich würde es selbst tun, wenn ich könnte! schnauft der Göttergatte. In der surrealistischen Schlussszene wacht die Frau um drei Uhr früh auf, schneidet sich die milchgeschwollenen Brüste ab, klebt sie ihrem Mann an, dreht sich herum und schläft glücklich wieder ein. Die *Ms.*-Leserinnen reagierten auf die Kurzgeschichte mit Empörung. Viele drohten damit, ihr Abonnement zu kündigen. »Es ist schon schwierig genug, das Stillen gesellschaftsfähig zu machen, auch ohne dass es in einer ›feministischen‹ Zeitschrift in solch einem extrem negativen Licht dargestellt wird«, schrieb eine Leserin. »Selbstverständlich gestehe ich jeder Frau das Recht zu, mit ihrem Körper zu tun und zu lassen, was sie für richtig hält«, schrieb eine andere, »aber die Entscheidung sollte auf der Basis umfassender und genauer Informationen getroffen werden. In einer Gesellschaft, die dem Stillen so geringe Akzeptanz entgegenbringt, haben Frauen nicht allzu viele Gelegenheiten, diese weibliche Kunst zu erlernen.« Mit anderen Worten: Eine Frau kann tun und lassen, was sie für richtig hält, sofern sie das Richtige für richtig hält – nämlich das Stillen, ohne zeitliche Begrenzung und um jeden Preis.

Könnten wir nicht mit der Polemik aufhören und zur Abwechslung in dieser Sache ein wenig mehr mütterliches Mitgefühl walten lassen? In der wirklichen Welt der Doppelverdienerfamilien werden die meisten Frauen ihr Kind in seinen ersten paar Lebenswochen stillen und dann teilweise oder ganz zu Flaschennahrung übergehen. Wie Frauen es schon immer getan haben, werden sie versuchen, eingezwängt zwischen Arbeit, Pflicht und Neigung, ihr Bestes zu geben. Sie werden selbstlos und egoistisch sein, Säugerinnen und Zauberinnen, und sie werden es fließen lassen und den Fluss wieder abstellen. Was immer sie tun, sie werden das schuldbewusste Gefühl haben, nicht genug zu tun, und sie werden sich wünschen, auch sie könnten von Marias oder Heras Brust trinken und so zu unsterblichen Müttern werden, deren Kinder ewig leben.

9

EIN GRAUGELBER KORB

Der Eierstock des Überflusses

Der Eierstock ist keine Schönheit. Die meisten inneren Organe glitzern und schimmern und sind hübsch rosa. Der Eierstock ist von stumpfem Grau. Selbst ein gesunder Eierstock sieht kränklich und blutleer aus, als habe er alle Hoffnung fahren lassen. Er hat die Größe und Form einer ungeschälten Mandel, aber einer klobigen und unregelmäßigen Mandel. Er ist zerschrammt und pockennarbig, denn jeder Ovulationszyklus hinterlässt da, wo ein Follikel gesprungen ist und seinen Inhalt freigelassen hat, eine weiße Stelle. Je älter die Frau, desto narbiger sind ihre zwei Eierstöcke. Nun könnte man einwenden, dass die Eierstöcke auch nicht weniger anziehend aussehen als ihre männlichen Entsprechungen, die Hoden, aber das würde wahrlich nicht viel heißen. Vielleicht erinnert ihr euch, dass Sylvia Plath in ihrem Roman *Die Glasglocke* die Hoden mit Hühnchenmägen vergleicht.

Der Eierstock ist also nicht hübsch. Er ist also grau und pockennarbig und sieht aus wie ein Klümpchen Haferbrei. Aber was sollten wir schon erwarten bei einem Organ, das so hart arbeitet, das sich um die disparaten, aber zusammenhängenden Erfordernisse des Bekannten und des Möglichen kümmert? Der Eierstock ist eine Samenschote, der Aufbewahrungsort der uns zugemessenen Anzahl von Eiern, von denen wir einige zu verwenden haben, da das Leben immerfort danach strebt, sich zu verewigen. Der Eierstock ist deswegen grau, weil er als einziger unter den Bewohnern der Bauchhöhle nicht mit dem rosafarbenen Peritoneum bezogen ist, der elastischen Membran, die andere Organe schützend umhüllt. Der Eierstock darf nicht eingepackt sein, weil er so häufig etwas herauslassen muss. Er lässt einzelne Eier heraus, aber er spendet mehr als nur das. Er sondert eine Art Pudding ab, einen gelblichen Brei von Hormonen, die den Reproduktionszyklus steuern und unseren ganzen Organismus beeinflussen. Der Eierstock fungiert als eine physiologische und metaphorische Brücke zwischen Homöostase und Sexualität, zwischen Anatomie und Verhalten. Durch seine periodischen Hormonausschüttungen macht sich der Eierstock für uns bemerkbar. Das Ei haben wir schon betrachtet; wenden wir uns jetzt dem Korb zu.

Wie Freud und viele andere festgestellt haben, sind Kleinkinder weit sexuellere Geschöpfe als Schulkinder. Ein drei-, vierjähriges Mädchen fummelt und stochert vergnügt an seinem Körper und am Körper von Erwachsenen herum. Die Kleine möchte ihre Scheide erforschen, ihre Klitoris, ihren After, jedes Loch und jede Stange, die ihr über den Weg laufen, und zur großen Verlegenheit ihrer zart besaiteten, überempfindlichen Eltern kann sie gelegentlich sogar den Wunsch äußern, Papas Penis anzufassen. Sie ist polymorph-pervers, wie Freud es so reizend formulierte. Wenn es ihr vorbestimmt ist, den so genannten Elektra-Komplex zu erleben, die weibliche Entsprechung des Ödipus-Komplexes – also das erotische Sich-hingezogen-Fühlen zum eigenen Vater, gepaart mit einem Rivalitätsgefühl gegenüber der Mutter –, dann in dieser ihrer Lebensphase des lüsternen Kleinkinds.

Dieses frühe Interesse an allem Sexuellen reflektiert die physiologische Situation des Kindes und den bizarren, immer wieder unterbrochenen und fortgesetzten Dialog zwischen seinen Keimdrüsen und dem für deren Steuerung zuständigen Bereich des Gehirns. Bis Mädchen und Jungen ein Alter von drei oder vier Jahren erreichen, tickt ein Teil ihres Hypothalamus mit dem eindrucksvollen Namen »Gonadotropin-releasing-hormone-Pulsgenerator« gleichmäßig vor sich hin und sondert winzige Stöße von Geschlechtshormonen ab. Wie bei einem Leuchtturm, der langsam, aber unbeirrbar seine Signale durch den Nebel sendet, blink, blink, blink, tritt etwa alle neunzig Minuten ein neuer Lichtschein von Hormonen aus. Die Eierstöcke des Mädchens antworten diesem langsamen Morsesignal. Sie sondern ihrerseits kleine Mengen von Geschlechtshormonen ab. Noch nichts Ernstzunehmendes, nicht annähernd genug, um Brustwachstum oder Eisprung anzuregen, aber doch so viel, dass das kleine Mädchen etwas leicht Neckisches und leicht Sinnliches an sich hat. Es ist von seinem eigenen Körper, von jeglichem Körper, fasziniert.

Am Ende des Kleinkindalters kommt der zerebrale Pulsgenerator – verursacht durch einen Mechanismus, der noch weitgehend unerforscht ist – zum Stillstand. Die Uhr bleibt stehen. Sie hört auf, hormonelle Signale auszusenden. Die Eierstöcke verstummen gleichfalls. Sie ziehen sich in den Winterschlaf zurück. Aus diesem Grund – sowie infolge der entsprechenden Erwartungshaltung vonseiten ihrer Umwelt – schlägt die Kleine mit einiger Wahrscheinlichkeit jetzt in das andere Extrem um und wird prüde: Alles Körperliche macht sie befangen, und die bloße Vorstellung, Papas Penis oder jeden beliebigen Penis oder jeden beliebigen Teil eines beliebigen männlichen Körpers zu berühren, kann ihr Brechreiz bereiten. Für die Dauer der nächsten sieben, acht Jahre ist sie ein asexuelles, keimdrüsenloses Geschöpf, selig und frei – wie eine Reisende, die alle alten Sorgen und Probleme hinter sich gelassen hat und die neuen noch nicht kommen sieht.

Die ersten Schimmer neuerlicher Interessiertheit und Perversion erscheinen im Alter von zehn, allerdings nicht als Resultat gonadaler Aktivität, sondern ausgelöst durch ein anderes paariges Organ: die Nebennieren, stark durchblutete Gebilde, die wie kandierte Kirschen einer Fleischpastete den Nieren aufsitzen. Erst in jüngster Vergangenheit haben Forscher herausgefunden, in welcher Weise die Nebennieren an den ersten Regungen der Pubertät beteiligt sind. Die Nebennieren sondern Adrenalin ab, das Feuer-unterm-Hintern-Hormon, und sie setzen auch geringe Mengen Geschlechtshormone frei. Die Nebennieren reifen ungefähr im Alter von zehn Jahren, und das ist auch die Zeit, in der ein Mädchen anfangen kann, sexuellen Fantasien nachzuhängen und sich in Klassenkameraden oder Popstars oder in den einen oder anderen Lehrer zu verknallen. Körperlich mag das Mädchen noch präpubertär sein, aber sein Gehirn ist bereits wieder aufgeladen, erneut erotisiert. (Erinnert ihr euch? Also, ich ja! Es war in der fünften Klasse. Dem Jungen, der neben mir saß, fiel der Bleistift herunter. Er bückte sich, um ihn vom Boden aufzuheben, und als er sich wieder aufrichtete, stemmte er sich an meinem Knie hoch, und obwohl ich für diesen Jungen nicht das Geringste empfand – er war klein und wirkte viel jünger als zehn –, durchfuhr mich ein deutlicher lustvoller Schauder, und ich dachte in diesem Moment: Ich werde bestimmt Spaß am Sex haben.) Haben die Nebennieren erst einmal gesprochen, gibt es kein Zurück mehr, und das Tempo und der Hunger und der Lärm werden mit der Zeit nur immer mehr zunehmen. Der Körper wird dem Geist folgen und sexualisiert werden.

Im Alter von zwölf, dreizehn Jahren wird der Pulsgenerator im Hypothalamus auferweckt und von allen Hemmungen befreit. Er beginnt wieder, Hormonpäckchen auszuwerfen. Ebenso wenig wie wir wissen, was ihn kurz vor dem Kindergarten abstellte, ist uns bekannt, warum er wieder zu ticken anfängt. Vielleicht haben ihn irgendwelche Reize aus den Nebennieren stimuliert. Vielleicht könnte es aber auch am Fett liegen. Fettzellen sondern ein Signalmolekül namens Leptin ab, und bestimmte Experimente lassen die Vermutung zu, dass das Leptin der Auslöser ist, der die Gehirnuhr wieder in Gang setzt. Es ist möglich, dass das Gehirn die Fortpflanzungsreife eines Mädchens anhand von dessen Fettgehalt ermittelt, und dass ein Mädchen einen bestimmten Grad von Speckigkeit erreichen muss, bevor es ovulationsfähig wird. Eine schon lange anerkannte Faustregel besagt, dass ein Mädchen in die Menarche kommt, wenn es ein Gewicht von rund fünfzig Kilo erreicht hat – und zwar unabhängig davon, wie groß oder sogar wie alt es ist. Dicke Mädchen menstruieren eher als spillerige oder athletische Mädchen. Wenn ein Viertel dieser fünfzig Kilo Fett sind, dann haben wir es mit rund zwölf Kilo Fett zu tun, die wiederum eine Energiereserve von etwa 87 000 Kalorien darstellen. Eine Schwangerschaft beansprucht rund 80 000 Kalorien. Theoretisch wäre es also möglich, dass das Gehirn die vom Fettgewebe des heranwachsenden Mädchens ausgehenden Leptinmengen »misst« und sein Metronom wieder in Gang setzt, sobald die 50-Kilo-Marke erreicht ist.

Was immer der Auslöser auch sei – der wiedererwachte Hypothalamus ist jetzt weit kräftiger als in seinen Krabbelgruppenzeiten. Und noch kräftiger sind die Eierstöcke, unsere grauen Trauben von Familienperlen. Die Erbstücke sind bereit loszukullern. Die Nebennieren können uns nur bis dahin und nicht weiter bringen; die Eierstöcke aber kennen keine Grenzen. Sie sind die Hauptquelle von Geschlechtshormonen, den Botenstoffen, die den Körper sexualisieren. Noch bevor sie im Stande sind, ein lebensfähiges Ei zu servieren, produzieren die Eierstöcke Geschlechtshormone wie die Weltmeister. Die Geschlechtshormone sorgen dafür, dass die Schamhaare sprießen, dass sich an Hüften und Brust Fettdepots bilden, dass das Becken in die Breite wächst und dass schließlich die erste Menstruation einsetzt.

Wenn es dir wie mir geht und du dich jahrelang mit dem Ovulationszyklus befasst hast, dann könnte es sein, dass du die Sache inzwischen ziemlich öde findest. Du hast die Diagramme mit dem Steigen und Fallen der verschiedenen beteiligten Hormone gesehen, deren größtenteils erzdröge Namen mit dem, was du über deinen Körper denkst, empfindest oder weißt, nicht die geringste Ähnlichkeit aufweisen: Luteinisierendes Hormon (LH), follikelstimulierendes Hormon (FSH) und am schlimmsten von allen das bereits erwähnte Gonadotropin releasing hormone (GnRH oder GRH). Der abstrakte, völlig depersonalisierte Zyklus.

Vergiss bitte deine Vorurteile. Der Zyklus ist überhaupt nicht langweilig, er ist ganz im Gegenteil dynamisch und athletisch. Wenn ich mich auf seine Beschreibung einlasse, laufe ich Gefahr, wie ein viktorianischer Anatom zu klingen. Die alten Knaben konnten über den Ovulationszyklus nur staunen. Manche von ihnen waren schlicht fasziniert; andere fanden die Angelegenheit eher eklig. Allesamt schrieben sie mit schaurig bluttriefender Feder und sahen im allmonatlichen Reißen und Auslaufen des Eibläschens einen weiteren Grund, das zarte, schönere, bessere, geschlagene und misshandelte Geschlecht zu bemitleiden. Rudolf Virchow, der Vater der modernen Pathologie, verglich das Aufplatzen des Follikels mit dem Zahnen – beides »Prozesse, die mit den lebhaftesten Störungen sowohl der Ernährung als auch der Nerventhätigkeit verbunden sind«. Französische Ärzte verglichen den Eisprung mit der Ruptur eines akuten Abszesses, während der britische Arzt und Psychologe Havelock Ellis die allmonatliche Freisetzung eines Eies als einen »Wurm« ansah, der »periodisch an den Wurzeln des Lebens nagt«. Für den Historiker Michelet, schreibt Thomas Laqueur, »ist die Frau eine Kreatur, die ›jeden Monat verwundet wird‹ und nahezu unaufhörlich unter dem Trauma des Eisprungs leidet, was wiederum das Zentrum einer physiologischen und psychologischen Phantasmagorie ausmacht, die ihr Leben dominiert«. In den Augen der voyeuristischen Gelehrten des späten 19. Jahrhunderts ähnelte der Eierstock also vielleicht einer Mandel – aber ganz offensichtlich einer von der bitteren Sorte.

Mir verschafft der Gedanke an das Anschwellen und Auslaufen des Follikels weniger blutrünstige Assoziationen von Qual und Gemetzel. Ich betrachte den Vorgang eher in Analogie zu vielen anderen Momenten der Fortpflanzung, des sexuellen Optimismus und der gesteigerten Emotion. Das Eibläschen schwillt an, wie ein Brustdrüsen-Lobulus von Milch anschwillt oder wie die Tränenwege von Salz und Wasser anschwellen oder wie die Genitalien sich in der Erregung mit Blut füllen – und dann, pschhhh, löst sich plötzlich die Spannung, und die lebendigen Flüssigkeiten schwappen über ihre Ufer.

Nehmen wir als Ausgangspunkt Tag eins des Ovulationszyklus (den wir normalerweise Menstruationszyklus nennen, weil wir das Blut sehen können, das Ei aber nicht). Tag eins ist der erste Tag der Menstruation, eine ruhige Zeit für die Eierstöcke. Sie stoßen keine Eier aus und produzieren, wenn überhaupt, nur sehr wenige Geschlechtshormone. Ruhe unter Deck bedeutet aber hektische Aktivität auf der Kommandobrücke, im Pulsgenerator des Hypothalamus. Da von den Eierstöcken praktisch keine hormonellen Signale mehr zu empfangen sind, beschleunigt sich der Puls. Der Hypothalamus schickt seinen Boten aus, das Neurosekret GRH, das seinerseits die knapp unter dem Hypothalamus befindliche Hypophyse in Erregung versetzt. Die Hypophyse schickt nun ihre eigenen Hormonpakete auf die Reise, und mit ihnen gelangen wir wieder zu den jungen grauen Damen, den Samenkapseln. Die Signale der Hypophyse wecken sie auf. Die zwei »Kapseln« sind eine Zusammenballung von Follikeln: kleinen Bläschen, die jedes ein eigenes unreifes Ei enthalten, so wie die Waben eines Bienenstocks Bienenlarven beherbergen. Jeden Monat ruft das Gehirn rund zwanzig Follikel samt dazugehörigen Oozyten (Eizellen) auf. Diese fangen an, sich auszudehnen und zu reifen. Sie sind wie Starlets, die man zum Vorsprechen bestellt hat – mit dem Kopf voller Träume. Schließlich fällt um den zehnten Tag herum die Entscheidung. Einer der wetteifernden Follikel wird für die Hauptrolle ausgewählt. Nur sein Ei wird zur vollständigen Reife und zum Follikelsprung gelangen. (Gelegentlich reift auch mehr als nur ein Ei im Laufe eines Zyklus heran, und dadurch kommt es zu zwei- oder mehreiigen Zwillingen, Drillingen, ganzen Würfen von Babys.) Niemand weiß, nach welchen Kriterien die Auswahl erfolgt. Der siegreiche Follikel könnte ganz einfach derjenige sein, der von Anfang an am schnellsten gewachsen war. Oder er könnte auf irgendeine Weise signalisiert haben, dass er eine genomisch besonders gelungene Eizelle enthält und deswegen für die Zucht auserlesen werden sollte. Wie immer die Auslese auch erfolgen mag, erkennen die übrigen Follikel, dass sie verloren haben, denn am zehnten Tag hören sie auf anzuschwellen und schrumpfen bald darauf allmählich zusammen – und ihre Eizellen mit ihnen. Der auserwählte Follikel dagegen wächst unbeirrt weiter. Die in ihm eingeschlossene Eizelle reift, und ihre Chromosomen werden im Zuge der Meiose sortiert und umgeordnet. In seinen abschließenden Stadien ist der Follikel so prachtvoll angeschwollen, dass er einen Durchmesser von zwei Zentimetern und eine Höhe von einem Zentimeter aufweist.

Das Anschwellen der Eierstockwaben ist ein exhibitionistischer Akt. Es erregt Aufmerksamkeit. Die Eileiter, diese prachtvollen pinkfarbenen Seefedern, verfolgen das Schauspiel mit ihren Staubwedelspitzen. Während die Follikel heranwachsen, streifen die Eileiter über die Oberfläche der Eierstöcke und tasten sie bedächtig, beharrlich nach Hinweisen ab – den Umschlag bitte, welcher Follikel soll es denn nun sein? Die Eileiter sind außerordentlich biegsam. Sie sind so geschmeidig wie die Arme eines Krakens oder wie zwei Staubsaugerschläuche. Obwohl jeder Eileiter in der Regel den ihm zunächst befindlichen Eierstock betreut, kann er bei Bedarf auch über diesen Eierstock hinweg greifen und den gegenüberliegenden Eierstock befingern. Dies geschieht beispielsweise dann, wenn die Frau an Endometriosis tubae leidet, wenn einer ihrer Eileiter also durch eine Wucherung der Gebärmutterschleimhaut verstopft oder bewegungsunfähig gemacht ist und daher die ihm zugewiesene Samenkapsel nicht absuchen kann. In dem Fall übernimmt der entgegengesetzte Eileiter die Aufgabe, die Oberfläche beider Eierstöcke zu überwachen und abzuschnüffeln. Und wenn das ausgewählte Ei, sei es links oder rechts, endlich schlüpfreif ist, steht der einzelne bewegliche Schlauch empfangsbereit da.

Das endgültige Signal zur Ovulation, zur Freisetzung der Eizelle, kommt um den zwölften oder dreizehnten Tag herum wieder vom Gehirn in Form eines Spritzers luteinisierenden Hormons aus der Hypophyse. Der Hormonschwall veranlasst den Follikel aufzureißen. Manchmal tritt dabei ein wenig Blut aus, die so genannte Mittelblutung, die auch von einem leichten, eventuell einseitigen krampfartigen Schmerz begleitet sein kann: dem Intermenstrual- oder Mittelschmerz. Das Ei fällt heraus und in die wartend ausgebreiteten Finger, die Fimbrien, des Eileiters. Die Fimbrien sind mit haarartigen Auswüchsen bedeckt, die synchron zucken und dadurch einen Sog erzeugen, der das Ei in den Eileiter hineinzieht.

(Jede Frau, die je zur Ermittlung ihrer fruchtbaren Tage einen Urintest durchgeführt hat, weiß vom LH-Gipfel, denn es ist eben dieser Höchststand des LH-Spiegels, der ihr sagt: Mach es heute, so schnell wie möglich; dein Ei steht kurz davor herauszuspringen! Ob der LH-Schub tatsächlich den besten Zeitpunkt für einen Empfängnisversuch anzeigt, ist inzwischen allerdings fraglich. Eine 1995 durchgeführte klinische Studie ergab, dass der Tag des Eisprungs der letzte mögliche Zeitpunkt für die Empfängnis ist und dass die meisten Schwangerschaften das Resultat von Geschlechtsverkehr sind, der einen, zwei, ja bis zu fünf Tage vor der Ovulation stattfand. Spermien haben eine Lebensdauer von mehreren Tagen, und sie können durchaus einige Zeit brauchen, um das Ei zu erreichen. Es war ein überraschendes Ergebnis. Bis dahin hatten Fruchtbarkeitsexperten angenommen, dass nach dem Aufplatzen des Follikels noch mindestens ein ganzer Tag, vielleicht sogar zwei Tage Zeit für die Empfängnis bleibe. Aber nein, das freigesetzte Ei ist entweder zu empfindsam für diese Welt oder aber ein Mussolini an Pünktlichkeit. Jedenfalls beträgt seine extrafollikuläre Lebensdauer nicht mehr als ein paar Stunden. Wenn du also den LH-Gipfel abwartest, ehe du mit deinem Liebsten ins Bett steigst, könnte es ohne weiteres sein, dass seine Spermien zu spät ankommen. Das war's. Das Ei hat das Zeitliche gesegnet.)

Der am grauen Ovar aufgesprungene Eifollikel lebt indessen weiter. Er ist keine Wunde, kein ausgedrückter Pickel. Er ist in gewissem Sinne eine junge Mutter, eine Wöchnerin im Inneren einer Noch-nicht-Mutter. Er hat ein Ei geboren, und jetzt wird er sein Bestes tun, um dieses Ei zu ernähren. Der Follikel verlegt sich auf die Produktion von Hormonen. Die Zellen, die die aufgeplatzte Höhlung auskleiden, füllen sich mit Cholesterin, schwellen an, werden weich und gelb wie Butter oder gute, hausgemachte Mayonnaise. Sie bilden das Corpus luteum, den Gelbkörper des Eierstocks. Der Gelbkörper erzeugt große Mengen Progesteron und etwas geringere Mengen Östrogene. Diese Hormone gelangen in den Blutstrom und stimulieren die Gebärmutter, wodurch deren innere Schleimhautschicht dicker wird. Und sie stimulieren die Brüste, die leicht anschwellen oder empfindlicher werden. Damit ist für den Fall, dass das Ei befruchtet wird und überlebt, das angereicherte Endometrium bereit, es aufzunehmen und zu ernähren. Die Brustdrüsen wiederum können die Arbeit der Plazenta fortsetzen, sobald das befruchtete Ei eine geeignete Größe und Gestalt erreicht hat, um sich in die äußere Welt hinauszuwagen.

Wenn es zur Befruchtung und Einnistung der Eizelle kommt, lebt der Gelbkörper bis zum Ende der Gestation weiter. Während der ersten zweiundvierzig Tage der Schwangerschaft sind seine Hormone für das Überleben des Embryos unerlässlich. Aber selbst nachdem dieser sich seine Plazenta aufgebaut und die Plazenta wiederum die Aufgabe übernommen hat, Gestagene zu synthetisieren, arbeitet der Gelbkörper weiter. Er ist weiterhin der vorherrschende Follikel, die gekrönte Königin, und er sorgt dafür, dass die übrigen Follikel beider Eierstöcke brav im Hintergrund bleiben und nicht weiterreifen. Schließlich kann eine Schwangere keine Eisprünge gebrauchen.

Aber der Gelbkörper ist nicht lediglich die Ausbildungsversicherung für den potenziellen Embryo. Solange er lebt, verhält er sich auch der Frau gegenüber wie eine wahre Mutter. Sein üppiges gelbes Gewebe sprudelt Hormone hervor, und diese Hormone beeinflussen jedes Organ ihres erwachsenen Körpers: ihre Knochen, ihre Nieren, ihre Bauchspeicheldrüse, ihr Gehirn. Der Organismus zieht aus dem Eierstockschmaus den größtmöglichen Nutzen, so wie es die Indianer früher mit einem erlegten Bison taten, den sie bis zum letzten Knochensplitter und bis zur letzten Sehnenfaser verwerteten.

Kommt es hingegen nicht zur Schwangerschaft, bildet sich das Corpus luteum zehn Tage nach dem Eisprung wieder zurück. Der Follikel, der einst die sanfte Berührung und die Saugtätigkeit eines Eileiters hervorgerufen hatte, erregt jetzt die Aufmerksamkeit der Makrophagen, der Immunzellen, die für die Beseitigung alles Absterbenden und Toten in unserem Organismus sorgen. Über der offenen Höhlung bildet sich Narbengewebe. Aus dem Corpus luteum wird ein Corpus albicans oder »weißer Körper«, eine weitere Spur auf dem Gesicht der Erfahrung.

Der Ovulationszyklus ist eine physiologische Angelegenheit

und läuft als solche mehr oder weniger selbsttätig ab. Es ist aber nicht so, dass er überhaupt nicht auf die Frau hören würde. Wir sollten nicht den Fehler begehen, den Zyklus als vom übrigen Körper losgelöst zu betrachten. Ganz im Gegenteil: Da sie kein isolierendes Peritoneum aufweisen und im ständigen Kontakt zum Gehirn und zum übrigen Organismus stehen, reagieren die Eierstöcke sogar sehr empfindlich auf uns, die wir ja ihre unmittelbare Umwelt darstellen. Die erste Hälfte des Zyklus ist die am stärksten beeinflussbare Phase. Die Länge des Zyklus schwankt von Frau zu Frau erheblich, sie kann von nur drei Wochen bis zu vierzig Tagen betragen, und die größten Schwankungen spielen sich in der Zeitdauer zwischen Menstruation und Eisprung ab. Ist das Ei erst einmal ausgeschlüpft, wird der Zyklus weit berechenbarer; dann dauert er noch zwei Wochen, plus minus ein paar Tage. Vor der Ovulation aber ist der Eierstock wie ein Richter bei laufender Verhandlung. Er hört sich Anträge und Einsprüche an, Zeugenaussagen und Sachverständigengutachten. Er zieht eine ganze Reihe von Daten, die ihm Gehirn, umgebendes Gewebe und entlegenere Organe zukommen lassen, in Betracht und fällt erst nach reiflicher Überlegung sein Urteil: Eisprung oder Nichtsprung. Wenn eine Frau beispielsweise eine schwere Grippe hat, kann es sein, dass es bei ihr überhaupt nicht zur Ovulation kommt oder dass sich diese zumindest erheblich verzögert. Diese Verzögerung könnte daher rühren, dass das Immunsystem den Eierstöcken das Vorliegen einer Krisensituation meldet. Ich hatte ja gesagt, dass unter normalen Umständen Makrophagen zum aufgebrochenen Follikel eilen und ihn von einem Gelbkörper in einen weißen Körper verwandeln, sobald er seine Funktion erfüllt hat. Während einer Krankheit nun schießt die Zahl unserer Makrophagen und sonstigen Immunzellen schlagartig in die Höhe. Einige dieser Immunzellen könnten sich an den Eierstock heften und die Reifung der Follikel unterbrechen oder sogar im Eifer des Gefechts versehentlich ein paar von ihnen ausschalten. Oder es könnte sein, dass die Immunreaktion den Eisprung indirekt unterbindet, indem sie entweder den Pulsgenerator im Gehirn oder aber den sekundären Hormonausstoß der Hypophyse verlangsamt. Wie die Sache im Einzelnen auch funktionieren mag, sie ist jedenfalls keine üble Einrichtung. Wenn wir ernsthaft krank sind, müssen wir uns ganz aufs Gesundwerden konzentrieren. Dann können wir es uns nicht leisten, Energie für eine Schwangerschaft abzuzweigen.

Ob Stress und Angst die Leistung der Eierstöcke beeinträchtigen können, auch ohne dass eine regelrechte Erkrankung vorliegt, ist noch ungeklärt. Nach landläufiger Auffassung ist dies tatsächlich der Fall. Freunde und Verwandte raten unfruchtbaren Paaren ebenso oft wie ungefragt, sich zu entspannen. Seht die Sache nicht so verbissen, behaupten sie, und in Nullkommanix bist du schwanger. Aber in Wirklichkeit ist das ein klassischer Fall von Henne und Ei: Macht uns Stress unfruchtbar, oder macht uns Unfruchtbarkeit Stress? Was wir über das Thema wissen, ist größtenteils anekdotenhaft. Wir hören von Frauen, die ihren anstrengenden, belastenden Job aufgeben und kurz darauf schwanger werden, oder von Paaren, die jahrelang erfolglos versucht haben, ein Kind zu zeugen, sich schließlich zu einer Adoption entschließen, das neue Baby nach Hause bringen, und voilà, binnen weniger Wochen ist ein Sprössling im Anzug. Was wir in dem Zusammenhang nicht zu hören bekommen, sind die gegenteiligen Geschichten – Geschichten von Frauen, die in Kriegszeiten oder infolge einer Vergewaltigung schwerstem Stress ausgesetzt sind und nichtsdestoweniger schwanger werden. Klinische Untersuchungen der positiven Auswirkungen von Stressminderungsprogrammen auf die Behandlung von Fertilitätsstörungen haben gemischte Ergebnisse gezeitigt. Manche Studien zeigen einen signifikanten Anstieg der Empfängnisrate, andere nur einen geringen oder gar keinen Unterschied. Als Primatologen zu ermitteln versuchten, warum bei manchen Affenarten wie zum Beispiel dem Lisztäffchen rangniedere Weibchen in Anwesenheit des Alpha-Weibchens keinen Eisprung haben, stellten sie zu ihrer Verwunderung fest, dass die klassischen Stresshormone nicht das Geringste mit der Unterdrückung der Fertilität zu tun haben. Die Forscher hatten spekuliert, dass das dominante Weibchen seine Untergebenen dermaßen einschüchtere, dass deren Organismus mit Kortisol und anderen Stresshormonen förmlich durchtränkt sei und es bei ihnen dadurch zu einer vorübergehenden Unfruchtbarkeit komme. Aber nein – Urinproben ergaben bei den rangniederen Weibchen eine fast unmessbar niedrige Konzentration von Stresshormonen. Wie weitere Versuche zeigten, verhielt es sich sogar genau umgekehrt: Wenn ein junges Weibchen aus dem Revier des

Alpha-Weibchens herausgenommen wurde, schoss sein Kortisolspiegel in die Höhe – und prompt stellte sich auch die Fähigkeit zur Ovulation wieder ein.

Stress ist eines dieser Buhmann-Themen, die für jeden, der sich mit ihnen auseinander setzt, eine schier unerschöpfliche Stressquelle darstellen. Keine zwei Forscher sind sich über die Definition von Stress einig oder darüber, wie er zu messen sei, oder darüber, wie viel davon zu viel sei. Wenn wir uns ohnmächtig oder antriebslos fühlen, kann uns eine geringe Menge Stress von unserer Lähmung befreien. Wenn wir uns voll auf der Höhe fühlen, können wir bekanntlich geradezu Lust auf Stress haben, ja förmlich gierig danach sein. Wir können uns am Stress berauschen und uns gezielt eine Dauernotsituation schaffen, die uns mit einem kontinuierlichen Strom von hormonellen Kicks versorgt.

Aber es gibt auch andere äußere Faktoren außer nörgelnden Schwiegereltern und dräuenden Deadlines, die auf die Innenwelt der Eierstöcke, auf die hormonelle Zusammensetzung der reifenden Follikel, auf die geschmeidigen Schlängelbewegungen der gefiederten Eileiter Einfluss haben könnten. Eines der berühmtesten und faszinierendsten Beispiele dafür, wie sich äußere Umstände auf den persönlichen Oszillator einer Frau auswirken können, ist das Phänomen der so genannten menstruellen Synchronisierung: die Möglichkeit, dass Frauen, die auf engem Raum zusammenwohnen, einander ein noch völlig rätselhaftes Signal übermitteln – wahrscheinlich ein flüchtiges Drüsensekret von der Art eines Pheromons (also eines so genannten Soziohormons) –, das nach und nach dazu führt, dass sich ihre Menstruationszyklen in ihrem zeitlichen Ablauf angleichen. Erstmals ausgesprochen wurde diese Theorie 1971 von der Biologin Martha McClintock, mittlerweile an der University of Chicago, aber zu der Zeit noch Studentin in Harvard. In einem Artikel, den sie in der renommierten Zeitschrift *Nature* veröffentlichte, stellte McClintock ihre Analyse der Menstruationszyklen mehrerer Gruppen von Zimmergenossinnen in einem reinen Mädchen-College vor. Zu Beginn des Semesters waren die Menstruationen der beobachteten Studentinnen, wie bei Frauen allgemein der Fall, gleichmäßig über den ganzen Monat verteilt gewesen. Im Laufe des Studienjahres konvergierten die Zyklen der jeweils zusammenwohnenden Frauen. Nach sieben Monaten waren die Daten des Menstruationsbeginns bei Zimmergenossinnen einander um dreiunddreißig Prozent näher, als sie es anfangs gewesen waren. Dagegen waren bei der Kontrollgruppe – bestehend aus Studentinnen, die kein Zimmer miteinander teilten – keinerlei Anzeichen einer Synchronisierung festzustellen. McClintocks Artikel erregte in wissenschaftlichen Kreisen und unter Laien größtes Aufsehen. Die Ergebnisse stimmten mit den persönlichen Beobachtungen vieler Frauen überein – dass Mütter und minderjährige Töchter, Schwestern, Zimmergenossinnen in College-Wohnheimen und lesbische Paare oft auf rätselhafte Weise zusammen ihre Tage bekamen, zum selben Zeitpunkt des Monats die Tamponschachtel plünderten, durch eine geheimnisvolle Blutsschwesterlichkeit vereint zu sein schienen.

Spätere Studien über die menstruelle Synchronisierung waren allerdings weniger eindeutig. Manche bestätigten McClintocks Ergebnisse, andere widersprachen ihnen. Laut einer kürzlich erstellten Übersicht aller im Laufe der letzten fünfundzwanzig Jahre durchgeführten einschlägigen Studien ergaben sechzehn Untersuchungen statistisch signifikante Hinweise für eine Synchronisierung, während zehn keinerlei statistisch verwertbare Muster erkennen ließen. Ein paar Studien lieferten sogar Hinweise auf eine Desynchronisierung: Im Laufe der Monate strebten die Menstruationen der zusammenwohnenden Frauen, anstatt zu konvergieren, mehr und mehr auseinander, mitunter bis zur polaren Gegensätzlichkeit. Es erweckte den Eindruck, als signalisierten die Frauen einander: Wir hatten von vornherein nichts gemeinsam, und so soll es doch bitte auch bleiben.

Martha McClintock ist eine schwungvolle, energische, zu enthusiastischen Höhenflügen neigende Frau, die Kaschmirpullover mit knallbunten Schals und unerwarteten Accessoires wie taubenblauen Socken mit schwarzem Fischdessin zu kombinieren liebt. Ihr Studiengebiet ist die Beeinflussung physiologischer Prozesse durch verschiedene Umweltfaktoren. Sie untersucht beispielsweise, inwieweit sich die geistige Einstellung auf den Verlauf einer Krankheit auswirkt: inwieweit die Überzeugung, dass ich wieder gesund werden kann, darauf Einfluss hat, dass ich tatsächlich wieder gesund werde. Sie untersucht, inwieweit sich soziale Isolation auf den Gesundheitszustand auswirkt: Bei sozial lebenden Tieren wirkt sich fortgesetzte Einsamkeit unweigerlich negativ aus, und die Frage ist erstens, warum, zweitens, wie wir diese Negativität messen, und drittens, wie wir deren Ursache herausfinden können – den Scheidepunkt zwischen dem, was nach mystischem Humbug aussieht, und nüchternen, konkreten physiologischen Daten. Die menstruelle Synchronisierung ist eine Realität, beharrt McClintock, aber sie ist noch nicht die ganze Geschichte. Die Leute, erklärt sie mir, würden das Phänomen betrachten und sich auf eine sehr enge Interpretation versteifen. Sie sagen: Entweder konvergieren die Perioden von Frauen, die zusammenwohnen, auf eine statistisch signifikante Weise, und dann ist menstruelle Synchronisierung eine Tatsache oder sie tun es nicht, und das Ganze ist Quatsch.

»Die Leute konzentrieren sich auf die Theorie von der synchronisierten Menstruation, weil sie eine faszinierende Idee ist«, erklärte sie. »Aber ich kann es nicht nachdrücklich genug sagen: Sie ist lediglich das linke Ohr des Elefanten. Sie ist nur ein Aspekt der sozialen Steuerung der Ovulation.« Bei sozial lebenden Geschöpfen, fuhr sie fort, ereignen sich Fertilität, Ovulation und Geburt stets im Kontext der Gruppe. Die Eileiter mögen sich wie eigensinnige Saugrohre aufführen, aber Empfängnis und Schwangerschaft spielen sich bei uns nicht im luftleeren Raum ab. Wir sind auf Gedeih und Verderb unserer Horde ausgeliefert, und unser Körper weiß das und reagiert dementsprechend. Verändert sich die Gruppendynamik, ändern sich auch unsere Reaktionen. Im Gleichschritt mit unseren Blutsschwestern zu menstruieren kann uns unter bestimmten Umständen nutzen und unter anderen von Nachteil für uns sein. McClintock und ihr Forschungsteam haben herausgefunden, dass weibliche Ratten Pheromone absondern können, die die Fruchtbarkeit anderer Weibchen unterdrücken, und Pheromone, die sie steigern. »Diese Pheromone können in unterschiedlichen Phasen des Ovulationszyklus sowie während der Schwangerschaft und der Laktation produziert werden«, sagte McClintock. »Die Weibchen senden entsprechend ihrem jeweiligen Zustand variierende Signale aus, und die mit ihnen zusammenlebenden anderen Weibchen reagieren darauf auf unterschiedliche Weise. In manchen Fällen findet eine Synchronisierung statt, in anderen nicht.«

Die Rattenstudie hat eine Fülle von Detailinformationen geliefert, die uns einen Eindruck davon vermitteln, wie nuanciert das Zwiegespräch zwischen Ovar und Gesellschaft sein kann. Grundsätzlich streben im Rudel zusammenlebende Rattenweibchen danach, in einem Abstand von höchstens ein bis zwei Wochen voneinander zu brunsten und zu empfangen. Dies hat zur Folge, dass sie alle in einem vergleichsweise engen Zeitraum werfen und dadurch die Möglichkeit haben, das anschließende Säuggeschäft gemeinsam, in einer einzigen wimmelnden, fiependen Masse zu erledigen. Wohlgemerkt, wir reden hier nicht von einer idealen urchristlich-kommunistischen Gemeinschaft. Wir reden von Wanderratten, den streitbaren, bissigen Allesfressern, denen wir auf Müllhalden und in Abwässerkanälen möglichst nicht begegnen wollen. Aber wie sich zeigt, bringt die gemeinschaftliche Jungenaufzucht jeder einzelnen Rattenmutter Vorteile. Sie investiert weniger Zeit und Energie in das Säugen, als wenn sie sich allein um ihren Nachwuchs kümmern müsste, und ihre Jungen sind bei Verlassen des Baus auch vergleichsweise fetter und gesünder. Die Synchronie erweist sich hier also als der optimale Zustand. Und wenn ein Weibchen aus welchem Grund auch immer eine Fehlgeburt erleidet oder seinen Wurf schon nach wenigen Tagen verliert, tut es etwas, was Ratten normalerweise äußerst ungern tun: Es hält sich zurück und lässt sich nicht sofort wieder begatten. Es wartet damit ab, bis es von seinen säugenden Rattenschwestern entsprechende Signale empfängt. Es lässt seine innere Uhr neu stellen, bis es wieder im Gleichtakt mit den übrigen tickt.

Aber damit sind die biologischen Auswirkungen einer sozialen Lebensweise noch nicht erschöpft. Wenn ein Rattenweibchen aus irgendeinem Grund aus dem Ovulationstakt des Rudels kommt und dennoch trächtig wird, hat die Empfindung seiner reproduktiven Asynchronie etwas Verblüffendes zur Folge: Der Wurf, den es schließlich in die Welt setzt, besteht dann größtenteils aus Weibchen – im Gegensatz zum Fifty-fifty-Wurf der durchschnittlichen harmonischen Rättin. Was steckt hinter diesem Phänomen? Die asynchrone junge Mutter wird auf engstem Raum mit anderen Rättinnen säugen, deren Jungen höchstwahrscheinlich erheblich älter als die ihren sein werden. Ältere Rattenkinder können bereits ihre Umgebung erkunden und sich aussuchen, an welchen Zitzen sie saugen, und keine Milch ist süßer und nahrhafter als die Milch der ersten postpartalen Tage. Also werden sie der jungen Mutter die meiste Milch abtrinken, und sie kann nicht allzu viel dagegen unternehmen. Das Resultat ist, dass viele ihrer noch völlig hilflosen eigenen Jungen verhungern werden. Wenn nur ein, zwei ihrer Jungen überleben, ist es am besten, wenn es sich dabei um Mädchen handelt. Bei Ratten (und vielen anderen Tierarten auch) stellen Töchter die sichere Gen-Anlage, Söhne die Risiko-Investitionen dar. Töchter sind Bundesanleihen; Söhne sind Schundanleihen. Ein Rattenmännchen kann wie ein Weltmeister rammeln und Hunderte von Rättchen produzieren und seine Mama mit einer wahren Flut von Enkelkindern beglücken – aber es kann auch Pech haben und keine Rattendame geschwängert bekommen und somit nichts aus sich und seiner Linie machen. Umgekehrt kommt es so gut wie nie vor, dass ein ausgewachsenes Rattenweibchen überhaupt keine Nachkommen hätte. Vielleicht bringt es im Laufe seines Lebens nur ein, zwei Hand voll zusammen, aber die auf jeden Fall. Wenn also die Zeiten hart und die Zukunftsaussichten trübe sind, investiere in Töchter: Sie werden die Linie weiterführen. Wir sehen hierin ein erstaunliches Beispiel dafür, wie sich die Außenwelt in die geheimsten Kammern des Organismus drängt, bis in den Mutterleib hinein. Die trächtige Rättin spürt ihre Asynchronie, den von ihr abweichenden Status ihrer Gruppe und der »gemeinschaftlichen Zitze«, und übersetzt diese sensorische Information in eine biologische Abneigung gegen männliche Embryonen, die sie folglich resorbiert, noch ehe sie sie auch nur ein Lot möglicherweise vergeblicher Liebesmüh kosten könnten. Da er sich gefährdet fühlt, geht ihr Organismus auf Nummer sicher: Er schenkt ihr Töchter.

Im Jahr 1998 veröffentlichte das McClintock-Team, wieder in der Zeitschrift *Nature*, einen größeren Forschungsbericht, der bestätigte, dass wir durchaus etwas von der Ratte in uns haben und dass auch unsere Eierstöcke sich den Einflüsterungen der Gruppe nicht entziehen. Die Wissenschaftler hatten bei Frauen an jeweils verschiedenen Tagen ihres Ovulationszyklus Abstriche von den Achselhöhlen genommen und diese Abstriche dann anderen Frauen unter der Nase aufgetragen. Wie sie feststellten, wirkten die Sekrete der Spenderinnen unter bestimmten Umständen auf die Empfängerinnen wie Pheromone, wie geruchlose Soziohormone. Zwar nicht bei allen, aber doch bei vielen der Versuchspersonen hatten die Sekrete die Wirkung, den Monatszyklus entweder zu beschleunigen oder zu verlangsamen. Stammten die Achselhöhlenabstriche von Frauen, die in der ersten Hälfte ihres

Zyklus, in der Follikelphase (also vor dem Eisprung) standen, dann verkürzten sie den Zyklus der »Empfängerinnen« – das heißt, bei den Frauen, die diesen Abstrich unter die Nase gesetzt bekamen, trat der Eisprung mehrere Tage vor dem (durch eine längere Beobachtungsperiode ermittelten) normalen Datum ein. Wenn die Abstriche andererseits von Frauen kurz vor dem Eisprung stammten, dann verlängerten sie den Zyklus: Die damit behandelten Testpersonen erreichten den Eisprung dann mehrere Tage nach ihrem normalen Zeitpunkt. Noch später, also nach dem Eisprung, während der so genannten Lutealphase abgenommene Pheromonproben lösten bei den Empfängerinnen schließlich überhaupt keine erkennbare Wirkung aus.

Wie gesagt, wurden nicht alle Testpersonen von den Pheromonen beeinflusst, aber es waren doch genug, um den Resultaten handfeste statistische Signifikanz zu verleihen und mit ziemlicher Gewissheit zu beweisen, dass es tatsächlich menschliche Pheromone gibt. Diese sorgfältig kontrollierten Versuchsreihen zeigen uns, dass Frauen drängen und bremsen und ihrerseits auf unterschiedliche Weise auf andere Frauen reagieren können – und das alles völlig unbewusst, ohne zu wissen, warum, ja selbst ohne das Geringste wittern zu können, denn die Versuchspersonen erklärten, die ihnen unter die Nase applizierten Abstriche hätten keinerlei Geruch. Die Ergebnisse erklären darüber hinaus, warum die bislang durchgeführten Studien zur menstruellen Synchronisation so unterschiedliche, manchmal positive, manchmal negative Resultate erbracht haben: Da die Pheromone die Frauen menstruell synchronisieren oder auseinander treiben können, je nachdem, zu welchem Zeitpunkt des Zyklus sie produziert werden, haben Forscher, die lediglich nach totaler Synchronie Ausschau hielten, den nicht minder wichtigen asynchronen Mustern keine Beachtung geschenkt.

Aber was ist nun der Nutzen dieser gesellschaftlichen Regulierung des Eisprungs? Was kann es uns nutzen, andere Frauen in menstruelle Harmonie mit uns zu bringen oder sie umgekehrt von einer solchen möglichst weit abzudrängen? Wir wissen es nicht. Wir können nur spekulieren. Wir müssen unser Vorstellungsvermögen ausdehnen: nach hinten, nach vorn und nach außen. Wir müssen über Mondphasen und Eisprung und Menstruation hinaus weiterdenken und an die Monate der Schwangerschaft denken, an die Monate und Jahre des Stillens und daran, welche Gerüche und Signale Frauen während dieser langen Perioden ausstrahlen könnten. Ebenso müssen wir uns unsere emotionale und politische Beziehung zu unseren räumlich Nächsten bewusst machen und uns vergegenwärtigen, wie sehr unsere Gefühle ihnen gegenüber zwischen Kameradschaft, Rivalität und völliger Gleichgültigkeit schwanken können. Wenn wir uns in Gesellschaft unserer Reviermitbewohnerinnen uneingeschränkt wohl fühlen, dann könnte sich eher eine menstruelle Harmonie einstellen. Sich sicher fühlen bedeutet, willens zu sein, sich auf das Risiko einer Schwängerung einzulassen. Je regelmäßiger unser Ovulationszyklus ist, desto eher kennen wir unsere fruchtbaren Tage und desto besser können wir eine Befruchtung, je nachdem, zulassen oder verhindern. Und eine nahe liegende Möglichkeit, den Zyklus zu regulieren und zu stabilisieren, ist zweifellos, ihn dem Rhythmus der Frauen in unserer nächsten Umgebung anzugleichen und durch die so entstehende Resonanzwirkung zu festigen.

Wenn wir andererseits mit unseren Hordengenossinnen ganz und gar nicht klarkommen, warum sollten wir dann von ihnen ovulatorische Unterstützung oder überhaupt irgendeine Art von Stabilisierung erwarten? Rangniedere Lisztäffchen haben keinen Eisprung, solange sie sich in der Umgebung des Alpha-Weibchens befinden. Die Chefin schikaniert sie nicht. Sie verprügelt sie nicht, und sie macht ihnen auch nicht das Futter streitig. Meist nimmt das Alpha-Weibchen sie überhaupt nicht zur Kenntnis. Aber sein Geruch oder sein Anblick oder seine Ausstrahlung lähmt den inneren Pulsgenerator der Rangniederen, und so findet bei ihnen kein Eisprung statt. Könnte es sein, dass auch eine Menschenfrau in Gegenwart eines dominanten oder irritierenden »Alphaweibchens« hormonell zusammenzuckt? Könnte es sein, dass sie, wenn diese Rivalin ein neugeborenes Kind hat, unbewusst beschließt, ihren eigenen Eisprung ein wenig hinauszuschieben, um nicht zu empfangen und nicht in die Situation zu kommen, dass zur Belastung durch die Schwangerschaft noch die Konkurrenz mit einem feindseligen Muttertier tritt? Die soziale Kontrolle des Eisprungs könnte demnach kooperativ zur Harmonisierung des Zyklus, defensiv zur Vermeidung von Konflikten oder bei Bedarf auch aggressiv zur Destabilisierung des Zyklus einer Rivalin und zur Unterminierung ihrer Fruchtbarkeit eingesetzt werden.

»Informationen sind das A und O«, sagt McClintock. »Sie sind immer das A und O. Je mehr Informationen wir haben, desto besser. Die Frau, die ihre Fruchtbarkeit zu steuern und zu optimieren weiß, also sicherstellen kann, dass sie zu dem hinsichtlich ihrer materiellen und sozialen Umgebung für sie günstigsten Zeitpunkt fruchtbar ist, ist auf lange Sicht erfolgreicher als die Frau, die von alledem keine Ahnung hat.« Die Pheromone sind nur eine Informationsquelle, erklärt McClintock. Sie sind nicht die einzige, ja vielleicht nicht einmal eine besonders wichtige Quelle von Informationen über unsere derzeitige Situation und die jeweils erfolgversprechendste Fortpflanzungsstrategie. Die Pheromone tragen einfach zum Gesamtbild bei. Bisweilen lohnt es sich, auf ihre Botschaft zu hören, dann auch wieder nicht – und so kam es, dass manche von McClintocks Versuchspersonen auf die Abstriche reagierten und manche nicht.

Wir schwimmen förmlich in einem Meer von sensorischen Informationen. Unsere Sexualpartner sind ein weiterer, nicht unwichtiger Faktor, der uns zerebral und ovarial beeinflusst. Frauen, die mit einem Mann zusammenleben, haben im Allgemeinen einen regelmäßigeren, berechenbareren Ovulationszyklus als Frauen, die allein wohnen, und ein regelmäßiger Zyklus erhöht die Wahrscheinlichkeit einer (gewollten) Empfängnis. Auch dies könnte eine Wirkung von Pheromonen sein, die von den Achselhöhlen des Mannes, von der Leistengegend, vom Nacken oder von welcher Stelle seines Körpers auch immer, an der wir andauernd, zwanghaft schnuppern müssen, abgesondert werden. Aber warum bei der Nase Halt machen? Unser ganzer Körper kann als Signalgast fungieren. Wie wir schon gehört haben, hat eine Frau, statistisch gesehen, größere Chancen, durch einen Seitensprung schwanger zu werden als in Ausübung ihrer ehelichen Pflichten. Die diesbezüglichen Daten sind keineswegs eindeutig und könnten bereits durch einen so banalen Umstand zu erklären sein, dass viele Frauen aus Angst, für »eine, die es darauf anlegt«, gehalten zu werden, ungern Verhütungsmittel mitnehmen, wenn sie zu einem Rendezvous gehen. Andererseits könnte diese erhöhte außereheliche Fruchtbarkeit, wie schon gesagt, eine Folge der Tatsache sein, dass der beim Orgasmus zuckende Gebärmutterhals gewissermaßen die letzte Entscheidung trifft und ihm genehmes Sperma aufsaugt. Wieder eine andere Möglichkeit wäre, dass wie die Gegenwart anderer

Frauen auch Lustgefühle einen Einfluss auf die Aktivität der Eierstöcke haben und den Eisprung beschleunigen können – vielleicht durch Auslösung des LH-Schubs, der ein Ei aus seinem Bläschen freisetzt. Ich persönlich habe den starken Verdacht, dass der Orgasmus eine wichtige Rolle bei der Sache spielt und dass alles, was die Gebärmutter zu so nachdrücklichen Zuckungen veranlassen kann, zwangsläufig auch die angrenzenden Kapseln und die in ihnen sitzenden Samen beeindrucken muss. Vielleicht beschleunigt der auserwählte Follikel, sobald er das große Beben spürt, seinen Reifungsprozess und ruft dem Gehirn zu: Bitte Beeilung, es ist höchste Zeit! Und das Gehirn reagiert darauf mit einem befreienden geballten LH-Ausstoß.

Zugegeben, ich bin voreingenommen, geprägt durch meine persönliche Begegnung mit den Fruchtbarkeitsgenien. Mein Mann und ich hatten es schon jahrelang versucht. Mein Zyklus lief wie nach dem Metronom ab: alle achtundzwanzig Tage ein Eisprung. Und eine Zeit lang wurde auch unser Sexualleben manisch-metronomisch und konzentrierte sich auf die Mitte des Zyklus als den Zeitpunkt, zu dem ich, wie ich glaubte, am ehesten empfangen würde. Wir probierten sämtliche empfohlenen Stellungen aus. Manchmal hatte ich dabei einen Orgasmus; manchmal hielt ich mich bewusst zurück. Wer konnte schließlich wissen, ob ein pulsierender Gebärmutterhals das Sperma aufsaugen oder vielleicht nicht eher ausspucken würde? Am besten keine Risiken eingehen. Nach dem Samenerguss blieb ich mit einem dicken Kissen unter dem Po regungslos liegen. Ich hielt brav die Teststreifen in meinen Urin, um den LH-Gipfel zu ermitteln. Mehrere Monate lang schliefen wir streng nach Testergebnis miteinander. Und nichts passierte, gar nichts, rein gar nichts.

Im November 1995 blieben meine Weissagungsstäbchen weiß: kein LH-Gipfel festzustellen. Ich war schrecklich enttäuscht; ein anovulatorischer Zyklus, dachte ich, und ich bin siebenunddreißig, und die Zeit wird immer knapper. Im Dezember aber stellte ich fest, dass ich schwanger war – dass ich im voraufgegangenen Monat, als ich sicher gewesen war, dass alles brachlag, empfangen hatte. Ich ließ mir die Ereignisse noch einmal chronologisch durch den Kopf gehen, und ich begriff, was passiert war. Ziemlich am Anfang meines Zyklus, mehrere Tage bevor ich geglaubt hatte, dass eine Empfängnis möglich sein würde, hatten mein Mann und ich etwas getan, was uns in diesen Jahren der Fortpflanzungsfixation so selten gelungen war: Wir hatten aus schlichter, reiner Freude an der Sache miteinander geschlafen. Dieser Akt, könnte ich schwören, diese zweckfreie, herrliche Vergeudung, brachte meinen Zyklus so effektiv auf Touren, dass er Jan Ullrich alle Ehre gemacht hätte. Mein Orgasmus beschleunigte das Wachstum einer lebenshungrigen Eizelle. Er löste einen LH-Schub aus, und der Hormonschwall stimulierte einen Follikel, und das Ei sprang heraus und kullerte einen Eileiter hinunter, und als es unten ankam, stand ein Spermium bereit, es in Empfang zu nehmen. Und alles ging dermaßen ruckzuck, dass alles bereits vorbei war, als ich meine allmonatlichen Urintests aufnahm und anfing, nach dem LH-Anstieg Ausschau zu halten. Ich hatte gedacht, ich liege brach, während in Wirklichkeit die Saat längst aufgegangen war.

Natürlich habe ich für das alles keinerlei Beweise. Alles, was ich habe, ist mein Kind. Rättinnen kriegen Töchter aus Stress. Ich habe meine aus Freude bekommen.

10

ÖL FÜRS GETRIEBE

Eine kurz gefasste Geschichte der Hormone

Jeden Morgen schlucke ich eine kleine Pille. Sie enthält Thyroxin, ein Hormon, das normalerweise von der Schilddrüse produziert wird, dem hufeisenförmigen Organ, das sich wie ein Halsband um unsere Speiseröhre schmiegt. Als ich Mitte zwanzig war, bekam ich die Basedow-Krankheit, eine Autoimmunstörung, bei der die Schilddrüse hyperaktiv wird und zu viel Thyroxin produziert. Ich gehe äußerst ungern zum Arzt, und so konnte sich die Sache monatelang unerkannt weiterentwickeln. Ich war zappelig, ängstlich, emotional bis zum Zerreißen angespannt. Mein Herz raste, selbst wenn ich reglos im Bett lag: hundertzwanzig Schläge die Minute, fast das Doppelte meiner normalen Pulsfrequenz. Ich war ein sportlicher Typ gewesen, aber plötzlich verlor ich all meine Kraft und schaffte es nicht einmal mehr, eine Treppe hinaufzusteigen, ohne auf halbem Weg eine Verschnaufpause einzulegen. Ich aß für drei und nahm trotzdem ab, aber ich sah zu krank aus, als dass man mir wegen meiner schlankeren Figur hätte Komplimente machen können. Die Augen traten mir leicht aus dem Kopf und verliehen mir eine gewisse Ähnlichkeit mit einem Laubfrosch – ein Symptom, an dem ich heute andere Basedow-Jüngerinnen erkenne wie zum Beispiel die ehemalige First Lady Barbara Bush.

Ich wurde mit radioaktivem Jod behandelt, das von meiner kranken Schilddrüse absorbiert wurde und diese größtenteils zerstörte. Jetzt habe ich Schilddrüsenunterfunktion, produziere also weniger Thyroxin, als mein Organismus benötigt, und werde für den Rest meines Lebens diese Pillen schlucken müssen. Es ist eine unbefriedigende Angelegenheit. Es hat keinerlei Einfluss auf meine Stimmung oder meine Persönlichkeit. Es hat nicht einmal die bescheidene erfrischende Wirkung anderer täglicher Rituale wie das Zähneputzen oder Gesichtwaschen.

Hörte ich aber auf, das Thyroxin zu nehmen, würde es mit mir schnell bergab gehen. Binnen weniger Wochen würde ich zunächst reizbar, dann depressiv, dann lethargisch werden und schließlich verblöden. Ich würde zunehmen, ständig frieren und meine Libido verlieren. Meine Herzfrequenz würde sich verlangsamen und unregelmäßig werden, und mein Blutdruck würde steigen. Wieder wäre ich krank, wäre meine Lebenserwartung drastisch verkürzt. Wieder wäre ich ein Opfer meiner eigenen biochemischen Prozesse.

Das Thyroxin ist kein sexy Hormon. Es ist nicht das, was wir meinen, wenn wir von »Hormonschüben« reden, oder wenn wir sagen, Teenager und Liebende seien »im Hormonrausch«. Die Hormone bilden eine große, weit verzweigte Sippe, zu der einerseits so vertraute Bio-Akteure wie die Geschlechtshormone – die Östrogene und Androgene – und die Stresshormone gehören, unsere privaten hypernervösen Wachposten, die grundsätzlich, ob es ein Tiger oder der Vermieter ist, der vor der Haustür brüllt, zur Panik raten. Zu ihnen gehören andererseits eine Heerschar von Backstage-Technikern und Roadies, die uns beispielsweise sagen, wann wir Salz, Nahrung oder Wasser brauchen, und schließlich noch eine Vielzahl von Stoffen, die wir normalerweise überhaupt nicht zu den Hormonen rechnen, wie zum Beispiel das Serotonin, das berühmte biogene Amin, dem die konzertierten Bemühungen der Psychopharma-Industrie, Abteilung Stimmungsaufheller, gelten.

Durch meine jahrelange Abhängigkeit von Hormonen entstand in mir der Wunsch, mehr über die Dinger zu erfahren – über ihren Charakter, ihre Eigenheiten und ihre Grenzen. Ich fragte mich, warum eine Substanz wie das Thyroxin, wovon ein Zuviel oder Zuwenig so brutal einschneidende Auswirkungen haben konnte, normalerweise so absolut unauffällig, so nichts sagend war. Indem ich die richtige Menge Thyroxin einnahm, stellte ich den Status quo meiner selbst wieder her, die stabile Instabilität, die ich seit dem ersten Erwachen des Bewusstseins an mir kannte – mehr aber auch nicht. Das Beste, was ich erreichen konnte, war, dass die alte Version meines Betriebssystems in Gang blieb. Das Thyroxin war also zugleich global und extrem spezifisch in seiner

Wirkung. Kein Teil von mir, nicht einmal mein Gehirn, blieb von den Folgen einer Störung in seiner Produktion verschont. Und dennoch war es nicht »Ich«, nicht Teil meiner Persönlichkeit oder Psyche. Was war da also los? Hormone haben Wirkungen, sie haben Schwächen, sie haben eine Vielzahl von Bedeutungen. Die Hormone sind weit wichtiger, als den meisten von uns klar ist, allerdings nicht in dem Sinne, wie die meisten von uns glauben.

Seit einiger Zeit erleben die Hormone eine Renaissance, üben diese Botenstoffe und das, was sie für uns tun, über uns aussagen, an uns erklären können, eine neu erstarkte Faszination aus. Zum Teil äußert sich dieses Interesse lediglich in der Verwendung eines modischen Jargons. Es ist bei uns neuerdings schick, so genannte »typisch männliche« Merkmale wie die Neigung zum Imponiergehabe, zum Protzen, zum Andern-ins-Wort-Fallen und zum Rülpsen in der Öffentlichkeit dem Testosteron zuzuschreiben. Männern in Gruppen wird nachgesagt, dass sie »nach Testosteron stinken«, dass ihnen »das Testosteron zu Kopf steigt«, ja dass sie überhaupt nur »Hautsäcke voll Testosteron« sind. Das klingt witzig, das klingt geistreich, und da Männer tatsächlich eine ganze Menge Testosteron in sich haben, klingt es auch treffend. Der Hormon-Humor macht allerdings auch vor Frauen nicht Halt, und so werden Mädels auf Shopping-Tour oder bei einem gemeinsamen Tässchen Cappuccino zu »Östrogentümpeln« oder schweben in einer »Wolke von Östrogenen«. Nicht minder schick ist es, von »Liebeshormonen«, von »Mamahormonen« und sogar von »Verbrecherhormonen« zu reden. Wir haben das Bedürfnis, uns selbst zu erklären, und Hormone bieten uns, wie es scheint, eine saubere, quantifizierbare Methode, dies zu tun und Männchen von Weibchen, kompetitiv von kooperierend, wild von domestiziert zu unterscheiden. Wir sind unverbesserliche Kategorisierer.

Dieses volkstümliche, laienhafte Interesse an Hormonen spiegelt aber auch ein wiedererwachtes entsprechendes Interesse unter den Hohepriestern der Systematik wider, den Wissenschaftlern. Die Hormonforschung erlebt seit einiger Zeit einen Aufschwung, wie er nicht annähernd zu beobachten gewesen ist, seitdem die ersten Hormone vor über siebzig Jahren isoliert und synthetisiert wurden. Die beruhigenden Analogien greifen nicht mehr. In der Vergangenheit waren Hormone als chemische

»Schlüssel« begriffen worden, die ihrer Bauart nach in jeweils einen spezifischen Rezeptor – das metaphorische »Schloss« – ihres Zielorgans oder -gewebes passten und, indem sie sich darin einfügten, die Tür zu einer klar umrissenen Abfolge von Verhaltensweisen und Reaktionen öffneten. Mittlerweile ist die Metapher rostig geworden. Wie sich zeigt, bietet der Organismus jedem einzelnen Hormon tatsächlich eine Vielzahl möglicher »Schlösser« an, und bisweilen üben die Hormone ihre Wirkung auch aus, ohne überhaupt ein Schloss zu benötigen: Sie drängen sich einfach von der Blutbahn direkt ins Zielgewebe oder schlüpfen durch Ritzen, sodass wir über die Kraft, die Subtilität und die Grobheit dieser chemischen Botenstoffe wieder einmal nur staunen können.

Hormone haben eine eigene Melodie, einen molekularen Lyrismus, der erklärt, warum sie so mächtig und so uralt sind, warum sie gut genug funktionieren, um es verdient zu haben, in der einen oder anderen Form über eine mehrhundertmillionenjährige Evolution hinweg immer weiter fortgeführt zu werden. Bestimmte Hormone gehören zu den Dingen, die uns zu Frauen machen, und auf sie werde ich mich im Folgenden konzentrieren. Sie sind die modischen Hormone: Östrogene, Progesteron, Testosteron, Oxytozin und Serotonin. Aber die Hormone unterwerfen sich keiner Mode. Sie richten sich nicht nach irgendwelchen Erwartungen. Sie sind Feinde aller Klischees.

Das Wort »Hormon« ist vom griechischen Verb *hormân*, »in Bewegung setzen, antreiben, anregen« abgeleitet. Und genau das tut ein Hormon: Es erregt. Es drängt – wenngleich das, wozu es drängt, bisweilen ein Gefühl der Ruhe, der Gelassenheit ist. Nach der klassischen Definition ist ein Hormon eine Substanz, die von einem spezialisierten Gewebe abgesondert wird und über die Blutbahn oder eine andere Körperflüssigkeit zu einem anderen Gewebe gelangt, das wiederum kraft dieses Kontaktes zu einer bestimmten Aktivität angeregt wird. Die Schilddrüse oder Glandula thyroidea sezerniert (unter anderem) Thyroxin, und dieses stimuliert das Herz, die Skelettmuskeln und die glatte Muskulatur des Darms. Ein Eibläschen platzt auf und entlässt einen Schwall von Progesteron, das das Endometrium dazu anregt, sich zu verdicken. Früher glaubte man, die Hormone seien von den Neurotransmittern – Substanzen, die wie etwa Norepinephrin und Azetylcholin der blitzschnellen Reizübertragung zwischen den einzelnen Gehirnzellen dienen – grundsätzlich zu unterscheiden. Diese Unterscheidung verfließt jedoch zusehends, seitdem Forscher herausgefunden haben, dass auch Hormone wie Neurotransmitter die Gehirnzellen beeinflussen und in einen Zustand erhöhter Feuerbereitschaft versetzen können. Gehirnzellen kommunizieren miteinander durch ein Ra-ta-ta-tat von elektrischen Impulsen. Wenn es also auch nicht ganz korrekt ist, die Östrogene als Neurotransmitter zu bezeichnen, wäre es durchaus angebracht, sie und die Neurotransmitter als Mitglieder einer größeren biochemischen Familie von Neuromodulatoren anzusehen. Diese Umklassifizierung ist von mehr als nur terminologischer Bedeutung. Sie beeinflusst die ganze Weise, wie wir über unser Denken und Fühlen und Dasein denken. Sie führt darüber hinaus Körper und Gehirn in eine höhere Einheit über, anstatt die klassische Aufgabenteilung festzuschreiben, derzufolge die Endokrinologen sich mit den biochemischen Prozessen unterhalb der Gurgellinie zu befassen haben, während die Neurobiologen das Gehirn als ihre Domäne betrachten.

Ein Hormon ist nicht nur komplex, es ist auch klein: eine wünschenswerte Eigenschaft für ein Molekül, das gern als umherschweifender Bio-Troubadour agieren möchte. Diese Miniaturisierung betrifft alle Hormone, gleichgültig ob ihr struktureller Kern wie bei den Geschlechtshormonen aus Fett oder wie bei Peptidhormonen, etwa Oxytozin oder Serotonin, aus »Fleisch« aufgebaut ist.

Fassen wir jetzt einmal die Geschlechtshormone, auch Sexualsteroide genannt, näher ins Auge. In unserem Zeitalter des hirnfreien Körperkults könnte so manche von uns beim Wort »Steroide« an die anabolen Steroide denken: die Präparate, die Bodybuilder und sonstige Kraftsportler einzunehmen pflegen, um mehr Muskelmasse aufzubauen. Solche Anabolika sind von den Androgenen abgeleitete Hormone und damit in der Tat Steroidhormone. Doch zu dieser Klasse von Hormonen gehören weit mehr und weit interessantere Stoffe.

Wenn ihr euch je die schematische Darstellung eines Steroidmoleküls angesehen habt – und wenn es euerem Chemielehrer seinerzeit nicht gelungen ist, euch jeden Sinn für molekulare Ästhetik auszutreiben –, dann habt ihr mit Sicherheit seine strenge geometrische Schönheit bemerkt. Ein Steroid ist aus vier Ringen (drei »Sechsecke« und ein »Fünfeck«) von Kohlenstoffatomen aufgebaut, die sich etwa wie Fliesen versetzt aneinander fügen. Diese Ringe verleihen dem Hormon Festigkeit; sie lösen sich nicht leicht auf und fallen weder in unserem Blutstrom noch im breiigen Meer unseres Gehirns auseinander. Ein weiterer Vorteil der Steroidringe ist ihre Modifizierbarkeit. An jedes ihrer Kohlenstoffatome können dekorative Seitenketten angefügt werden, wobei jedes neue Accessoire die Bedeutung und Wirkung des Steroids verändert. Testosteron und Östradiol (das stärkste natürliche Östrogen) etwa sehen sich verblüffend ähnlich, weichen aber hinsichtlich ihrer Anhängsel ausreichend voneinander ab, um ihren jeweiligen Rezeptoren deutlich unterschiedene Botschaften zu übermitteln.

Steroide sind eine uralte Erfindung der Natur und spielen bei vielen Organismen eine wichtige Rolle als Kommunikationsmittel. Schimmelpilze scheiden Steroide aus. Ein weiblicher Schimmelpilz sondert ein Steroidhormon aus, das einen benachbarten Schimmelpilz dazu anregt, die schimmlige Entsprechung eines männlichen Fortpflanzungsorgans anzulegen. Sobald der angeregte Pilz der hormonellen Aufforderung nachgekommen ist und sich maskulinisiert hat, scheidet er seinerseits ein Steroidhormon aus, das den weiblichen Pilz dazu veranlasst, auf ihn zuzuwachsen. Komm her und hol's dir! ruft der Schimmelmacker aus – und sie kommt und holt es sich. Manche Pflanzen wie die Sojabohne und die Yamswurzel enthalten steroide und steroidähnliche Hormone, und tatsächlich kann eine an diesen Phyto-Östrogenen reiche Diät dazu beitragen, manche Symptome der Menopause zu lindern. Bestimmte Arten von Wasserinsekten synthetisieren das Stresshormon Kortisol in solchen Konzentrationen, dass sie jedem Fisch, der sie zu fressen versucht, den Schreck seines Lebens einjagen. Der nordamerikanische Gefleckte Marienkäfer ist eine wandernde Antibabypille: Er produziert große Mengen von Östrogenen und Progesteron, die, wie manche Forscher mutmaßen, den Zweck erfüllen sollen, die Populationen seiner Fressfeinde durch erzwungene Geburtenkontrolle zu reduzieren. Schweine lieben Steroidhormone. Brunftige Eber spucken der Sau ihres Herzens ins Gesicht, worauf das im Speichel enthaltene Steroid die Dame mit bequem gespreizten Hinterbeinen erstarren lässt.

Was eine gute Erklärung für den inzwischen aus der Mode gekommenen Terminus »chauvinistisches Schwein« sein könnte: Jawoll, Kumpels, ein bisschen Spucke, und die Puppe macht die Beine breit!

Es gibt in der Natur Hunderte, wenn nicht gar Tausende von verschiedenen Steroid- und steroidähnlichen Hormonen. Steroidhormone sind Ableitungen des allgegenwärtigen, zu Unrecht übel beleumundeten Moleküls namens Cholesterin. Das Cholesterin ist seiner Struktur nach ein Steroid, aber eines ohne Anhängsel, die es als Botenstoff tauglich machen würden. Erst mit den geeigneten chemischen Ausschmückungen kann es in die merkurische Rolle eines Hormons schlüpfen. Sämtliche Steroidhormone sämtlicher Wirbeltiere sind aus Cholesterin aufgebaut. Dass ausgerechnet dieser Steroidalkohol als Vorstufe all dieser Hormone ausgewählt wurde, ist durchaus nachvollziehbar, denn der Körper ist buchstäblich voll davon. Auch ein völliger Verzicht auf cholesterinreiche Nahrungsmittel wie Eier, Öl und Fleisch ändert nichts daran, denn was nicht von außen hereinkommt, produziert die Leber in einem unablässigen Strom. Und das ist auch gut so, denn Cholesterin ist ein wesentlicher Bestandteil der Zellmembran, des fetthaltigen »Häutchens«, das jede Zelle schützend umgibt. Die durchschnittliche Zellmembran besteht wenigstens zur Hälfte aus Cholesterin. Bei Neuronen ist der Anteil sogar noch weit höher. Ohne Cholesterin würden unsere Zellen auseinander fallen und zerfließen. Ohne Cholesterin könnten keine neuen Zellen aufgebaut werden. Ohne Cholesterin gäbe es keine Möglichkeit, all die Haut-, Eingeweide- und Immunzellen, die tagtäglich zu Millionen absterben, durch neue zu ersetzen. Cholesterin ist das Schmalz der Erde und das Schmalz des Gehirns.

Die Steroidhormone sind also Fleisch von unserem Fleisch – oder zumindest von der Haut unserer Zellen. Wenn unsere Zellen miteinander in Verbindung zu treten wünschen, wenden sie sich paradoxerweise an die Grundsubstanz der Membran, der Urtrennerin schlechthin. Die Zellmembran trennt eine Zelle von der anderen, ebenso wie vor rund 3,8 Milliarden Jahren eine Membran unser aller Urmutter den ersten einzelligen Organismus vom Rest der Welt absonderte. Die Membran bedeutete den Beginn aller Individualität und der Einsamkeit alles Organismischen. Um die Verbindung wiederherzustellen, um als ein Individuum zu einem anderen zu sprechen, konnte die Zelle keine bessere Sprache wählen als diejenige ihrer Membran.

Das Wort »Hormon« wurde erst 1905 geprägt und der erste Träger dieses Namens erst in den zwanziger Jahren isoliert. Doch indirekt hatten die Menschen schon jahrtausendelang von den Steroidhormonen gewusst, und zwar dank der augenfälligen Beschaffenheit einer ganz bestimmten Hormonfabrik: der Hoden. Das männliche Tier, einschließlich der Spezies Homo sapiens, war der ungefragte Nutznießer der ersten endokrinologischen Versuche. Wehrhafte Tiere wurden kastriert, damit sie friedfertiger und damit ihr Fleisch schmackhafter wurde. Männer wurden kastriert, damit sie verlässlicher wurden. Das Alte Testament erwähnt die Verwendung von Verschnittenen zur Bewachung der Gemahlinnen israelitischer Könige und Fürsten. Kastriert wurden Männer aber auch als Strafe für Sexualverbrechen oder sexuelle Fehlentscheidungen. Im 12. Jahrhundert bekam der große Theologe und Philosoph Petrus Abaelardus dafür, dass er mit seiner geliebten Schülerin Héloise durchgebrannt war, die Testikel abgeschnitten. Bitterlich beklagte Abaelard den Verlust seiner Manneskraft, und er berichtete darüber in seiner autobiografischen *Geschichte meiner Missgeschicke*. (Héloise ihrerseits wurde unversehrt ins Kloster gesteckt – die Existenz und Befindlichkeit ihrer Keimdrüsen entzogen sich der Kenntnis mittelalterlicher Ärzte. Sie starb als Äbtissin des von ihrem ehemaligen Liebhaber gegründeten Klosters Le Paraclet.)

Welche Rolle die Hoden bei den vielen physiologischen Veränderungen der Pubertät spielten, ist gleichfalls bereits seit Jahrhunderten bekannt. Knaben mit viel versprechender Sopran- oder Altstimme wurden vor Erreichen der Adoleszenz kapaunt, damit ihre Stimmbänder nicht dicker wurden und ihre Stimmlage nicht in die Tiefe sackte. Zeitgenössischen Berichten zufolge hatten die besten Kastraten wahrhaft himmlische Stimmen, die den weichen Schmelz und die Klarheit einer Frauenstimme mit der größeren Klangfülle eines männlichen Brustkorbs in sich vereinten. Die Kastratomanie erreichte im 17. und 18. Jahrhundert ihren Höhepunkt, als Tausende von Eltern ihre Söhne in der Hoffnung auf Bühnenlorbeeren und Reichtum verschneiden ließen. Elterliche Ruhmsucht treibt oft skurrile Blüten. Mit dem Anbruch des 19. Jahrhunderts änderten sich aber Geschmäcker und Gesangstechniken, und die Diva verdrängte den Kastraten von seiner Funktion als Hüter der Engelsregister.

Im Labor erlebte die Kastration allerdings einen neuen Aufschwung, als der Göttinger Physiologe Arnold Adolf Berthold in der Mitte des 19. Jahrhunderts mit einer Serie bahnbrechender Versuche den Grundstein zur modernen Endokrinologie legte. Er entfernte jungen Hähnen die Keimdrüsen – ein Eingriff, der normalerweise Kapaune als Resultat gezeitigt hätte. Die bei Feinschmeckern wegen ihres zarten, wohl schmeckenden Fleisches beliebten Kapaune unterscheiden sich von Hähnen durch eine bescheidenere Befiederung, einen allgemeinen Mangel an Gockelhaftigkeit in ihrem Gebaren und durch die Unfähigkeit zu krähen. Aber Bertholds Vögel blieben nicht lange Eunuchen: Der Forscher nahm die herausoperierten Hoden und reimplantierte sie in den Bauch der jungen Vögel, und siehe da, die Küken wuchsen zu absolut normalen Gockeln heran, komplett mit Kamm, Kehllappen und Kikeriki. Als Berthold die Tiere später sezierte, stellte er fest, dass die transplantierten Gonaden an ihrer neuen Stelle angewachsen waren, doppelt so groß geworden waren und eigene Blutgefäße angesetzt hatten. Sie waren sogar mit Sperma gefüllt, wie es sich für ausgewachsene Hoden gehört. Da die Nervenbahnen im Zuge der Transplantation irreparabel zerstört worden waren, zog Berthold den Schluss, dass die Hoden ihren Einfluss auf den Körper nicht über das Nervensystem ausübten. Vielmehr, vermutete er ganz richtig, musste von den Gonaden aus irgendeine Substanz, eine Art von flüssigem Elan vital, über die Blutbahn in andere Teile des Körpers gelangen und aus dem Hähnchen einen ausgewachsenen Hahn machen. Was diese Substanz sein mochte, konnte Berthold allerdings nicht ermitteln.

Ihre Geburt verdankt die Hormonforschung dem männlichen Körper. Zur Reife gelangte sie allerdings durch den weiblichen. In den zwanziger Jahren begannen Wissenschaftler mit dem Urin schwangerer Frauen herumzuexperimentieren und darin nach interessanten chemischen Verbindungen zu suchen. Sie testeten den Urin am Genitalapparat weiblicher Ratten, und sie stellten fest, dass das Pipi einschneidende Auswirkungen auf die Gebärmutter und Scheide der Tiere hatte. Das Endometrium der Rättinnen verdickte sich, während die Schleimhaut ihrer Scheide verhornte. Die Biochemiker suchten nach der Ursache dieser Veränderungen, und im Jahr 1929 gelang es ihnen, das allererste Hormon überhaupt zu isolieren: das Östron. Östron ist ein Östrogen, also eines der so genannten »weiblichen« Hormone, die allerdings beide – ja alle – Geschlechter besitzen. Insgesamt gibt es wenigstens sechzig verschiedene natürliche Östrogene, und sie finden sich alle in jedem Organismus, aber drei von ihnen spielen eine besonders wichtige Rolle: Östron, Östradiol und Östriol. Ihren Namen haben diese Hormone nach der Anzahl der Hydroxyl-Gruppen (OH-, Sauerstoff-Wasserstoff-Gruppen), die an ihrer jeweiligen Grundstruktur hängen. Östron hat eine Hydroxyl-Gruppe, Östradiol hat zwei, Östriol drei. Eine Substanz nach der Anzahl ihrer Hydroxyl-Gruppen zu taufen ist eine typisch chemische Verfahrensweise. Biologen gehen in der Regel dabei anders vor. Die Anzahl seiner Hydroxyl-Gruppen sagt nichts über die physiologische Wirkung eines Moleküls aus. Mehr bedeutet nicht besser, weniger ist nicht gleichbedeutend mit langweiliger. Aber die Chemiker waren als Erste da, und so durften eben sie Adam spielen.

Das Östron erwies sich hinsichtlich seiner Fähigkeit, eine Verhornung des Scheidenepithels oder eine Verdickung des Endometriums auszulösen, als relativ schwach, insbesondere im Vergleich zum Östradiol, unserem in der Lebensphase zwischen Menarche und Menopause wichtigsten Östrogen. Aber da die Plazenta während der ganzen Schwangerschaft große Mengen von Östron absondert – und da es der Urin einer Schwangeren war, der das Zeitalter der modernen Endokrinologie einläutete –, wurde das Östron als Erstes entdeckt. Schon bald darauf verfielen die Chemiker in eine wahre Hormonhysterie, und binnen kurzem hatten sie die meisten Steroidhormone – die Androgene, das Progesteron, die Stresshormone der Nebennierenrinde – isoliert und deren auffälligste Funktionen ermittelt.

Doch anders als die Gemeinde zu Ephesus vergaßen die Chemiker ihre erste Liebe – die Östrogene – nicht. Sie erschufen eine ganze Apotheke von synthetischen Östrogenen, indem sie mal hier eine Seitenkette abrupften, mal dort eine Methylgruppe anklebten. Sie kreierten das berüchtigte Diäthylstilböstrol oder DES, das von den vierziger bis zum Ende der sechziger Jahre gern während der Schwangerschaft zur Verhütung von Fehlgeburten eingenommen wurde, von dem man mittlerweile aber weiß, dass es bei den Kindern der behandelten Frauen Krebs und andere Krankheiten verursacht. Sie erfanden die Antibabypille. Sie produzierten Östrogenpillen und Östrogenpflaster für Frauen in der Menopause, wobei sie entweder synthetische Hormone verwendeten oder aber natürliche aus dem Urin trächtiger Stuten isolierten (die wie alle Pferde viel pissen, besonders viel aber, wenn sie guter Hoffnung sind).

Die Östrogene waren die Ersten, und sie sind, in ihrer Art, auch die Besten geblieben. Sie sind mit der Zeit nur noch interessanter geworden. Sie sind teils Segen, teils Fluch. Die Östrogene sorgen dafür, dass wir gesund bleiben, und dann tragen sie dazu bei, dass wir krank werden. Sie bauen erst unsere Brüste auf, und dann zerfressen sie sie mit Tumoren. Sie lassen Eizellen reifen und neues Leben im Mutterleib heranwachsen, aber sie nähren auch diese faserigen violettroten Myome, bis sie die Größe von Rüben und Kürbissen erreichen und wir Hilfe schreien und uns die Gebärmutter herausnehmen lassen.

Ach, es ist schon ein Kreuz mit all diesen Widersprüchen! Man erzählt uns, dass die Frauen in den Industrieländern förmlich durchtränkt sind mit Östrogenen, dass wir durch unsere fettreiche Ernährung, unsere andauernden, nur selten durch eine Schwangerschaft und Stillperiode unterbrochenen Menstruationszyklen, unsere ovulationshemmenden Verhütungsmittel, unseren Alkoholkonsum und zu allem Überfluss durch die östrogenartigen Chemikalien in unserer Umwelt in weit stärkerem Maß der Wirkung dieser Hormone ausgesetzt sind, als es unsere Vormütter jemals waren, und dass dieser Hormonüberschuss schlecht und gesundheitsschädigend ist. Im gleichen Atemzug erklärt man uns, dass wir nicht genug Östrogene haben, dass wir unserer Bauart nach eigentlich nicht dazu konzipiert sind, nach der Menopause, wenn unsere Eierstöcke nur noch geringfügige Mengen dieser Hormone produzieren, noch lange weiterzuleben. Deswegen müssen wir Jahre über Jahre Östrogenpräparate einnehmen. Man versichert uns, die Östrogene würden dafür sorgen, dass unser Herz stark, unsere Knochen hart und unser Verstand scharf bleibt: Östrogene als das Geheimnis einer Comic-Superheldin. Dürfen wir also das traditionelle Image der Östrogene als derjenigen Hormone, die uns Frauen zart, weichherzig und gebrauchsfertig machen, zum alten Eisen werfen?

Was ich an den Östrogenen besonders bewundere, ist die Bereitwilligkeit, mit der sie sich unseren Forderungen und Launen fügen. Sie sind unsere Sündenböcke, unsere Allzweck-Prügelknaben. Im Laufe der Jahre sind sie verteufelt, heilig gesprochen, exkommuniziert und in Gnaden wieder aufgenommen worden, und genau wie wir Frauen haben sie sich trotz alledem ihren Sinn für Humor bewahrt. Um die Östrogene richtig würdigen zu können, müssen wir zuerst die biochemische Substanz – also das, was wir von den Kräften und Schwächen dieser Hormone wirklich wissen oder nicht wissen – von der Metapher trennen: der eingebildeten Mixtur magischer Ingredienzen aus Wiccas Hexenapotheke, Ursache der Überspanntheit und der bösartigen Weiblichkeit.

Die Östrogene werden landläufig als weibliche Hormone bezeichnet, und das ist nicht eigentlich richtig, aber auch nicht ganz falsch. Zwischen ihrem dreizehnten und ihrem fünfzigsten Lebensjahr haben Frauen einen drei- bis zehnmal so hohen Östrogenspiegel wie Männer. Im mittleren Alter kommen sich Mann und Frau östrogenetisch näher, denn nicht nur geht dann bei der Frau die Östrogenproduktion stark zurück, sondern die des Mannes zieht nach und nach an. Eins sei aber klar: Von wessen Hormonen wir auch reden, die Konzentrationen sind stets verschwindend gering und die in Laboruntersuchungen jeweils ermittelten absoluten Mengen nur in Nano- oder Picogramm – Milliardstel oder Billionstel eines Gramms – zu bemessen. Um einen Teelöffel natürliches Östradiol zu gewinnen, müssten wir einer viertel Million erwachsener Frauen sämtliches Blut abzapfen. Zum Vergleich: Die Gesamtblutmenge einer einzigen Frau enthält wenigstens einen Teelöffel Zucker und mehrere Esslöffel Salz. Hormone sind Erbsen, und wir sind allesamt Prinzessinnen. Wir können uns noch so weich betten – die Hormone lassen uns dennoch nicht zur Ruhe kommen.

Vereinfacht ausgedrückt werden die verschiedenen Östrogene von unterschiedlichen Körpergeweben produziert, allerdings mit einer Menge Überschneidungen, Redundanzen und den üblichen großen Fragezeichen bezüglich dessen, wer was wann tut und zu welchem Zweck. Östradiol, das wichtigste Östrogen unserer fruchtbaren Jahre, ist das Produkt der Eierstöcke. Es wird von den Follikelzellen und dem Corpus luteum abgesondert, der gelben Substanz, die sich an der Innenseite jedes aufgeplatzten Eibläschens bildet. Östradiol gilt als das wirkungsstärkste von den drei Haupt-Östrogenen, zumindest nach dem Standardkriterium für östrogene Aktivität. Das heißt, es lässt das Plattenepithel einer Rattenscheide so eindrucksvoll verhornen, dass es wie eine ganze Rinderherde aussieht. Östriol wird von der Plazenta und – in geringeren Mengen – von der Leber produziert. Es ist das wichtigste »Schwangerschaftsöstrogen«, die Ursache des blühenden Aussehens jeder werdenden Mutter, die nicht gerade mit grünem Gesicht über der Klosettschüssel hängt. Wie oben erwähnt, synthetisiert die Plazenta daneben auch Östron. Das Gleiche tut Fettgewebe. Dieser Umstand bewahrt viele fettleibige Frauen vor den spürbaren und den weniger offensichtlichen Auswirkungen der Menopause wie einerseits Hitzewallungen und andererseits Osteoporose. Die Eierstöcke stellen zwar ihren monatlichen Ausstoß von Östradiol ein, aber dies wird durch die Östronproduktion ihrer peripheren Speckschichten kompensiert. Auch sehr muskulöse Frauen überstehen das Klimakterium besser als der Durchschnitt, und zwar nicht nur weil sie insgesamt fitter sind, ihr Herz kräftig und ihre Knochen widerstandsfähig infolge jahrelangen Trainings, sondern auch weil Muskelgewebe in bescheidenen Mengen gleichfalls Östron produziert. Für jede Frau, die nach der Menopause auf konjugierte Pferdepisse-Extrakte oder sonstige Substitutionstherapien verzichtet, wird das Östron bis zum Ende ihres Lebens das vorherrschende Östrogen bleiben.

Eine vergleichsweise neue Erkenntnis ist, dass der Organismus global Östrogene produziert und verbraucht. Im goldenen Zeitalter der Hormonforschung hatten die Wissenschaftler geglaubt, sie könnten ihre ganze Aufmerksamkeit getrost auf die Gonaden richten: Die Eierstöcke produzierten die Östrogene, die Hoden erzeugten das Testosteron. Daher auch die Bezeichnung Sexualsteroide. Man glaubte, die Gonaden produzierten Sexualsteroide, um damit allerlei sexy Sachen anzustellen – oder, besser gesagt, fortpflanzungsspezifische Dinge, beispielsweise den Eisprung steuern und das Endometrium sich verdicken lassen. Tatsächlich aber sind die Östrogene keineswegs bloße Zuchtmeister. Überall im Körper werden Östrogene erzeugt, und überall im Körper werden Östrogene verbraucht. Die Knochen produzieren Östrogene, und die Knochen verbrauchen Östrogene. Die Blutgefäße produzieren und verschlingen Östrogene. Das Gehirn produziert Östrogene, und es reagiert auf vielfältige, noch weitgehend ungeklärte Weise auf Östrogene. Der Körper liebt die Östrogene. Er verputzt sie in Nullkommanix und verlangt sofort nach mehr. Die biologische Halbwertzeit der Östrogene ist kurz, sie beträgt zwischen dreißig und sechzig Minuten. Danach werden sie aufgespalten und entweder recycelt oder ausgeschieden. Aber ständig werden neue produziert und entweder vor Ort verbraucht oder im Organismus verteilt.

Wir können die Östrogene mit Pralinen vergleichen. Sie wirken bereits in sehr kleinen Mengen, und sie können entweder erregen oder beruhigen, je nachdem, was für eine Gewebeart sie gerade verspachtelt. Die Östrogene stimulieren einerseits die Zellen der Brustdrüse und der Gebärmutter. Sie beruhigen andererseits die Blutgefäße und bewahren sie davor, sich zu verengen, zu verhärten und zu entzünden. Aber noch eines haben die Östrogene mit Schokolade gemeinsam: Sie sind ein fast universal verständliches Symbol für »Iss mich!«. Selten und im Verschwinden begriffen ist der Mensch, der Schokolade nicht ausstehen kann. Analog dazu gibt es nur sehr wenige Gewebearten im Körper, die Östrogene verabscheuen oder auch nur ignorieren würden. Fast jedes Organ oder Gewebe möchte einen Bissen davon abhaben.

Folgendes wissen wir mittlerweile über die allgegenwärtigen Östrogene. Zur Erzeugung von Östrogenen benötigt der Organismus ein Enzym namens Aromatase. Mithilfe der Aromatase kann Körpergewebe einen hormonellen »Vorläufer« in ein Östrogen umwandeln. Diese Vorstufe kann beispielsweise Testosteron sein – jawohl, das »männliche« Hormon, das Frauen in den Eierstöcken, der Nebennierenrinde und Leber und möglicherweise auch in der Gebärmutter und im Gehirn produzieren. Die Vorstufe kann auch ein anderes Androgen sein wie zum Beispiel das Androstendion: ein Hormon, das weit gründlichere wissenschaftliche Untersuchung verdient, als ihm bislang zuteil geworden ist. Wer weiß denn schon, dass das Androstendion ein Verstärker weiblicher Aggressivität und Wut ist? Aber für unsere Zwecke genügt es, wenn ich sage, dass Frauen Androstendion in den Eierstöcken und der Nebennierenrinde produzieren und dass Androstendion durch die vermittelnde Aktivität der Aromatase zum bittersüßen Sirup Östron metabolisiert werden kann.

Das alles wäre nicht so wahnsinnig interessant, hätte man nicht in jüngster Vergangenheit entdeckt, dass die Aromatase überall im Organismus vorkommt. Die Eierstöcke enthalten Aromatase, also können die Eierstöcke, die ja Testosteron produzieren, selbiges sofort in ein Östrogen verwandeln – und das tun sie auch, in monatlichen Schüben, und so menstruieren Frauen. Aber auch andere Gewebe enthalten Aromatase: Fett, Knochen, Muskeln, Blutgefäße, Gehirn. Die Brust enthält Aromatase. Leg einem dieser Gewebe ein Häppchen hormonelle Vorspeise vor, ein Spürchen Testosteron, und es metaboliert dieses zu einem Östrogen. Nicht in plötzlichen Schüben, nicht nach dem Menstruationskalender, sondern mäßig, aber gleichmäßig, tagein, tagaus. Interessanterweise gewinnt die Aromatase mit dem Alter an Kraft. Während die meisten Organe und Organsysteme des Körpers langsam, aber sicher dem Verfall entgegenschlittern, legt die Aktivität der Aromatase im Tempo zu und wird in der Umwandlung von Vorstufen in Östrogene immer leistungsfähiger. Dies könnte sowohl erklären, warum ältere Männer »östrogenhaltiger« als jüngere sind, als auch warum Frauen nach dem Klimakterium nicht einfach zusammenbrechen, sich nicht hinlegen und sterben, obwohl ihre Eierstöcke ihnen keine monatlichen Östradiol-Kicks mehr verpassen: Ihre Brüste, Knochen und Blutgefäße erzeugen weiterhin Östrogene. Rotwein, Whisky, Aromatase – wie gut bekommen euch die Jahre!

Aber es reicht nicht, Östrogene zu produzieren. Der Organismus muss auch die Möglichkeit haben, die Hormone zu verstehen. Die Östrogene sprechen zum Organismus durch Östrogenrezeptoren. Das sind an den Membranen der Zielzellen lokalisierte Proteine, die das eintreffende Hormon erkennen, es umhüllen und dadurch ihre Form verändern, so wie eine Decke ihre Form verändert, wenn jemand darin eingewickelt ist. In seiner modifizierten Form löst der Rezeptor bestimmte Veränderungen im Inneren der Zelle aus, indem er bestimmte Gene ein- und bestimmte andere ausschaltet. Die Veränderungen in der Gen-Aktivität verändern ihrerseits den Zustand der Zelle und zuletzt auch den des ganzen Organs, zu dem die Zelle gehört.

Wir wissen also, dass ein bestimmtes Organ auf Östrogene anspricht, wenn die Zellen dieses Organs Östrogenrezeptoren aufweisen. Und wie es scheint, sprechen wir mit geradezu aberwitziger Bereitwilligkeit auf Östrogene an. So wie die Aromatase schier allgegenwärtig ist, finden sich auch überall im Körper Östrogenrezeptoren. Wohin wir auch schauen – in die Zellen der Leber, der Knochen, der Haut, der Blutgefäße, der Blase, des Gehirns –, überall sehen wir Östrogenrezeptoren. Heutzutage, sagt Benita Katzenellenbogen, eine Biochemikerin, die sich seit fünfundzwanzig Jahren mit der Erforschung der Östrogene befasst, besteht die Kunst darin, ein Gewebe zu finden, das keine Östrogenrezeptoren enthält. Vielleicht die Milz, meint sie achselzuckend.

Und es geht weiter. Die Östrogen-Story ist eine echte wissenschaftliche Daily-Soap. 1996 erkannten Forscher, dass wir nicht lediglich einen Östrogenrezeptor besitzen, wie man jahrzehntelang geglaubt hatte, sondern zwei – von jeweils deutlich unterschiedenem molekularem Charakter, aber gleichermaßen im Stande, Östrogene aufzunehmen und die Trägerzelle auf das Hormon reagieren zu lassen. Diese zwei Proteine werden als Östrogenrezeptor Alpha und Östrogenrezeptor Beta bezeichnet. Manche Zellen unseres Körpers sind reich an Alpha, manche reich an Beta, und manche sind doppelt gesegnet. Und in jeder einzelnen Zelle kann jeder der beiden Rezeptortypen mehrtausendfach vorhanden sein. Tausende von Alpha-Rezeptoren, Tausende von Beta-Rezeptoren. In manchen Zellen sogar Zehntausende. Deswegen reicht eine so geringe Menge eines Hormons aus, um eine so heftige Reaktion zu erzielen: Ganze Heerscharen von Rezeptorproteinen halten rund um die Uhr nach allen Richtungen Ausschau, sodass nicht einmal ein einzelnes Östrogenmolekül unbemerkt vorüberziehen kann.

Je nachdem, in welchem Gewebe sie sich befinden, leisten Östrogenrezeptoren ganz unterschiedliche Dinge. Das heißt, in der Leber schalten sie andere Gene ein als im Knochen, in der Brust andere als in der Bauchspeicheldrüse. Welche Gene genau von den Östrogenen jeweils aktiviert werden, ist uns noch weitgehend unbekannt. Ein paar Dinge wissen wir immerhin. In der Leber beispielsweise stimuliert die Vereinigung von Östrogen und Östrogenrezeptor die Synthese von Blutgerinnungsfaktoren. Sie macht das Blut dickflüssiger. Wir brauchen gutes, gerinnungsfreudiges Blut, damit wir während der voraussagbaren Zeiten des Blutverlusts nicht verbluten – zum einen natürlich während der Menstruation, aber auch wenn das Ei aus seinem Follikel springt, wenn der Embryo sich als der muntere kleine Parasit, der er ist, in die Gebärmutterwand eingräbt und während der Geburt. Wegen dieser Fähigkeit der Östrogene, die Synthese von Gerinnungsfaktoren zu beschleunigen, können Ovulationshemmer und Östrogenpräparate für die postmenopausale Substitutionstherapie in seltenen Fällen dazu führen, dass sich Gerinnsel in der Blutbahn bilden und an unerwünschte Stellen geraten wie zum Beispiel in die Lunge.

Die Hochzeit von Östrogen und Rezeptor stimuliert in der Leber auch die Produktion der Lipoproteine hoher Dichte, kurz HDL, des so genannten »guten« Cholesterins, über dessen reichliches Vorhandensein wir uns nach jeder Blutuntersuchung freuen dürfen. Gleichzeitig hemmt sie die Synthese der Lipoproteine geringer Dichte oder LDL, des »schlechten« Cholesterins. Lipoproteine sind nicht eigentlich Cholesterin, sondern Trägermoleküle, die Cholesterin und andere wasserunlösliche Lipide binden und damit deren Transport durch die Blutbahn ermöglichen, sodass diese Fette je nach Bedarf an verschiedene Gewebe abgegeben oder aber zwecks Weiterverarbeitung oder Ausscheidung in die Leber geleitet werden können. Damit könnten die Lipoproteine während der Schwangerschaft und der Stillzeit ein gutes Medium des Energietransfers zwischen Mutter und Kind darstellen.

Östrogenesis Folge 17. Wieder einmal haben wir unsere steroiden Superhelden unterschätzt. Wie sich herausstellt, sind die Östrogene doch nicht unbedingt auf Rezeptoren angewiesen, wenn sie sich verständlich machen wollen. Sicher, sie verbinden sich mit Alpha und Beta. Aber die Herstellung dieser Verbindung nimmt einige Zeit in Anspruch. Die Östrogene können aber auch fast augenblicklich wirken. Sie können beispielsweise Zellmembranen durch bloße Berührung in Schwingung versetzen. Wenn ein Östrogen durch eine Zellmembran dringt, öffnen sich in dieser kurzzeitig winzige Poren, die Ionen den Durchfluss in beiden Richtungen gestatten, also zellein- und zellauswärts. Die elektrische Ladung der Zelle verändert sich – zack! – und schlägt dann sofort wieder um. Für die meisten Gewebe des Körpers sind solche kurzzeitigen Fluktuationen bedeutungslos. Aber für manche Organe sind elektrische Schwankungen das A und O. Denkt zum Beispiel an das Herz. Das Herz pumpt Blut im Takt eines elektrochemischen Metronoms, eines Schrittmachers, der durch Ionendurchfluss in Betrieb gehalten wird. Die Östrogene könnten also dazu beitragen, dass die Zellwände des Herzgewebes durchlässig bleiben und damit einen gleichmäßigen, starken Ionenaustausch ermöglichen. Wir Frauen haben vor der Menopause ein schier unverwüstliches Herz, und Infarkte sind bei uns eine Seltenheit. Ihre zu Herzen gehende Wirkung üben die Östrogene zum Teil sicherlich indirekt aus, denn wie wir gesehen haben, erhöhen sie unseren HDL-Spiegel bei gleichzeitiger Absenkung der LDL-Konzentration, was insgesamt dazu beiträgt, überschüssiges Cholesterin aus dem Blut zu entfernen, ehe es die Gefäßwände sklerotisieren kann. Jetzt erkennen wir aber auch einen weiteren möglichen Grund, warum unser Herz Östrogene so liebt: wegen des Kribbelns. Die Östrogene verpassen uns einen feinen elektrischen Kick.

Und damit haben wir wenigstens zwei große Arten von Reaktionen auf Östrogenreize: einmal flink und flüchtig, einmal gemessener, bedächtiger. Östrogene, ihr seid immer für eine Überraschung gut. Gibt es überhaupt etwas, das ihr nicht könnt?

Eines wohl ganz sicher: stillsitzen. Die Östrogene sind bewegliche Ziele. Kaum hat man neue Talente an ihnen entdeckt, sind andere, die man ihnen bis dahin zugeschrieben hatte, auch schon wieder verschwunden. Jahrelang hatte man geglaubt, die Östrogene seien für die allerersten Phasen der Entwicklung eines Lebewesens von entscheidender Bedeutung. Während sie die Embryogenese des Schweins, dieses fügsamen »Idealtieres«, untersuchten, beobachteten Forscher, dass die Gebärmutterwand einen Östrogenschwall ausstieß, unmittelbar bevor sich der Keim in sie einnistete. Der Hormonausstoß schien den Übergang von provisorischem Schwein – der Blastozyste – zu bestätigtem Schwein – dem Embryo – zu bezeichnen. Niemand wusste, was für eine Rolle diese »frühkindlichen« Östrogene genau spielten, aber es war offensichtlich eine sehr wichtige Rolle: Als die Forscher versuchsweise die Östrogensynthese während der Einnistungsphase blockierten, brachten sie das Fast-Schwein um.

Es gab auch weitere Gründe, an die Wichtigkeit der Östrogene für die Embryogenese der Säugetiere zu glauben: Die Leibesfrucht kann ohne Androgene oder Androgenrezeptoren problemlos überleben und wachsen – wie Jane Carden und andere Frauen mit Androgenresistenz-Syndrom durch ihre bloße Existenz zweifelsfrei beweisen. Aber ohne Östrogene? Einen Menschen ohne jede

Spur von Östrogenstoffwechsel hatte noch niemand gesehen. Bis Mitte der neunziger Jahre war ein Schwangerschaftsprodukt ohne Östrogene schlicht unvorstellbar.

Der Mann war achtundzwanzig Jahre alt, er war zwei Meter und zwei groß, und er war es von Herzen leid, ständig gefragt zu werden, ob er Basketball spiele. Er tat es nicht. Er konnte gar nicht. Er war dazu einfach zu x-beinig, zu spreizfüßig und zu unbeholfen in seinen Bewegungen. Was er konnte und auch tat, war weiterwachsen. Er war seit seinem sechsundzwanzigsten Geburtstag zweieinhalb Zentimeter gewachsen. Er trug Schuhgröße 52, sechs Nummern größer als der größte Schuh, den man in einem normalen Schuhgeschäft bekommt. Und je mehr der Mann wuchs, desto unsicherer fühlte er sich auf den Beinen, weswegen er zuletzt einen Arzt aufsuchte. Dieser überwies ihn an einen Endokrinologen, und der stellte nach eingehender Untersuchung fest, dass die Knochen des jungen Mannes gleichzeitig zu jung und zu alt für sein Alter waren. Zu jung, weil sich die Epiphysenfugen – die bis zum Ende der Pubertät knorpeligen, danach harten Verbindungsstücke zwischen »Hauptteil« und Gelenk-Ende der Röhrenknochen – noch nicht geschlossen hatten, was sie normalerweise im Alter zwischen achtzehn und einundzwanzig tun; und zu alt, weil seine Knochen völlig löcherig waren. Er litt an einem schweren Fall von Osteoporose. Er hatte auch weitere Gesundheitsprobleme, darunter eine Insulinresistenz, wie sie bei Diabetikern zu beobachten ist. Sein Östrogenspiegel war abnorm hoch, ohne dass er jedoch Anzeichen von Feminisierung aufgewiesen hätte, wie sie eine Überproduktion von Östrogenen bei Männern gewöhnlich zur Folge hat. Er hatte keine Gynäkomastie, und seine Stimme bewegte sich in einer normalen männlichen Höhenlage. Er sah wie eine x-beinige Bohnenstange aus, aber wie eine ganz ohne Zweifel männliche Bohnenstange.

Zuletzt landete er bei Dr. Eric P. Smith vom University of Cincinnati College of Medicine, und der Spezialist erkannte in den Symptomen des Patienten Indizien für etwas, das die Schulmedizin bis dahin für unmöglich gehalten hatte: Der Mann war »östrogentaub«. Dr. Smith wusste von bestimmten Experimenten, die an der Rockefeller University durchgeführt worden waren. Die Forscher hatten gentechnisch veränderte Mäuse geschaffen, die keine Östrogenrezeptoren besaßen. Es waren so genannte ERKO-Mäuse – Mäuse, deren Östrogenrezeptoren deaktiviert waren. Die Biologen hatten zunächst befürchtet, die Labortiere würden die Manipulation nicht überleben – besser gesagt, die Embryos würden, ohne die Fähigkeit, auf Östrogene zu reagieren, bereits nach wenigen Tagen in der Gebärmutter absterben. Aber nein, sie hatten überlebt, sie waren geboren worden, sie wirkten so weit ganz normal. Dr. Smith beschloss, die DNS seines Patienten zu untersuchen und nachzusehen, ob nicht möglicherweise seine Östrogenrezeptor-Gene ebenfalls mutiert waren. Hatte die Natur diesem Mann am Ende den gleichen Streich gespielt wie die Biologen von der Rockefeller University den Mäusen? Die Natur hatte. Beide Kopien des Östrogenrezeptor-Gens waren fehlerhaft. Die Gene des Patienten waren unfähig, die Synthese des Östrogenrezeptor-Proteins zu steuern. Der Mann hatte genügend Aromatase im Körper, also synthetisierte er Östrogene, und zwar in rauen Mengen. Aber Östrogenrezeptoren konnte er keine produzieren. All seine Östrogene blieben ungenutzt, da sie bei seinen Zellen auf taube Ohren stießen.

Aus diesem ersten verbürgten Fall von Östrogenresistenz der Medizingeschichte zogen Dr. Smith und seine Kollegen mehrere Schlussfolgerungen, die sie im *New England Journal of Medicine* veröffentlichten: dass Östrogene nicht nur, wie bereits bekannt gewesen war, bei Frauen, sondern ebenso auch bei Männern ein notwendiger Faktor der Knochenbildung sind, dass der Östrogenstoffwechsel den Zuckerstoffwechsel beeinflusst und damit das Risiko einer Diabeteserkrankung erhöhen kann und dass Östrogene – entgegen dem Dogma – keine wesentliche Voraussetzung für das Überleben des Embryos sind. Mäuseembryos können auf sie verzichten, und menschliche Embryos können das offenbar auch. Östrogene, wir hatten euch überschätzt!

»Nach dem derzeitigen Stand der Dinge«, sagt Eva Simpson von der University of Texas, »scheinen die Östrogene keine große Bedeutung für die Entwicklung der Leibesfrucht zu besitzen, dafür aber bei der Entwicklung und Gesunderhaltung des Körpers nach der Geburt eine größere Rolle zu spielen, als wir bislang geglaubt hatten.«

Ich bin lieber vorsichtig. Bevor wir die Östrogene als für Embryos bedeutungslos abtun, sollten wir uns eines ins Gedächtnis zurückrufen: dass wir wenigstens zweierlei Arten von Östrogenrezeptoren besitzen. Dem Mann ohne Östrogenrezeptoren und den Mäusen, die die ihrigen der Wissenschaft zur Verfügung gestellt hatten, fehlte, wie sich mittlerweile gezeigt hat, lediglich der Alpha-Östrogenrezeptor. Ihre Beta-Rezeptoren haben sie noch, und so könnte es durchaus sein, dass sie nicht ganz so östrogenresistent sind, wie man ursprünglich angenommen hatte. Die Natur liebt die Redundanz. Für wichtige Rollen hält sie immer wenigstens eine zweite Besetzung parat. Die zweite Besetzung mag nicht ganz so gut wie der Star sein, aber zur Not tut sie es auch. Wenn es um die Knochenbildung geht, ist der Beta-Rezeptor ganz offensichtlich nicht der Naturweisheit letzter Schluss, und deswegen hat der Mann ohne Alpha-Rezeptoren auch Knochen, die wie ein Küchenschwamm aussehen. Aber ignorierte er die Östrogene wirklich völlig, als er noch ein verzweifelter Embryo war, baumelnd zwischen Schweigen und Gesang? Oder hielten ihn seine Beta-Rezeptoren am Leben – ermöglichten sie es ihm, sich einzunisten und sich zu entwickeln, weil sie wussten, dass sie seine letzte Hoffnung waren und dass ohne Östrogene kein Leben entstehen kann?

Vielleicht war es so, vielleicht auch nicht. Dies ist die Geschichte der Östrogene, eine Seifenoper in unabsehbaren Folgen. Da sie aus Fett gebaut sind, schlüpfen uns die Östrogene immer wieder durch die Finger. Sie sind uns noch immer ein halbes Rätsel. Wir haben sie einfach nicht im Griff. Und wenn es um ihren Einfluss auf unser Verhalten und unsere Sexualität geht, vergelten uns die Östrogene großzügig-listig Gleiches mit Gleichem. Sie haben uns auch nicht im Griff, und ihr Lieblingswort ist: »Vielleicht.«

11

VENUS IM PELZ

Der Östrogene und der Wollust Wellen

Ein Rattenweibchen kann sich nur begatten lassen, wenn es in der Brunst ist. Ich meine damit nicht, dass es andernfalls kein Verlangen danach hat, sich zu paaren, oder dass es keinen Partner findet, solange es nicht brünftig ist und das erforderliche Spektrum von olfaktorischen und akustischen Lockreizen aussendet. Ich meine, dass eine Rättin außerhalb der Brunst ganz konkret physisch außerstande ist zu kopulieren. Wenn sie nicht in der Brunst ist, scheiden ihre Eierstöcke keine Östrogene und kein Progesteron aus, und ohne entsprechende hormonelle Stimulierung kann die Rättin ihre charakteristische Paarungshaltung – die Lordose, bei der das Rückgrat nach unten durchgedrückt und der Schwanz zur Seite gebogen ist – nicht einnehmen. Durch die Lordose hebt und öffnet sich ihre Scheide, wodurch das Männchen in sie eindringen kann, sobald es von hinten aufgestiegen ist. Es gibt keine Rattenversion des *Kamasutra*. Ein kastriertes Weibchen bekommt sein Hinterteil nicht hoch und kann deswegen auch nicht begattet werden – es sei denn natürlich, es bekommt zum Ausgleich für den Verlust der natürlichen Sekrete seiner Eierstöcke Hormonspritzen verabreicht.

Bei weiblichen Meerschweinchen ist die Scheidenöffnung normalerweise durch eine Membran verschlossen. Erst während der Brunst, wenn Geschlechtshormone abgesondert werden, öffnet sich die Membran und ist Sex möglich.

Bei der Rättin wie bei der Meerschweinchendame – und ebenso bei vielen anderen weiblichen Tieren – hängen Mechanik und Motivation unauflöslich zusammen. Nur in der Brunst verspürt das Weibchen den Impuls, einen Partner zu suchen, und nur in der Brunst kann sein Körper mitspielen. Die Östrogene steuern sowohl die sexuellen Gelüste als auch das Sexualverhalten.

Ein Primatenweibchen kann kopulieren, wann immer es ihm beliebt, gleichgültig ob es gerade einen Eisprung hat oder nicht. Zwischen dem hormonellen Status der Primatenfrau und den Mechanismen ihres Genitaltrakts besteht keinerlei Zusammenhang. Die Nerven und Muskeln, die sie gegebenenfalls dazu veranlassen, ihren Hintern in die Höhe zu recken, ihr Geschlechtsteil passend auszurichten und ihren Schwanz, falls sie einen hat, aus dem Weg zu nehmen, werden nicht von den Östrogenen gesteuert. Eine Primatenfrau braucht nicht empfängnisbereit zu sein, um Sex haben zu können. Sie kann jeden Tag Sex haben, und wenn sie eine Bonobo ist, wird sie mehr als einmal pro Tag, ja mehr als einmal die Stunde Sex haben. Die Primatenfrau ist von der Tyrannei der Hormone befreit. Der Schlüssel zu ihrer Pforte ist in fast wörtlichem Sinne ihren Eierstöcken abgenommen und in ihre Hände gelegt worden.

Ihren Ovulationszyklus hat sie allerdings noch. Ihr Blut transportiert Östrogene an jede Stelle ihres Körpers, so auch zu den Teilen des Gehirns, in denen Verlangen, Emotionen und Libido wohnen: dem limbischen System, dem Hypothalamus, dem Mandelkörper. Die Primatenfrau ist vom strengen Regiment der Hormone befreit worden. Sie kann die Sexualsteroide nehmen und zur gezielten Integration, Modulation und Interpretation einer Fülle verschiedener sensorischer und psychischer Reize einsetzen. Für Ratten sind Hormone krasse, unmissverständliche Signalgeber – sie zeichnen die Welt in Schwarzweiß. Bei Primaten wirken sie wie ein Profikasten Buntstifte, mit einer anderen Farbe für jede Gelegenheit und wenigstens drei Namen für jede Farbe: Hättest du es gern in Pink, Altrosa oder Fleischfarbe?

»Bei den Primaten läuft die hormonelle Beeinflussung des Sexualverhaltens ausschließlich über psychische Bahnen«, erklärt mir Kim Wallen von der Emory University. »Die Abkoppelung des Physischen vom Psychischen gestattet Primaten, die Sexualität in ganz unterschiedlichen Kontexten einzusetzen, etwa zu ökonomischen oder politischen Zwecken.« Oder zu emotionalen Zwecken oder um sich schlicht die Zeit zu verkürzen. Wir befinden uns im Yerkes Primate Research Center. Während Wallen spricht, beobachten wir, wie fünf Rhesusaffen zwei weitere Rhesusaffen kreuz und quer durch das Gehege scheuchen und dabei unentwegt auf Rhesusisch Drohungen ausstoßen – wie man unschwer daraus erschließen kann, dass je mehr sie kreischen, desto schneller alles rennt. »Bei Primaten«, fährt Wallen fort, »bewirken die Hormone zwar nicht, dass das Weibchen automatisch die Begattungsstellung einnimmt, aber sie beeinflussen eindeutig dessen sexuelle Motivation.« Er deutet auf die Gruppe von Rhesusaffen. Die sieben Samurai sind noch immer am Kreischen und Rennen. Mehrere weitere Affen schauen ihnen mit gespanntester Aufmerksamkeit zu, wie Wetter auf der Rennbahn. Ein großes, zerzaustes Männchen stochert sich demonstrativ desinteressiert in den Zähnen. Niemand legt ein auch nur entfernt sexuelles Verhalten an den Tag. Rhesusaffen sind wahre Kalvinisten, erklärt mir Wallen. Sie sind prüde und in Fragen der Sexualität äußerst repressiv. Wenn eine Rhesusäffin mit einem ihr vertrauten Männchen allein ist und sich unbeobachtet fühlt, paart sie sich mit ihm – gleichgültig, an welchem Punkt ihres Ovulationszyklus sie sich gerade befindet. Aber ein Weibchen, das unter den sozialen Restriktionen der Gruppe steht, kann sich den Luxus der freien Liebe nicht leisten. Wenn es sich an ein Männchen heranmacht und an ihm herumzufingern beginnt, fahren die übrigen Gruppenmitglieder sofort keifend dazwischen. Und so riskiert es eine Rhesusäffin nicht oft, gegen die gesellschaftlichen Konventionen zu verstoßen. Schließlich möchte sie auch nicht wie so eine Bonobo-Schlampe dastehen.

Die Hormone aber ändern alles. Sie trüben ihre Urteilskraft und reißen sie mit sich fort ins Märchenland der Wollust. Wenn sich ihr Eisprung nähert und ihr Östrogenspiegel in die Höhe schießt, vergisst sie alle politischen Erwägungen, und sie koitiert hemmungslos, unersättlich, unentwegt auf jeden einkreischend, der es wagen sollte, sie daran zu hindern.

Wenn wir an Motivation, Verlangen und Verhalten denken, schreiben wir dem Neokortex und dem denkenden Gehirn den größten Teil der Verantwortung zu. Wir glauben an den freien Willen, und das müssen wir auch. Die Willensfreiheit – oder zumindest etwas in der Richtung – ist eines der Hauptkennzeichen des Menschseins. Was nicht heißen soll, dass wir jeden Morgen ganz von vorn anfangen würden, mit einer Unendlichkeit möglicher Selbste, die nur darauf warten, von uns ausgewählt zu werden. Das ist leider ein Hirngespinst, wenngleich ein schwer ausrottbares. Dennoch besitzen wir das, was Roy Baumeister von der Case Western Reserve University eine Steuerfunktion nennt: eine psychische Instanz, die will, wählt und Selbstkontrolle ausübt. Die Fähigkeit zur Selbstkontrolle muss als eine der wertvollsten Gaben unserer Spezies überhaupt gerechnet werden: Sie ist die eigentliche Ursache unserer großen Anpassungsfähigkeit und Flexibilität. Nur ein sehr geringer Teil unseres Verhaltens läuft im wahrsten Sinne des Wortes automatisch ab. Selbst wenn wir glauben, ganz auf Autopilot geschaltet zu haben, behält die Steuerfunktion unser Handeln im Auge und überprüft, verifiziert und korrigiert unentwegt unseren Kurs. Wenn du blind tippen kannst, weißt du, dass das leitende Gehirn nie allzu weit vom leiernden Gehirn entfernt ist. Solange nichts dazwischenkommt, tippst du automatisch vor dich hin, und deine Finger tanzen mit einer solchen Sicherheit auf den Tasten, als habe jeder von ihnen einen RAM-Chip in seiner Spitze eingebaut. In dem Augenblick aber, in dem du dich vertippst, schaltet sich, noch ehe du selbst so richtig weißt, was eigentlich schief gelaufen ist, die Steuerfunktion ein und setzt die Automatik außer Kraft. Von ihr geleitet, fliegt dein Finger zur Rückschritt-Taste, um den Fehler zu korrigieren. Du siehst, was passiert ist, bringst die Sache in Ordnung, und schon einen Augenblick später arbeiten deine Hände wieder im Robotermodus. Sportler, Chirurgen und Musiker vollführen solche Hin-und-her-Schaltungen zwischen intentionalem und einprogrammiertem Verhalten mehrere hundert Mal in der Minute; dieses Wechselspiel der Funktionsmodi macht das Wesen der Meisterschaft aus. Die menschliche Fähigkeit zur Selbstkontrolle ist zwar begrenzt, und wir geraten leicht in Schwierigkeiten, wenn wir sie überschätzen und uns dem strengen Ethos des Perfektionismus verschreiben, aber dennoch sollten wir für unsere Willenskraft dankbar sein.

Gleichzeitig wissen wir, dass irgendwo in unserem genomischen Hintergrund ein Pavian sein äffisches Wesen treibt und dass wir uns wie Äffinnen fühlen und uns durchaus auch wie welche verhalten können. Sobald ein Mädchen in die Pubertät kommt, fängt es an, an Sex zu denken: bewusst, unbewusst, im Traum, in der Badewanne – wie auch immer oder wo auch immer es geschieht, geschieht es. Die Lust ist erwacht. Die Veränderungen, die sich während der Pubertät ereignen, sind weitgehend hormoneller Natur. Der biochemische Szenenwechsel weckt das Verlangen. Intellektuell akzeptieren wir die Vorstellung, dass die Sexualität eine durch Hormone bestimmte Dimension unseres Lebens ist, aber emotional lehnen wir uns dagegen auf. Wenn die Hormone überhaupt eine Rolle spielen, dann befürchten wir gleich, dass sie eine zu große Rolle spielen könnten, womit wir keinen freien Willen hätten. Folglich bestreiten wir, dass sie eine Rolle spielen, obwohl wir durchaus wissen, dass sie das sehr wohl tun, weil wir das an unseren halbwüchsigen Kindern sehen und wir uns, Göttin sei Dank, an unsere eigene damalige Lüsternheit erinnern.

Anstatt also das Offensichtliche zu bestreiten, sollten wir besser versuchen zu begreifen, in welcher Hinsicht und in welchem Ausmaß die Östrogene und anderen Hormone unser Verhalten beeinflussen. Zugegeben, unsere Kenntnis neurobiologischer Zusammenhänge ist primitiv, geradezu paläolithisch. Wir wissen nicht, wie die Östrogene auf das Gehirn genau einwirken, um Verlangen wachzurufen, Gedankenspiele zu speisen oder einen Impuls zu unterdrücken. Wohl gibt es aber genügend Indizien, anhand derer wir uns ohne allzu viel detektivischen Scharfsinn zumindest einen gewissen Begriff von der Bedeutung dieser Hormone machen können.

Wünsche, Gelüste und Emotionen können flüchtig sein – Hirnspinnweben, die schon die nächste Laune verweht. Kaum entstanden, sind sie auch schon wieder verschwunden. Doch sie können auch beharrlich sein. Sie können sich von einer Laune in eine Obsession verwandeln. Wenn eine Emotion oder ein Impuls Bestand haben und Auswirkungen zeitigen soll, ist ein Hormon ein verlässlicher Helfer. Im Gehirn arbeiten Steroidhormone in der Regel mit einem oder mehreren Neuropeptiden zusammen. Neuropeptide sind flink und flüchtig. Steroidhormone sind beharrlich und zäh. Die zwei Stoffe wirken synergistisch auf Neuronenschaltungen ein, die Motivation und Verhalten steuern, und integrieren damit Psyche und Körper. Nehmen wir als Beispiel das Durstgefühl. Wenn unser Organismus merkt, dass ihm Wasser und Salz auszugehen beginnen, reagiert er prompt und energisch, denn wir stammen alle aus dem Meer, und noch immer können unsere Zellen nur überleben, wenn sie in Salzwasser schwimmen. Eine dieser Reaktionen ist die Stimulierung der Nebennieren, wodurch diese anfangen, Aldosteron und andere Steroidhormone auszuscheiden. Aldosteron ist ein praktisches Hormon, und so versucht es zunächst einmal, die vorhandenen Reserven zu verwerten – etwa durch Reabsorption des im Harn und im Magensaft enthaltenen Salzes und durch dessen Rückführung in die Extrazellularflüssigkeit. Gleichzeitig infiltriert das Aldosteron aber auch das Gehirn und regt von dort aus die Produktion des Neuropeptids Angiotensin an. Das Neuropeptid seinerseits startet das Durstprogramm des Gehirns, und wir werden durstig. Wir verspüren den Drang zu trinken. Normalerweise lässt sich diesem Gefühl leicht mit einem Glas Wasser ein Ende bereiten, und schon beruhigen sich Nebennieren und Durstzentrum wieder. Wenn jedoch unser Flüssigkeits- und Natriumbedarf drastisch erhöht ist – wie etwa während des Stillens –, sind wir zwar förmlich durchtränkt mit Aldosteron und gehen äußerst effektiv mit unseren Wasser- und Salzreserven um, aber wir fühlen uns dennoch chronisch ausgedörrt und haben gleichzeitig einen konstanten Heißhunger auf salzige Speisen.

Eine Emotion ist ein Signal. Sie informiert uns über ein Bedürfnis, über eine zeitweilige Störung unserer Homöostase. Durch sie veranlasst oder hemmt der Körper bestimmte Verhaltensweisen, damit das betreffende Bedürfnis befriedigt und das Gleichgewicht wiederhergestellt wird. Normalerweise würden wir Durst nicht als eine Emotion bezeichnen, aber das ist er durchaus: eine Emotion der Extrazellularräume – der mikroskopisch feinen Ritzen zwischen den einzelnen Zellen. Als eine Emotion kann Durst ignoriert oder durch konkurrierende Forderungen aufgehoben werden. Wenn wir in sengender Hitze an einem Wettlauf teilnehmen und Durst verspüren, steht es uns frei, gegen das Gefühl anzukämpfen und weiterzurennen, anstatt wertvolle Zeit mit Trinken zu vergeuden und unseren Bauch mit Flüssigkeit zu belasten. Panik kann unglaublich durstig machen – zum Teil deswegen, weil die mit der Angst einhergehende Aktivität der Nebennieren eine verstärkte Angiotensin-Produktion auslöst. Dieselbe Panik kann uns aber auch die Kehle zuschnüren und den Magen sich zusammenkrampfen lassen, sodass uns der bloße Gedanke an Essen und Trinken Übelkeit verursacht. Dennoch lässt uns der Durst nur einen vergleichsweise kleinen Handlungsspielraum. Wir können ihn nur eine begrenzte Zeit lang ignorieren: Eine Woche ohne Wasser, und wir sterben an Dehydratation. Die synergistische

Wirkung von Neuropeptid und Steroidhormon auf die neuronale Verschaltung, die das Verhalten der Flüssigkeitsaufnahme steuert, ist daher recht drastisch. Je länger wir uns gegen das erforderliche Verhalten – Trinken – sträuben, desto hektischer arbeiten unsere Nebennieren und desto brennender wird unser Verlangen nach Wasser. Irgendwann erreichen wir einen Punkt, an dem wir absolut alles trinken würden – verseuchtes Wasser, vergiftetes Wasser, für unseren Körper unverwertbares Meerwasser. Selbst Jesus war außerstande, seinen Durst zu bezwingen, und starb mit Essig auf den Lippen.

Davon allerdings, dass wir während eines bestimmten Ovulationszyklus nicht schwanger werden, sterben wir noch lange nicht. Menschen sind langlebige Geschöpfe, die in ihrem Verhalten von der impliziten Voraussetzung ausgehen, dass sie noch viele Gelegenheiten haben werden, sich fortzupflanzen, und es sich daher leisten können, den Launen und Sticheleien Amors monate-, jahre-, jahrzehnte- und, hoppla!, ein Leben lang zu widerstehen, wenn die augenblicklichen Bedingungen nicht optimal sind. Tiere, deren Fortpflanzungstrieb so unerbittlich wie der Durst ist, sind grundsätzlich kurzlebige Arten, die vielleicht nicht mehr als eine oder zwei fruchtbare Perioden zur Verfügung haben, um der Welt ihren Mendelschen Stempel aufzudrücken. Eine Begleiterscheinung der Langlebigkeit ist ein reiches Gefühlsleben und eine komplexe Sexualität. Wir setzen irrtümlicherweise Emotionalität mit Primitivität und Rationalität mit Höherentwicklung gleich. Je intelligenter aber ein Tier ist, desto tiefer und stärker sind tatsächlich seine Leidenschaften. Je größer die Intelligenz, desto mehr erhebt sich für die Gefühle, diese Informationscontainer, die Notwendigkeit, ihr Fassungsvermögen zu erweitern und ihre Unterteilungen und Fächer zu vervielfältigen.

Wir schmähen die Emotionen, aber wir können von Glück sagen, dass wir so reich mit ihnen gesegnet sind. Sie geben uns etwas, worüber wir nachdenken und was wir entschlüsseln können. Intelligent sind wir aufgrund, nicht trotz unserer Emotionen. Die Hormone sind teils Behältnis und teils Inhalt. Sie sagen etwas über sich selbst aus, und sie übermitteln Informationen über andere. Sie veranlassen uns zu keinem bestimmten Verhalten, aber sie bewirken, dass uns das bestimmte Verhalten – wenn alle sonstigen Umstände und Bedingungen günstig sind – leichter und lustvoller gerät.

Die Östrogene, die schelmischen Östrogene, wirken im Gehirn durch viele Mittler, viele Neuropeptide und Neurotransmitter. Sie wirken durch den Nervenwachstumsfaktor, und sie wirken durch das Serotonin, ein Neuropeptid, das vor allem wegen seines Zusammenhangs mit depressiven Zuständen bekannt geworden ist. Sie wirken durch die Endorphine, und sie wirken durch das Oxytozin. Wir können sie uns als Mittelspersonen oder Makler denken – oder als eine Art Treibmittel wie Hefe oder Backpulver. Die Östrogene zielen auf keine bestimmte Emotion ab, aber sie bereiten den Boden für jegliche Emotion. Schon seit Jahren versuchen Forscher, das Sexualverhalten der Frau mit ihrem jeweiligen Östrogenspiegel in Verbindung zu bringen. Der Grundgedanke klingt durchaus logisch. Jeden Monat steigt parallel zur Reifung eines Follikels die Östrogenkonzentration an und erreicht im Augenblick des Eisprungs ihren Höhepunkt. Wenn die vom Eileiter aufgenommene Eizelle das Bedürfnis oder den Wunsch hat, befruchtet zu werden, könnte sie dies dem Gehirn mithilfe der Östrogene mitteilen, und die Östrogene würden dann die Produktion eines Neuropeptids anregen, das seinerseits eine bestimmte Verhaltensweise auslösen würde – nämlich die zielstrebige, monomane Suche nach einem Sexualpartner.

Doch es ist alles andere als einfach, die Östrogene in einen eindeutigen Zusammenhang mit dem menschlichen Sexualverhalten zu bringen. Was für ein konkretes »Verhalten« fassen wir dabei überhaupt ins Auge? Was sind die relevanten Messwerte und Beurteilungskriterien? Frequenz des Geschlechtsakts? Orgasmusfrequenz? Häufigkeit von masturbatorischen Aktivitäten oder sexuellen Fantasien? Der plötzliche Impuls, sich die *Cosmopolitan* zu kaufen? Folgendes wissen wir immerhin: Zwischen der Häufigkeit des Geschlechtsverkehrs und der jeweiligen Phase des Ovulationszyklus besteht kein erkennbarer Zusammenhang. Frauen sind zum Zeitpunkt des Eisprungs – es sei denn, sie bemühen sich bewusst, schwanger zu werden – um keinen Deut sexuell aktiver als an irgendeinem anderen Tag ihres Zyklus. Aber der konkrete Vollzug eines Verhaltens verrät nur wenig über die unterschwelligen Auslöser ebendieses Verhaltens. Zeichnet man das Vorkommen von Geschlechtsverkehr bei Paaren auf, stellt man einen erstaunlichen immer wiederkehrenden Häufungspunkt namens Wochenende fest – und das liegt nicht etwa daran, dass die Leute am Samstagabend besonders scharf wären, sondern daran, dass die Leute einfach dann miteinander schlafen, wenn die Situation dazu geeignet ist, wenn sie nicht von einem langen Arbeitstag müde und gestresst sind und wenn sie am nächsten Tag ausschlafen können. Die Hormone können uns zum Wasser führen, aber zum Trinken können sie uns nicht zwingen.

Ebenso wenig besteht eine Verbindung zwischen Östrogenspiegel und körperlicher Erregbarkeit – also der Bereitschaft der Genitalien, in Reaktion auf explizite optische oder andere sexuelle Reize anzuschwellen und Schleim abzusondern. Versuche haben gezeigt, dass die physische Erregbarkeit der Frau über die Dauer ihres Zyklus hinweg weitgehend unverändert bleibt. Aber körperliches Erregtsein sagt kaum etwas über subjektives Lustempfinden oder sexuelles Verlangen aus, denn wie wir schon gesehen haben, werden manche Frauen feucht, während sie vergewaltigt werden. Ellen Laan von der Universität Amsterdam hat nachgewiesen, dass Frauen »objektiv« (also physisch, genital) in deutliche Erregung geraten, wenn sie sich Pornofilme ansehen, die sie anschließend als dumm, primitiv und ausgesprochen unerotisch bezeichnen.

Etwas konkreter wird der Zusammenhang zwischen Hormonen und Sexualität, wenn wir als Kriterium nicht das Verhalten der Genitalien, sondern das subjektive Verlangen nehmen. Manche Studien haben die Häufigkeit, mit der die Frau beim Sex die Initiative ergreift, als Maßstab ihres Verlangens genommen. Die Resultate schwankten in Abhängigkeit der jeweils verwendeten Verhütungsmethode erheblich, aber insgesamt weisen sie doch in die erwartete Richtung. Frauen, die orale – also die natürlichen hormonellen Schwankungen ausgleichende – Verhütungsmittel verwenden, zeigen um die Mitte ihres Zyklus keine größere Neigung, über ihren Partner herzufallen, als zu anderen Zeiten. Bei zuverlässigen, aber nicht hormonell wirkenden Verhütungsmethoden – einem sterilisierten Ehemann etwa – verraten Frauen in den letzten Tagen vor dem Eisprung eine deutlich verstärkte Tendenz, sexuell die Initiative zu ergreifen, was die Vermutung nahe legt, dass der hohe Östrogenspiegel ihr Verlangen steigert. Nehmen wir hingegen den komplizierenden Faktor eines weniger zuverlässigen Schutzes hinzu, sagen wir eines Pessars oder Präservativs, geht die Wahrscheinlichkeit östrogeninduzierter Avancen zurück. Der Grund ist leicht einzusehen: Wenn du nicht schwanger werden willst, hältst du es möglicherweise nicht für das Klügste, gerade in deinen fruchtbarsten Tagen herumzumachen. In einer Studie über lesbische Paare – bei denen natürlich Hindernisse wie die Angst vor einer ungewollten Empfängnis, hormonell oder mechanisch störende Verhütungsmittel oder beeinträchtigende männliche Erwartungen und Manipulationsstrategien nicht zum Tragen kommen – haben Psychologen festgestellt, dass die Probandinnen um die Mitte ihres Zyklus rund fünfundzwanzig Prozent häufiger sexuell aktiv wurden und doppelt so viele Orgasmen hatten wie zu anderen Zeiten des Monats.

Die auffälligsten Korrelationen zwischen Hormonen und Sexualität zeigen sich allerdings dann, wenn das reine, abstrakte Verlangen gemessen wird. In einer groß angelegten Studie wurden fünfhundert Frauen aufgefordert, mehrere Monate lang täglich ihre Basaltemperatur zu messen und sich den Tag des Monats zu notieren, an dem sie jeweils die ersten Regungen sexuellen Verlangens verspürten. Die zusammengeführten Resultate zeigen eine erstaunliche Übereinstimmung vom Einsetzen sexueller Gelüste und dem Zeitpunkt, an dem die Basaltemperatur zeigte, dass die Frauen unmittelbar vor dem Eisprung standen. Frauen können sexuelles Verlangen sogar durch unbewusste körpersprachliche Signale äußern. Im Rahmen einer Studie mit jungen Disco-Besucherinnen stellten Wissenschaftler fest, dass je mehr sich die Frauen dem Eisprung näherten, desto knapper und aufreizender ihre Kleidung wurde: Der Rocksaum ging parallel zum Östrogenspiegel in die Höhe. (Natürlich mag es auch eine gewisse Rolle spielen, dass die Mitte des Zyklus die beste Zeit des Monats ist, um unsere engsten und sparsamsten Outfits zu tragen, da wir dann frei von prämenstruellen Schönheitsfehlern wie Aufgeschwemmtheit und Pickeln sind und nicht zu befürchten brauchen, unser Tampon oder unsere Binde könnte etwas durchlassen.)

Eine Reihe von Forschern haben jüngst die Vermutung geäußert, dass nicht die Östrogene, sondern das Testosteron das »wahre« Libidohormon sein könnte – und zwar bei beiden Geschlechtern. Sie weisen darauf hin, dass die Eierstöcke außer den Östrogenen auch Testosteron produzieren und dass die Androgenkonzentration um die Mitte des Ovulationszyklus ebenso deutlich in die Höhe schießt wie der Östrogenspiegel. Klar, wie könnten wir das Testosteron außer Acht lassen, wo Männer doch so viel von dem Zeug haben und Männer bekanntlich so verrückt nach Sex sind? Viele sexologische Lehrbücher behaupten rundheraus, das Testosteron sei die Ursache jeglicher Lust, und tatsächlich ergänzen manche Frauen in den Wechseljahren ihre hormonelle Substitutionstherapie durch Testosteronpräparate in der Hoffnung, dem Nachlassen ihrer Libido entgegenzuwirken. Wenn das Testosteron allerdings wirklich einen Einfluss auf die weibliche Lust hat, dann offenbar eher als Gehilfe der Östrogene denn direkt in eigener Sache. Wie es die Körperchemie so will, verbinden sich bestimmte im Blut schwimmende Proteine sowohl mit den Testosteron- als auch mit den Östrogenmolekülen und hindern sie dadurch daran, die Barriere zwischen Blut und Gehirn zu überwinden. Die Östrogene beschleunigen zwar die Synthese dieser bindenden Proteine, aber dennoch verraten Letztere eine geringfügig größere Vorliebe für Testosteron. Steigt also im Laufe des Ovulationszyklus die Produktion der Sexualhormone und Proteine an, heften sich die Proteine in verstärktem Maße an die Testosteronmoleküle und »entschärfen« sie dadurch bereits unterhalb der Gurgellinie – das heißt, noch ehe sie in unseren grauen Zellen Nennenswertes ausrichten könnten. Indirekt erweist sich das Testosteron dadurch aber doch als nützlich. Indem es nämlich die Proteine bindet, macht es den Weg für die Östrogene frei, die somit das Gehirn ungehindert erreichen können. Diese ablenkende Wirkung könnte auch erklären, warum eine Testosterontherapie bei manchen Frauen, die unter einer schwachen Libido leiden, gute Erfolge zeitigt. Das Androgen hält die Blutproteine beschäftigt und gestattet den Östrogenen dadurch, schnurstracks ins Gehirn zu kraulen.

Aber die Östrogene schlicht als die Libidohormone zu betrachten würde bedeuten, sie zugleich überzubewerten und zu unterschätzen. Wenn die Östrogene die Boten der Eizelle sind, dürfen wir erwarten, dass das Gehirn ihnen zwar Gehör leiht, ihnen aber nicht blindlings, mechanisch gehorcht. Nicht nur die Mechanismen unseres Genitalapparats sind im Laufe der Evolution vom Würgegriff der Hormone befreit worden – unsere Motive und Verhaltensweisen ebenso. Über hormonelle Signale, die uns zu hirnlosen Nymphomaninnen, zu Eizellen-Groupies machen – die uns sagen, wir sind spitz wie Nachbars Lumpi und haben gefälligst Unzucht zu treiben –, würden wir uns ja auch schwerlich freuen. Wir wollen nicht gezwungen sein, einem Ei zu Diensten zu stehen, bloß weil es nun einmal da ist. Wir leben in der Welt, und wir haben auch eigene, »eifremde« Bedürfnisse und Wünsche. Was uns allerdings willkommen sein könnte, wäre eine gut angepasste, scharfe Brille, um das Kleingedruckte lesen zu können. Und tatsächlich beeinflussen die Östrogene unser Verhalten im Wesentlichen durch eine Verbesserung unserer Sinnesleistung. Sie zwicken uns und sagen: Gib Acht! Eine Reihe von Studien hat gezeigt, dass der Gesichts- und Geruchssinn der Frau um die Zeit des Eisprungs eine Schärfung erfahren. Das Gleiche gilt für andere Perioden erhöhter Östrogenbeeinflussung wie die Zeit unmittelbar vor der Menstruation, wenn der Progesteronspiegel absackt und die Östrogene, von ihrem Antagonisten befreit, ungehindert ihre Wirkung tun können. Und während der Schwangerschaft riechst du ein schmutziges Katzenklo zwanzig Meter gegen den Wind und kannst auf jedem Gesicht, das dir begegnet, jede einzelne Pore erkennen. Wohlgemerkt, wir brauchen keine Östrogene, um Acht geben oder etwas riechen zu können – aber sind sie erst einmal da, gelangen sie vom Blut ins Gehirn und greifen ihm ein wenig unter die Arme, ebenso wie sie es bei den Knochen, dem Herzen, den Brüsten und den kleinen graugelben Eierkörbchen tun.

Wenn die Östrogene uns überhaupt helfen sollen, dann doch wohl am ehesten in solchen Situationen, in denen größtmögliche Konzentration und Wachsamkeit angesagt sind. Der Eisprung ist eine Zeit der Gefahr und der Möglichkeit. Die Östrogene wirken ähnlich wie die psychotrope Droge, die die Indios des Amazonasgebietes aus bestimmten Fröschen gewinnen und die ihnen die Sinnesschärfe von Helden verleiht. Je mehr wir uns auf die Welt einlassen, desto besser stehen für uns die Chancen, passende Partner kennen zu lernen, aber desto größer ist damit zugleich die Notwendigkeit, uns allen Menschen in unserer Umgebung gewahr zu werden und sie möglichst richtig einzuschätzen. Wenn es wirklich so etwas wie eine weibliche Intuition gibt, dann könnte sie das Resultat eines gelegentlichen wirklich gelungenen Östrogenschubs sein – dieses großen Emulgators, der disparate, bewusste und unterbewusste Beobachtungen zu einem Erkenntnisakt zusammenführt. Aber auch die Östrogene sind den Wechselfällen des Lebens und des Alltags unterworfen. Wenn wir von vornherein in einer griesgrämigen, menschenscheuen Stimmung sind, kann der Anstieg des Östrogenausstoßes zum Zeitpunkt des

Eisprungs – oder der Rückgang des neutralisierenden Progesterons unmittelbar vor der Menstruation – unsere Griesgrämigkeit sogar noch weiter verstärken. Die Östrogene sind Förderer, keine Auslöser. Dies wird uns vielleicht klarer, wenn wir bedenken, wie die Östrogene zur Entstehung eines Brustkrebses beitragen. Die Hormone sind keine Karzinogene im eigentlichen Sinn des Wortes: Es ist nicht so, dass sie das genetische Material der Brustzellen zerstören oder destabilisieren würden, so wie dies radioaktive Strahlung oder Toxine wie etwa Benzol tun können. Aber wenn aus welchen Gründen auch immer eine abnorme Zelle entsteht, Östrogene können sie stimulieren und zum Wachstum anregen, bis aus einer unbedeutenden Aberration, die sich ansonsten hätte zurückbilden oder die vom Immunsystem hätte problemlos beseitigt werden können, ein regelrechtes Malignom geworden ist.

Die Stärke der Östrogene liegt in ihrer Kontextabhängigkeit. Sie veranlassen uns nicht, uns auf irgendeine bestimmte Weise zu verhalten. Doch sie können uns veranlassen, etwas zu bemerken, das wir ansonsten vielleicht übersehen hätten. Die Östrogene können die Sinneswahrnehmung schärfen und uns damit einen gewissen fluktuierenden Vorteil gegenüber unserem Standard-Ich gewähren. Wenn wir gut sind, könnten wir gelegentlich unsere sehr guten Momente haben, und wenn wir mittelmäßig sind – na, dann können wir unseren Hormonen die Schuld daran geben. Dazu sind sie ja schließlich da.

Als Gleitmittel des Lernens können die Östrogene jungen Frauen, die noch mitten darin stecken, aus sich selbst schlau zu werden und Erfahrungen zu sammeln, die wertvollsten Dienste leisten. Solange sie keine besseren Kriterien zur Beurteilung des Charakters und der Beweggründe anderer Menschen haben, können junge Frauen durchaus Vorteile aus ihrer Intuition ziehen. Wir dürfen nur nicht den Fehler begehen, uns allzu viel auf unsere Intuitivität, auf unsere Fähigkeit, andere zu durchschauen, einzubilden und uns zu sehr auf die Richtigkeit unserer summarischen Urteile zu verlassen. Je älter wir werden, desto mehr ebnen sich die Gipfel und Täler unseres Östrogenzyklus ein und desto weniger sind wir auf sie und ihre über-sinnlichen Hilfeleistungen angewiesen. Die Erfahrung ist schließlich eine verlässlichere Freundin als die Ahnung. Wie vielen Männern, die uns an unseren gefühlskalten, unnahbaren, jähzornigen, hyperkritischen und unendlich faszinierenden Vater erinnern, müssen wir begegnen, bevor wir den Phänotypus im Schlaf erkennen können und klug genug sind, fortan einen ganz weiten Bogen um ihn zu machen?

Jede von uns ist ein eigenes biochemisches Labor, und niemand hindert uns daran, mit uns herumzuexperimentieren. Vielleicht wird dir dein Ovulationszyklus zu langweilig erscheinen, um deine Aufmerksamkeit auf die Dauer fesseln zu können. Vielleicht wirst dich auf die – mehr oder weniger erfolgreiche – Erforschung seiner Gaben einlassen. Ich persönlich habe viele Jahre gebraucht, um zu erkennen, dass meine Orgasmen um die Mitte des Zyklus besonders intensiv ausfielen. Dass sie unmittelbar vor der Menstruation ziemlich gut waren, hatte ich schon immer gewusst. Ich hatte allerdings gedacht, dies habe rein mechanische Gründe; es liege daran, dass der ganze Unterleibsbereich so kurz vor der Menstruation besonders stark durchblutet ist. Auf die andere Seite der Gleichung hatte ich nicht geachtet, weil ich nicht an sie glaubte. Als ich jedoch anfing, den Zusammenhang zwischen dem Anstieg des Östradiolspiegels und der Qualität des sexuellen Höhepunkts zu erforschen, entdeckte ich einen wundervollen Nexus. Die »Mittzyklus«-Orgasmen sind tief und nachhallend, akzentuiert – möglicherweise bedingt durch die Östrogene oder durch die Ablenkungsmanöver des Testosterons oder aber auch nur durch Selbsthypnose. Es könnte durchaus sein, dass ich einem Placebo-Aphrodisiakum auf den Leim gehe. Es spielt gar keine Rolle. In Sachen Biochemie bin ich eine reine Amateurin, und ich kann nun mal keine kontrollierten Versuche mit mir selbst anstellen. Aber in Dingen, die zählen, bin ich eine begabte Schülerin, und ich habe gelernt, den Weg zur Ekstase zu finden – gleichgültig, was Mond, Monat oder Menses gerade tun.

Wir alle haben nur je ein Chemie-Set und je ein Gehirn, um damit herumzuexperimentieren, und die Auswirkungen der Östrogene können durchaus von Kopf zu Kopf variieren. Wenn wir aber aus der grundsätzlichen Erkenntnis, dass Hormone das Gehirn stimulieren, synchronisieren und für sinnliche Erfahrungen sensibilisieren können, eine Schlussfolgerung ziehen dürfen, dann diese: Die Pubertät ist eine entscheidende Zeit. Unter dem Einfluss der Steroidhormone dehnt sich das Gehirn in der frühen Adoleszenz aus wie eine japanische Papierblume, die man ins Wasser legt. Dadurch ist es aber auch besonders ungeschützt und empfänglich für jeden Dreck und Schmerz, der darin abgelegt wird – und dessen Beseitigung anschließend ein ganzes Leben erfordern kann. Die Formbarkeit der pubertären Psyche wird in erschreckendem Ausmaß unterschätzt. Wir haben nichts anderes im Kopf als das kleinkindliche Gehirn und das Gehirn des Fetus. Und obwohl es zutrifft, dass diese zwei Gehirne eine entscheidende Rolle bei der Entwicklung von Intelligenz, Charakter und motorischen Fähigkeiten spielen, besitzt das pubertäre Gehirn eine anders geartete Bedeutung. Während es der Reife entgegenstolpert – und während es etwa im Alter von zehn von den Hormonen der Nebennierenrinde und ein bis zwei Jahre später von denen der Keimdrüsen gebeutelt wird –, bemüht sich das Gehirn, sich gesellschaftlich und sexuell zu definieren. Das Gehirn eines präpubertären Mädchens ist darauf geeicht, die Definitionen des Frauseins in sich aufzunehmen – die Parameter dessen, was zählt und was nicht zählt, was Macht ist und wie seine Trägerin sie sich aneignen kann (oder inwiefern sie sie sich niemals aneignen wird). Wir wissen von der Krise des Selbstvertrauens, die angeblich jedes Mädchen mit dem Übergang von der Kindheit in die Adoleszenz durchmacht. Weniger bekannt ist allerdings die Übereinstimmung, die zwischen dieser Periode psychischer Verwundbarkeit, dieser Tendenz der Persönlichkeit, sich bis zur Unkenntlichkeit zu verwandeln, und dem im Kopf wütenden Hormonsturm besteht. Das pubertäre Gehirn ist sich der Welt mit so brennender Intensität bewusst, dass es buchstäblich Qualen leidet und unablässig nach einem Weg sucht, sich zu beruhigen und ebendieser Welt einen vernünftigen Sinn abzuringen. Es ist ein exponiertes Gehirn, so schutzlos wie eine Krabbe ohne Panzer und ebenso wie diese dem Risiko schwerer Verletzungen ausgesetzt. Wer von uns kann schon seine Pubertät vergessen? Und wer hat sich je von ihr erholt?

Während sie obenherum das pubertäre Gehirn in Verwirrung stürzen, machen sich die Hormone untenherum am Körper zu schaffen. Der hohe Östrogenspiegel regt den Körper des Mädchens dazu an, an den Brüsten, Hüften, Oberschenkeln und Pobacken Fettdepots anzulegen. Es sind die Östrogene und einige weitere Hormone, denen wir Frauen unseren höheren Fettgehalt verdanken. Im Durchschnitt besteht der weibliche Körper zu siebenundzwanzig, der männliche zu fünfzehn Prozent aus reinem

Fettgewebe. Die durchtrainiertesten Sportlerinnen können ihren Anteil an Körperfett vielleicht auf elf bis zwölf Prozent herunterarbeiten, aber das ist noch immer fast das Doppelte dessen, was sich bei einem entsprechend durchtrainierten männlichen Sportler messen lässt. Wir können die Speckbildung, die mit der Pubertät einhergeht, einfach zur Kenntnis nehmen und sagen, es sei für Mädchen ganz natürlich, Fett anzusetzen, wenn sie heranwachsen. Doch was »natürlich« bedeutet, hängt vom jeweiligen kulturellen Umfeld ab, und zumindest unsere heutige Kultur ist von einem entspannten Verhältnis zum Fett noch weit entfernt. Auf der einen Seite werden wir von Jahr zu Jahr fetter – »wir« heißt wir Westler im Allgemeinen und Nordamerikaner im Besonderen –, und wie könnte es auch anders sein? Wir sind an unseren Schreibtischstühlen festgenietet. Nahrung ist immer in Reich- und Schluckweite, und sie ist meist reich an Kohlenhydraten, Fett und Eiweiß. Bewegung müssen wir uns bewusst, gezielt »verschaffen«, weil sie längst kein selbstverständlicher Aspekt der Arbeit, des gesellschaftlichen Lebens oder des Reisens mehr ist. Andererseits lehnen wir Übergewichtigkeit ab, wir finden sie ekelhaft, betrachten sie als Symptom von Charakterschwäche und Trägheit. Von allen Seiten prasseln widersprüchliche Botschaften auf uns ein: Wir müssen ununterbrochen arbeiten, Wettbewerb regiert die Welt, und der technologische Fortschritt zwingt uns zu vornehmlich sitzenden, zerebralen Tätigkeiten. Gleichzeitig dürfen wir nicht zu dick werden, denn Fettsein ist ungesund und erweckt den Eindruck, dass wir uns gehen lassen. Also müssen wir unseren Körper bewusst trainieren und zum Gehorsam erziehen, denn unsere normale Lebensweise nimmt uns diese Aufgabe nicht ab.

Die Mädchen, die armen Mädchen, müssen die ganze Wucht unserer Unduldsamkeit und Inkonsequenz aushalten. Mädchen setzen in der Pubertät Fett an. Dank Lady Östradiol setzen sie Fett leichter an als Jungen. Und dann werden sie mit dem Glauben an die totale Selbstkontrolle indoktriniert, mit der Idee, dass wir unseren Körper bezwingen und vollkommen gefügig machen können, wenn wir uns nur wirklich Mühe geben. Die Botschaft von der Selbstkontrolle wird vom pubeszenten Gehirn – das verzweifelt nach Mitteln sucht, sich selbst in den Griff zu bekommen und zu beruhigen, und nach Möglichkeiten, persönliche und sexuelle Macht zu gewinnen – begierig aufgenommen und verstärkt. Diäthalten verleiht ein Gefühl von Macht, und dies nicht lediglich deswegen, weil Mädchen durch die Medien tagaus, tagein mit einer wahren Flut von gertenschlanken, schönen, erfolgreichen Models konfrontiert werden, sondern weil sie dadurch einen kleinen persönlichen Sieg gegen das Fett erringen, das überall auf dem Vormarsch ist und überall verachtet wird. Woher soll ein Mädchen schon wissen, dass sein Babyspeck sich mit der Zeit von selbst auswachsen wird, wenn wir uns alle über den ständig steigenden nationalen Fettindex die Haare raufen und in einem fort jammern, wir müssten jetzt, au-gen-blick-lich, etwas dagegen unternehmen?

Es gibt auch weitere, auf der Hand liegende Gründe, weswegen das Gehirn eines Mädchens zum Schluss gelangen könnte, die Fixation auf das Aussehen sei der kürzeste Weg zu Glück und Erfolg. Es gibt einfach viel zu viele Beauty-, Wellness- und Fit-for-fun-Magazine – weit mehr als Anfang der siebziger Jahre, als ich in die Pubertät kam (und schon damals gab es zu viele von den Dingern!). Amerikanische Supermärkte bieten Eltern, die nicht wollen, dass ihre Kinder nach Schokoriegeln quengeln, während sie an der Kasse Schlange stehen müssen, mittlerweile süßigkeitsfreie Ausgänge an. Und wo bleiben die frauenzeitschriftenfreien Ausgänge? Wo sind die Notausgänge für diejenigen unter uns, die sich der faschistischen Diktatur des schönen Gesichts entziehen möchten? Jedes Mädchen, das mit offenen Augen durch unsere heutige Welt geht, muss zwangsläufig zu dem Schluss gelangen, dass Aussehen eine wichtige Rolle spielt und dass es sein Gesicht genauso unter Kontrolle haben kann, wie es seinen Körper unter Kontrolle hat. Es braucht dazu nur das richtige Make-up, die richtige Hautpflegeserie, die richtige innere Einstellung und den ernsthaften Willen, keine unvorteilhaften Grimassen zu schneiden, hautschädigende Einflüsse zu meiden und wirklich, ernsthaft, ununterbrochen an sein Aussehen zu denken. Wer will sich also da noch wundern, wenn ein Mädchen all sein Selbstvertrauen verliert! Wenn das Mädchen Grips hat, dann weiß es, dass es idiotisch ist, sich vom Gedanken an das eigene Aussehen versklaven zu lassen. Es ist deprimierend und frustrierend. Hat es etwa dafür lesen und schreiben gelernt, sich Fremdsprachen angeeignet und die Mysterien der Infinitesimalrechnung ergründet? Aber wenn es Grips hat, dann ist ihm auch das allgegenwärtige »schöne Gesicht« nicht entgangen und dann weiß es um dessen ungeheure

Macht und will selbst ein Stück von dieser Macht haben. Ein Mädchen will erfahren, welche Formen des Erwerbs und der Ausübung von Macht ihm zu Gebote stehen. Und nach all dem, was uns die Medien vermitteln, sind ein straffer Körper und ein schönes Gesicht praktisch Garanten weiblicher Macht.

Ich sage damit natürlich nichts Neues, aber ich meine, dass wir dazu übergehen sollten, die Zeit des Heranwachsens in stärkerem Maß als eine Chance zu betrachten, als einen relativen Neuanfang für das Gehirn. Mädchen lernen von Frauen: künstlichen Frauen, konstruierten Frauen, wirklichen Frauen. Das »schöne Gesicht« ist allgegenwärtig, aber man kann ihm die Zunge rausstrecken, ihm einen Groucho-Marx-Bart aufmalen, ihm das emotionale Wasser abgraben. Die Wiederholung von Selbstverständlichkeiten hilft. Einem Mädchen versichern, dass es toll und stark und hinreißend ist, hilft. Der lustige, anarcho-dogmatische Geist der neuen Girlie-Bewegung hilft. Solidarität unter Mädchen hilft, denn Mädchen nehmen Anregungen nicht nur von Frauen an, sondern ebenso sehr auch voneinander. Riten helfen, und Antiriten helfen. Wir können totemistische Objekte dekonstruieren und mit manisch-expressiver Willkür neu zusammensetzen. Mädchen können ihren Lippenstift dazu zweckentfremden, sich gegenseitig auf Rücken oder Gesicht Rallyestreifen oder vorn, von Schlüsselbein zu Beckenknochen, zwei saumäßige Zitzenreihen aufzumalen. Oder aus BHs eine Hängematte bauen und sie mit Doughnuts und Cola Light füllen oder Titelbilder von Frauenmagazinen mit ausgeschnittenen Stücken von Tierfotos zu chimärhaften Zwitterwesen kombinieren – Ellefant MacPherson, Naomi Camel – oder Gummispinnen und Monopoly-Hotels auf die Badezimmerwaage kleben. Mädchen können sich gegenseitig die Zukunft lesen und sich haarsträubende berufliche Erfolge und einen ganzen Harem hinreißender Lover verheißen – denn es fällt leichter, anderen gegenüber großzügig zu sein als sich selbst, aber indem wir einer Freundin Größe andichten, rücken wir selbige auch für uns in den Bereich des Denkbaren. Sport hilft. Karate hilft. Zu deiner Freundin stehen hilft. Atonale Songs mit sinnlosen Texten verfassen hilft mehr, als du dir vielleicht vorstellen kannst. Lern Schlagzeug spielen. Die Welt braucht mehr Drummerinnen. Die Welt braucht dein wildes, hämmerndes, träumendes Herz.

12

DIE BEWUSSTEN WECHSELJAHRE

Können wir ohne Östrogene leben?

Kürzlich habe ich einen Song der Folk-Sängerin Suzzy Roche gehört, in dem sie ironisch über die Tatsache stöhnt, dass sie über vierzig ist und alle ihre Freundinnen über »omamäßige« Dinge wir Runzeln und Östrogene reden. Wohlgemerkt, nicht Östrogen-Substitutionstherapie, sondern Östrogene. Als die *New York Times* einen Artikel von mir über den Östrogenrezeptor Beta und die komplexe Funktionsweise unserer körpereigenen Östrogene brachte, dankten mir etliche Leserinnen dafür, dass ich ihnen, wie sie schrieben, bei ihrer Meinungsbildung bezüglich der Östrogen-Substitutionstherapie geholfen hätte, und dies, obwohl ich in meinem Artikel das Thema bestenfalls im Vorbeigehen gestreift hatte. Was wir nehmen, scheint von größerer Bedeutung zu sein, als was wir haben. Physiologische Vorgänge sind abstrakt und uninteressant. Pillen sind konkret und melodramatisch. Sie machen großartige Versprechungen und wecken große Hoffnungen. Und speziell Östrogenpillen lösen als ein angebliches Allheilmittel für Frauen unweigerlich erbitterte Kontroversen aus.

Was haben Fragen weiblicher »Gesundheit« an sich, dass die Leute darüber so verbiestert werden? Hysterektomie, Kaiserschnitt, Abtreibung, Mammographie, Hormontherapie: Die Hölle, das ist unser Körper. Verglichen mit uns sind Männer geradezu sorglos, taub sogar für die hitzige Diskussion der Mediziner, wie die korrekte Prostatakarzinom-Prophylaxe auszusehen habe. Und wir? Wir sehen uns schon einer neuen Gynäkokrise gegenüber, einem neuen Grund, sich über diese leicht verderbliche Ware, den weiblichen Körper, graue Haare wachsen zu lassen: eine Krise vielleicht nie da gewesenen Ausmaßes. Im Jahr 2000 wird es in den Vereinigten Staaten rund fünfzig Millionen Frauen über fünfzig geben – und damit ebenso viele potenzielle Kandidatinnen für eine Hormon-Substitutionstherapie. Sollte jede Einzelne von ihnen dreißig Jahre lang – also bis sie achtzig ist, was in etwa der momentanen Lebenserwartung von Frauen entspricht – Hormonpillen einnehmen, ergäbe dies einen Gesamtverbrauch von 1,5 Milliarden Fraujahren. Was für eine aberwitzig hohe Zahl! Noch niemals zuvor ist eine medikamentöse Großoffensive von einer solchen Größenordnung ins Auge gefasst worden. Können wir vonseiten unserer wimmelnden Heerscharen da etwa Einigkeit und Klarheit erwarten? Können wir auf die Frage »Soll ich nach den Wechseljahren Hormonpräparate nehmen?« ein simples Ja oder Nein erwarten?

Heult der Papst den Mond an? Hat sich deine Gebärmutter auf hysterische Wanderschaft begeben?

Es gibt keine simple Antwort. Wir wissen es bereits, aber wir geben die Hoffnung nicht auf, irgendwann doch eine simple Antwort zu erhalten – wenn nicht sofort, so doch zumindest im 21. Jahrhundert, wenn die Resultate repräsentativerer und besserer klinischer Untersuchungen vorliegen werden. Wie immer die Resultate, sei es der amerikanischen Women's-Health-Initiative, sei es vergleichbarer europäischer Projekte, auch aussehen mögen, sie werden mit fast hundertprozentiger Sicherheit komplex sein. Hormone haben viel zu bieten, aber sie haben dennoch auch ein gewisses, zweideutiges Grinsen im Gesicht. Sie sind nicht ganz ungefährlich. Sie sind keine Allerweltsvitamine: Sie sind Hormone, kraftvolle Boten mit forsch geflügelten Schuhen.

In den Wechseljahren stellen die Eierstöcke ihre Östradiolproduktion ein. Die Hormontherapie setzt in dem Augenblick ein, da die Follikel verstummen. Aber freut sich unser Körper auch über die Fortsetzung des Lärms? Oder ist die »Hälfte des Lebens« vielleicht doch die Zeit, das Jungvolk samt seinen Hi-Fi-Lärmeinrichtungen endlich aus dem Haus zu werfen? Die meisten amerikanischen Frauenärzte und Internisten vertreten heutzutage die Ansicht, für die meisten Frauen nach den Wechseljahren sei eine Hormontherapie die klügste Entscheidung. Dennoch räumen sie ein, dass die Therapie gewisse Risiken in sich birgt. Die Women's-Health-Initiative wird klären, worin diese Risiken im Einzelnen bestehen – beseitigen wird sie sie nicht können. Individuell unterschiedliche Reaktionen wird es auch weiterhin geben. Eine große Hoffnung sind die so genannten Designer-Östrogene, an deren

Entwicklung und Vervollkommnung die Pharmakonzerne gegenwärtig so angestrengt arbeiten und die zumindest theoretisch den gewaltigen Vorteil haben werden, gewebespezifisch zu wirken, das heißt, diejenigen Teile des Organismus, die ihren Schutz brauchen, zu schützen und diejenigen, die wie etwa die Brustdrüsen keinen hormonellen Stimulus benötigen, unberührt zu lassen. Aber Designer-Östrogene wie Tamoxifen und Raloxifen sind trotz allem doch Hormone, und jedes Einzelne von ihnen muss gründlich erprobt werden. Völlig ungefährlich und frei von Nebenwirkungen sind Hormone nie. Jede Frau muss für sich selbst entscheiden. Und die Frauen entscheiden sich auch, aber dann – Wankelmut, dein Name ist Weib! – machen sie einen Rückzieher und entscheiden sich um. Wir lieben die Östrogene, wir fürchten die Östrogene. Jede Frau will sie nehmen. Warum nehmen sie dann nur so wenige?

Man kann uns aus unserer Unentschlossenheit schwerlich einen Vorwurf machen. Die Fachliteratur selbst ist hochgradig unentschlossen, und sie ist zudem ein weites Feld. Wir sind hin und her gerissen. Wir hüpfen durch sämtliche vier Kohlenstoffringe unserer verfluchten Steroide, und dann hopsen wir gleich wieder zurück. Wir leben im Zeitalter der bewussten Wechseljahre und sehen uns gezwungen, uns auf eine Weise mit dem Übergang und dessen Folgen auseinander zu setzen, die sich unsere Vormütter niemals hätten vorstellen können. Meine Großmutter war sehr stolz auf die Tatsache, dass sie ihre Wechseljahre kaum mitbekommen hatte – keine nennenswerten Schlafstörungen oder Hitzewallungen, und den Monatsblutungen weinte sie keine Träne nach. Ohne Frage bildete sie sich viel zu viel auf ihren unproblematischen Übergang ein, als habe sie ihn ihrer Willenskraft zu verdanken anstatt ihrer beneidenswerten Konstitution. Wie dem auch sei: Die Wechseljahre kamen und gingen, und damit hatte es sich. Wenn sie heute noch am Leben wäre, würde ihr Arzt ihr mit Sicherheit zu einer Hormon-Substitutionstherapie raten. Vor dem Geplapper des Menopausenbewusstseins gibt es kein Entrinnen. Wohlgemerkt, ich trauere nicht etwa den Zeiten nach, als Frauen sich schämten, über die Wechseljahre und ihre vielfältigen Beschwerden zu reden, genauso wie sie sich über alles andere schämten, was mit dem weiblichen Körper und dem Älterwerden zu tun hatte. Aber indem sie zu einem gesellschaftsfähigen Gesprächsthema geworden ist, hat sich die Menopause den Predigern, Reduktionisten und Pharmakonzernen samt deren Handlangern in Weiß ausgeliefert. Du sagst »Frau mittleren Alters«, und sie sagen »Hormontherapie«. Wie 1996 in einer medizinischen Zeitschrift der University of Utah zu lesen stand, »sollte jede Frau in der Postmenopause über die Vorteile einer Hormon-Substitutionstherapie aufgeklärt werden«. In den letzten paar Jahren ist die medizinische Großoffensive zugunsten der Hormontherapie mit einer wahrhaft Staunen erregenden Entschlossenheit vorangetrieben worden. »Angesichts der Indizien, die für die herzstärkende Wirkung der Hormontherapie sprechen«, schrieben Ärzte vom University of Texas Southwestern Medical Center in Dallas, »wächst unter den Frauen in der Postmenopause die Begeisterung für diese universelle Substitutionstherapie.«

Was für ein lärmendes, schepperndes Ungetüm der ärztliche Konsens doch sein kann! Er hat so viel zu tun, so viele Millionen Frauen zu überzeugen, dass er dogmatisch wird und keinerlei Verständnis für Dissidentinnen aufzubringen vermag. Man gestattet uns nicht, besorgt und verunsichert zu sein. Man schimpft uns aus. Man hält uns den tadelnden Finger vor die Nase. Wenn wir uns wegen des erhöhten Brustkrebsrisikos, den die Hormontherapie mit sich bringen kann, Sorgen machen, sagt man uns: »Was zerbrechen Sie sich den Kopf über den Brustkrebs? Es sterben weit mehr Frauen an Herzleiden als an Brustkrebs! Sie lassen sich viel zu sehr von der sensationslüsternen, oberflächlichen Berichterstattung der Massenmedien beeinflussen. Sehen Sie sich ein paar Statistiken an. Und dann wiederholen Sie jeden Abend: ›Herzleiden sind bei Frauen Todesursache Nummer eins.‹« Jedes Mal wenn eine neue Studie veröffentlicht wird, die dafür zu sprechen scheint, dass die Hormontherapie das Risiko von Brustkrebs, Gebärmutterkrebs oder Eierstockkrebs erhöht, stürzen die Verteidiger der Pauschallösung herbei, um die Forschungsergebnisse »in die richtige Perspektive zu rücken« und uns daran zu erinnern, dass weit mehr Frauen an kardiovaskulären Leiden sterben als an Krebs und dass für eine Frau in den Wechseljahren die Osteoporose statistisch gesehen eine weit größere Gefahr darstellt als Brust-, Eierstock- und Gebärmutterkrebs zusammengenommen. Als Susan Love, eine renommierte Brustchirurgin, ein Buch veröffentlichte, in dem sie sich gegen die Hormon-Substitutionstherapie aussprach, und anschließend ihre Argumente in der *New York Times* zusammenfasste, zückten viele ihrer Kollegen die Flammenwerfer und erklärten, als Chirurgin, die beruflich nahezu ausschließlich mit Brustkrebspatientinnen in Berührung kommt, habe sie ein absolut verzerrtes Bild von der Wirklichkeit und räume dem Krebsrisiko einen übertriebenen Stellenwert ein. Malcolm Gladwell parodierte sie im *New Yorker* und warf ihr vor, sie erweise den Frauen einen Bärendienst, wenn sie ihnen eine der besten prophylaktischen Maßnahmen, die die moderne Medizin bislang hervorgebracht habe, derart suspekt mache. Dr. Loves Statistiken mögen anfechtbar sein – und sie mag sich für fragwürdige Alternativen stark machen wie etwa die Homöopathie –, aber an ihrer grundsätzlichen Botschaft ist nicht zu rütteln: Die Hormonpräparate, sagt sie, sind hochwirksame Mittel. Sie sind als prophylaktische Dauermaßnahme gedacht, sollen nach dem Willen des Herstellers also nicht zur zeitlich begrenzten Behandlung von Kranken dienen, sondern von gesunden Frauen bis an ihr Lebensende eingenommen werden. Sollte der Maßstab dessen, fragt Dr. Love, was im Fall einer Präventivmaßnahme noch als vertretbares Risiko anzusehen ist, nicht höher angesetzt werden als bei einem therapeutischen Mittel? Ganz Ihrer Meinung, entgegnen ihre Kritiker: Die Kriterien sind strenger, und die Hormontherapie erfüllt sie mit Bravour. Die Hormontherapie verringert messbar das Risiko von Herzleiden, Osteoporose und möglicherweise Alzheimer-Krankheit. Ihre positiven Wirkungen sind gewaltig und unbestreitbar und von Aberdutzenden von klinischen Studien belegt. Das sind sie tatsächlich. Die Vorteile sind unbestreitbar; ebenso unbestreitbar sind aber die Risiken. Es ist also keineswegs ehrenrührig zu schwanken. Die Fakten tun das schließlich auch andauernd. Hier folgen einige der relevantesten.

Im Großen und Ganzen gesehen, »funktioniert« die Hormontherapie, das heißt, sie senkt die Sterblichkeitsrate erheblich. Nach einem 1997 veröffentlichten Bericht der Nurses' Health Study beispielsweise war das Risiko, während des untersuchten Kalenderjahrs zu sterben, für hormonbehandelte Frauen um vierzig Prozent niedriger als für Frauen, die noch nie Hormonpräparate eingenommen hatten, wobei dies vor allem einem Rückgang der kardiovaskulären Erkrankungen zu verdanken war. So weit das Gesamtbild. Sehen wir uns jetzt die Detailstatistiken einmal näher an. Nach dieser Studie half die Hormontherapie denen am meisten, die es am nötigsten hatten. Bei Frauen, die rauchten, übergewichtig waren und unter Bluthochdruck, überhöhtem Cholesterinspiegel oder anderen bekannten Herzrisikofaktoren litten, ging infolge der Hormonbehandlung die – allerdings überdurchschnittlich hohe – Sterblichkeitsrate um mehr als fünfzig Prozent zurück. Bei Frauen aber, die in guter körperlicher Verfassung waren und sich insgesamt um eine gesunde Lebensweise bemühten, zeigte die Hormontherapie keinen statistisch signifikanten Rückgang des Sterblichkeitsrisikos. Denen, die sich selbst halfen, halfen die Hormone nicht. Hinzu kommt, dass die hormonell bedingte Erhöhung der Lebenserwartung in jeder Untergruppe mit der Dauer der Therapie zurückging, da die Anzahl der durch Brustkrebs bedingten Todesfälle über die Jahre zunahm und damit die Verringerung der Koronarleiden nach und nach wieder aufhob. Diese Resultate stimmen mit denen anderer Studien überein, die nachgewiesen haben, dass eine langfristige – über zehn Jahre und länger fortgesetzte – Hormon-Substitutionstherapie eine fünfzigprozentige Erhöhung des Brustkrebsrisikos nach sich zieht.

Natürlich gehört zum Leben mehr, als nur noch nicht zu sterben. Die Hormontherapie kann die biologische Lebensqualität erhöhen. Sie wirkt der Auflösung der Knochensubstanz entgegen, unserer im Alter zunehmend drohenden Humifizierung. Bei Frauen, die Hormonpräparate nehmen, ist das Risiko einer Hüftfraktur um fünfzig Prozent geringer als bei der Vergleichsgruppe, und je älter wir werden, desto weniger möchten wir uns schließlich eine Hüfte brechen. Hüftfrakturen sind der häufigste Grund dafür, dass Menschen über siebzig in Pflegeheimen landen. Die Hormontherapie wirkt darüber hinaus der Erschlaffung des Blasenschließmuskels entgegen und beugt dadurch der Harninkontinenz vor. Sie verhindert auch, dass die Scheidenwand dünn und trocken wird und zu Blutungen während des Geschlechtsverkehrs neigt. Der Zustand des Urogenitaltrakts ist zugegebenermaßen keine unbedeutende Dimension unserer Lebensqualität. Und dann hätten wir schließlich das Gehirn, unser geliebtes Gehirn. Mehrere Studien haben gezeigt, dass die Hormontherapie das Risiko der Alzheimer-Krankheit um bis zu fünfzig Prozent verringern kann. Viele Frauen, die eine Hormon-Substitutionstherapie machen, sprechen von einer spürbaren Verbesserung ihres Wohlbefindens. Sie stellen fest, dass die Östrogene zu einer Stabilisierung ihres Gemütszustands beitragen und ihre Gedächtnisleistung entscheidend verbessern. Die Frauen waren im mittleren Alter zunehmend vergesslicher geworden, und sie empfanden dies als eine schwere Beeinträchtigung. Sie fühlten sich »fragmentiert«, als sei ihre zerebrale Festplatte mit Leerstellen, Kratzern und fehlerhaften Sektoren übersprenkelt. Die Östrogentabletten, sagen sie, haben ihnen ihren klaren Verstand zurückgegeben und sie wieder intelligent gemacht. Es stimmt, dass eine Reihe von Studien mit Frauen in der Postmenopause nach Verabreichung von Östrogenpräparaten eine gewisse Verbesserung der Gedächtnisleistung ergeben hat. Wenn sich die Probandinnen beispielsweise vor der Substitutionstherapie an sieben von zehn Wörtern einer Testliste erinnern konnten, brachten sie nach der Hormonbehandlung alle zehn zusammen. Laborversuche mit Gehirnzellen und gezüchtetem Gehirngewebe haben nachgewiesen, dass Östrogene die dendritische Komplexität und die Anzahl synaptischer Verbindungen erhöhen können. Sieht man sich Bilder von Nagetier-Nervenzellen vor und nach der Behandlung mit Östrogenen an, ist es so, als betrachte man Fotos desselben Baums im Winter und im Sommer – oder der Milchdrüse vor und während der Laktation. Wie wild und wüchsig werden da die Lebenslinien! Doch sollte nicht verschwiegen werden, dass die Östrogene keine »Intelligenzhormone« sind. Sie erhöhen nicht unseren IQ. Und in einigen Tierexperimenten schnitten Rattenweibchen, denen die Eierstöcke – ihre größten natürlichen Östradiollieferanten – operativ entfernt worden waren, bei bestimmten Labyrinthversuchen sogar besser ab als Tiere mit einem normalen Östrogenspiegel.

Die Hormontherapie hat also viel, was für sie spricht. Andererseits gibt es auch die ernüchternde Tatsache des drastisch erhöhten Brustkrebsrisikos, das eine jahre- oder gar jahrzehntelange Einnahme von Östrogenpräparaten bedingen kann. Wir könnten uns (und die Ärzte) fragen, ob es denn wirklich nötig ist, unser ganzes Leben nach den Wechseljahren mit Hormontabletten zu bestreiten, oder ob wir vielleicht nicht doch besser daran täten, etwas mehr Vorsicht bei ihrer Verwendung walten zu lassen. Und schon geht die Diskussion wieder los. Und das nicht nur in unserem Land mit seiner »aufgeheizten« Presse, sondern überall auf der Welt.

So sehr sich die Ärzte in den Vereinigten Staaten auch über die mangelnde Kooperationsbereitschaft ihrer Patientinnen beklagen mögen, die amerikanischen Frauen sind weltweit an der Spitze in Sachen Hormontherapie und ebenso in Sachen Hysterektomie. In den Vereinigten Staaten nehmen sechsundvierzig Prozent aller Frauen in der Postmenopause wenigstens vorübergehend Hormonpräparate. An nächster Stelle kommen mit einem Anteil von rund dreißig Prozent unsere britischen, australischen und skandinavischen Schwestern. Auf dem europäischen Kontinent zeigen sich die Frauen weit weniger tablettenfreundlich: Hier sinken die Prozentsätze auf unter zwanzig, während gar in Japan lediglich sechs Prozent der Frauen nach den Wechseljahren Hormonpräparate einnehmen (was damit zusammenhängen könnte, dass sie ihrem Organismus bereits durch ihre normale Ernährung – insbesondere durch diese Östrogenbombe, die Sojabohne – genügend Östrogene zuführen).

Solche insgesamt eher dürftigen Zahlen entlocken den Forschern aus den jeweiligen Ländern Ausrufe händeringender Selbstkritik: Warum nur, warum sind wir keine besseren Östrogenmissionare? Und so machen sie sich auf die Suche nach den charakteristischen Merkmalen der hormongläubigen Idealpatientin. In den Vereinigten Staaten steht die Östrogenakzeptanz in direktem Verhältnis zum Bildungsniveau: Je höher die Schulbildung einer Frau, desto größer die Wahrscheinlichkeit, dass sie eine Hormonenthusiastin ist und die Aussage unterschreibt: »Die positiven Auswirkungen übertreffen die Risiken.« In den Niederlanden andererseits, einem Land voll intelligenter und belesener Frauen, hat das Bildungsniveau keinerlei Einfluss auf die Bereitschaft, Hormonpräparate einzunehmen, und in Norwegen gilt der Umkehrsatz: Je gebildeter eine Frau ist, desto größer ist die Wahrscheinlichkeit, dass sie eine Hormontherapie ablehnt. Die Wissenschaftler schließen ihre jeweiligen Forschungsberichte mit Vorschlägen, wie dem störrischen Patientinnenpool besser beizukommen sei, wobei die häufigste Empfehlung lautet, dass die Ärzte so früh wie möglich anfangen sollten, den Boden beratend vorzubereiten, und überhaupt konsequenter predigen müssten. Aus Rehovot, Israel, lesen wir: »Wir sind der Überzeugung, dass die Gynäkologen mehr Energie in die gezielte Aufklärungsarbeit investieren sollten, da unter den Frauen, die von ihrem Arzt über die Hormon-Substitutionstherapie beraten worden waren, ein signifikant größerer Prozentsatz auch anschließend bereit war, diese anzuwenden.« Aus Kopenhagen: »Es steht zu vermuten, dass ein unzureichendes Wissen über die Hormontherapie gelegentlich der Grund dafür sein könnte, dass die Patientin sie ablehnt oder zumindest eine gewisse Nachlässigkeit bei der Verwendung zeigt.« Aus Schottland: »Zusammenfassend lässt sich feststellen, dass Frauen um die Menopause… der Hormontherapie häufig skeptisch gegenüberstehen. Eine gezieltere Aufklärungsarbeit könnte die Akzeptanz verbessern.«

Niemand wird sich gegen eine bessere Patientenberatung aussprechen. Reden wir nur, reden wir uns heiser. Aber die veröffentlichten Studien haben auch ein weiteres, interessanteres Mosaiksteinchen zum psychologischen Profil der Frau mittleren Alters geliefert. Wie sich zeigt, ist einer der wichtigsten Gründe, warum viele Frauen die Hormontherapie für sich ablehnen, die schlichte Tatsache, dass sie eine positive Einstellung zur Menopause haben. Sie betrachten sie nicht als eine Krankheit, sehen also auch nicht ein, dass sie sie therapieren sollten. In zwei unabhängigen Studien haben US-amerikanische Forscher festgestellt, dass »die afroamerikanischen Frauen eine signifikant positivere Einstellung zur Menopause [als die weiße Vergleichsgruppe] hatten« und dass sie zwar objektiv unter den gleichen Symptomen litten wie die weißen, sie aber »als nicht so schwer wiegend oder beeinträchtigend empfanden« wie diese. Dabei war es keineswegs so, dass die befragten Afroamerikanerinnen unzureichend über die »richtige« Rangfolge der Gesundheitsrisiken für alternde Frauen informiert gewesen wären. Sie wussten durchaus, dass Herz-Kreislauf-Probleme auf Platz eins stehen. Dennoch waren erheblich weniger von ihnen bereit, eine Hormontherapie zu machen, als von ihren weißen Altersgenossinnen. Nach der kleinlauten Feststellung, unter den niederländischen Frauen betrage »die durchschnittliche Einnahmedauer von Hormonpräparaten lediglich sieben Monate«, zogen Forscher des Elkerliek-Krankenhauses in Helmond das Resümee: »Zumindest eine Erklärung für diese äußerst kurze Therapiedauer ist die positive Einstellung, die die meisten Frauen gegenüber der Menopause haben.« Bei einer Vergleichsstudie mit zwei Gruppen von fünfundvierzigjährigen Frauen, die jeweils die Absicht geäußert hatten, nach der Menopause eine Hormontherapie zu machen beziehungsweise nicht zu machen, stellten Londoner Forscher fest, dass sich die Frauen der zwei Gruppen weder gesundheitlich noch hinsichtlich ihres soziökonomischen Status voneinander unterschieden, dass aber »bei den Therapiekandidatinnen ein signifikant niedrigeres Selbstwertgefühl, gepaart mit einem stärkeren Vorkommen von depressiven Zuständen, mit Ängstlichkeit und einer negativeren Erwartungshaltung hinsichtlich der Menopause zu verzeichnen war. Nach eigenen Angaben trauten sie auch eher ihrem Arzt als sich selbst zu, einen positiven Einfluss auf den Verlauf ihrer Menopause auszuüben.«

Frauen, die die Wirkung der Östrogentherapie schätzen, die sich mit den Pillen geistig wacher und energiegeladener fühlen als ohne, brauchen nicht erst groß überzeugt zu werden. Das sind Patientinnen, die nicht lediglich reagieren, sondern selbst die Initiative ergreifen. Ja sie werden vielfach sogar missionarisch tätig und sagen ihren Mitstreiterinnen an der Klimakteriumsfront: Probier es aus, du wirst es nicht bereuen. Aber die Dissidentinnen, die Hormon-Häretikerinnen – was ist mit denen? Sind sie wirklich notwendigerweise irregeleitete Opfer ihrer Unwissenheit oder falscher Propheten? Manche von ihnen könnten aus Angst vor Brustkrebs vor der Hormontherapie zurückscheuen. Andere könnten es damit versucht, aber die Nebenwirkungen als zu unangenehm empfunden haben – die unvermutet einsetzenden Blutungen, die schmerzenden Brüste, die Stimmungsschwankungen, die Neigung zu Ödemen, die Übelkeit, die Pickel: lauter Symptome, die unangenehme Erinnerungen an das Prämenstruum wecken. Viele Frauen sträuben sich einfach gegen die implizite Behauptung, die Menopause sei eine Krankheit, und sie äußern ihre Ablehnung dadurch, dass sie ihre Pillen in eine Schublade schmeißen und die ganze Angelegenheit vergessen. Frauen in den Fünfzigern fühlen sich oft völlig fit. Sie erinnern sich an die Zeiten, als man meinte, Frauen taugten wegen ihrer hormonellen Schwankungen nicht für verantwortliche Posten, und als erwerbstätige Frauen in dem Augenblick, in dem sie schwanger wurden, kündigen mussten. Jetzt reicht's. Der weibliche Körper ist lange genug als eine nie versiegende Quelle der Peinlichkeit betrachtet worden. Muss eine Frau etwa noch mit eingeführtem Spekulum ins Grab steigen? Die Menopause ist ein Ereignis, ebenso wie die Menarche eines war: ein weiblicher Übergangsritus. Unsere Mütter und Großmütter haben die Wechseljahre durchgemacht, unsere Freundinnen machen sie durch. Jede macht sie einmal durch. Viele Frauen können nicht umhin, die Wechseljahre als etwas ganz Natürliches zu empfinden. Genau das versuchen sie ihren Frauenärzten klarzumachen: Die Wechseljahre sind etwas ganz Natürliches. Sie sind unvermeidlich. Sie sind nun einmal das, was der Körper tut, und warum sollte ich das, was mir mein Körper bringt, nicht willkommen heißen – oder zumindest mit Anstand hinnehmen?

Die Ärzte haben keinerlei Verständnis für diese Interpretation der Wechseljahre, für dieses ganze selbstzufriedene Gerede. Sie fühlen sich herausgefordert. Wenn sie möglichst viele gesunde Frauen zur Hormontherapie bekehren und in den Schoß der Pharmaindustrie zurückführen wollen, müssen sie diesem Irrglauben von der »guten« und »gesunden« Menopause ein Ende bereiten. Sie müssen das Gespenst der Hinfälligkeit an die Wände ihrer Sprechzimmer malen, das kränkelnde Herz, das zerkrümelnde Gebein, das zerbröselnde Gedächtnis. Sie setzen dem abrupten, spektakulären Verlust von Östrogenen, den die Frau erleidet, das weit graduellere Absinken des Testosteronspiegels beim Mann gegenüber: Er altert mit anmutiger Gemächlichkeit, du vergreist über Nacht. Sie beschreiben die Wechseljahre als einen Zustand der »Östrogendefizienz« und vergleichen sie damit implizit mit endokrinen Störungen wie Hypothyroidismus und Diabetes. Ebenso wie ein Diabetiker Insulinspritzen braucht, sollte eine östrogendefiziente Frau mit Hormonpräparaten behandelt werden – und jede Frau über fünfzig leidet fast per definitionem unter einem Östrogendefizit. Selbst Frauen, die noch immer menstruieren, könnten unter einem »prämenopausalen« Östrogendefizit leiden, wie es so reizend heißt, und somit potenzielle Kandidatinnen für eine Hormontherapie sein. Fragt eine Frau, wie es wohl sein könne, dass alle Frauen um die Mitte ihres Lebens in diesen prekären Zustand der Hormondefizienz geraten und warum die Natur sie für ihre Königinmutterjahre nicht besser ausgerüstet hat, antwortet der Arzt: »Wenn es nach der Natur ginge, würde dieses Gespräch gar nicht stattfinden und würde ich nicht gerade dabei sein, dieses Rezept auszustellen. Ein langes Leben ist etwas Schönes, etwas Wünschenswertes, es ist ein Beweis für die Erfindungsgabe des Menschen und die unaufhaltsamen Fortschritte der modernen Medizin, aber eines ist es mit Sicherheit nicht: etwas Natürliches.« Wenn es nach Mutter Natur ginge, wärst du, meine postmenopausierende Leserin, schon tot.

Oder vielleicht doch nicht? Fragen wir doch mal das alte Weiblein da, dort drüben auf dem Acker: die Greisin mit der Schippe in der Hand. Sie schaufelt munter vor sich hin – und wie ihr eigenes Grab sieht's wirklich nicht aus.

13

BERÜCHTIGT

Von Müttern, Großmüttern und anderen großen alten Damen

Die Hadza sind ein kleines Volk von Jägern und Sammlern, das in der dürren und unwegsamen Bergregion des Ostafrikanischen Grabens lebt, im nördlichen Tansania. Sie sind nur an die 750 Menschen, aber sie halten zusammen. Sie haben eine eigene Sprache, das Hadza, das mit seinen Schnalz- und Zischlauten ein wenig an die Sprache der !Kung erinnert, ohne allerdings mit ihr verwandt zu sein. Die Hadza sträuben sich gegen jeden Domestizierungsversuch. Immer wieder haben Missionare und Regierungsbeauftragte im Laufe der letzten sechzig Jahre versucht, sie an eine sesshafte Lebensweise als Bauern zu gewöhnen. Alle ihre Bemühungen scheitern jedoch unweigerlich, und die Hadza kehren in den Busch zurück. Sie hassen die Landarbeit. Sie hassen es, Kühe zu melken. Stattdessen ernähren sie sich fast ausschließlich von dem, was die Natur von sich aus zu bieten hat: Wild, Früchte und Beeren, Honig, Wurzeln und Knollen. Sie nehmen die Dinge, wie sie kommen. Lässt sich eine Impalagazelle blicken, wird sie eben erlegt. Wenn fünf Kilometer weiter die Beeren reifen, ziehen sie fünf Kilometer weiter. Wenn das Honigangebot zurückgeht, brechen die Hadza ihr Lager ab und suchen nach fleißigeren Bienen. Gelegentlich stehlen sie wohl einem vorüberziehenden Hirten ein Schaf, aber in der Regel ziehen sie den Tauschhandel vor: Giraffendörrfleisch gegen Mais oder Tabak.

Die Hadza fristen ein schlichtes, schnörkelloses Dasein, das in mancherlei Hinsicht noch die Bedingungen widerspiegeln dürfte, unter denen sich der Homo sapiens im Pliozän und Pleistozän entwickelte. Sie sind mehr oder weniger Relikte aus der Steinzeit, und das ist es gerade, was sie für westliche Anthropologen so interessant macht. Was können sie uns über uns selbst im Reinzustand erzählen? Zunächst einmal – vergesst Hobbes! Das Leben der Hadza ist weder hässlich noch brutal, und besonders kurz ist es auch nicht. Wie Kristen Hawkes von der University of Utah feststellte, als sie und ihre Kollegen die Hadza besuchten und über ihr Leben befragten, weigern sich die Frauen, das zu tun, was unsere fernen Vormütter nach einhelliger Meinung der Gelehrten regelmäßig taten – nämlich zu sterben, sobald ihnen die Eier ausgingen. Nein, viele Hadza-Frauen schaffen es weit über die Menopause hinaus, bis in ihre Sechziger, Siebziger, ja mitunter bis in ihre Achtziger, und alles ohne die angeblichen lebensverlängernden Segnungen des postindustriellen Zeitalters oder auch nur der landwirtschaftlichen Revolution. In den Vereinigten Staaten klagen die Demographen über die zunehmende Überalterung der Gesellschaft und die untragbare ökonomische und nervliche Belastung, die schon bald die Existenz so vieler Senioren für den Rest der Bevölkerung bedeuten könnte. Die Hadza könnten sich eher umgekehrt fragen, was aus ihnen werden würde, wenn sie ihr Korps von alten Damen nicht hätten. Wie die von Hawkes und Kollegen gesammelten Daten nämlich zeigen, sind die nicht mehr menstruierenden Hadza-Frauen die am härtesten arbeitenden Mitglieder des Stammes. Jeden Tag sind sie draußen im Busch und graben, stochern, pflücken und sammeln. Sie tragen mehr Nahrung zusammen als sonst jemand im Stamm. Ihre Ausbeute teilen sie mit jüngeren Verwandten, die nicht für sich selbst sorgen können: Enkelkinder, Urenkelkinder, Großnichten und -neffen, Vettern und Cousinen dritten und vierten Grades. Wenn eine junge Frau ein Neugeborenes stillt und aufgrund dieser Behinderung nicht genügend Essbares für ihre älteren Kinder auftreiben kann, wendet sie sich nicht etwa an ihren Ehemann um Hilfe (wohin ist der Kerl überhaupt schon wieder verschwunden?), sondern an ein älteres weibliches Familienmitglied. Oma oder deren Stellvertreterin springt in die Bresche und versorgt die Kleinen mit Affenbrot und Wurzeln. Hadza-Kinder sind immer dünn, aber ohne die Fürsorge einer älteren Verwandten würden sie zu dünn werden, Prinzessin-Diana-dünn, sobald ein neues Geschwisterchen eintrudelt. Sie könnten ohne weiteres daran zugrunde gehen. Hadza-Seniorinnen sind wahrhaft prachtvolle Omas. Sie sind keine Option. Sie sind kein kitschiges Klischee. In Hawkes' Studie gab es nicht eine stillende Mutter, die nicht ihre postmenopausische Helferin an ihrer Seite gehabt hätte.

Die Hadza sind ein kleines Volk. Sie sind bereits ausgiebig mit Bürokraten, Akademikern, Handlungsreisenden in Kulturgütern und Predigern jeglicher Couleur in Berührung gekommen, einschließlich einiger Aufklärer aus ihren eigenen Reihen, die eine westliche Ausbildung genossen hatten und dann zurückkehrten, um das Evangelium der heiligen Agraria zu verkündigen. Die Hadza sind also nicht »ursprünglich«, und es ist riskant, von ihnen oder sonst einem der heute noch existierenden Stämme von Jägern und Sammlern allzu konkrete Rückschlüsse auf Lebensweise und Wesen des Menschen vor dem Sündenfall zu ziehen. Und dennoch können wir unmöglich all diese Hadza-Matriarchinnen ignorieren, die die Wälder nach den Wurzeln und Früchten der Zukunft durchstöbern, wenn wir über die Evolution der Menopause reden und darüber diskutieren wollen, ob sie etwas Natürliches oder Widernatürliches sei, etwas von vornherein Eingeplantes oder eine bedauerliche Begleiterscheinung unserer neumodischen Langlebigkeit. Auf denn, lasst uns die Oma besuchen!

Ihren ersten Auftritt hatte die »Großmutterhypothese« zur Entstehung der menschlichen Menopause in einem Artikel, der fast alt genug wäre, um selbst eine Großmutter zu sein. In seinem 1957 erschienenen, mittlerweile klassischen Aufsatz über die zauberhafte Unausweichlichkeit des Alterns brachte der bekannte Evolutionsbiologe George C. Williams unter anderem auch den merkwürdigen Fall des Klimakteriums zur Sprache. Er wies auf die Tatsache hin, dass die meisten Verfallserscheinungen des Alters – wie nachlassende Sehkraft, Arthritis, Runzeln und das Überhandnehmen des Schlabberspecks – hinsichtlich des Zeitpunkts ihres Auftretens und des Grades ihrer Ausprägung von Mensch zu Mensch verschieden ausfallen. Manche Aspekte des Alterns können durch sportliche Betätigung und dadurch, dass man in der Sonne einen Hut trägt, sogar um Jahrzehnte hinausgeschoben werden. Anders die Menopause. Eine Frau kann tun, was sie will, so unmenschlich gesund leben, wie sie es irgend bewerkstelligen kann: Mit der fünfzigsten Geburtstagskerze, plus minus ein paar Jahre, tritt sie in die »vorzeitige reproduktive Senilität«, wie Williams die Sache nannte. Nicht jeder Mensch braucht im

Alter eine Lesebrille, aber jede Frau, die das Alter des Klimakteriums erreicht, hört auf, reife Eizellen zu produzieren. Im Gegensatz dazu fahren alle übrigen Säugetierweibchen, einschließlich unserer menschenäffischen Cousinen, praktisch bis an ihr Lebensende fort, Junge in die Welt zu setzen. Orang-Utan-Frauen kennen keine Menopause. Schimpansenweibchen brauchen keine Stutenpipi-Extrakte. Selbst Menschenmännchen können Sprösslinge zeugen, die sie vielleicht vor lauter Arthritis und Alterssichtigkeit nicht mehr werden in den Armen halten oder sehen können. Nur bei Menschenweibchen, sagte Williams, schaltet sich das Fortpflanzungsprogramm Jahre vor dem Tod aus. Sieht der Natur doch gar nicht ähnlich, beim Entwurf der Frau ihr heiß geliebtes Einmaleins vergessen zu haben, oder?

Williams hatte für diesen offensichtlichen Widerspruch eine brillante Lösung parat: Schieb es auf die süßen Kleinen! Menschenkinder sind verdammt kostspielig. Jedes Einzelne von ihnen hält die Mutter Jahre und Jahre – wenigstens dreizehn oder vierzehn – beschäftigt, ehe es auch nur halbwegs auf eigenen Beinen stehen kann. Sie muss es ernähren, kleiden, in den spezifischen Kenntnissen und Fertigkeiten unterweisen, die ihre jeweilige Umwelt erfordert, vor der Angriffslust der Gelangweilten und der Ausgehungerten schützen. Davon ausgehend, dass die Mutter von jeher die primäre Versorgerin ihrer Kinder gewesen ist und dass früher ein Kind ohne Mutter ein Kind ohne Zukunft war, stellte Williams die These auf, dass es für die Erhaltung der Art eigentlich besser sein müsste, wenn die Frau ausreichend lange über ihre letzte Schwangerschaft hinaus lebt, um ihre Kinder nach Möglichkeit vollzählig in die Pubertät und die Selbstständigkeit entlassen zu können. Bliebe eine Frau fruchtbar bis zum bitteren Ende und würde sie selbst dann noch schwanger werden, wenn ihr Körper bereits vom Alter gezeichnet ist, bestünde die Gefahr, dass sie schon im Kindbett oder zumindest während der kraftraubenden Stillzeit stirbt und damit gleich mehrere unmündige Sprösslinge zurücklässt. Alle diese Kinder könnten ihr ohne weiteres nachsterben oder würden sich zumindest nicht so gut entwickeln, wie sie es unter günstigeren Umständen gekonnt hätten. Da ist es doch besser, wenn die Frau auf die Risiken einer späten Schwangerschaft verzichtet und sich lieber der Pflege derjenigen Kinder widmet, die sie bereits hat. Da ist es doch besser, wenn ihre Eierstöcke darauf programmiert sind, bereits mehrere Jahre vor dem Rest ihres Organismus zu vergreisen. Da ist es doch besser, wenn sie zur Großmutter wird.

Die Williamssche Hypothese war ein sofortiger Erfolg. Jeder war von ihr angetan, insbesondere Frauen über fünfzig. Sie hatte denselben fantasienanregend-leichtfertigen Reiz wie Desmond Morris' Vermutung, die Brüste der Frau seien Gallionspobacken. Die Menopause ist etwas Natürliches. Sie ist uns einprogrammiert, ein eingetragenes Warenzeichen der menschlichen Spezies. Wir sind intelligent, unsere Kinder sind intelligent, und unsere Eierstöcke sind auch nicht auf den Kopf gefallen: Sie stellen die Produktion früh genug ein, um uns eine Chance zu lassen, unser letztes Kind aus dem Haus gehen zu sehen. Die Menopause ist gut, und sie kann sich sogar gut anfühlen; Margaret Mead sprach in den sechziger Jahren vom »Elan« der Frau in der Postmenopause.

Andere griffen die Hypothese auf und bauten sie weiter aus. Jared Diamond von der University of California in Los Angeles vertrat die Ansicht, ältere Frauen seien nicht nur in ihrer Eigenschaft als erfahrene Mütter, sondern auch als Bewahrerinnen von Wissen, als eine Art wandelnde Bibliotheken für schriftlose Gesellschaften, von entscheidender Bedeutung für die Menschheitsgeschichte gewesen. Stammesälteste prägen sich ein, wo jeweils welche essbaren Pflanzen zu finden sind, und sie können sich an lange zurückliegende Naturkatastrophen erinnern, die den Lebensraum der Gemeinschaft und die Qualität des darin vorhandenen Nahrungsangebots beeinträchtigt haben. Jedes Mal wenn Diamond während eines seiner Forschungsaufenthalte in Neuguinea oder auf der einen oder anderen pazifischen Insel eine Frage zur einheimischen Flora oder Fauna stellte, auf die jüngere oder auch schon reifere Eingeborene keine Antwort wussten, wurde er, wie er schreibt, unweigerlich in eine dunkle Hütte geführt, wo er dem ältesten lebenden Stammesmitglied vorgestellt wurde – bisweilen ein Mann, aber in der Regel eine Frau – und auch prompt die erwünschte Auskunft erhielt. Es klingt wie ein Klischee aus Rousseau oder Hollywood, aber die weise Alte hatte tatsächlich noch alle ihre Synapsen im Schrank. Esst diese Pflanze, Fremdling, und dein Körper wird erzittern, und deine Augen werden aus den Höhlen treten, und du wirst tot sein, noch ehe die Sonne aufgeht. Kann ich jetzt sonst noch was für dich tun? Wie Diamond die Sache sieht, profitierten die Jüngeren von den Erinnerungen und Ratschlägen ihrer älteren Verwandten, und so bescherte die natürliche Auslese dem Menschen eben eine längere Lebensdauer. Männer können bis ins hohe Alter Spermien produzieren, aber Kinderkriegen wird mit der Zeit eine ziemlich riskante Angelegenheit. Wenn Frauen das enzyklopädische Alter erreichen sollten, musste der Mechanismus des Klimakteriums erfunden werden.

Jocelyn Peccei, die, als sie kurz vor der Menopause stand, beschloss, wieder auf die Uni zu gehen und – warum nicht? – die Evolution der Menopause zu studieren, gelangte zu dem Ergebnis, das Phänomen der Wechseljahre könnte bereits in einem verhältnismäßig frühen Stadium der Menschheitsentwicklung in Erscheinung getreten sein, vielleicht vor rund anderthalb Millionen Jahren, als unsere Vorfahren noch nicht *sapiens*, aber zumindest schon *erectus* waren. Aber Indizien zur Stützung ihrer These dürften schwer beizubringen sein. Fossile Eierstöcke gehören in der Paläontologie nicht eben zu den häufigsten Funden.

Der Gegenschlag gegen die organische Großmutter setzte in den siebziger Jahren ein, parallel zu den ersten Versuchen der Pharmaindustrie, Frauen mittleren Alters für die Östrogen-Substitutionstherapie zu begeistern. Sobald für die Mediziner feststand, dass die Östrogene der Hauptgrund dafür sind, dass Herzinfarkte bei Frauen in der Regel erst nach der Menopause auftreten, begann man, den tieferen Sinn und die »Natürlichkeit« von Eierstöcken mit einprogrammiertem Verfallsdatum in Frage zu stellen. Die »Großmutterhypothese« lautet, dass Frauen irgendwann aufhören, befruchtbare Eizellen zu produzieren, damit sie länger leben können und so die Chance haben, ihre bereits vorhandenen Sprösslinge bis zur Selbstständigkeit zu versorgen. Warum sollte dieser »Vorteil« dann aber zum Preis dessen erkauft werden, dass die Hauptquelle eines wundersamen Hormons, das tatsächlich entscheidend zum Überleben der Frau beitragen könnte, endgültig versiegt? Wie unsinnig und kontraproduktiv! Die Evolutionisten mussten sich irren. Die Menopause war mit Sicherheit nicht das Resultat eines natürlichen Ausleseprozesses, sondern wie etwa graue Haare lediglich ein weiteres Symptom unseres Verfalls. Und ebenso wie sich graue Haare färben oder tönen lassen, kann man – und sollte man – die schlimmsten Begleiterscheinungen der Menopause mithilfe einer Östrogen-Substitutionstherapie lindern.

Dann fuhren die Kritiker der »Großmutterhypothese« noch schwerere Geschütze auf. Die Paläontologen wiesen darauf hin, dass das Alter – ja selbst das mittlere Alter – in sich eine ziemlich neue Erfindung sei. Bis vor wenigen Jahrtausenden, sagten sie, lebte so gut wie niemand über die frühen Vierziger hinaus. Die bislang aufgefundenen Knochen früher Hominiden sind nahezu ausschließlich Knochen junger Leute. Die paläontologische Asservatenkammer enthält, wenn überhaupt, nur sehr wenige Frauen jenseits der fruchtbaren Jahre – keine lustigen Greisinnen. Es ist lächerlich anzunehmen, die natürliche Auslese habe das Auftreten der Menopause beim Menschen begünstigt, wenn der Urmensch nur in den seltensten Fällen alt genug wurde, um Hitzewallungen oder Meadschen Elan erleben zu können. Die Urmenschen starben, Männlein wie Weiblein, in der Regel spätestens mit fünfundvierzig. Die Eierstöcke einer Frau tun ihren Dienst in der Regel bis zum Alter von fünfundvierzig. Eine bessere Übereinstimmung kann man sich doch gar nicht wünschen, finden die Paläodemographen. Eine Frau besitzt demnach alle Eier, die sie braucht, um das Leben zu führen, das sie zu der Zeit führte, als die selektiven Kräfte der Natur vor Hunderttausenden von Jahren die Fundamente zu unserer Spezies legten. Wenn Frauen heutzutage ihren Eiervorrat um Jahrzehnte überleben und Bestseller darüber schreiben, schön, gut für sie. Aber wir dürfen nicht vergessen, dass wir allesamt Kunstprodukte sind, Produkte der modernen Ernährungswissenschaft, Medizin und Hygiene, und dass die Evolution rein gar nichts mit unseren methusalemischen Tendenzen zu tun hat.

Ebenso wenig konnten Ethnologen bei den heute noch lebenden »Primitiven« eine Bestätigung für den Fitness-steigernden Wert der Menopause finden. In den achtziger Jahren studierten Kim Hill und Magdalena Hurtado von der University of New Mexico die im paraguayanischen Urwald lebenden Ache, einen weiteren Stamm von Jägern und Sammlern, der dem prähistorischen Schweigen seine Stimme leihen muss. Die Ethnologen trugen eine große Menge von Daten zusammen. Sie beobachteten, auf welche Weise und in welchem Umfang ältere Ache-Frauen ihren Kindern und Kindeskindern bei der alltäglichen Arbeit halfen. Sie entwickelten theoretische Modelle, anhand deren sie die indirekten genetischen Vorteile, die die Großmütter hatten, indem sie sich ihren vorhandenen Kindern und Enkelkindern widmeten, mit den direkten genetischen Vorteilen verglichen, die die Frauen gehabt hätten, wenn sie im Stande gewesen wären, über die Zeit der Menopause hinaus weitere Kinder zu gebären. Eine Anpassung erhöht per definitionem die Fitness eines Individuums, das heißt dessen Fähigkeit, seinen einzigartigen genetischen Blütenkranz in die Zukunft zu werfen. Wenn die »Großmutterhypothese« zutraf, dann hätte der Beitrag, den die älteren Ache-Frauen zur Gesundheit und der Lebenserwartung der Kinder ihrer Kinder leisteten, schwerer wiegen müssen als der genetische Vorteil, zwei oder drei eigene Kinder mehr in die Welt zu setzen. Doch leider trugen die Bonus-Babys den Sieg davon: Die Ethnologen gelangten zu dem Ergebnis, dass die Ache-Omis überraschend wenig zur Verbesserung der Zukunftsaussichten ihrer Enkel leisteten und dass die Seniorinnen – streng darwinistisch gesehen – besser gefahren wären, wenn sie bis ins hohe Alter hinein Kinder bekommen hätten.

Alan Rogers von der University of Utah gelangte auf rein mathematischem Weg, durch eine Computersimulation, zu einem ähnlichen Resultat. In einem 1991 veröffentlichten Artikel legte er dar, dass eine Frau schon einer zehnarmigen Göttin gleichkommen müsste, um die Menopause wie eine Anpassungsleistung aussehen lassen zu können. Ihre Einzelbeiträge zum Wohlergehen der Familie müssten sich auf das Doppelte der Anzahl ihrer Enkelkinder belaufen und gewährleisten, dass alle ihre Enkel überleben, um der vorzeitigen reproduktiven Senilität einen genetischen Vorteil gegenüber der Mutterschaft im Greisenalter verschaffen zu können. Aber nicht einmal Demeter, die große Göttin der Fruchtbarkeit, konnte verhindern, dass ihre Tochter Persephone alljährlich für sechs Monate unter den Rasen kam.

Ich wuchs im Schoß der »Großmutterhypothese« auf. Bereits als Mädchen, dessen Menopause noch in grauer Zukunft lag, empfand ich den Gedanken als tröstlich, dass sie Teil eines weisen, harmonischen Plans sein würde, wenn sie dereinst eintrat. Die Vorstellung verband mich mit meinen mythischen Vorfahrinnen, diesen staubbedeckten, schlankgliedrigen Demimonde-Frauen, die lang ausschreitend über die Savanne wanderten und mit jedem Schritt neue Dendriten und Neuronenäste trieben. Und so bedeutete es für mich einen schweren Schlag, als es Mitte der neunziger Jahre so aussah, als sprächen alle Fakten gegen diese Hypothese. Viele der Wissenschaftler, mit denen ich redete, meinten, dass die »Großmutterhypothese« eine reizende Theorie wäre, aber wahrscheinlich falsch sei. »Die Fitness-steigernde Menopause ist eine interessante Idee, und ich wünschte, ich könnte an sie glauben«, sagte Steven Austad, ein Zoologe von der University of Idaho, 1997 mir gegenüber. »Aber ich sehe einfach nicht, wodurch sie sich untermauern ließe.« Und die Anthropologin Alison Galloway von der University of California in Santa Cruz erklärte: »Die Großmutterhypothese ist für mich indiskutabel. Ich glaube nicht, dass die Menopause irgendetwas Arterhaltendes hat. Ich glaube nicht, dass sie das Resultat eines Selektionsprozesses ist. Sie ist die Folge unserer allmählich ansteigenden durchschnittlichen Lebensdauer. Wir leben einfach zu lange für unsere Follikel.« Margie Profet, die Schöpferin der Theorie von der Menstruation als Schutzmechanismus, sagte mir gegenüber, es spiele im Sinne der Evolution keine Rolle, dass die Frau nach den Wechseljahren auf den Schutz verzichten müsse, den die Menstruation ihr bis dahin gewährt hat. Frauen seien von Natur aus gar nicht dafür konzipiert, älter als fünfzig zu werden. Jane Brody, meine Kollegin bei der *New York Times* und eine Befürworterin der Hormon-Substitutionstherapie, schrieb in einem ihrer Artikel, die Frauen müssten sich keine Gedanken darum machen, dass die Hormontherapie etwas Unnatürliches sei: »Unsere gegenwärtige durchschnittliche Lebenserwartung von siebzig Jahren ist ebenso wenig natürlich!«

Die Menopause ist Rost. Sie ist der Zusammenbruch eines Teilsystems, der Anfang vom Ende – und kein wohl durchdachter Mechanismus, der uns dabei helfen soll, die Zukunft unserer Familie optimal zu gestalten. Ich liebte die »Großmutterhypothese«, aber sie hatte unbestreitbar ausgedient, sie gehörte aufs Altenteil, Seite an Seite mit dem nackten Affen und seiner popomäßig aufgepeppten Brust.

Und dann erfuhr ich von Kristen Hawkes und den Hadza und den großmächtigen Großmüttern, den Macherinnen und Bewegerinnen und Schöpferinnen des Menschentums.

Beginnen wir mit den Fakten. An Daten ging die Großmutter fast zugrunde, und an Daten muss sie folglich wieder genesen. Hawkes und ihre Kollegen gingen bei der Aufnahme der Daten über die Hadza mit penibler Sorgfalt vor. Monatelang zeichneten sie rund um die Uhr sämtliche Aktivitäten von neunzig, zur Hälfte männlichen, zur Hälfte weiblichen Individuen auf. Sie notierten sich, wer wem unter welchen Umständen etwas von seiner Nahrung abgab. Regelmäßig wogen sie ihre Studienobjekte, um festzustellen, wer während einer bestimmten Periode zu- und wer abnahm. Durch alle diese Maßnahmen konnten die Anthropologen exakt ermitteln, ob die Sammeltätigkeit von Person A eine Auswirkung auf den Ernährungszustand all derer hatte, die sie an ihrer Ausbeute teilhaben ließ. Die Forscher stellten eine überzeugende direkte Korrelation zwischen Bemühung und Erfolg fest. Hadza-Kinder beginnen zwar bereits in einem erstaunlich zarten Alter – oft schon mit drei Jahren –, im Busch für sich Nahrung zu sammeln, aber davon können sie vorerst noch nicht leben. Bis zum Eintritt in die Pubertät bleiben sie etwa zu fünfzig Prozent von der zusätzlichen Versorgung durch Erwachsene abhängig. In der Regel ist die Mutter diejenige, die ihnen das gibt, was sie sich nicht selbst beschaffen können. Wie die Messdaten der Anthropologen zeigen, haben die Bemühungen der Mutter eine direkte Auswirkung auf das Ergebnis: Je eifriger sie sammelt, desto mehr nehmen ihre Kinder zu.

Diese Korrelation hat allerdings ein Ende, sobald die Mutter ein Neugeborenes zu nähren hat. Eine stillende Frau hört zwar nicht auf zu sammeln, aber ihre verfügbare Ausbeute geht drastisch zurück, denn das Kleinkind behindert sie bei der Arbeit, und um den durch die Laktation bedingten Mehrverbrauch von rund sechshundert Kalorien pro Tag zu kompensieren, muss die Mutter außerdem einen großen Teil des Gesammelten selbst verzehren. Sie kann es sich nicht leisten, einem quengelnden Vierjährigen etwas abzugeben. Während des Stillens ist also der Zusammenhang zwischen den Sammelbemühungen der Mutter und dem Körpergewicht ihrer älteren Kinder aufgehoben. Die zwei Faktoren sind jetzt voneinander losgelöst. Für das Wohlergehen der schon entwöhnten Kinder übernimmt nun eine andere Frau die Verantwortung – normalerweise die Mutter der Mutter, aber wenn diese nicht verfügbar ist, auch eine ältere Tante, eine Großtante oder, in Ausnahmefällen, auch die Großmutter väterlicherseits. Plötzlich spiegelt die Gewichtszunahme oder -abnahme der

Kinder die Anstrengungen der Großmutter oder ihrer Stellvertreterin wider. Je eifriger die Großmutter sammelt, desto mehr Pfunde legen die Kinder zu. Je schneller die Kinder wachsen, desto kräftiger und widerstandsfähiger werden sie, und desto größer ist die Wahrscheinlichkeit, dass sie das Erwachsenenalter erreichen und durch Produktion eigener Sprösslinge von Großmutters Bedeutung Zeugnis ablegen werden.

Und jetzt ein entscheidender Punkt: Die älteren Frauen sind flexibel. Sie gehen strategisch vor. Sie beschränken ihre Hilfeleistungen nicht auf ihre eigenen Kinder und Enkelkinder. Sie helfen jedem unmündigen Verwandten, der ihre Hilfe benötigt. Bei ihrer Studie über die paraguayanischen Ache hatten sich Hill und Hurtado die Frage gestellt: Wie sehr helfen die älteren Frauen ihren erwachsenen Kindern und deren Kindern, und tragen ihre Bemühungen messbar zum Wohlergehen besagter Kinder und Enkel bei? (Antwort: Nicht in ausreichendem Maß, um die Menopause zu erklären.) Hawkes und Kollegen warfen ein größeres Netz aus. Sie konnten nicht anders. Die alten Hadza-Frauen verbrachten einfach zu viel Zeit außerhalb ihrer unmittelbaren Familie, als dass man diesen Teil ihrer Bemühungen hätte vernachlässigen dürfen. Wenn eine ältere Frau keine Tochter hatte, die ihrer Hilfe bedurfte, half sie eben der Tochter einer Schwester. Wenn eine stillende Frau keine Mutter mehr hatte, wandte sie sich eben an eine ältere Cousine und lieferte ihr ihre Kinder auf Gnade und Ungnade aus – und wenn diese über das Alter hinaus war, sich um eigene Kinder kümmern zu müssen, tat sie ihr Möglichstes für die anderen.

»Ältere Frauen investieren dort ihre Energie, wo sie am dringendsten benötigt wird«, sagte Hawkes mir gegenüber. »Wenn sie keine stillenden Töchter haben, denen sie helfen könnten, finden sie schon andere Verwandte, die auf ihre Hilfe angewiesen sind. Bei den strategisch handelnden Geschöpfen, die wir nun einmal sind, sind behaviorale Korrekturen dieser Art nicht weiter verwunderlich. Es ist einsichtig, dass die natürliche Auslese eine Form der Hilfeleistung begünstigt, die sich nicht nach dem Verwandtschaftsgrad, sondern nach dem Grad der Bedürftigkeit richtet. Berücksichtigte man bei den Hadza lediglich den Einfluss, den eine Frau jenseits der Menopause auf den Fortpflanzungserfolg ihrer eigenen Kinder hat, ließe man einen riesigen Anteil der tatsächlichen Leistung der Alten unter den Tisch fallen.«

Ziehen wir aber den Beitrag der alten Frauen zur Ernährung aller ihrer minderjährigen Verwandten in Betracht, stehen die Großmütter mit einemmal ganz anders da: Jetzt bringen sie ihre totale genetische Fitness auf einen solchen Wert, dass sie keine greisen Mutterfreuden mehr benötigen, um ihre darwinsche Spur zu hinterlassen. Ein, zwei zusätzliche eigene Babys würden sie lediglich bei der Nahrungssuche behindern.

Nun könnten wir fragen: Was machen eigentlich die Hadza-Männer bei der ganzen Geschichte? Warum sorgen sie nicht für ihre Frauen und Kinder, wie Männer das angeblich schon immer getan haben (und dadurch die Kleinfamilie und die geschlechtsspezifische Arbeitsteilung erfanden)? Es ist so, dass die Hadza-Männer durchaus arbeiten. Sie jagen, und das Fleisch, das sie ins Lager bringen, ist eine wichtige Eiweißquelle für die Gemeinschaft. Aber die Jagd ist eine unregelmäßige Aktivität, und sie führt längst nicht immer zu einem nennenswerten Erfolg. Zur Beschaffung des täglich Brots taugt sie jedenfalls nicht. Von Rechts wegen sollte man statt »Jäger und Sammler« eher »Sammler und Jäger« sagen. Hinzu kommt, dass die Hadza-Männer, wenn sie einmal etwas erlegen, sich einfach nicht beherrschen können: Sie geben dann an. Sie sind tolle Kerle, und tolle Kerle teilen. Sie teilen mit Verbündeten, denen sie sich verpflichtet fühlen, oder mit Feinden, die sie freundlich stimmen möchten. Sie teilen mit Mädchen, die sie zu beeindrucken hoffen, und mit irgendwelchen Kindern, die sich um die erlegte Beute drängen. Auf diese Weise gelangt nur sehr wenig Fleisch in die Bäuche ihrer jeweiligen Angehörigen. Diese Verhaltensweise findet sich übrigens keineswegs nur bei den Hadza. In vielen traditionellen Gesellschaften ist die Jagd weniger eine Privatbeschäftigung als ein soziales Ereignis, eine politische Aktivität. »Die Jagd liefert ein kollektives Gut, aus dem alle Nutzen ziehen, unabhängig von ihrer Beziehung zum Jäger«, schreiben Hawkes und ihre Mitarbeiter. »Was den Ernährungszustand der einzelnen Familien beeinflusst, ist nicht das Jagdglück deren jeweiliger Männer, sondern der Sammelerfolg ihrer Frauen.« Die Sammeltätigkeit der Frauen hält die Familien über Wasser, und ältere Frauen sind ebenso effektiv in der Nahrungsbeschaffung wie ihre Töchter – ja sogar noch effektiver, wenn die Töchter stillen.

Die organische Großmutter ist zurückgekehrt, und keinen Augenblick zu früh. Du hast uns gefehlt. Ohne dich haben wir uns einsam und verlassen und alt gefühlt, vorzeitig ad acta gelegt. Außerdem plärren die Kleinen. Sie brauchen was zu essen. Hier sind Sack und Schaufel, Oma. Machst du dich jetzt bitte wieder an die Arbeit?

Schon für sich genommen wäre uns die Hadza-Studie mehr als willkommen, aber Hawkes begnügt sich nicht damit, Material zur Wiederbelebung der moribunden Williamsschen Hypothese oder zur Aufpolierung des Rufes der Menopause zu liefern. Sie hat weit Größeres im Sinn. Nach ihrer ehrgeizigen, spekulativen, dabei aber völlig plausiblen Theorie erfanden die alten Frauen die Jugend. Sie machten die Kindheit des Menschen zu dem, was sie heute ist: eine lange, wunderbare Zeit der Abhängigkeit. Und indem sie die Kindheit erfanden, erfanden sie die menschliche Spezies. Sie schufen Homo imperialisticus, eine Tierart, die sich jeden beliebigen Lebensraum erobern kann. Wir glauben, die Kindheit habe sich zum Wohl des Kindes entwickelt: um seinem Gehirn genügend Zeit zu lassen, zu wachsen und sich zu differenzieren, und ihm selbst die Möglichkeit zu geben, die zum Menschsein erforderlichen sprachlichen, motorischen und sozialen Fertigkeiten zu erwerben. Hawkes stellt die Sache auf den Kopf und erklärt, dass die Kindheit zum Nutzen der Erwachsenen entstanden sei – als eine Zeit erzwungener Abhängigkeit, die den Eltern paradoxerweise ungeahnte Freiheiten gewährte. Die Erwachsenen wünschten sich unselbstständige Kinder. Sie wollten Sprösslinge haben, die hinlänglich auf sie angewiesen waren, um so lange bei ihnen zu bleiben, bis sie selbst an der Schwelle zum Erwachsenenalter standen. Mit abhängigen, transportablen Kindern konnten die Frühmenschen losziehen und Entfernungen überwinden, die sich ein Pongide nicht in seinen kühnsten Träumen hätte vorstellen können. Offenbar haben unsere Kinder wirklich Recht: Die Alte mag noch so sehr darüber klagen, wie viel Mühe und Selbstaufopferung das Muttersein verlangt – versuch nur, dich selbstständig zu machen, und zack! zieht sie dich an deiner Nabelschnur zurück. Und wer hilft der Hand, die diesen Zügel führt, die Wiege schaukelt und die Welt regiert? Die Großmutter! Ehe wir jung bleiben konnten, mussten wir lernen, alt zu werden.

Lasst uns zunächst die Menopause abhaken. Angefangen bei George Williams haben alle Evolutionisten die Menopause als einen Wendepunkt in der Entwicklung des Menschen betrachtet, als ein Merkmal, das uns Frauen von allen anderen weiblichen Primaten unterscheidet. Deren Eierstöcke funktionieren, so lange ihre Eigentümerinnen leben, während unsere darauf programmiert sind, den Betrieb vorzeitig einzustellen, wodurch uns Zeit bleibt, unsere vorhandenen Kinder großzuziehen. Wie Hawkes die Sache sieht, hat die Menopause allerdings keinerlei tieferen Sinn. Frauen, behauptet sie, treten mitnichten in die vorzeitige reproduktive Senilität. Unsere Eierstöcke halten genauso lange wie die Eierstöcke unserer nächsten Verwandten, der Schimpansen, Bonobos und Gorillas, nämlich rund fünfundvierzig Jahre. Und vermutlich hatte die gemeinsame Stamm-Mutter von Menschen und Menschenaffen gleichfalls Eierstöcke, die rund fünfundvierzig Jahre hielten. Das 45-Jahre-Ovar könnte das gemeinsame Erbe der Hominoidea repräsentieren, eine ererbte Voreinstellung, die sich – warum, wissen wir nicht – nachträglich nicht oder in nur geringem Maß verändern lässt. Es könnte etwa physiologische Gründe dafür geben, dass die natürliche Auslese außerstande ist, die fruchtbare Periode der Frau nennenswert zu verlängern. Wir könnten beispielsweise zu klein gebaut sein. Die einzigen Säugetiere, deren Weibchen noch über das fünfte Lebensjahrzehnt hinaus Junge bekommen können, sind Elefanten und Blauwale. Wer einen Haufen Eier tragen will, braucht schon einen sehr großen Korb.

Was immer die Gründe für die relative Kurzlebigkeit unserer Eierstöcke auch sein mögen, als »vorzeitig«, so Hawkes, kann man ihren Eintritt in die Senilität nicht bezeichnen. In dem Punkt stimmt sie mit den Verfechtern der »Kunstprodukt-Theorie« überein: Frauen haben einfach deswegen eine Menopause, weil sie ihre Follikel überleben. Mit der zweiten Hälfte der Theorie, das Alter sei eine moderne Erfindung, ist sie allerdings nicht einverstanden. Im Gegenteil, das Alter ist ein alter Hut, sagt sie. Gestatten, Homo maturus. Es stimmt, früher starben die Menschen reihenweise jung – an Infektionen, als Beute eines Leoparden oder während sie versuchten, ein dickköpfiges steißlagiges Baby auf die Welt zu bringen. Aber diejenigen, die von Krankheiten und Unfällen verschont blieben oder diese überlebten, erreichten höchstwahrscheinlich ein ganz respektables Alter. Nach Auskunft der Bibel »währet unser Leben siebzig Jahre«, und das ist keine schlechte Zahl, biologisch gesprochen. Wir sind dafür gebaut, siebzig bis achtzig Jahre zu halten. Ein paar zusätzliche Kugellager und Sicherungen, und wir erreichen die Jahrhundertmarke. Wohin wir auch schauen, welche industrialisierte, agrarische oder nomadische Gesellschaft wir auch ins Auge fassen, stellen wir fest, dass einhundert Jahre so ziemlich die Obergrenze menschlicher Lebensdauer sind. »Das ist im Menschen so angelegt«, sagt Hawkes, »und es besteht kein Grund zu der Annahme, dass es bei unseren Vorfahren nicht auch schon so gewesen wäre.«

Was Frauen von anderen Primatenweibchen unterscheidet, ist also nicht die Menopause, sondern die lange Zeitspanne, die sie über die Menopause hinaus leben können. Bei einer Schimpansin von fünfundvierzig oder fünfzig Jahren geben nicht nur die Eierstöcke, sondern der gesamte Organismus den Geist auf. Alle ihre Organe stellen allmählich den Betrieb ein, und das Tier steht kurz vor dem Tod. Es spielt keine Rolle, dass sie ihr ganzes Leben in der fachkundigen Obhut eines amerikanischen Zoos verbracht hat, mit der besten medizinischen Versorgung und so viel Bananen, wie sie schälen konnte – eine Schimpansenfrau ist mit fünfzig ein altersschwaches, moribundes Tier. Sie ist nicht die Entsprechung einer Frau in den Wechseljahren, sondern einer hundertjährigen Tattergreisin.

Waren ihr also hinsichtlich des Verfallsdatums unserer Eierstöcke – da sie sich offenbar an das Standard-Primatenmodell halten musste – auch die Hände gebunden, hat die natürliche Auslese an der Lebensdauer der Frau durchaus gezeigt, dass sie auch anders kann. Und jetzt müssen wir die inhärente Weiblichkeit der menschlichen Langlebigkeit betonen. Wenden wir uns wieder der Rolle der Großmutter zu, und werfen wir uns ein wenig in die Brust. Es stimmt schon: Jedes verhutzelte Alterchen (gleich welchen Geschlechts) kann, wie Jared Diamond einwendet, der Horde als Erinnerungsträger, Botaniker und Toxikologe dienen. Aber ist ein gutes Gedächtnis allein schon Grund genug für die Erfindung der Langlebigkeit? Nicht sehr wahrscheinlich. Das Leben wird tageweise bewältigt, und nicht jeder Tag ist ein Festtag. Ebenso wie die Jagd ist das Weise-Ratschläge-Geben eher eine Ausnahmebetätigung. Essen brauchen wir dagegen jeden Tag. Frauen brauchen wir jeden Tag – Wochen und Monate und Jahre über die Menopause hinaus. Sehen wir also zu, dass sie uns haltbar geraten.

Der erweiterten Neuauflage der »Großmutterhypothese« zufolge lassen sich die Wurzeln der menschlichen Langlebigkeit – und der weltweiten Ausbreitung der menschlichen Spezies – in einem Ritual finden, das wir für selbstverständlich erachten: der gemeinsamen Nahrungsaufnahme im Kreis der Familie. Eine Schimpansenmutter säugt ihr Junges vier bis fünf Jahre. Das ist eine ziemlich lange Zeit – aber danach hat es sich mit den freien Mahlzeiten bei Mama. Vom entwöhnten Äffling wird erwartet, dass er weitgehend für sich selbst sorgt, dass er seine Nahrung allein findet, pflückt und verzehrt. Sicher, gelegentlich kommt es schon vor, dass die Mutter oder ein anderer Erwachsener dem Jungtier etwas vom Gesammelten abgibt, namentlich wenn es sich dabei um Dinge handelt, mit denen ungeübte Finger noch Schwierigkeiten haben könnten. Aber das angebotene Nahrungsmittel ist eine Ausnahme, etwas Besonderes, sozusagen ein Eisbecher, und der junge Schimpanse ist nicht so dumm, regelmäßige Spenden dieser Art zu erwarten.

Andererseits liegt im Teilen der Nahrung der Keim des Fortschritts. Schimpansen und andere gesellig lebende Primaten sind in ihrer Freizügigkeit eingeschränkt. Sie müssen da bleiben, wo alle Angehörigen der Gruppe, einschließlich der gerade erst entwöhnten Jungen, genug zu beißen finden. Das vorhandene Nahrungsangebot muss selbst für die ungeschickten Hände und die noch unterentwickelten Kräfte der präpubertären Individuen erschließbar sein. Wenn die Gruppe beschlösse, in ein Gebiet zu wandern, in dem die Nahrungsressourcen knapp und nur für erfahrene und körperlich geschickte Erwachsene zu gewinnen sind, würden die jüngeren Tiere binnen kurzem an Unterernährung sterben.

Es sei denn, die Alttiere gewöhnen sich an, ihre Ausbeute grundsätzlich mit den entwöhnten Jungen zu teilen. Wobei »Alttiere« hier Mütter bedeutet. Bei fast allen Primaten haben die Väter recht wenig mit ihren Sprösslingen zu tun und wissen wahrscheinlich ohnehin nicht so recht, wer sie jeweils sind. Die Männchen haben anderes zu tun, wie zum Beispiel jagen. Es ist also die Mutter, die ihre Kinder mit dem versorgen muss, was sie aus eigener Kraft nicht gewinnen können. Und das ist schön und gut, und die Mutter hält sich auch daran, aber irgendwann taucht ein Problem auf: Sie wird wieder schwanger. Sie muss ihr neues Junges säugen. Die

Milchproduktion ist ein energieaufwendiges Geschäft. Die Mutter muss erheblich mehr als gewöhnlich zu sich nehmen. Sie kann unmöglich stillen und gleichzeitig die älteren Kinder weiter versorgen. An wen wendet sie sich da? Wir wissen die Antwort: an ihre Mutter, an ihre Tante, an ihre Cousine in den besten Jahren. Und mit einemmal hat das gelegentlich vorkommende rüstige ältere Weibchen die Möglichkeit, zum Wohlergehen seiner Familie beizutragen. Eine alternde Schimpansenfrau hat in einer Gesellschaft, in der die Jungen schon vergleichsweise früh selbstständig sind, keine Funktion mehr, und so kann sie genauso gut sterben – stimmt's, Mutter Natur, du geliebtes, gleichgültiges, monomanisches Weibsstück? In einem sozialen Kontext allerdings, in dem die Weiterversorgung der entwöhnten Kinder unerlässlich ist, wird auch Großmama zu einem unverzichtbaren Faktor. Das rüstige alte Weibchen schafft es, seine Angehörigen am Leben zu erhalten; das moribunde alte Weibchen nicht. Folglich begünstigt die natürliche Auslese Rüstigkeit jenseits der Menopause. Die Lebenserwartung der menschlichen Spezies steigt allmählich, dehnt sich mehr und mehr über die Primatennorm hinaus aus – wie zwei ausgestreckte Arme, stark, liebevoll und bereit, uns zu umfangen.

Jetzt, da ihnen Großmama hilft, sind die Menschen frei. Sie können sich in Gegenden wagen, die anderen Primaten – und vielleicht auch konkurrierenden Hominidenarten – zwangsläufig verschlossen bleiben. Sie können für Jugendliche ungeeignete Lebensräume erobern, wo sich Nahrung beispielsweise nur in Form schwer zu erreichender unterirdischer Knollen findet oder erst durch Garen genießbar wird. (Wurzelknollen haben übrigens einen recht hohen Gehalt an Eiweiß und Kohlenhydraten, und sie spielen in der Ernährung vieler traditioneller menschlicher Gesellschaften eine wichtige Rolle, während sie von Menschenaffen nur in Ausnahmefällen verzehrt werden.) Meist kann die Mutter ihre Sprösslinge versorgen, aber wenn sie wieder einmal durch ein Neugeborenes behindert ist, weiß sie, dass jemand da ist, der für sie einspringt. Eine ältere Verwandte kann die Verantwortung für die entwöhnten Kinder übernehmen. Ja, dank der Hilfe der Großmutter kann eine Mutter ihren Säugling eher entwöhnen, als es sonst möglich wäre. Schimpansenweibchen säugen vier bis fünf Jahre lang – die Zeitspanne, die ein Junges braucht, um auf eigenen Beinen stehen zu lernen. Aber wenn ein Kind überhaupt nicht darauf angewiesen ist, vor Verlassen der mütterlichen Zitze selbstständig zu werden, wozu es dann überhaupt so lange säugen? Selbst in traditionellen Gesellschaften, in denen Babymilch ein Fremdwort und Stillen die Norm ist, säugen Mütter ihre Kinder im Durchschnitt nur (»nur« gemessen an anderen Primaten) 2,8 Jahre lang. Kürzere Stillzeiten bedeuten aber größere Fruchtbarkeit, und tatsächlich holen Frauen in traditionellen Gesellschaften mehr Nachkommen aus ihrem Primaten-Eiervorrat als etwa Schimpansen- oder Gorillaweibchen aus ihrem. Die Abstände zwischen den Kindern sind kürzer. Mehr Enkel wiederum bedeuten für die Großmutter eine größere genetische Fitness. Durch Teilen der Nahrungsressourcen wird eine ältere Frau zur genetischen Großfürstin, zur buchstäblichen Magna Mater.

Je stärker die Großmutter wird, desto schwächer werden die Kinder. Grundsätzlich kann man sagen, dass je langlebiger eine Spezies ist, desto später bei ihr die Geschlechtsreife eintritt. Wenn ein Organismus lange halten soll, dann braucht es auch seine Zeit, ihn fertig zu stellen. Daher führen dieselben genetischen Veränderungen, die ein Leben nach den Wechseljahren begünstigen, auch gleichzeitig dazu, dass die Kinder länger klein, unselbstständig und sexuell unreif bleiben. Die Kinder werden also auf allen Fronten infantilisiert. Erst werden sie in Lebensräume geschleift, in denen der Nahrungserwerb die körperlichen und/oder intellektuellen Möglichkeiten des juvenilen Individuums überfordert, und dann verzögern ihre Gene ihren Eintritt in die Reife. Aber nicht verzagen: Wir können den Käfig ja vergolden! Durch die Verlängerung der Kindheit eröffnet sich die Möglichkeit zu zerebralen Experimenten. Das Gehirn hat jetzt mehr Zeit auszureifen, seine Neuronen finden mehr Muße, Dendriten zu treiben und Synapsen anzulegen und immer komplexere Querverbindungen herzustellen. In den ersten zwei, drei Jahren seines Lebens unterscheidet sich ein menschliches Kleinkind nicht allzu sehr von seinem gleichaltrigen Schimpansenkollegen. Beide sind erstaunlich aufgeweckt und neugierig und ständig auf neue Lernerfahrungen aus. Aber schon binnen kurzem muss der Schimpanse von der Schule abgehen, um sich seinen Lebensunterhalt zu verdienen, während sich das Menschenjunge – was soll die Ziererei, sagen wir doch gleich: das Mädchen – in den meisten Kulturen den Luxus leisten kann, im Kindergarten zu bleiben. Das Mädchen hat noch viele,

viele Postsäuglingsjahre vor sich, in denen es weiterhin ernährt wird und seine ganze Energie der Entwicklung seiner intellektuellen und sozialen Fähigkeiten widmen kann. Und wenn es klug ist, auch tatsächlich widmet, denn eine lang andauernde Abhängigkeit bietet nicht nur große Möglichkeiten, sondern birgt auch erhebliche Risiken. Der junge Schimpanse kann sich selbst ernähren. Das Mädchen kann es nicht. Anders als ein Feigenbaum spricht ein Erwachsener auf Schütteln und Rupfen so gut wie gar nicht an, sondern muss auf subtilere Weise um Nahrung angegangen werden. Dies bedeutet, dass das Mädchen das Gewerbe der Bezirzung erlernen muss: das strategische Lächeln, das gut getimte Gewimmer, den unschuldigen Augenaufschlag. Es muss zu einem parasitischen Symbionten werden: einem Organismus, der unentwegt nimmt und nimmt und ausbeutet, wie das Parasiten eben so zu tun pflegen, seinem Wirt aber zugleich das Gefühl vermittelt, einen immateriellen, emotionalen, undefinierbaren, absoluten Gegenwert zu erhalten. Und das ist wahrlich keine geringe behaviorale Leistung. Ein weiterer Wetzstein für den jungen Geist ist der schnatternde Chor der Geschwister. Mama ist fruchtbar. Sie bekommt viele Kinder. Sie entwöhnt sie früh, und dann lungern sie zu Hause herum. Alle diese Kinder sind von ihren älteren Verwandten abhängig, und alle müssen sie ihren Charme und ihr taktisches Geschick spielen lassen, um Aufmerksamkeit und Zuwendung zu ergattern. Die Erwachsenen, mein Mädchen, mögen dich vielleicht am liebsten weich, aber deine Geschwister wetzen dich wie eine Klinge. Kein Wunder, dass Kinder es nicht erwarten können, älter zu werden: Der Kindergarten Eden wimmelt von Schlangen.

Fassen wir also zusammen: Die Frühmenschen griffen ein bereits existierendes Primaten-Hobby auf, das Abgeben von Futter, und professionalisierten es. Dadurch, dass sie die Bürde des Kinderfütterns auf sich nahmen, waren die Erwachsenen mit einemmal frei, sich auszubreiten und neue Lebensräume zu erschließen. Möglich war ihnen dies aber nur mit Großmutters Hilfe. Die jungen Frauen waren auf die Mitarbeit älterer Frauen angewiesen. Ein rüstiges Leben nach den Wechseljahren wurde die Regel – und ebenso dessen Korollar, die späte Geschlechtsreife. Mit Oma an der Seite und den Kindern im Schlepp schrak Homo imperialisticus vor keinem noch so öden Landstrich, vor keiner noch so schwer auszubuddelnden Knolle zurück. Je unwirtlicher der Lebensraum, desto größer wurde die Abhängigkeit der Kinder von den Erwachsenen. Peter Pan wurde sesshaft. Die Kindheit zog sich in die Länge. Und da genügend Welt und Zeit zur Verfügung standen, waren auch die Weichen für eine weitere revolutionäre Expansion gestellt – derjenigen der Intelligenz. Der Mensch wurde aberwitzig kreativ, er wurde zum Homo artifex, der keine kahlen Höhlenwände und schmucklosen Keramikgefäße duldete. Wir ersannen bessere Werkzeuge, bessere Speere, bessere Mammutfallen. Die Erde, die wir uns immer großflächiger untertan machten, genügte uns schließlich nicht mehr, und wir erhoben mit einemmal auch Anspruch auf die Himmelssphären und bevölkerten das schrecklich schweigende Gewölbe über uns mit einem ganzen Divinarium von Ratgebern, Legislatoren, Betreuern und Alleinunterhaltern. Wir wurden so langlebig und so selbstbewusst, dass wir uns zuletzt ein immerwährendes Leben einbildeten und wir dementsprechend anfingen, unsere Toten mit genügend Talismanen, Proviant und Kleingeld für die Ewigkeit zu bestatten.

Die »Großmutterhypothese« stellt damit die allgemein akzeptierte, politisch korrekte Chronologie der menschlichen Evolution auf den Kopf. Normalerweise denken wir uns die Sache so, dass wir zunächst Grips bekamen, dann eine immer längere Kindheit brauchten, um die für diesen Grips erforderliche zerebrale Hardware zu entwickeln, und schließlich gezwungen waren, als Erwachsene lang genug zu leben, um unsere langsam wachsenden gripsbegabten Kinder bis zu ihrer Selbstständigkeit versorgen zu können. Wie Hawkes die Sache sieht, ist die Reihenfolge der Ereignisse genau umgekehrt. Wir wurden alt, wir wurden jung, wir wurden intelligent. Sie verpasst dem uns allen vertrauten Bild des Mannes und Jägers einen Knacks, indem sie den Stellenwert seines Beitrags zur Versorgung der Kinder – und damit zur Möglichkeit überhaupt ihres Kindseins – radikal in Frage stellt. Die ursprüngliche Arbeitsteilung spielte sich laut Hawkes nicht zwischen Mann und Frau, sondern zwischen gebärfähiger Frau und Frau nach den Wechseljahren ab. Die Großmutter zog groß, was die Mutter produzierte. Dank dieses Zusammenspiels kannten die menschliche Fruchtbarkeit und die menschliche Mobilität bald keine Grenzen mehr.

Aber was ist mit den Männern? Auch sie werden recht alt.

Wenn die Langlebigkeit erfunden wurde, um den Frauen bei der Bewältigung ihrer Aufgaben zu helfen, warum gibt es dann auch den Mann im Rentenalter? Die Antwort auf diese Frage verbirgt sich in den Gesetzen der Vererbung. Frauen haben kein Monopol auf irgendein bestimmtes Gen. Anders als die Gene des Y-Chromosoms, die ausschließlich vom Vater auf den Sohn weitergegeben werden, vererbt die Mutter jedem ihrer Kinder, Mädchen wie Jungen, alle ihre Gene. Dadurch können die Gene, die bei weiblichen Individuen eine größere körperliche Leistungsfähigkeit in der Postmenopause bewirken, auch in männliche Zygoten gelangen. Der Mann und dessen Lebenserwartung werden also gewissermaßen nur so mitgeschleift. Dennoch besteht durchaus die Möglichkeit, dass die »Rüstigkeitsgene« am besten im Kontext eines weiblichen Organismus funktionieren. Schließlich werden Männer im Durchschnitt nicht so alt wie Frauen, und diese geschlechtsspezifisch unterschiedliche Lebenserwartung findet sich bei jeder Rasse und in jeder Kultur wieder. Vielleicht brauchen die Männer nicht so lange zu leben. Vielleicht haben sie gar keine Lust dazu. Vielleicht haben sie irgendwann genug davon, Haare zu verlieren, sich als große, freigebige Jäger in Szene zu setzen und blöde Witze über ihre Schwiegermütter zu reißen.

Wenn wir die Großmutter als das Fundament unserer Vergangenheit erkennen und das Leben nach der Menopause statt als ein Gnadengeschenk der modernen Naturwissenschaften als unser angestammtes Recht verstehen, dann sind wir plötzlich auch in der Lage, dem Begriff der »Östrogen-Defizienz« mit einer gewissen gesunden Skepsis zu begegnen. Doch was sollen wir vom Rückgang des Östrogenspiegels in der Menopause halten, wenn unser Körper eigentlich genetisch dafür konzipiert ist, langsam zu altern? Und ganz konkret: Sollten wir etwas dagegen unternehmen? Verrät uns die »Großmutterhypothese« etwas darüber, ob wir anfangen oder es besser lassen sollten, uns exogene Hormone zuzuführen, sobald unsere Follikel aufhören, zyklisch aufzuplatzen und uns unaufgefordert zu beschenken? Die Antwort ist alles andere als einfach. Einerseits ist die Natur unvollkommen. Sie ist eine schlampige Konstrukteurin, die nach dem Grundsatz »Das tut's schon« arbeitet. Der Körper nach der Menopause ist auf alle Fälle ein gutes Beispiel für diese »Das tut's schon«-Philosophie:

Nasolabialschluchten, Altersflecke, ein Niesen, das manchmal so peinlich in die Hose tröpfelt. Was willst du, knurrt die Natur, tot bist du doch nicht, oder? Mit anderen, weniger bildhaften Worten: Selbst wenn unser Organismus notfalls auch ohne körpereigenes Östradiol über die Runden kommt, heißt es doch noch lange nicht, dass wir mithilfe von Östrogentabletten keine besseren Leistungen bringen könnten. Im modernen Evolutionismus kennt man den Begriff des naturalistischen Trugschlusses. Darunter versteht man den Denkfehler anzunehmen, was ist, sei immer zum Guten. Mord und Kindestötung sind »natürlich«, in unserer Spezies wie auch in den meisten anderen, aber das heißt noch lange nicht, dass es akzeptable menschliche Strategien wären. Entsprechendes ließe sich möglicherweise auch von der Menopause sagen. Ohne körpereigenes Östradiol zu leben mag natürlich sein – ideal ist es nicht. Wenn die vergleichsweise kurze Lebensdauer unserer Primaten-Eierstöcke keine Anpassungsleistung, sondern lediglich die Folge eines durch unsere Körpergröße bedingten begrenzten Eiervorrats ist, dann könnte der damit verbundene drastische Rückgang der Östrogenproduktion einfach aussagen: »Tut mir Leid, besser haben wir's nicht hingekriegt. Es wird eben so gehen müssen. Du wirst dich schon irgendwie durchwurschteln.« Aber wer unnötig wurschtelt, ist dumm. Wir sind intelligente Wesen. Wir haben die organische Chemie erfunden. Wir haben die Gynäkologie, die Kardiologie, die Endokrinologie erfunden. Wir haben allen Grund zu der Annahme, dass Hormone helfen. Also nimm schon dein Premarin, Schätzchen, wenn wir von Natur aus intelligent sind, dann ist es absolut natürlich, Östrogenpräparate zu schlucken.

Andererseits – die alte Rostlaube tut's ja noch. Die Natur ist eine Schlamperin, aber der Motor läuft, und manchmal sogar wie geschmiert. Wenn viele Ärzte die Menopause mit Hormonmangelstörungen wie Diabetes oder Hypothyroidismus vergleichen, dann ist es ein Vergleich, der hinkt. Falls ich aufhörte, meine Thyroxin-Pillen zu schlucken, würde ich schon binnen weniger Tage oder Wochen anfangen, auseinander zu fallen. Meine Schilddrüse hat mich im Stich gelassen. Ich bin krank, ich gebe es zu, und ich habe keine andere Wahl, als mir helfen zu lassen. Die Menopause ist längst nicht so schlimm. Es ist schließlich nicht so, dass einer Frau sofort die Knochen zerbröseln oder die Blutgefäße zersplittern würden, sobald ihr die Eizellen ausgehen. Die meisten Frauen erfreuen sich noch Jahre oder sogar Jahrzehnte nach der Menopause bester Gesundheit, und zwar ohne irgendwelche Hormonpräparate einzunehmen. Man darf schließlich auch erwarten, dass der weibliche Körper im Laufe der Evolution, die den Hominiden eine höhere Lebenserwartung bescherte, spezifische Mechanismen zur Kompensation des dadurch bedingten »vorzeitigen« Ausfalls der Eierstöcke entwickelte. Wie ihr euch erinnern werdet, nimmt die katalytische Wirkung der Aromatase mit dem Alter zu. Die Aromatase kann auch Sekrete unserer Nebennierenrinde in Östrogene umwandeln (oder als ein Enzym diese Umwandlung auslösen), und unsere Nebennieren stellen ihre Aktivität mit dem Eintritt der Menopause nicht ein. Ist die verbesserte Wirkung der Aromatase ein bloßer Zufall, oder ist sie Anpassungsleistung mit dem Zweck, uns über das Klimakterium hinaus gesund zu erhalten? Mit zunehmendem Alter steigt der Fettanteil an unserer Gesamtkörpermasse, selbst wenn wir noch genauso viel wiegen sollten wie mit fünfundzwanzig. Fett erzeugt Östrogene. Verflucht es also nicht! Auch seine Zunahme im Alter könnte einen tieferen Sinn haben. Das Fett könnte ebenfalls ein anpassungsbedingtes Merkmal der hundertjährigen Greisin sein. Unser Gehirn scheint Östrogene zu benötigen. Können Neuronen ihre eigenen Steroide synthetisieren – und nimmt diese neuronale Steroidsynthese, analog zur Aromatase-Aktivität, mit dem Alter auch zu? Wir wissen es nicht. Was wir allerdings wissen, ist, dass die meisten Frauen im Alter – auch ohne die angebliche Gehirnnahrung aus den Eierstöcken – bemerkenswert klar bleiben.

Ebenso wissen wir, dass die Hormontherapie nicht nur Vorteile, sondern auch Risiken mit sich bringt und dass der weibliche Organismus ein äußerst komplexes System ist, das zudem individuell variierende Verhaltensweisen und Reaktionen an den Tag legt. Womit wir wieder da wären, wo wir angefangen hatten: Es gibt keine allgemein gültige Antwort, jeder Fall muss für sich betrachtet werden, und jede Frau muss für sich selbst entscheiden. Eine zierlich gebaute Frau könnte sich für die Östrogentherapie entscheiden, um der Gefahr der Osteoporose vorzubeugen. Eine Frau, die sich nicht viel bewegt und bei der Herz-Kreislauf-Erkrankungen in der Familie liegen, könnte ihrem Herz zuliebe dieselbe Entscheidung treffen. Eine Frau, die gesund und fit ist, die

die Seele einer Hadza hat und weiß, dass wir dafür geschaffen sind, Pflanzen zu sammeln, nicht zu welchen zu werden, und die im Stande ist, den Lockungen der entnervenden Symbiose mit Schreibtisch und PC zu widerstehen, könnte sich dagegen sagen: Pah, ich schenke mir die Pillen und mache dafür einen Spaziergang, stemme ein paar Gewichte, fahre zu meiner Tochter und biete ihr an, auf die Kinder aufzupassen – und zwar nicht irgendwann, sondern jetzt gleich.

Die Rückschlüsse, die unsere Rekonstruktion der Entstehung der Menopause bezüglich der Vorteile und Risiken der Hormontherapie gestattet, stimmen durchaus mit den Resultaten der epidemiologischen Forschung überein. Wie wir gesehen haben, zeigt eine ganze Reihe von Studien, dass das Brustkrebsrisiko steigt, je länger eine Frau Östrogenpräparate einnimmt. Es ist so, als wollte der Organismus damit sagen: Ich brauche nicht so viel, wie du mir gibst; ich bin kein Vollidiot; ich kann besser auf mich aufpassen, als du vielleicht glaubst. Dementsprechend haben manche Ärzte vorgeschlagen, dass die Frauen eher eine 2-Phasen-Therapie in Betracht ziehen sollten: also im Bedarfsfall zur Linderung der unmittelbaren Symptome der Menopause wie Hitzewallungen und Schlafstörungen für eine kurze Zeit Hormonpräparate einnehmen, aber mit der eigentlichen Substitutionstherapie erst im Alter von sechzig, fünfundsechzig Jahren beginnen, wenn Arterienverkalkung, Herzinfarkt und Osteoporose zu einem realen Risiko zu werden drohen. Diese Strategie erscheint mir vernünftig. Selbst nach den Maßstäben der »Großmutterhypothese« fängt eine Frau in ihrem siebten Lebensjahrzehnt an, ihre Reserven ernsthaft anzugreifen. Vielleicht reichen deine Vorräte an Aromatase und Fettgewebe nicht mehr aus. Allmählich stellst du die Geduld der Natur auf eine harte Probe. So langsam verliert sie jedes Interesse an dir. Du bist nicht einmal mehr in der Postmenopause, du bist längst darüber hinaus. Wenn Hormonpräparate deine jetzige Situation verbessern können, dann scheu dich auch nicht, sie zu nehmen. Du bist schließlich eine weise Alte. Und Weisheit bedeutet zu erkennen, dass deine Gastgeberin versucht, dich hinauszukomplimentieren, und dich darum aber einen Dreck zu scheren.

Die Pharmakologie ist zwar schön und gut, aber wir würden uns von der organischen Matriarchin doch etwas mehr wünschen –

und sie hat auch durchaus mehr zu bieten. Die alte Frau steckt uns in Fleisch und Blut. Sie hockt in einem Winkel des weiblichen Unbewussten und strahlt ihre stille, grimmige, liebevolle, vernichtende Macht aus. Sie erklärt einige der Regungen, die uns beunruhigen und verwirren. Mir ist schon oft aufgefallen, dass Töchter (zumindest innerlich) mit ihren Müttern hart ins Gericht gehen – weit härter als Söhne. Ihren Vätern dichten sie einen romantischen Nimbus an und sind nur zu gern bereit, ihnen ihre Sünden und Schwächen nachzusehen, aber ihren Müttern gegenüber kennen sie kein Erbarmen. Was immer die Mutter je getan hat, es war unrecht getan. Die Mutter war kalt und gleichgültig, die Mutter war herrschsüchtig und rechthaberisch, die Mutter war ein Hasenfuß, die Mutter war eine Hyäne. Nicht einmal der Feminismus hat es vermocht, uns von unserem Mutterhass, unserer Muttergrippe zu kurieren. Wir klammern uns an unsere Wut. Wir wollen sie nicht verlieren. Sie umgibt uns gleichsam mit einer schützenden Energiehülle. Vor nicht langer Zeit wurde ich aufgefordert, einen Beitrag zu einem Essayband mit dem Arbeitstitel *Frauen über ihre Mütter* zu liefern. Meine Mitautorinnen waren vielfach namhafte, durchweg brillante Schriftstellerinnen, Dichterinnen, Kritikerinnen und Historikerinnen. Ich willigte ein und schrieb einen positiven Essay, in dem ich meine Mutter dafür lobte, dass sie mich den unschätzbaren Wert eines eigenen Einkommens gelehrt und mich auf die beste, wenn auch entschieden unkonventionelle Kur gegen die Anorgasmie aufmerksam gemacht habe. Die Herausgeberin des Bandes rief mich später an, um mir zu danken. Mein Beitrag, sagte sie, habe eine Dimension betont, die in dem Band ansonsten zu kurz gekommen wäre. Ich sei eine der wenigen gewesen, die irgendetwas Nettes über ihre Mutter zu berichten gehabt hätten.

Ich will mich damit keineswegs brüsten. Mein Text hätte auch ohne weiteres anders ausfallen können. Ich habe lange Phasen durchgemacht, in denen ich meine Mutter zwanghaft, besinnungslos hasste, nicht an sie denken konnte, ohne in bittere Tränen auszubrechen, und kleine Märchen verfasste, in denen sie die böse Hexe war, die große raffzähnige Kardiophagin ohne ein eigenes Herz. Dann gibt es aber auch wieder Zeiten, wo ich mich mitten in einem solchen Mutter-Anfall zur Ordnung rufe und mir sage: Das ist nicht fair, das ist unvernünftig, das schafft einen negativen Präzedenzfall. Überlege dir schleunigst, wie du dich aus diesem Morast von Mutterhass befreien kannst, damit dich deine Tochter nicht auch einmal mit entsprechenden Hassgefühlen und Vorwürfen verfolgen möge! Und in ebendieser vernünftigen, grollend großzügigen, selbstschutzmechanistischen Verfassung befand ich mich gerade, als ich meinen Gute-Mutter-Essay schrieb. Wie köstlich, wie belebend kann ansonsten meine Galle sein! Und, wie es scheint, wie geschlechtstypisch! Wir Töchter haben, wie Grubenottern, feststehende Giftzähne.

Gleichzeitig bleiben Frauen ihren Müttern oft zeit ihres Lebens sehr nah. Sie reden beispielsweise mit ihren Müttern weit häufiger als Söhne. Im Durchschnitt ruft eine Frau ihre Mutter einmal pro Woche an, ein Sohn durchschnittlich einmal im Monat. Eine Frau braucht ihre Mutter. Sie grollt ihrer Mutter, sie träumt davon, ihre Mutter umzubringen, aber sie kommt immer wieder zu ihr zurück, um mehr Zuwendung einzufordern. Sie will etwas, auch wenn sie ihren Wunsch nicht artikulieren kann. Sie erwartet etwas. Sie erwartet noch Jahre und Jahrzehnte nach ihrem Flüggewerden, dass ihre Mutter für sie da ist. Sylvia Plath schrieb erlesen hasstriefende Gedichte über ihre Mutter: »Dennoch, dennoch / Bist du zu mir gedampft über das Meer, / Dick, rot, ein Mutterkuchen, / Die den strampelnden Liebenden lähmt … Fort, fort, aaliger Fangarm!« Aber als Austauschstudentin in Oxford schrieb sie ihrer Mutter auch lange, ernste Briefe, in denen sie von jedem noch so kleinem Ereignis in ihrem Leben berichtete: von den Männern, die sie kennen lernte, von den Partys, die sie besuchte, von ihrer Abneigung gegen englische Mädchen (»hellhäutig, ziemlich hysterisch und atemlos«), von ihrer Mitleid erregenden Sehnsucht danach, dass »jemand mir heiße Brühe brächte und mir sagte, dass er mich liebt«, von ihrer Mitleid erregenden Sehnsucht nach ihrer Mutter.

Das emotionale Axon zwischen Mutter und Tochter ist vielfach als die Folge von deren Gleichgeschlechtlichkeit erklärt worden sowie damit, dass die Tochter sich mit der Mutter identifiziert und es anders als der Sohn nicht nötig hat, sich von ihr abzugrenzen, um sich als Individuum behaupten zu können. Nach dieser Analyse stehen Frauen ganz einfach deswegen weiter wie Kinder zu ihrer Mutter, weil sie es sich leisten können. Anders als für einen Mann ist es für sie keine existenzielle Bedrohung ihres Selbstbewusstseins, »Mama« zu rufen. Ihr Selbstverständnis und ihre sexuelle Identität machen es nicht erforderlich, dass sie die allmächtige Muttergestalt ablehnen. Somit können alle Erwartungen, die eine Frau an ihre Mutter stellen mag, als bloße immer neu aufgebrühte quengelige Forderungen eines kleinen Mädchens abgetan werden.

Die »Großmutterhypothese« legt eine anders geartete Deutung nahe – eine, die ohne diese Überbetonung der infantilen Dimension auskommt. Wenn junge Frauen schon immer auf die Hilfe älterer Frauen angewiesen gewesen sind und wenn das entsprechende Bedürfnis ein konstituierendes Prinzip früher menschlicher Gesellschaften gewesen ist, dann kann, ja darf unser angeborener Hunger nach der Mutter nicht mit Erreichen der Geschlechtsreife enden. Dazu ist er viel zu stark. Er ist gewissermaßen der Strom unseres Lebens. Er fließt immer weiter, und wir müssen unseren Nachen in der Strömung halten. Er schwillt an und tobt und fällt wieder, aber er versiegt niemals, und wir müssen ihm folgen. Wenn eine ältere Frau für deine Kinder sorgt, steht diese ältere Frau für dich auf derselben emotionalen Stufe wie deine Kinder: Du liebst sie, du brauchst sie, sie ist ein Teil von dir. Gleichzeitig gehört die ältere Frau nicht ausschließlich dir. Sie hat auch andere Klientinnen innerhalb der Familie, denen sie ihre Dienste zur Verfügung stellen muss. So ist es unausbleiblich, dass sie dich mitunter auch enttäuscht, und du nimmst es ihr übel, hörst aber damit noch lange nicht auf, sie zu brauchen und sie um Hilfe zu bitten. Wenn sie kann, wird sie deiner Bitte nachkommen, und dann fühlst du dich sicher und geborgen. Und wenn nicht, dann springt vielleicht eine andere ältere Frau für sie ein.

Das Leben, das wir in unseren modernen Industriegesellschaften führen, bietet nicht gerade die günstigsten Rahmenbedingungen für langfristige Beziehungen zwischen älteren und jüngeren Frauen. Wir heiraten, wir ziehen von zu Hause fort, oft in eine andere Stadt, und unsere Wohnungen oder Häuser sind in aller Regel zu klein, als dass wir ohne Schaudern daran denken könnten, unsere Mutter bei uns aufzunehmen. Außer mit unseren allernächsten Angehörigen haben wir mit Verwandten so gut wie nichts zu tun. Doch unsere Sehnsüchte und Bedürfnisse lösen sich nicht einfach in Luft auf: Sie mutieren. Jeder unerfüllt bleibende Wunsch der Erwachsenen wird der Mutter auf die Schwelle gelegt. Wenn überhaupt, hat der Verlust der Großfamilie zur Folge, dass sich unser rasendes Gefühl der Hilflosigkeit ausschließlich auf unsere Mütter konzentriert. Wir erwarten Hilfe vonseiten einer älteren Frau, und unsere Mutter ist nun einmal die einzige ältere Frau, die wir kennen. Wenn Frauen sich in therapeutische Behandlung begeben, suchen sie sich in der Mehrzahl der Fälle eine Therapeutin aus, die älter ist als sie. Sie wünschen sich eine Helferin, die dem in ihrem Unterbewusstsein angelegten Archetypus der Retterin in der Not entspricht. Es ist nicht ihre Mutter, die sie suchen. Im Gegenteil, sie sind wahrscheinlich stinkwütend auf ihre Mutter, was ja überhaupt der Grund (oder einer der Gründe) ist, warum sie eine Therapie brauchen. Aber sie suchen in der Therapeutin die nicht mehr verfügbare »alte Frau«, die Stellvertreterin, die immer dann einspringt, wenn die eigene Mutter tot oder gebrechlich oder anderweitig beschäftigt ist.

Aber auch hier dürfen wir nicht dem naturalistischen Trugschluss aufsitzen und das mutmaßlich Angeborene für das mutmaßlich Beste erklären. Vielleicht würde es uns ja gar nicht gefallen, unser ganzes Leben in der Umzingelung von Verwandten zu verbringen. Wir fühlen uns von unserer Familie erdrückt. »Intakte« Wohngegenden, in denen jeder Nachbar über jeden unserer Schritte unterrichtet ist und sich über jeden unserer Fehltritte das Maul zerreißt, sind uns ein Gräuel. Und dennoch ist jede von uns ein Palimpsest – eine uralte Handschrift, deren ursprünglicher Wortlaut von Tausenden von aufeinander folgenden Textschichten überlagert ist und auf dem zuoberst unsere eigene Signatur prangt. Es schadet nichts, auch zwischen den Zeilen zu lesen und uns dort Hilfe zu holen, wo wir sie finden, egal ob in den älteren oder in den aktuellsten Schichten unserer Geschichte. Beispielsweise kann Berührung wahre Wunder wirken. Die Berührung ist eine der ältesten Formen der Kontaktaufnahme überhaupt, eine trotzige Überwindung der Zellmembran und der Einsamkeit, die sie dereinst mit sich brachte. Berührung kann heilen. Selbst bei einem Komapatienten bewirkt die einfache Berührung durch die Hand einer Krankenschwester, dass der Blutdruck sinkt. Wir brauchen körperlichen Kontakt, und in der Regel leistet uns dieses Bedürfnis gute Dienste. Analog dazu würde ich sagen, dass unser Mutterverlangen, unser Bedürfnis nach der älteren Frau – und allgemein nach anderen Frauen –, gleichfalls einem uralten

Trieb entspringt und es ebenso verdient, von uns befriedigt zu werden. Nichts spricht dafür, dass es bei uns Menschen je echte matriarchalische Gesellschaften gegeben hat. Aber das Phänomen der Matrilokalität, die Tatsache also, dass die Töchter bei der Familie bleiben, während die Söhne von der Sippe ihrer jeweiligen Braut vereinnahmt werden, findet sich bei einer ganzen Reihe von traditionellen Gesellschaften – und stellt bei anderen Primaten als dem Menschen die fast ausnahmslose Regel dar. Die Weibchen bilden einen festen Kern, während die Männchen »kommen und gehn und schwätzen so / Daher von Michelangelo« – oder, was wahrscheinlicher sein dürfte, von den neusten Baseball-Ergebnissen. »Jedes Modell einer urmenschlichen Gesellschaft, das den Beziehungen zwischen ihren weiblichen Mitgliedern keine entscheidende Rolle zuschreibt«, sagt die Primatologin Kim Wallen, »ist aller Wahrscheinlichkeit nach falsch.« Die Hadza-Gesellschaft ist nicht matriarchalisch; in vielerlei Hinsicht bleiben die Frauen den Männern untergeordnet. Aber weil sie einander haben und in der Matrilokalität verankert sind, braucht niemand zu hungern, und dieses stillschweigende Arrangement ist eine wirksame Medizin für den Geist.

In den siebziger Jahren sprachen die Feministinnen von der Schwesternschaft der Frauen, und sie unternahmen den wackeren Versuch, diese Schwesternschaft Wirklichkeit werden zu lassen. Aber selbst die überzeugtesten Idealistinnen erlagen der bequemen Gewohnheit der generationsspezifischen Apartheid. Junge Frauen schlossen sich mit jungen Frauen zusammen. Ältere Frauen spalteten sich ab und bildeten eigene Gruppen, wobei mit »ältere Frau« damals jede über dreißig gemeint war. Es war damals ein Fehler, uns zu zersplittern, und es ist ein Fehler, den wir noch heute mit wahrer Meisterschaft begehen. Wir zementieren die Barrieren zwischen den Generationen mit unschönen Namen wie »Baby-Boomer«, »Generation X« und – die neueste Wortschöpfung – »Millennier« oder »Zeroastrier« (»Vor uns war alles negativ!«). Freundschaften schließen wir praktisch nur mit Altersgenossinnen und wagen uns dabei selten weiter als ein Jahrzehnt hinauf oder hinunter. So bleiben wir am Ende mit Freundinnen sitzen, die sich in genau der gleichen prekären Lage wie wir befinden, sich um haargenau die gleichen Dinge Sorgen machen wie wir. Und dabei suchen wir unablässig weiter nach unseren

Müttern und nach diesen mythischen Wesen, unseren Mentorinnen, sowie nach einem Fleckchen Erde, wo wir vielleicht nur für eine Minute einmal innehalten und aufatmen, gefahrlos aufatmen können. Eine Gruppe von Gleichaltrigen ist wesenhaft instabil. Altersgenossinnen neigen dazu, untereinander die gleichen Machtspielchen zu treiben wie Geschwister. Die prähistorische Schwesternschaft war generationsübergreifend, und wenn wir irgendeinen Nutzen aus einem solchen Bund der Frauen ziehen wollen, kann es nicht schaden, das bewährte Modell wieder hervorzukramen und unsere Handbibliothek von Gleichaltrigen links und rechts mit jüngeren und angejahrten Bücherstützen abzusichern.

Das ist jedenfalls mein Wunschtraum. Ich glaube, ich habe schon immer dem Ideal des gut sortierten Portefeuilles angehangen, des Clans, des Hexenkonvents. Für das College-Jahrbuch wählte ich seinerzeit als mein kennzeichnendes (wenn auch übertrieben kokettes) Zitat einen Satz aus Joyce' *Ulysses*: »Die Jugend besucht die Berüchtigtheit, geführt von der Erfahrung.« Mir gefiel die Vorstellung, von einer klugen älteren Frau mit einer flotten Frisur bei der Hand genommen und zum lockenden, schreckenden Elysium der »Berüchtigtheit« geführt zu werden. Die Anrüchigkeit war meine Gnosis, die – allerdings konkretere und dunklere – spirituelle Wahrheit. Dass meine personifizierte Erfahrung weiblichen Geschlechts sein musste, war klar, denn der Vorstellung eines »erfahrenen Mannes« haftete etwas leicht Parodistisches an. Wie ich die Erfahrung allerdings finden sollte, war mir schleierhaft. Meine College-Dozentinnen bemühten sich von Amts wegen um exkathedrale Distanz, und was die Anzahl ihrer Schutzbefohlenen anbelangte, der Jüngerinnen, die gleich mir Anspruch auf ihre Aufmerksamkeit hatten, waren sie sogar noch schlimmer als Mütter und Großmütter. Jedenfalls jagten sie mir eine Heidenangst ein und ließen mich – bestimmt völlig unbeabsichtigt – die ganze Last der unerträglichen Leichtigkeit meines Seins spüren, der Nichtigkeit dessen, was ich als Gegenleistung zu bieten gehabt hätte. Ich bin noch immer unfähig, mich mit Frauen außerhalb meiner Altersgruppe anzufreunden, und ich verzehre mich noch immer nach der Erquickung, die mir eine solche Freundschaft spenden würde – wenngleich schon dieses Traumbild in sich und die Hoffnung, es vielleicht irgendwann einmal doch in der Wirklichkeit zu finden, einen gewissen Trost darstellen.

Große, kühne Hoffnungen mache ich mir, später einmal meine erwachsene Tochter zu »finden«, wenn sie mich offiziell nicht mehr braucht, wenn sie die Hassanfälle und die Vorwurfsorgien der Pubertät (denen ich mich seinerzeit selbst so exzessiv hingegeben habe) überstanden hat. Ich hoffe, dass ich mich in meiner Interpretation der organischen Großmutter nicht täusche: dass der Mutter-Hunger wirklich ein angeborenes Merkmal unseres Geschlechts ist und dass das Bedürfnis meiner Tochter nach mir sich als umfassender, dauerhafter und leidenschaftlicher erweisen möge als das bloße Bedürfnis des Kindes nach Nahrung, Kleidung, Obdach und Bestätigung. Ich hoffe, sie wird mich genug brauchen, um mir zu zeigen, wer sie wirklich ist, um mich regelmäßig an ihren Gedanken, den Kindern ihres Geistes, teilhaben zu lassen und sie bedenkenlos meiner Obhut anzuvertrauen. Ich hoffe, sie findet Geschmack am Tauschhandel; Jugend und Erfahrung feilschen dabei um die Berüchtigtheit. Möge sie ruhig Gift und Galle spucken und mich zum Teufel schicken, aber bis in ihre Blutkörperchen hinein die Gewissheit spüren, dass sie mich jederzeit aufsuchen und bei mir rasten und aufatmen, gefahrlos aufatmen kann – wenn auch nur für kurze Augenblicke zwischen zwei Phasen der Wut und der Enttäuschung. Denn so lange, wie sie ihren Dienst tun, stehen ihr meine Knochen, mein Gehirn und meine ganze Kraft zur selbstverständlichen Verfügung. Sie machen vielleicht nicht viel her, aber sie sind von Naturgesetz aus zäh, und sie werden sich gern den Sitten und Gebräuchen unseres uralten Geschlechts fügen: Wenn die Jugend ruft, greift die Erfahrung zur Schaufel und macht sich ans Werk.

14

WOLFSGEHEUL UND HYÄNENGRINSEN

Das Testosteron und die Frau

Ich weiß wirklich nicht, warum ich noch immer ein Fernsehgerät habe. Von Rechts wegen müsste der Kasten schon längst kaputt sein, oder es müsste zumindest ein ziemlich hämischer Sprung von oben bis unten über den Bildschirm verlaufen. Aber nichts da. In unserem Fernsehzimmer liegen weder Hämmer noch sonstige schwere Gegenstände herum, und so ist es mir bislang nicht vergönnt gewesen, der pubertären Wut Ausdruck zu verleihen, die mich jedes Mal, wenn ich einen Werbespot für Mädchenspielzeug höre, rotsehen lässt. Es ist nicht so, dass ich Puppen und Puppenhäuser, Kleine-Köchin-Sets und Barbie-Perückenkollektionen und Barbie-Minivans per se hassen würde. Was mir den Magen umdreht, ist die Tonspur der Werbespots, die sirupartige Hintergrundmusik, das verkaufsträchtig gurrende Gesülze der grundsätzlich weiblichen Off-Stimme und die seligen Ohs und Ahs, mit denen sich die Mädchen in zwitschernder Eintracht um das angepriesene Objekt scharen. Die in solchen Werbesendungen auftretenden Mädchen sind immer die dicksten Freundinnen, und sie gehen immer freundlich, rücksichtsvoll und großzügig miteinander um: knospende Urchristinnen, egolose Kibbuzniks, wenngleich erfreulich konsumorientiert. Sie lieben, lieben, lieben sich untereinander fast so sehr, wie sie das jeweilige Produkt lieben, das sie zusammengeführt hat. Was immer die Produzenten solcher Werbespots in ihrer Vergangenheit auch gewesen sein mögen – Mädchen mit Sicherheit nicht. Oder falls doch, müssen sie im Zuge des Heranwachsens eine ernst zu nehmende sadistische Ader erworben haben. Einem Mädchen den Eindruck vermitteln, die Mädchenzeit sei ein einziges verlängertes Hopsen auf Käpt'n Blaubärs Knie, ist so, als bereitete man eine junge Gazelle dadurch auf das Leben in der Serengeti vor, dass man sie in Barbecue-Sauce tunkt.

Wenn du ein Mädchen bist oder es jemals warst, dann weißt du auch, dass die erste Aufgabe, vor die dich das Mädchensein stellt, darin besteht zu lernen, in einer Gruppe von Mädchen zu überleben. Und gruppenweise auftretende Mädchen sind keine dramatisierten Joni-Mitchell-Liedchen. In Gruppen auftretende Mädchen sind … wie sollen wir es nennen, wie lautet noch mal das Wort, das wir noch immer mit Vorliebe auf Jungen beziehen? Aggressiv. Selbstredend sind Mädchen aggressiv. Sie sind lebende Organismen, oder? Sie sind Primaten. Sie sind soziale Wesen. Und so spielen Mädchen zwar gern mit ihren Ausziehpüppchen, aber ein falsches Wort, Schwester, und du kannst deine Barbie aus dem Mülleimer fischen, splitternackt, kahl geschoren und mit Zahnabdrücken am Vorbau.

Wenn du ein Mädchen bist oder es jemals warst, dann weißt du, dass Mädchen aggressiv sind. Diese Erkenntnis ist ungefähr so neu wie der Satz des Pythagoras. Doch die Mädchen im Schokoriegelland der Werbeunterbrechung sind niemals aggressiv. Im Gegenteil, sie werden von Jahr zu Jahr zuckersüßer. Ebenso wenig sind die Mädchen, die auf den saftigen Wiesen der humanbiologischen Forschung umhertollen, jemals aggressiv. Nein, sie sind hypersozial. Sie sind kommunikativ, kooperationswillig, aufmerksam und liebenswürdig. Sie sind die Freundinnen, die du dir am liebsten zusammen mit dem sprechenden Teddybären kaufen würdest, den du gestern in der TV-Werbung gesehen hast. Nehmen wir als Beispiel einen Forschungsbericht, der 1997 in der Zeitschrift *Nature* veröffentlicht wurde. Britische Wissenschaftler erläuterten darin die Resultate einer groß angelegten Studie über Mädchen mit Turner-Syndrom, einer seltenen genetischen Störung, bei der das Mädchen statt der normalen zwei X-Chromosomen nur eines hat. Auslöser der Untersuchung war die verblüffende Beobachtung, dass Turner-Mädchen abhängig von ihrer chromosomalen Ausstattung einen unterschiedlichen Grad von Sozialkompetenz zeigen. Normalerweise erbt ein Mädchen ein X-Chromosom von seiner Mutter und eines von seinem Vater. Ein Turner-Mädchen, das ja nur ein einziges Geschlechtschromosom hat, kann dieses entweder von der Mutter oder vom Vater mitbekommen haben. Wie die Forscher durch Beobachtung von hundert Turner-Patientinnen feststellten, waren diejenigen Mädchen, die ihr X-Chromosom vom Vater hatten, kontaktfreudiger als diejenigen, die das ihre von Mütterchen hatten. Papis Mädchen waren in der Regel freundlich und sozial wie emotional gut angepasst. Mamis Mädel hingegen waren eher mürrisch, verschlossen, kontaktscheu und neigten zu Ausbrüchen verbal oder physisch aggressiven Verhaltens. Was alles schön und gut war und interessante Einblicke in das Verhaltensspektrum von Turner-Patientinnen gewährte. Leider begnügten sich die Forscher damit jedoch nicht. Sie verallgemeinerten ihre Ergebnisse und extrapolierten daraus die Hypothese vom Angeborensein sozialverträglichen Verhaltens bei Mädchen – und zwar bei allen Mädchen. Zunächst erklärten sie, die Turner-Mädchen mit dem väterlichen X-Chromosom, also die sozial angepassten, seien die mädchenhaften Mädchen, während diejenigen mit dem mütterlichen X-Chromosom, die sozial inkompetenten bis antisozialen Mädchen, mit einem eher jungenhaften Genotyp ausgestattet seien. Ihr Gedankengang war labyrinthisch und abstrus, aber das Resultat, das sie zuletzt aus dem Hut zauberten, war das Bild des genetisch, also von Natur aus, für Geselligkeit, Diplomatie und Liebenswürdigkeit prädisponierten Mädchens. Nach ihrer fragwürdigen Hypothese enthält das X-Chromosom ein für gute gesellschaftliche Umgangsformen zuständiges Gen, das bei normalen Mädchen aktiviert, bei normalen Jungen hingegen ausgeschaltet ist – und dadurch deutlich divergierende Ausdrucksmuster bedingt, die jedem Geschlecht angeblich spezifische Vorteile im darwinschen Kampf ums Dasein bescheren. Den Männchen der Spezies würde eine gewisse Gleichgültigkeit gegenüber den guten Manieren es theoretisch erleichtern, sich aggressiv zu verhalten, hierarchische Machtstrukturen aufzubauen, Jagdgesellschaften und Armeen zu organisieren und jeden einfühlsamen Deppen, der sich ihnen in den Weg stellt, plattzuwalzen. Mädchen wiederum könnte eine größere Sozialkompetenz dabei helfen, freundliche Beziehungen zu anderen Weibchen zu knüpfen, allgemein mit ihrer sozialen Umwelt besser auszukommen und das Handwerk des Mutterseins zu erlernen. »Kleine Mädchen sind für ihr Leben gern kleine Muttis«, sagte einer der Forscher mir gegenüber. »Und Frauen reden für ihr Leben gern mit anderen Frauen. Sie haben ein Talent dafür, Beziehungen zu anderen Frauen zu knüpfen.« Das Wort »Talent« hat einen ganz eigenen Klang, einen, wie soll ich sagen, Unterton von Chromosomalität.

Ich habe mir die Freiheit genommen, dieses hypothetische Gen auf den Namen ZSL-1 zu taufen, wobei ZSL für »zuckersüß & lieb« steht und die vorsichtshalber angehängte Eins schon jetzt andeuten soll, dass die Hervorbringung guter gesellschaftlicher Umgangsformen mit Sicherheit ein so komplexer Prozess ist, dass man mit der Zeit viele weitere ZSL-Gene isolieren wird, wenn wir nur unsere glitzernden Feenzauberstäbe mit hinreichender Holdseligkeit schwenken.

Vergessen wir für einen Moment, dass die Studie, auf die sich diese wildgewordenen und folgenschweren Spekulationen stützen, die nicht eben sehr repräsentative Gruppe von lediglich einhundert und dazu chromosomgeschädigten Kindern zum Gegenstand hatte und dass chromosomale Anomalien immer äußert komplexe, kaum durchschaubare physische und psychische Auswirkungen haben. Vergessen wir auch, dass das hypothetische ZSL-1-Gen weit davon entfernt ist, identifiziert oder auch nur grundsätzlich nachgewiesen worden zu sein. Was mich wirklich verblüfft, ist das weichgespülte, realitätsferne Bild des »Mädchens an sich«, das der Bericht uns da auftischt. Das von Geburt aus fröhlich gesellige, von Freundinnen umgebene Mädchen. Das nicht auf den Mund gefallene Mütterchen. Wo bleiben da die herrschsüchtigen Mädchen, die trübsinnigen Mädchen, die fiesen Mädchen, die verträumten Mädchen, die Mädchen, die heute deine allerbeste, einzige, ewig deine Freundin sind und schon morgen eine hinterhältige ichsüchtige Schlange? Wo bleiben die Pyramidenplanerinnen, die Statusbuchhalterinnen, die dich sofort in ein hierarchisches Schubkästchen ablegen, ohne dass du das Geringste dagegen unternehmen kannst? Wo bleiben die Hyänenmädchen, die Leopardenmädchen, die Schakal- und die Aasgeiermädchen?

Wo bleiben die lebendigen, wutschäumenden, aggressiven Mädchen – die die einzigen Mädchen sind, die ich je kennen gelernt habe?

Wir reden und hören nicht viel von weiblicher Aggression, und so vergessen wir, dass es sie durchaus gibt und sie auch ihren Sinn hat. Aggressives Verhalten assoziieren wir grundsätzlich mit dem männlichen Geschlecht. Wir bleiben an dieser fixen Idee hängen und schaffen es einfach nicht, uns an ihr vorbeizuschmeicheln oder -zuzetern. Wissenschaftler tun dies aus ritualistischen Gründen; und wir alle tun es wie pawlowsche Hündinnen, selbst wenn wir uns einbilden, aufgeklärt und vernünftig und über dieses abgedroschene alte Klischee erhaben zu sein. Als ich einmal einen Schwarm Möwen beobachtete, die sich um weggeworfene Kekse stritten, fiel mir auf, dass die an ihrem grau-weißen Gefieder und roten Schnabelfleck erkennbaren ausgewachsenen Vögel unentwegt auf die ihnen im Rang unterlegenen braungefiederten Jugendlichen einhackten, während diese sich offensichtlich nicht einschüchtern ließen und unbeirrt Brocken um Brocken hinunterwürgten. Während ich so zusah, ging ich wie selbstverständlich davon aus, dass es sich bei den Streithähnen ausschließlich um männliche Möwen handeln musste – so aggressiv, wie sie waren! Und prompt hatte ich auch die entsprechende Bildlegende parat: Die älteren Männchen waren statusbesessen, die jüngeren aufsässig und opportunistisch. Erst später fiel mir wieder ein, dass bei Möwen die zwei Geschlechter äußerlich nicht voneinander zu unterscheiden sind, und ich begriff, innerlich vor Scham errötend, dass viele dieser kreischenden, hackenden und schlingenden Vögel Weibchen gewesen sein mussten, weil schließlich auch Weibchen leben müssen und das Leben eines Abfallfressers nun mal kein Zuckerschlecken ist.

Aber schimpfen wir nicht auf unsere Reflexe. So abwegig ist unsere Fixation auf männliche Aggressivität auch wieder nicht. In unserer Spezies kann die Aggression männlicher Ausprägung mitunter so augenfällig wie eine gebrochene Nase mitten in einem Frauengesicht sein. Gewaltverbrechen sind geradezu eine männliche Spezialität. Männer verüben neunzig Prozent aller Morde, achtzig Prozent aller Raubüberfälle, fast hundert Prozent aller Vergewaltigungen. Aggressionsforscher sind gezwungen, ihre Neugier mit medizinischen Argumenten zu begründen, andernfalls werden sie kaum Gelder für ihre Projekte bewilligt bekommen. Die männliche Aggressivität lässt sich leicht als Krankheit erklären. Gewalt stellt eine Bedrohung für die Volksgesundheit dar. Männer neigen weit stärker als Frauen zu physischer Gewalt, folglich geben männliche Aggressionen wissenschaftlich mehr her als weibliche. Außerdem wissen wir doch alle, dass Frauen überhaupt viel weniger aggressiv als Männer sind und dass Mädchen sich untereinander so prächtig verstehen… und falls du, Mädchen, diesbezüglich anderer Meinung sein solltest, haben wir schon Mittel und Wege, dich eines Besseren zu belehren, angefangen mit einer zweiwöchigen Zwangseinflößung von Kinderfernsehen.

Wenn man die weibliche Aggression unter den Tisch kehrt, stellt sich allerdings das Problem, dass wir aggressiven Mädchen und Frauen nicht mehr wissen, woran wir sind – als fehlte etwas in der Gleichung, in der Interpretation von Ich und Impuls. Wir bleiben uns selbst überlassen, dazu verdammt, die Dickichte unserer abgründigen Wildheit, unserer zähnefletschenden Begierden und Triebe zu durchstreifen und die Sache unter uns, Mädchen gegen Mädchen, auszumachen. Das geschieht dann in dem Bewusstsein, dass wir uns irgendwie mit List, Gewalt, Verhandlungsgeschick oder Tücke durchsetzen müssen, aber von Wissenschaft und Medien so gut wie keine brauchbaren Orientierungsmuster vorgesetzt bekommen. Das Resultat ist, dass wir uns – in den Worten einer Naturwissenschaftlerin – wie »Fehlvarianten« fühlen und uns fragen, warum wir nicht netter sind, als wir sind, und warum wir ständig etwas wollen und warum wir einfach nicht stillsitzen können.

Doch selbst wenn uns allen klar ist, dass an dem von Biologie und Gesellschaft propagierten barbieblonden Frauenbild irgendetwas fehlt, sträuben wir uns davor, die Konturen unserer Aggressivität zu erforschen. Wir wollen nicht als aggressiv angesehen werden oder uns selbst als aggressiv betrachten müssen. Niemand mag aggressive Leute, gleich welchen Geschlechts. Menschen, die wir als aggressiv bezeichnen, sind Zeitgenossen, die wir im Klartext als Arschlöcher ansehen, und Arschlöcher sollten in unserem Haus, an unserem Arbeitsplatz und in unserem Kopf nichts zu suchen haben. Wir haben eine monochrome, ausschließlich negative Vorstellung von der Aggression, eine Vorstellung, die wir mittlerweile vornehmlich mit Frauenmisshandlern und Crack-Süchtigen in Verbindung bringen. Gegen Bestimmtheit und Durchsetzungsvermögen ist nichts einzuwenden; das sind gute, ehrenwerte Begriffe mit einem hohen Marktwert. Aggressivität ist mies. Sie ist was für Verlierertypen. Aggressivität ist das, worauf man sich verlegt, wenn man keine wirkliche Macht hat.

Klingt direkt so, als versuchte ich euch zu sagen: Aggressivität ist was für Mädchen.

Jetzt ist unsere Chance gekommen. Aggressivität ist out. Sie ist hospitalisiert, dämonisiert und auf die Müllhalde der öffentlichen Meinung gekippt worden, und sie gilt nicht mehr als eine wünschenswerte Eigenschaft oder als das Kennzeichen eines richtigen Kerls. Es steht uns somit frei, die Aggressivität zu bergen und mit ihr nach Gutdünken zu verfahren. Wir können sie rehabilitieren und umkodieren. Wir können uns zu ihr bekennen. Wir können sie im Kontext unserer Bedürfnisse als Mädchen und Frauen betrachten, und wir können feststellen, wann mit dem Auftreten von Aggressionen zu rechnen ist und welche bestimmten Erscheinungsformen sie dann vermutlich annehmen werden. Aggressives Verhalten kann feindselig sein und zu verletzen trachten, aber es kann auch kreativ und konstruktiv sein. Psychologen betrachten aggressives Verhalten grundsätzlich als antisozial, aber daraus spricht eine unbefriedigende, naiv optimistische Auffassung des menschlichen Lebens. Wir brauchen nur an der Oberfläche so mancher scheinbar harmloser Formen sozialer Interaktion zu kratzen, und schon sehen wir die Aggressionslust hervorgrinsen. Freundlichkeit kann zutiefst aggressiv sein, wie jede bestätigen wird, die schon einmal versucht hat, einen Zeitschriftenwerber abzuwimmeln. Oder nehmt zum Beispiel die folgende Situation, die sich regelmäßig einstellt, wenn eine Bekannte zu Besuch kommt. Die Gastgeberin bietet dem Gast etwas zu essen oder zu trinken an. Der Gast lehnt dankend ab. Oberflächlich betrachtet, verhalten sich beide höflich und zuvorkommend, also alles andere als aggressiv. Die Gastgeberin ist so liebenswürdig, etwas anzubieten, und die Besucherin ist so rücksichtsvoll, abzulehnen und damit der Gastgeberin Arbeit zu ersparen. Manchmal ist die Transaktion wirklich so schlicht und harmlos und ohne jede unterschwellige Implikation. Der Gast könnte gerade eben zu Abend gegessen haben und satt und zufrieden sein. Aber macht euch nur das aggressive Potenzial dieser rituellen Interaktion bewusst, die ihr innewohnende dynamische Kraft! Indem sie ihrer Besucherin etwas zu essen anbietet, signalisiert die Gastgeberin, dass sie hier das Sagen hat – und dass ihr dies auch bewusst ist. Es ist ihr Revier, und alles, was die beiden Kontrahentinnen an Nahrungsressourcen umgibt, gehört ihr. Sie ist diejenige, die etwas abzugeben hat, und sie beabsichtigt, aus ihrer materiell begünstigten Lage strategischen Nutzen zu ziehen. Sie möchte die Bedingungen der sich anbahnenden Beziehung festlegen, möchte als verlässlich, großzügig und wohl versorgt angesehen werden. Sie möchte mit ihrem Gast ein (und wenn auch zeitlich begrenztes) Bündnis schließen, das sie in die vorteilhafte Stellung der huldvoll Gewährenden versetzt, falls die Gabe angenommen wird.

Indem sie das Essen ablehnt, verweigert die Besucherin die ihr implizit angetragene Rolle der schwächeren Verbündeten und übermittelt dadurch die unterschwellige Botschaft, dass sie hier in Wirklichkeit das Heft in der Hand hat. Sie ist diejenige, die es sich leisten kann, auf Geschenke und potenzielle Bündnispartnerinnen zu verzichten. Und die Gastgeberin kann sich über die Ablehnung ärgern und innerlich fauchen: Na schön, dann eben keine Freundschaft! Sag, was du zu sagen hast, und bringen wir die Sache hinter uns. Nicht umsonst wird die Ablehnung eines großzügigen Angebots oft genug mit einem Schlag ins Gesicht verglichen. Der Kontext entscheidet über die aggressive Dynamik einer sozialen Interaktion: Er kann sie bis zur völligen Harmonie besänftigen, sie aber ebenso gut zur offenen Konfrontation eskalieren lassen. Angebotenes Essen abzulehnen ist rücksichtsvoll, wenn meine Gastgeberin eine alte Freundin ist, von der ich weiß, dass sie schon mehr als genug Arbeit mit Kindern und Haushalt hat und sich jetzt lieber nicht noch meinetwegen in die Küche stellen möchte. Angebotenes Essen abzulehnen, wenn ich die Vorgesetzte bin, die nach Feierabend unerwartet bei einer Angestellten hereinschneit, bedeutet, das Alpha-Weibchen hervorzukehren. Ohne jede Vorwarnung stehe ich vor der Tür und jage der Guten einen Heidenschrecken ein, und als sie versucht, das momentane Verhältnis dadurch in ein gewisses Gleichgewicht zu bringen, dass sie mir ein Getränk meiner Wahl anbietet, erteile ich ihr eine Abfuhr. Schließlich bin ich da, um sie gehörig zusammenzustauchen. Sie ist diejenige, die gleich einen Drink brauchen wird!

Kontext und Interpretation können sogar einen Akt offener Aggression entschuldbar, ja nachvollziehbar erscheinen lassen. Lady Macbeth dürfte der Inbegriff der Erzschurkin überhaupt sein, eine gnadenlos ehrgeizige Frau, die die Geister anfleht: »Entweibt mich hier! / Füllt mich vom Wirbel bis zur Zeh, randvoll, / Mit wilder Grausamkeit«, die ihren Mann durch geschickte Einflüsterungen dazu bringt, König Duncan meuchlings zu ermorden, und förmlich durch Blut watet, um zu ihrem Ziel zu gelangen. »Bösartiges, aggressives Miststück« dürfte noch die freundlichste Bezeichnung sein, die uns angesichts dieser Dame in den Sinn kommt. Rütteln wir aber nur ein wenig an unseren vorgefassten Meinungen, kann Lady Macbeth durchaus eine Aura edler Tragik annehmen. Was, wenn wir uns Lady Macbeth als eine nordische Matriarchin denken, die Verteidigerin ihres Clans? Pirkko Niemela, ein finnischer Philosoph von der Universität Uppsala, stellte die These auf, dass Lady Macbeth die Gemahlin eines Jarls war, eine starke weibliche Persönlichkeit von der Art, wie sie etwa die altnordische Orkneyinga-Saga schildert. Niemela weist darauf hin, dass Shakespeares Tragödie um das Jahr 1000 spielt, zu einer Zeit also, als Schottland in hohem Maß von der mehr heidnischen als christlichen Wikingerkultur geprägt war. Als eine Jarls-Gattin verstanden, büßt Lady Macbeth zwar nichts von ihrer Brutalität ein, steigt aber erheblich in unserer Achtung. Von Wikingerfrauen wurden Härte und Rücksichtslosigkeit erwartet, »dickes Blut und gallenbittre Milch«. Wenn die Männer auf Wikingfahrt zogen, waren sie monate- oder gar jahrelang außer Landes. Während dieser Zeit lag die Verantwortung für Haus, Hof und Herrschaftsbereich bei den Frauen, die dementsprechend weit reichende Befugnisse hatten und in eigener Verantwortung über Leben und Tod, Krieg oder Frieden entscheiden konnten. Für Pomp und Met-Partys blieb den Jarls-Gemahlinnen allerdings wenig Zeit. Die räuberische Klasse läuft immer Gefahr, ihrerseits ausgeraubt zu werden, und in der altnordischen Welt gab es keine Gesetze, keine Sheriffs, keine unparteiische Ordnungsmacht, die Gut und Leben eines Wikingers geschützt hätten. Die einzige Absicherung gegen äußere Bedrohung waren Sippe und Clan. Ein schwacher Clan konnte keine Verbündeten an sich ziehen. Ein schwacher Clan konnte mit einem einzigen kurzen, blutigen Handstreich ausgerottet werden. Eine Wikingerfrau konnte es sich nicht leisten, auf Status und gesellschaftliches Ansehen zu pfeifen. Macbeth stand es frei, jederzeit in See zu stechen und sich mit seiner bescheidenen Thane-Würde und Milch der süßen Denkungsart zu begnügen. Für seine Lady, die in den schottischen Highlands zurückblieb, erschien einzig die Königskrone stark genug, um dem Clan Schutz zu bieten, und diese Krone war nun einmal nicht anders zu gewinnen als durch einen entschlossenen Dolchstoß.

Die Lady Macbeth ist die Traumrolle jeder Schauspielerin. Im wirklichen Leben sind wir jedoch glücklicherweise nicht gezwungen, die Wikingerfrau zu spielen. Unsere Aggressionen sind gesellschaftsfähigerer, weniger untilgbarer Natur. Dennoch haben wir Aggressionen, unsere Aggressionen, und was zählt, ist, dass wir sie brauchen. Wenn wir uns ihnen ohne Feindseligkeit oder mentalen Transvestismus nähern und ihrem Ursprung und Substrat auf den Grund gehen, dann gelingt es uns auch, uns unsere weibliche Bösartigkeit zu verzeihen und unseren Freundinnen eine Kusshand zuzuwerfen.

Das bringt mich zum Testosteron, diesem Hormon von so Furcht erregendem Ruf, dass man förmlich seine Kohlenstoffringe klirren hört. Es ist unmöglich, über den Ursprung der Aggression nachzudenken, ohne dabei dem Testosteron ins arrogante Äuglein zu blicken. Zu lange ist der Begriff des herrschsüchtigen Androgens durch unsere Reihen stolziert, als dass wir ihn einfach ignorieren könnten. Immer und immer wieder hat man uns erklärt, das Testosteron sei ursächlich an der Entstehung aggressiven Verhaltens beteiligt. Wie genau diese Beteiligung aussieht, wissen wir zwar noch nicht, aber dass dieses Hormon seine Hand im Spiel hat, steht jedenfalls außer Zweifel. Auf die Wirkung des Testosterons werden sämtliche Wesensmerkmale zurückgeführt, die wir gemeinhin unter dem Oberbegriff »Aggressivität« zusammenfassen wie zum Beispiel den Drang, seine Mitmenschen zu beherrschen oder zu attackieren, sich in Szene zu setzen, anzugeben – oder seine dreckige Wäsche mitten im Zimmer auf dem Fußboden liegen zu lassen. Das Testosteron erzeugt Führernaturen, und es erzeugt Verbrecher, und wenn es bisweilen schwer fällt, die Grenze zwischen den beiden zu ziehen, dann könnt ihr sehen, wie dieses Hormon wirkt: so subtil wie ein Vorschlaghammer. Und wie man hört, fängt das Testosteron seine Arbeit früh an, sehr früh: bereits im Mutterleib, wo es das Gehirn des Fetus entsprechend prägt und verkabelt und für ein dominantes, rücksichtsloses, ungehobeltes Verhalten prädisponiert. Das Testosteron verhält sich zur Aggressivität wie der Busen zum Hintern: Denkst du an das eine, fällt dir unweigerlich das andere ein.

Natürlich wissen wir mittlerweile alle, dass das Testosteron kein ausschließlich männliches Hormon ist, dass Frauen es also gleichfalls produzieren. Aber in geringerem Maß, bitte schön, in weit geringerem Maß! Der Testosterongehalt des weiblichen Organismus beträgt im Durchschnitt 20 bis 70 Nanogramm pro Deziliter Blut. Die Hälfte davon wird in der Nebennierenrinde, die andere Hälfte in den Eierstöcken synthetisiert. Männer bringen mindestens 300 Nanogramm je Deziliter auf die Waage, und die überwältigende Mehrheit von ihnen pendelt im Bereich zwischen 400 und 700 Nanogramm. Mit anderen Worten: Sie haben rund zehnmal so viel Testosteron im Leib wie wir Frauen, und der ganze Segen wird fast ausschließlich in den Hoden gebildet. Männer haben also mehr Testosteron. Wir meinen, dass Männer aggressiver sind als Frauen. Also ziehen wir den Schluss, das Testosteron sei mit – wenn nicht hauptsächlich – für die angeblich unterschiedlich hohe Aggressivität der Geschlechter verantwortlich.

Man hat uns sogar eine neue Menschengattung beschert: die High-T-Frau, also die Frau, deren Testosteronquotient sich am oberen Ende des normalen weiblichen Spektrums bewegt und die aggressiver, karriereorientierter, sexuell aktiver und weniger an Kindern interessiert und weniger mütterlich veranlagt ist als der Durchschnitt der weiblichen Bevölkerung. Die High-T-Frau ist der biologisch verbrämte Versuch zu erklären, warum sich manche Frauen »normwidrig« verhalten. Tatsächlich spricht aber äußerst wenig für die Existenz T-angereicherter Mädels oder, genauer gesagt, dafür, dass energische, selbstbewusste, ehrgeizige Mädels ihren Charakter einem überhöhten Testosteronspiegel zu verdanken haben. Dem Testosteron werden wahrlich weit reichende Kompetenzen zugesprochen: Es ist das Libidohormon, das Aggressivitätshormon, das Dominanzhormon. Aber wenn wir Frauen nur mithilfe unseres Testosterons etwas im Leben zustande brächten – erotische Gelüste verspüren, in Wut geraten oder auch nur halbwegs aktiv sein könnten –, dann wären wir wahrlich arm dran. Wir haben doch so wenig davon! Selbst eine High-T-Frau würde mit ihren 70 Nanogramm pro Deziliter neben einem männlichen Halbkastraten noch jämmerlich abschneiden. Also hat man die These aufgestellt, dass Frauen, gerade weil sie einen so niedrigen Testosteronspiegel haben, selbst auf geringfügigste Schwankungen desselben empfindlich reagieren. Aber klingt es glaubwürdig? Trotz seines Rufes ist das Testosteron kein sonderlich aktives Hormon; es besitzt pro Gewichtseinheit eine weit geringere physiologische Wirksamkeit als etwa das Östradiol. Allem Anschein nach benötigen Männer große Mengen Testosteron, um normal funktionieren zu können. Warum sollten Frauen nun besser als Männer dazu ausgerüstet sein, ein schwächliches Hormon zu einem Auslöser energischen, dominanten Verhaltens zu pushen? Die wahrscheinliche Antwort lautet: Sie sind es gar nicht, und sie brauchen es auch gar nicht zu sein. Allzu lange haben wir das Credo des allmächtigen Testosterons nachgebetet – so lange, dass wir mittlerweile felsenfest glauben, es ermächtige alle Mächtigen, gleich ob männlich oder weiblich, aktuell oder in spe. Sobald wir uns aber trauen, das vorherrschende Paradigma in Zweifel zu ziehen, und erkennen, wie wenig es uns Frauen tatsächlich gerecht wird, können wir uns ein paralleles Universum vorstellen, in dem das Nervenkostüm einer Wikingermatriarchin kein Trostpreis ist, sondern unser unveräußerliches Geburtsrecht.

Wie es heißt, wirkt das Testosteron in zwei Phasen auf das Gehirn ein: zuerst im Organisations-, dann im Aktivierungsstadium. Die Organisation erfolgt pränatal, wenn die Hoden des männlichen Fetus anfangen, Testosteron abzusondern, das seinerseits, wie man annimmt, das Gehirn nach einem spezifisch männlichen Muster gestaltet. Die zweite Phase beginnt viel später, in der Pubertät. Der Testosteronspiegel schießt dann in die Höhe, aktiviert alle spezifisch männlichen Muster, die im Mutterleib angelegt worden waren, und liefert das Rohmaterial zu den fünfhundert erfolgreichsten Managern aus der Liste des *Fortune*-Magazins (die zu neunzig Prozent männlichen Geschlechts sind) oder zu hypertrophen Muskelmackern im Stil Arnie Schwarzeneggers.

Das weibliche Gehirn hingegen ist das Kontinuumsgehirn, das Standardgehirn, der Plan, der automatisch verwirklicht wird, sofern nichts Gegenteiliges verlautet. Da der weibliche Fetus keine Hoden hat, die Testosteron ausscheiden könnten, wird das ungeborene weibliche Gehirn auch keinem Testosteronschub ausgesetzt. Die charakteristischen Schaltungen des weiblichen Gehirns werden vielmehr durch das Nichtvorhandensein eines aktivierenden Wirkstoffs angelegt. Bei Eintritt in die Pubertät aktivieren die plötzlich ansteigenden Östrogen- und Progesteronkonzentrationen diese neuronalen Schaltungen, die fortan spezifisch weibliche Verhaltensweisen nahe legen werden, wie zum Beispiel... nun, das ist schwer zu sagen, und natürlich schwankt es von Frau zu

Frau, aber im Wesentlichen läuft es auf eine allgemeine Mittelmäßigkeit hinaus. Die Frau ist nicht ganz so aggressiv, nicht ganz so ehrgeizig, nicht ganz so unausstehlich, nicht ganz so sexbesessen wie der Mann. So zumindest lautet die noch immer gültige Grundannahme der Organisations-/Aktivierungs-Theorie von der Sexualisierung des Gehirns. Das weibliche Gehirn ist demnach in geringerem Maß zu aggressivem, dominantem Verhalten in all seinen verschiedenen – konkreten und sublimierten – Erscheinungsformen prädisponiert als das männliche.

Jetzt können wir uns die Mängel und Probleme der O/A-Hypothese näher anschauen. Erstens könnte es durchaus sein, dass es überhaupt nicht das Testosteron als solches ist, das die pränatale Prägung bewirkt. Viele Forscher vermuten, dass ein Großteil des Testosterons, das das Gehirn des Fetus erreicht, sofort von dessen Neuronen in ein Östrogen verwandelt wird und dass es nur in dieser Form den geschlechtsspezifischen Aufbau des Gehirns beeinflusst. Jawohl, nur als ein »weibliches« Hormon kann das männliche Hormon das Gehirn maskulinisieren! Was also bedeuten würde, dass die Sexualisierung des Gehirns und die Auslösung aggressiver, dominanter oder »satyrischer« Verhaltensweisen von einem Östrogen geleistet wird. Mit Östrogenen kennen wir Frauen uns aus; was diese Hormonsorte anbelangt, können wir schließlich nicht gerade als minderbemittelt bezeichnet werden. Trotzdem lässt sich die O/A-Hypothese noch retten, wenn man behauptet, worauf es ankomme, sei nicht so sehr die Qualität des Steroidhormons (Östrogen oder Testosteron), dem das Gehirn des Fetus ausgesetzt wird, sondern dessen Quantität. Möglicherweise werden die im fetalen Kreislauf vorhandenen Östrogene von einem Eiweißkörper namens Alpha-Fetoprotein (AFP) gebunden, noch ehe sie das Gehirn erreichen können. Möglicherweise wird das von den Hoden eines männlichen Fetus erzeugte Testosteron vom AFP nicht gebunden, und deswegen kann es das Gehirn erreichen. Was spielt es dann für eine Rolle, wenn es in ein Östrogen umgewandelt wird, bevor es die neuronale Struktur des Gehirns beeinflusst? Es gelangt immerhin in den Kortex und übt dort – wenn auch indirekt – seine Wirkung aus, was man von den Östrogenen der Mädchen eben nicht sagen kann. Der starke Steroidschub bleibt dem männlichen Fetus vorbehalten; das weibliche Gehirn bewahrt sich seine hormonelle Jungfräulichkeit.

Bloß, dass das alles nicht stimmt. Der größte Teil der Experimente, die für die Richtigkeit dieses Szenarios zu sprechen schienen, wurde mit Nagetieren vorgenommen, bei denen die Blut-Östrogene in der Tat vom Alpha-Fetoprotein abgefangen werden. Bei Menschen hingegen hält das AFP die Östrogene keineswegs davon ab, zum Gehirn zu wandern. Und so können die Östrogene der Mutter das Gehirn eines weiblichen Fetus durchaus beeinflussen, und das Gleiche könnte für die Östrogene gelten, die die Eierstöcke des ungeborenen Mädchens produzieren. Das Gehirn des weiblichen Fetus ist während der gesamten Schwangerschaft einem unablässigen Östrogen-Nieselregen ausgesetzt, und wer kann schon sagen, wie viel es davon insgesamt abbekommt oder in welcher Weise es dadurch beeinflusst wird? Die Wissenschaftler gehen davon aus, dass die Dosis an Hormonen – verglichen mit dem Schub, der das Gehirn des männlichen Fetus von dessen Hoden aus erreicht – noch immer recht niedrig ist, sodass sich vereinfacht sagen ließe: Ein niedriger Östrogenspiegel bewirkt die Feminisierung des Gehirns, während ein hoher Östrogenspiegel das Gehirn maskulinisiert, und ein hoher Östrogenspiegel wird durch pränatale Ausschüttungen von Androgenen erzeugt, die im Gehirn in Östrogene umgewandelt werden. Doch bislang ist dies alles graue, durch nichts bewiesene Theorie. Nicht einmal bei Nagetieren findet dieses hübsche Modell experimentelle Bestätigung. Nehmen wir zum Beispiel Mäuseweibchen, denen aufgrund einer gentechnischen Manipulation der Alpha-Östrogenrezeptor fehlt – die also eine Möglichkeit weniger als normale Mäuse haben, auf Östrogene anzusprechen. Wenn ein Gehirn, das während seiner intrauterinen Entwicklung von einer Beeinflussung durch Östrogene bewahrt wird, zur Weiblichkeit bestimmt ist, dann müssten diese Mäusedamen das mäusische Äquivalent der sirupsüßen Mädchen sein, mit denen uns die Werbung tagtäglich traktiert: die wahrsten Schmusetierchen. Doch das sind sie nicht. Im Gegenteil, sie sind sogar außerordentlich aggressiv. Manche von ihnen haben eine starke Neigung zum Infantizid: Kaum sehen sie die Jungen eines anderen Weibchens, fallen sie über sie her. »Östrogentaube« Weibchen sind sogar aggressiver als ihre männliche Entsprechung, also als Mäuseriche ohne Östrogenrezeptoren. Solche genmanipulierten Männchen wirken nämlich irgendwie feminisiert: Anders als normale Mäusemännchen wagen sie sich ungern auf offenes Gelände; sie besteigen Weibchen, ejakulieren dann aber nicht. Auch ihr Gehirn blieb während seiner intrauterinen Entwicklung von den Östrogenen unbeeinflusst: Ihre Hoden produzierten zwar Testosteron, aber das Testosteron konnte seine organisierende Wirkung auf das Gehirn nicht ausüben, weil es dies nur in Gestalt eines Östrogens zu leisten vermochte, aber keine Östrogenrezeptoren vorhanden waren, die auf dieses reagiert hätten.

Was also ist die Moral von der Geschichte? Dass du, wenn du deinen Chromosomen nach ein Mädel bist, aber im Mutterleib nicht auf Östrogene ansprechen kannst, zu einem Kerl wirst? Wenn du aber ein Kerl bist und auf Östrogene nicht ansprechen kannst, zu einem Mädel wirst? Oder etwas in der Art – oder etwas ganz anderes? Oder lautet die Moral vielmehr, dass alte Geschichten uns hier nicht weiterbringen und dass das weibliche Gehirn kein passives Standardprodukt ist, sondern gemacht wird – und dass eine genetische Anomalie bei beiden Geschlechtern zu unvorhersehbaren Resultaten führt, aus denen sich einfach keine Rückschlüsse auf die Norm ziehen lassen?

Frauen produzieren Testosteron, aber es ist nichts, womit sich Staat machen ließe. Wir können auf das Testosteron nicht bauen, und es spricht einiges dafür, dass wir das auch gar nicht brauchen.

Die wissenschaftlichen Studien, die aggressives oder dominantes Verhalten bei Männern auf die Wirkung des Testosterons zurückzuführen versuchen, sind alles andere als überzeugend. Sie sind genau genommen ein einziges Kuddelmuddel. Manche Studien mit männlichen Häftlingen haben ergeben, dass je brutaler die begangene Straftat, desto höher der Testosteronspiegel des betreffenden Täters war. Bei anderen Studien konnten jedoch keine solchen Übereinstimmungen nachgewiesen werden. Bei dreizehn- bis vierzehnjährigen Jungen, die in ihrem Freundeskreis als anerkannt »harte Burschen« galten, ließ sich einerseits ein hoher Testosteronspiegel feststellen. Andererseits ergab dieselbe Studie, dass Jungen, die sich in ihrer Kindheit als streitlustige Raufbolde hervorgetan hatten, bei Erreichen der Pubertät eher unterdurchschnittlich hohe Testosteronspiegel aufwiesen. Als Faustregel lässt sich sagen: Unmittelbar vor einer Herausforderung – wie einem Fußballspiel oder einem Schachturnier – schießt der Testosteronspiegel eines Mannes in die Höhe und bleibt im Fall eines Erfolgs auch eine ganze Zeit lang hoch. Unterliegt der Mann aber, geht dessen Testosteronspiegel in den Keller und klettert nur langsam, mühsam wieder auf seinen Normwert. Das Testosteron steigt, wenn der Mann seine Promotionsurkunde in Empfang nimmt oder eine berufliche Beförderung erhält. Es schießt in die Höhe, wenn ihm nach einem siegreichen Tennismatch ein Geldpreis überreicht wird – nicht aber, wenn er die gleiche Summe im Lotto gewinnt, er sich also nicht wie ein Gockel fühlen und gebärden kann. Prozessanwälte, die tagtäglich vor Gericht mit ihrem verbalen Säbel rasseln und auf jeden einhacken müssen, der ihnen zu widersprechen wagt, weisen im Durchschnitt höhere Testosteronkonzentrationen auf als Anwälte für Steuerrecht, die den größten Teil ihrer Arbeit vom Schreibtisch aus erledigen und vielleicht sogar einen Gummibaum auf demselben stehen haben.

Aber nicht jede Herausforderung löst einen Testosteronschub aus. Junge Videospiel-Kämpfer zeigen keine messbare Veränderung ihres Testosteronspiegels – weder unmittelbar vor Spielbeginn noch nach restloser Ausrottung ihrer virtuellen Widersacher. Bevor ein männlicher Fallschirmspringer sich aus dem Flugzeug stürzt, nimmt seine Testosteronkonzentration sogar ab. Sein Macho-Hormon begreift offenbar, was sich da anbahnt, und fällt bei der Vorstellung in Ohnmacht. Der Testosteronspiegel sinkt aber auch bei einem Mann, der sich so sehr in eine Frau verliebt hat, dass er sich emotional gebunden fühlt, sowie bei einem, der kurz davor steht, Vater zu werden. Manche Forscher interpretieren diese Resultate als Zeichen dafür, dass Männer in einer monogamen Beziehung keine Verwendung für ihr Testosteron haben. Sie lehnen es ab. Da sie fortan am heimischen Herd bleiben und treue Liebhaber oder fürsorgliche Väter sein werden, nutzt ihnen das Macho-Hormon nichts mehr. Sie brauchen einfach nicht mehr so viel davon wie in ihren früheren Mädchenjägerzeiten, da es sich gelegentlich als nötig erweisen konnte, vor potenziellen Rivalen mit dem Kettenhemd zu klirren. Aber es sind auch andere Deutungen denkbar. Der Testosteronspiegel kann fallen, wenn der Mann unter Stress steht; das ist vermutlich auch der Grund, warum er bei einem beruflichen Rückschlag oder einer Niederlage in einem Schachturnier abfällt. Und ist der Entschluss zur Treue nicht auch stressend? Ist ein solcher Entschluss nicht mit dem Schrei vergleichbar, den der Fallschirmspringer im Augenblick des

Absprungs ausstößt? Und die Aussicht, zum erstenmal Vater zu werden – bedeutet sie etwa keinen Stress? Wer da noch fragen muss, braucht nicht nur kein Testosteron mehr – er kann sich gleich einsargen lassen.

Wir wissen nicht, was die Testosteronschwankungen bei Männern bedeuten. Die Konzentrationen steigen und fallen in einem regelmäßigen täglichen Rhythmus, mit einem Gipfel am Morgen, einer Talfahrt am späten Nachmittag und einem neuerlichen Anstieg kurz vor dem Zubettgehen. Schaltet man die primäre Testosteronquelle des Mannes, seine Hoden, aus, kann er weniger aggressiv werden – muss aber nicht. Manche Männer, die sich zur Behandlung eines Prostatakarzinoms einer chemischen Kastration unterzogen haben, berichten von drastischen Veränderungen ihrer Stimmungslage, in der Regel in Richtung einer depressiven Apathisierung. Aber um Thors willen, sie haben schließlich Krebs! Kann man da etwa von ihnen erwarten, dass sie sich wie lauter Mohammed Alis aufführen? Kastrierte Haremswächter waren durchaus nicht unaggressiv. Sie konnten sogar ziemliche Stinkstiefel sein. Deswegen waren sie ja so gute Wachhunde. Im alten China waren Hofeunuchen nicht selten berüchtigt wegen ihrer Grausamkeit und griffen mitunter in die Staatsgeschäfte ein, indem sie Kaiser ermorden ließen und Nachfolgern ihrer Wahl auf den Thron halfen. Manche waren Feldherren, andere kämpften auch als einfache Soldaten. In den Vereinigten Staaten und anderswo wird die chirurgische oder chemische Kastration bisweilen zur Behandlung von Sexualstraftätern eingesetzt, insbesondere von Kinderschändern. Die Therapie wird von vielen verurteilt, und zwar völlig zu Recht. Diese Strafe erscheint nicht nur barbarisch und menschenrechtswidrig, sie kann auch tragische Resultate zeitigen. Manche Männer, die wegen sexuellen Missbrauchs von Kindern kastriert wurden, gingen dazu über, ihre jungen Opfer zu töten, anstatt sie »nur« zu missbrauchen. Die Unterbindung ihrer Androgenproduktion dämpfte ihren Sexualtrieb und machte es ihnen nahezu unmöglich zu erigieren, aber ihre Aggressivität war ungemindert. Und rasend vor Wut über ihre Unfähigkeit, den Geschlechtsakt zu vollziehen, rächten sie sich eben an den unglücklichen Auslösern ihrer pathologischen Gelüste.

Männer, die an Hypogonadismus – also an einer krankhaften

hormonalen Unterfunktion ihrer Keimdrüsen – leiden, stellen an sich keine Abnahme, sondern im Gegenteil eine Steigerung ihrer Reizbarkeit und Aggressivität fest. Sobald ihr Androgenspiegel infolge medikamentöser Behandlung zum Normalwert zurückkehrt, finden sie auch ihre frühere Gelassenheit, ihr Wohlbefinden und ihre Zufriedenheit wieder. Genauso verhält es sich mit all unseren Hormonen – Thyroxin, Sexualsteroiden, Kortisol. Ob zu viel oder zu wenig, spielt letzten Endes keine Rolle. Jede Abweichung vom Sollwert macht uns nervös, übellaunig, reizbar, aggressiv.

Wenn der Zusammenhang zwischen Testosteron und aggressivem oder dominantem Verhalten schon bei Männern ziemlich unklar ist, ähnelt er bei uns Frauen geradezu dem Fußboden unter unserem Kühlschrank: Besser gar nicht erst daran denken! Leistungssportlerinnen erleben vor einem Wettkampf keinen Testosteronschub, und ebenso wenig haben sie anschließend einen, falls sie siegreich waren. Anwältinnen für Strafrecht haben im Durchschnitt keinen nennenswert höheren Testosteronspiegel als ihre Kolleginnen aus dem Steuerfach. Eine Studie sollte ermitteln, ob die Aggressivitätskurve bei Frauen nicht vielleicht mit dem menstruationsbedingten Steigen und Fallen ihres Testosteronspiegels übereinstimmt, also ihren Höhepunkt in der Phase der Follikelreifung zeigt, wenn nämlich die weibliche Androgenproduktion am höchsten ist. Zwei Dutzend weibliche Freiwillige wurden dazu aufgefordert, mehrere Runden eines Spiels namens »Punktabzugs-Aggressionsparadigma« zu spielen: Dabei muss sich die Testperson, praktisch ohne zu überlegen (es ist ein sehr schnelles »Spiel«), entscheiden, ob sie hundertmal auf eine Taste drückt und dadurch jeweils einen Punkt erzielt oder eine andere Taste zehnmal betätigt und dadurch die Zählung ihrer unsichtbaren (und gar nicht existenten) Gegenspielerin um einen Punkt verringert. Nach einiger Zeit fängt der Testleiter an, die Versuchsperson durch einen periodischen Punktabzug (für den natürlich die imaginäre böswillige Gegenspielerin verantwortlich gemacht wird) systematisch zu provozieren. Wie sich zeigte, bestand bei den getesteten Frauen keinerlei Übereinstimmung zwischen ihrer relativen Testosteronkonzentration und der zunehmend aggressiveren Weise, wie sie auf die Provokation reagierten. Eine gewisse Gesetzmäßigkeit stellten die Forscher allerdings fest: Frauen, die nach eigenen Angaben an prämenstruellem Spannungssyndrom litten, waren während des ganzen Zyklus in der Regel kriegerischer gestimmt und neigten bei dem Versuch häufiger dazu, auf die »Der-Sau-zeig-ich's«-Taste zu hämmern, als es bei der Vergleichsgruppe der Fall war – und dies unabhängig von der Höhe ihres jeweiligen Testosteronspiegels.

Das Testosteron ist ein gesetzloses, unberechenbares Hormon. Wie eine Studie mit weiblichen Strafgefangenen ergab, war die Wahrscheinlichkeit, dass die jeweils untersuchte Frau ein Gewaltverbrechen (im Gegensatz etwa zu einem Diebstahl oder einer Unterschlagung) begangen hatte, umso größer, je höher ihr Testosteronspiegel war. Bei einer anderen Studie war keine solche Übereinstimmung zu erkennen. Forscher stellten fest, dass Gefängnisinsassinnen mit hohem Testosteronspiegel in der Regel ein herrischeres und »mackerhafteres« Verhalten an den Tag legten als Low-T-Gefangene, während es sich bei Letzteren vorwiegend um Frauen handelte, die vom Gefängnispersonal als »listig«, »heimtückisch« und »hinterhältig« eingestuft wurden. Aber sehen wir uns die Ergebnisse doch einmal näher an: Die High-T-Frauen in der untersuchten Gruppe waren im Durchschnitt auch jünger als die Low-T-Knastschwestern. Jugend hat bekanntlich ihre Vorteile. Junge Menschen haben in der Regel eine ordentliche Menge Muskelgewebe. Sie bilden sich noch ein, dass der Tod eine spannende, keineswegs endgültige Angelegenheit sei, was ein allgemein draufgängerisches Verhalten erleichtert. Menschen, die straffällig werden, haben in der überwältigenden Mehrzahl der Fälle allerlei ungesunde Laster. Sie rauchen zu viel, trinken zu viel, nehmen zu viele Drogen in zu gefährlichen Kombinationen. Je älter sie also sind, desto schwächer, verbrauchter, energieloser sind sie auch. Es liegt somit nahe, dass sie ihr Heil eher in der Tücke als in der offenen Konfrontation suchen.

Um das Testosteron wird einfach zu viel Tamtam gemacht. Wir denken zu viel daran. Wir können bei unserem Versuch, die Wurzeln der weiblichen Aggression zu ergründen, liebend gern darauf verzichten. Ich weiß nicht, ob das Testosteron beim Verhalten des Mannes eine Rolle spielt oder ob ein Mann aus dem Testosteronschub, den ihm ein persönlicher Erfolg beschert, die Kraft schöpfen kann, sich zum nächsten Sieg zu katapultieren. Männer haben eine Menge Testosteron in sich, und wahrscheinlich stellen sie einen Teil davon tatsächlich in den Dienst ihres Verhaltens. Ihr Organismus tut dies: Er nimmt, was er vorfindet, und experimentiert damit herum – wobei allerdings die Weise, in der er es tut, in hohem Maß von Erfahrungen, persönlicher Lebensgeschichte, gesellschaftlichen Zwängen und der Placebowirkung eines leichtgläubigen Gehirns beeinflusst und oft genug bis zur Nichtwahrnehmbarkeit gemäßigt wird. Doch die Tatsache, dass Männer mehr Testosteron im Blut haben als Frauen und dass sie dieses Hormon unbewusst oder vielleicht sogar bewusst dazu einsetzen können, eine Empfindung oder innere Reaktion zu intensivieren und in die Länge zu ziehen – ebenso wie manche Frauen den um die Mitte ihres Zyklus auftretenden Östrogenschub zur Steigerung ihres Lustempfindens und ihrer Orgasmusfähigkeit ausnutzen –, hat keinen allzu großen Einfluss auf das letztendliche Resultat. Es führen auch andere Wege zu unseren jeweils angestrebten Zielen, zu Erfolg, Emanzipation oder Befreiung. Wir müssen das Joch des Testosterons abschütteln und uns von dem Irrglauben loslösen, wir könnten ohne diesen Stoff nicht mithalten und Männer hätten das Monopol auf dieses angebliche Hormon der Libido, der Aggressivität und des Heldentums. Das ist es nämlich gar nicht. Es besteht gar kein Grund, sich von dem Testosteron einschüchtern zu lassen.

Wenden wir uns einmal unseren vierbeinigen Schwestern zu und hören wir uns an, was sie uns über die Wurzeln der weiblichen Aggressivität zu erzählen haben. Die Tüpfelhyäne ist in der Hinsicht eines meiner Lieblingsbeispiele. Die Tüpfel- oder Fleckenhyäne, Crocuta crocuta, wird von vielen als hässlich betrachtet, aber zu Unrecht. Die Tüpfelhyäne ist einfach anders als jedes andere Säugetier. Ihre Hinterbeine sind deutlich kürzer als ihre Vorderbeine, was für eine Langstreckenläuferin einen technischen Vorteil darstellt. Ihr Hals ist ein einziger Strang von wuchtigen Schling- und Kaumuskeln, die ihren Kiefern die Fähigkeit verleihen, ihre Beutetiere bis zum letzten Fetzchen und Krümel zu vertilgen. Die Tüpfelhyäne zermalmt Knochen zu Staub; ihre Losung sieht wie Kreide aus. Das Gesicht der Tüpfelhyäne vereinigt in sich die Züge der Großkatze, des Hundes, des Bären und der Robbe. Die Tüpfelhyäne hat die Seele einer Furie. Löwenjungen sind bei ihrer Geburt völlig hilflos, blind und zahnlos. Ein Hyänenjunges kommt mit offenen Augen und bereits durchgebrochenen Schneide- und Eckzähnen auf die Welt und geht seinen Geschwistern unverzüglich an die Gurgel. Nicht selten bringt ein neugeborenes Junges das andere um. Ist das blutige Vorspiel erst einmal erledigt, beruhigt sich der Überlebende und besinnt sich auf sein für jedes Säugerjunges charakteristisches verspieltes Wesen.

Was die Tüpfelhyäne allerdings wirklich einzigartig macht, sind ihr Genitalapparat und Sozialverhalten. Wie ich schon in einem früheren Kapitel erwähnte, sind die äußeren Genitalien von Männchen und Weibchen nicht voneinander zu unterscheiden. Beide Geschlechter scheinen einen Penis und einen Hodensack zu besitzen. Aber während das Männchen tatsächlich Penis und Hodensack hat, ist der scheinbare Phallus des Weibchens eine Kombination aus Klitoris und Scheide und sein Pseudohodensack ein zusammengewachsenes Schamlippenpaar. Das Weibchen erledigt alles durch seinen Scheinphallus – urinieren, kopulieren und gebären. Bei der Enge dieses Kanals bedeutet die erste Geburt für das Tier eine unvorstellbare Tortur: Die herabsteigende Leibesfrucht reißt es förmlich auseinander, und tatsächlich sterben viele Hyänenweibchen bei diesem ersten Mal. Wer es überlebt, hat allerdings das Schlimmste hinter sich – eine Erfahrung, die jede menschliche Mutter wird bestätigen können: Beim ersten Mal tut es am meisten weh.

Diese abnormen Geschlechtsteile der Tüpfelhyäne haben Generationen von Naturforschern, von Aristoteles bis Ernest Hemingway, zu dem Trugschluss verleitet, die Tiere seien hermaphroditisch. Und selbst nachdem sie erkannt hatten, dass auch Hyänen zwei getrennte Geschlechter haben, fuhren die Forscher fort, sich zu wundern – diesmal über deren Sozialverhalten. Männchen und Weibchen haben ungefähr dieselbe Körpergröße, dennoch sind Letztere eindeutig das dominante Geschlecht. Selbst ein älteres, größeres Männchen kapituliert vor einem jüngeren, kleineren Weibchen. Woran liegt es, dass bei dieser Spezies die Weibchen das Sagen haben? Auf den ersten Blick schiene die Antwort »am Testosteron« zu lauten. Männliche wie weibliche Hyänenfeten sind in der Gebärmutter extrem hohen Dosen von Testosteron ausgesetzt, was auch der Grund dafür ist, dass die weiblichen mit maskulinisierten Geschlechtsteilen auf die Welt kommen. Verantwortlich für all dieses Testosteron ist die ungewöhnliche Plazenta der Mutter. Bei den meisten Säugetieren ist die Plazenta reich an

Aromatase, dem Enzym, das die Umwandlung von mütterlichen Androgenen in Östrogene ermöglicht, und dafür arm an jenen anderen Fermenten, die den Aufbau von Testosteron aus einfacheren Molekülen vermitteln. In der Plazenta der Hyäne ist das Verhältnis dieser Biokatalysatoren genau umgekehrt: viele Enzyme, die Steroide in Testosteron umwandeln, und wenig Aromatase, die das Testosteron in ein Östrogen transformieren könnte. Daher weist das Blut eines Hyänenfetus eine hohe Testosteronkonzentration auf, und dementsprechend gelangt auch mehr Testosteron als Östrogene in das Gehirn des ungeborenen Tieres. Dort wird das Androgen zwar in ein Östrogen umgewandelt, aber es ist auf jeden Fall erst einmal da und könnte somit die Ursache für den hitzigen, bereits im ersten Augenblick nach seiner brutalen Geburt gemeingefährlichen Charakter des Tieres sein. Und dass der Testosteronspiegel in den ersten Lebenswochen des Hyänenjungen parallel zu dessen relativer »Verkindlichung« sinkt, schiene auch durchaus im Einklang mit dem Ruf dieses Hormons zu stehen und somit die Theorie zu bestätigen.

Doch damit ist das Rätsel des dominanten Weibchens noch lange nicht gelöst. Das postnatale Absinken des Testosteronspiegels ist schließlich bei beiden Geschlechtern zu beobachten, und trotzdem sind junge Weibchen aggressiver als ihre männlichen Altersgenossen. Bei Erreichen der Geschlechtsreife steigt der Testosteronspiegel des Hyänenmännchen – wie dies bei allen männlichen Säugetieren geschieht – sogar deutlich über denjenigen des Weibchens, und dennoch steckt dieses immer noch nicht zurück. Steht ein Zebraschenkelknochen zur Debatte, behält unweigerlich das Weibchen das letzte Wort. Das ist es einfach so gewöhnt. Aber woher kommt diese Angewohnheit, dieses Faible für die Macht? Das Testosteron reicht als Erklärung nicht aus. Als Wissenschaftler das Zentralnervensystem der Tüpfelhyäne unter die Lupe nahmen, erwarteten sie natürlich zwischen männlichem und weiblichem Gehirn bestenfalls geringfügige Unterschiede festzustellen, da die starke pränatale »Testosteronisierung« aller Hyänengehirne logischerweise auch zu einer gleichförmigen Maskulinisierung aller Gehirne führen musste. Doch das Gegenteil war der Fall. Alle Gehirnteile, die bei den Männchen vieler Säugerarten größer ausgebildet sind als bei den Weibchen – darunter Zentren, die das Sexualverhalten steuern –, waren auch bei männlichen

Hyänen größer als bei weiblichen. Hyänenweibchen haben also »feminine« Gehirne, und dennoch üben sie ein leviathanisches, osteophagisches Matriarchat aus.

Ein interessantes Resultat dieser Hyänenstudien war die Erkenntnis der Bedeutung des Androstendions. Dieses Steroidhormon gehört zwar zu den Androgenen, also den männlichen Geschlechtshormonen wie das Testosteron, aber es war bis dahin aber nie als ein sonderlich »maskulines« oder aufregendes Hormon angesehen worden. Im Gegenteil, jahrelang hatten Forscher das Androstendion als ein langweiliges »Zwischenhormon« abgetan, das physiologisch eigentlich nichts zu melden habe, solange es nicht entweder zu Testosteron oder zu Östron metabolisiert wurde. Es wird nicht in den Hoden gebildet, sondern galt in erster Linie als Produkt der Nebennierenrinde. Und Nebennierenhormone scheinen längst nicht so sexy wie die Sekrete der Keimdrüsen zu sein, einfach weil die Nebennieren von Mann und Frau nicht verschieden genug sind, um die Anhänger der Geschlechter-Apartheid interessieren zu können. Doch die Hyänen zeigten den Forschern, was sich mit Androstendion nicht alles anfangen lässt. Ein erwachsenes Weibchen mag vielleicht einen niedrigeren Testosteronspiegel als ein gleichaltriges Männchen haben, aber es kompensiert diesen Mangel mit einem Überfluss an Androstendion. Und der Großteil dieses Hormons stammt nicht aus seiner Nebennierenrinde, sondern aus seinen Eierstöcken. Aus bislang ungeklärten Gründen erzeugen die Gonaden der weiblichen Hyäne gewaltige Mengen Androstendion. Während der Trächtigkeit wird dieses Hormon von der Plazenta der werdenden Hyänenmutter zu Testosteron metabolisiert, das dann in den Blutkreislauf ihrer Feten gelangt. Aber auch wenn die Hyänin gerade nicht trächtig ist, scheiden ihre Eierstöcke einen gleichmäßigen Strom von Androstendion aus, und somit könnte es dieses Hormon sein, das für ihren aggressiven und herrschsüchtigen Charakter verantwortlich zeichnet. Wie gesagt: könnte. Wir wissen es nicht. Aber so viel können wir immerhin sagen, dass das Androstendion größere Aufmerksamkeit verdient, als ihm bislang zuteil geworden ist. Füttert es, bürstet es und verpasst ihm ein hübsches Halsband, und fertig ist das hormonale Maskottchen der zornigen Frau. Im Rahmen einer Studie mit aggressiven weiblichen Teenagern wurden bei den Probandinnen hohe Androstendionspiegel festgestellt. Die Forscher hielten den Befund anfangs für irrelevant: Die Mädchen standen unter Stress, und dies bedingte eine Hyperaktivität ihrer Nebennieren, die somit eine abnorm hohe Menge an adrenalen Steroiden produzierten – darunter eben auch Androstendion. Mittlerweile fragen sich die Forscher, ob die von ihnen untersuchten Mädchen tatsächlich so gestresst und »adrenalisiert« gewesen waren, oder ob nicht möglicherweise ihre Eierstöcke für die Sturmflut von Androstendion gesorgt hatten – und, dadurch bedingt, vielleicht für entsprechende charakteristische Verhaltensweisen und freche, trotzige oder herausfordernde Äußerungen. Unabhängig von individuellen Unterschieden hinsichtlich des jeweiligen Aggressivitätsgrads enthält das Blutplasma der Frau weit mehr Androstendion als Testosteron – vier- bis fünfmal so viel –, und ein hoher Prozentsatz dieses Hormons ist frei, das heißt, nicht durch Blutproteine gebunden, also theoretisch auch dem Gehirn verfügbar. Der Androstendionspiegel ist bei Mann und Frau gleich. In dem Punkt sind wir nicht benachteiligt. Hier haben wir also etwas, womit auch wir spielen können.

Ich möchte das Androstendion allerdings auch nicht überbewerten. Das Testosteron ist nicht das einzige Hormon, um das zu viel Aufhebens gemacht wird. Letztlich werden alle Hormone überbewertet, und zwar einfach weil wir noch lange nicht genug über ihre Wirkungen und Funktionen wissen. Aber auch wenn wir das alles schon tausendmal gehört haben, erlauben wir dem Testosteron weiterhin, uns in seinen Bann zu schlagen. Wir brauchen eine neue Perspektive, um uns endlich zu befreien. Hyänen haben mächtige Kiefer – wie geschaffen, um Ketten zu zerknacken.

Und wir dürfen nicht unsere Östrogene vergessen. Auch sie, oder eines oder mehrere von ihnen, könnten die hormonelle Ursache eines dominanten Charakters sein. Im Rahmen einer Studie mit College-Studentinnen stellte Elizabeth Cashdan von der University of Utah fest, dass diejenigen Frauen, die die höchsten Östrogen-, Testosteron- und Androstendionwerte aufwiesen, auch das gesündeste Selbstbewusstsein hatten und dazu neigten, innerhalb der Jahrgangs-Hackordnung eine hohe Stellung für sich zu reklamieren. Sie lächelten in der Regel auch weniger – eine der bedauerlicheren Eigenschaften von Menschen, die sich für wichtig halten. Interessanterweise tendierten die Frauen mit dem höchsten Androstendionspiegel dazu, ihre Macht überzubewerten und sich einen weit höheren Status innerhalb ihrer sozialen Gruppe zuzuschreiben, als diese ihnen ihrerseits einzuräumen bereit war. Das Androstendion könnte also tatsächlich die entscheidende Ingredienz des Hexentranks sein. Aber ist es eigentlich möglich, zu viel Selbstvertrauen zu haben? Wir sagen uns: Ja, ganz gewiss, und wir rufen uns ins Bewusstsein, wie mitleiderregend und lächerlich doch ein Mensch ist, der sich in seinem Größenwahn suhlt. Und doch hat uns die Geschichte immer wieder gezeigt, dass es gerade die unmäßig Selbstsicheren, die ekelhaft sich selbst Beweihräuchernden sind, die zu guter Letzt die Macht nicht nur erringen, sondern auch anschließend zu behalten wissen. Kann eine Frau also zu viel Selbstvertrauen haben? Wenn eine Infusion von Androstendion ein Mädel stolz und selbstbewusst machen kann, krempele ich mir augenblicklich den Ärmel hoch und helfe dem Arzt, die Vene zu finden.

Und jetzt muss ich die alles entscheidende Wahrheit wiederholen, dass kein Hormon irgendein konkretes Verhalten auslöst. Wir wissen nicht, auf welche Weise Hormone das Gehirn oder das Ich beeinflussen, wohl aber wissen wir, was sie ganz bestimmt nicht tun, nämlich ein Verhalten bewirken, so wie etwa die Drehung des Lenkrads bewirkt, dass das Auto nach links oder rechts fährt. Und umgekehrt benötigt die Fähigkeit, sich aggressiv oder dominant zu verhalten, kein hormonelles Substrat. Wenn Hormone in der Hinsicht überhaupt etwas bewirken, dann lediglich eine Erhöhung der Wahrscheinlichkeit, dass bei ansonsten gleichen Bedingungen ein bestimmtes Verhalten auftreten wird: Eine Östrogenspitze um die Zeit des Eisprungs kann unser sexuelles Empfinden um eine Spur brillanter oder intensiver machen, mehr aber nicht. Gleichzeitig ist es von Nutzen, wenn wir uns an den Begriff des Biofeedbacks erinnern: Verhaltensweisen und Emotionen können das hormonale Ökosystem und die Verbindungen zwischen einzelnen Neuronen und Neuronenketten verändern. Zwischen zwei Gehirnzellen können Synapsen entstehen und verschwinden und aufs Neue entstehen.

Als Musterbeispiel für neuronale und hormonale Plastizität können nur wenige Organismen mit Haplochromis burtoni wetteifern, dem im Tanganjikasee beheimateten Blauen Zwergmaulbrüter aus der Familie der Buntbarsche. Bei dieser Spezies sind innerhalb eines gegebenen Bereichs des Sees und eines gegebenen Zeitraums immer nur einige wenige Männchen dominant. Diese Alpha-Männchen sind leuchtend bunt gefärbt, während die Weibchen und die rangniederen Männchen unscheinbar sandfarben sind. Nur Alpha-Männchen haben funktionierende Keimdrüsen, nur sie können sich also fortpflanzen. Dafür leben sie in ständiger Gefahr. Zum einen sind sie aufgrund ihres auffälligen Äußeren durch Fressfeinde und andere Räuber (der Zwergmaulbrüter ist ein beliebter Aquarienfisch) bedroht, zum anderen durch immer neue Rivalen, die ihnen ihr Revier streitig machen. Wenn ein dominantes Männchen durch ein anderes, stärkeres Männchen von seiner Vormachtstellung verdrängt wird, setzt in seinem Gehirn ein rascher einschneidender Veränderungsprozess ein: Die Neuronen des Pulsgenerators, der vom Hypothalamus aus seine Keimdrüsen und seine Spermienproduktion steuert, schrumpfen zusammen und lösen ihre synaptischen Verbindungen auf. Der erforderlichen zerebralen Impulse beraubt, atrophieren nun auch seine Keimdrüsen, und mit seinen Hoden büßt der Fisch seine wichtigste Testosteronquelle ein. Er verliert seine leuchtenden Farben und wird graubraun. Er hört auf, seine ganze Energie in die aggressive Verteidigung seines Reviers zu investieren, und führt von nun an ein unauffälliges, bescheidenes, weitgehend verborgenes Dasein. Er ist nicht etwa beschämt; er ist lediglich realistisch. Er hat keine Hoden und kein Testosteron mehr, also kann er keine Spermien produzieren und sich nicht fortpflanzen. Und wenn er sich nicht fortpflanzen kann, ist es das Vernünftigste, unterzutauchen und abzuwarten, ob sich nicht irgendwann eine neue Chance zur Machtergreifung bietet. Wenn sein Überwinder einmal an Altersschwäche stirbt oder aufgefressen wird, hat der graubraune Fisch die Gelegenheit, erneut – gegen andere sandfarbene Eunuchen – um ein buntes Leben zu kämpfen. Falls er siegreich aus dem Kampf hervorgeht, wird sich sein Hypothalamus wieder aufblähen, werden seine Hoden ihre Tätigkeit wieder aufnehmen und wird er wieder leuchtend bunt und arrogant werden.

Der Zwergmaulbrüter führt uns eindrücklich vor, wie ein bestimmtes Verhalten oder, genauer gesagt, eine bestimmte Einschätzung der Wirklichkeit den gesamten Körper von Hirn zu Hoden umkonditionieren kann. Das »Verhalten« ist in diesem

Fall die Niederlage im Kampf. Die erste Reaktion findet im Gehirn statt. Irgendwie löst das Bewusstsein des Unterlegenseins eine neuronale Rückbildung aus: die Degeneration des Pulsgenerators des Hypothalamus. Es ist wohlgemerkt nicht etwa ein Absinken des Testosteronspiegels, das die zerebralen Veränderungen einleitet. Die Atrophierung des neuronalen Gewebes setzt ein, bevor auch nur der geringste Rückgang in der Produktion dieses Hormons zu messen wäre. Erst später, wenn die Gonaden des Zwergmaulbrüters bereits zu schrumpfen begonnen haben, tritt eine signifikante Veränderung des Hormonspiegels ein. Bei dieser Spezies ist das Testosteron also weniger ein Agens als ein *Re*-Agens. Ein Absinken des Hormonspiegels kann wohl eine bestimmte Verhaltensweise erleichtern oder begünstigen, aber es verursacht sie nicht. Als Konsequenz der Niederlage bewirken die wechselseitig vernetzten Systeme »Gehirn«, »Keimdrüsen« und »Hormone« gemeinsam die für den Buntbarsch unter den gegebenen Umständen sinnvollste Strategie: abwarten und den zeitweiligen Ruhestand genießen.

Unsere kleine Fischfabel lehrt uns, dass der Pfeil nicht einfach von Hormon zu Verhalten verläuft oder von Neuronenschaltung A zu Resultat B. Der Pfeil verhält sich vielmehr ähnlich wie ein Kachelboden von M. C. Escher, auf dem der Pfeil sich in einen Vogel, einen Menschen, einen Zwischenraum und zurück in einen Pfeil verwandelt. Das Gehirn ist niemals definitiv festgelegt. Es ist ein bewegliches Ziel. Unsere Hormone zwingen uns zu gar nichts. Gewohnheit und Umstände üben einen weit stärkeren Einfluss auf das Verhalten aus, als es ein Hormon jemals könnte. Ein Mensch, der es gewöhnt ist, mit Respekt behandelt zu werden, wird sich auch im hohen Alter noch Respekt gebietend verhalten, wie immer es dann um seine Östrogen-, Testosteron- oder Androstendionspiegel auch bestellt sein mag. Ein Kater, der deine Wohnung mit urogenitalen Duftmarken zu veredeln pflegte, als er noch Hoden hatte, kann durchaus auch als Kastrat fortfahren, auf Polstermöbel und Teppichböden zu spritzen. Er hat gelernt, wie man's macht, und auch wenn der erste Auslöser seiner Spritzereien ein pubertätsbedingter Anstieg seines Testosteronspiegels war, ist er längst nicht mehr auf das Hormon angewiesen, um zu wissen, dass ein Kater, wohin er auch geht, eine Stinkspur zu hinterlassen hat.

Das Gehirn ist schwer zu fassen, seine Aggressionsmechanismen sind es nicht minder. Die Aggressionsforscher kategorisieren die Aggression. Sie sprechen von räuberisch-offensiver Aggression, kompetitiv-intraspezifischer Aggression, defensiver Aggression, reizbarer Aggression, mütterlich-protektiver Aggression und sexuell motivierter Aggression. Aber wir dürfen aus der Existenz solcher Kategorien nicht etwa auf das Vorhandensein eines Konsenses schließen. Die Forscher sind sich weder hinsichtlich der Definition der Aggression als solcher noch bezüglich der geeigneten Tests zu ihrer Quantifizierung einig. Ein klassischer Test ist das »Eindringlingsparadigma«: Wenn man eine Maus in den Käfig einer Ratte sperrt und die Ratte die Maus binnen, sagen wir, drei Minuten angreift und tötet, während eine zweite Ratte ihrer Versuchsmaus erst nach dreißig Minuten den Garaus macht, dann könnte man den Schluss ziehen, Ratte eins sei weit aggressiver als Ratte zwei. Tatsächlich aber kann der Ablauf des Versuchs durch eine Vielzahl weiterer Variablen beeinflusst werden – darunter Intelligenz, Ernährungszustand und Stimmung der Ratte sowie Geschicklichkeit und Kraft der ihr vorgesetzten Maus. Auf alle Fälle ist die Testsituation künstlich und wirklichkeitsfern. In der freien Natur kommen Ratten und Mäuse so gut wie nie miteinander in Berührung, und keine Maus ist so dämlich, sich aus freien Stücken in den Bau einer Ratte zu wagen.

Ebenso wenig wie es ein »Aggressionshormon« gibt, findet sich ein lokalisierbares, klar umrissenes »Aggressionszentrum«, ein bestimmter Teil des Gehirns also, der aggressive Regungen oder Verhaltensweisen auslösen oder steuern würde. In einer neueren neuropsychiatrischen Veröffentlichung von Jeffrey L. Saver und Kollegen werden nicht weniger als achtunddreißig verschiedene Teile des Gehirns mit bestimmten Verhaltensweisen in Verbindung gebracht, die sich unter den Oberbegriff »Aggression« einordnen lassen. Wird einer Katze das den Hypothalamus umgebende kortikale Gewebe operativ entfernt und der hintere Bereich des Hypothalamus anschließend mittels einer Elektrosonde stimuliert, manifestiert das Tier automatisch das vertraute Verhaltensrepertoire einer wütenden Katze: Fauchen, Sträuben des Rückenfells, Ausfahren der Krallen und Dilatation der Pupillen. Folglich schließt man, dass der umgebende Kortex Aggressionen hemmt und der Hypothalamus sie auslöst – zumindest bei Katzen.

Entfernt man einem Rhesusaffen die Amygdala (den »Mandelkern«, einen Teil des limbischen Systems), wird das Tier gewöhnlich zahm und friedfertig. Aber nicht immer: Affen, die vor dem Eingriff fügsam waren, werden nach Entfernung der Amygdala oft aggressiv. Man nimmt an, dass die Amygdala eine gewisse Rolle beim Lernen und bei der Bildung des Gedächtnisses spielt. Also könnte dieses Experiment einfach zeigen, dass die aggressiven Affen ohne Amygdala sich nicht mehr erinnern können, dass sie eigentlich aggressiv sind, und die entmandelten sanftmütigen Affen sich nicht mehr erinnern können, dass sie brav sind.

Menschen zeigen bei einer Vielzahl verschiedener Kopfverletzungen und Gehirnläsionen aggressive, impulsive, gewalttätige Verhaltensweisen, aber nie so, dass sich ein bestimmter Gehirnbereich einer bestimmten – mütterlichen, reizbaren usw. – »Art« von Aggression zuordnen ließe. Der Psychiater David Bear erzählt die Geschichte Rebeccas, die als zehnjähriges Mädchen eine Kopfverletzung erlitt, durch die sie eine Zeit lang bewusstlos war. Vier Jahre später begannen bei ihr Krämpfe, Blackouts und Déjà-vu-Erlebnisse aufzutreten. Sie wurde reizbar und regelrecht schreibwütig, verfasste lange Gedichte und »philosophische« Traktate. Elektroenzephalogramme zeigten abnorme Spitzen aus ihrem rechten Schläfenlappen. Im Alter von fünfzehn fing sie an, zu vagabundieren und sich dabei sehr weit vom Elternhaus zu entfernen. Sie bekam eine raue, männliche Stimme und legte ein zunehmend gewalttätigeres Verhalten an den Tag, oft ohne sich anschließend an ihre Wutausbrüche erinnern zu können. Einmal kam sie beispielsweise auf einem Hügel wieder zu sich, in ihrer Hand ein blutbeschmierter Stock, neben ihr im Gras der leblose Körper eines Unbekannten. Ein anderes Mal stürzte sie sich während einer Therapiesitzung unvermittelt auf ihre Ärztin und hielt ihr drei Stunden lang ein Messer an die Kehle. Als ihr später klar wurde, was sie getan hatte, verspürte Rebecca solche Gewissensbisse, dass sie der Psychiaterin »zur Entschädigung« ein Fläschchen von ihrem eigenen Blut schenkte. Sicher, infolge ihrer Schläfenlappenläsion wurde Rebecca aggressiv, gleichzeitig aber vertiefte sich ihr Seelenleben. Sie fühlte sich gedrängt, zu schreiben, umherzuschweifen, sich zu disziplinieren, sich gehen zu lassen. Sie wurde zu einem schwachen, desorganisierten Abglanz Hildegard von Bingens, der großen Mystikerin, Dichterin, Komponistin und Visionärin des 12. Jahrhunderts, die bekanntlich an migränebedingten Auras und Halluzinationen litt.

Wenn das Gehirn sich selbst fremd wird, lässt es sich oftmals in eine primitivere, weniger gezwungene Haltung zurückfallen wie eine fauchende, haarsträubende Katze. Eine Frau, der zur Linderung ihrer epileptischen Anfälle die Commissura anterior durchtrennt wurde, hatte anschließend erhebliche Probleme damit, sich zu waschen oder sich anzuziehen, weil ihr linker und ihr rechter Arm einander behinderten und regelrecht attackierten. Die Commissura anterior ist ein kurzer, runder Strang von Nervenfasern, der die zwei Großhirnhemisphären miteinander verbindet. Ohne diese Möglichkeit, miteinander zu kommunizieren, fühlten sich die zwei Hemisphären allein und verlassen. Sie fürchteten sich, sahen überall Feinde und Gefahren – und eben auch in dem von der jeweils anderen, ihnen entfremdeten Hirnhälfte kontrollierten Arm. Aber ist dies ein Ausdruck des aggressiven oder des defensiven Gehirns? Oder eines schlichten verständnislosen Entsetzens – der Qual des verletzten Vogels, der verzweifelt mit den Flügeln schlägt und zur Homöostase des Fluges zurückzukehren versucht?

Es heißt, das Gehirn sei standardmäßig weiblich angelegt und werde gegebenenfalls durch die Wirkung von Androgenen maskulinisiert. Und es heißt, die Androgene stimulierten oder ermöglichten oder begünstigten zumindest aggressive Verhaltensweisen. Nach anderen neurologischen Modellen aber ist die Aggressivität selbst so etwas wie eine Standardstimmung, die natürliche Gangart, in die das Gehirn immer wieder spontan zurückfällt, sofern nichts Gegenteiliges verlautet. Deswegen sind die archaischeren Teile des Gehirns von so vielen Schichten inhibitorischen Gewebes umhüllt, die es zügeln und weniger aggressiv machen sollen. Im Jahr 1848 erlitt Phineas Gage, ein fünfundzwanzigjähriger Streckenaufseher, beim Bau eines neuen Gleisabschnitts einen spektakulären Unfall. Eine Dampframme explodierte unter seinen Händen und jagte ihm eine Eisenstange in das linke Auge und durch die Schädeldecke wieder hinaus. Sein Auge war natürlich zerstört, aber ansonsten wirkte er erstaunlich unbeeinträchtigt. Er konnte reden. Er konnte, von seinen Männern gestützt, auf eigenen Füßen stehen und sogar zu einer nahe gelegenen Schenke gehen. Gage war schon bald wiederhergestellt, nicht aber der Phineas, der er bis dahin gewesen war. Er wurde zu einem ganz anderen Mann, auch wenn er selbst nichts davon merkte. Vor dem Unfall war er intelligent, fleißig, enthaltsam, religiös gewesen. Nach dem Unfall war er intelligent, impulsiv und lästerlich. Er pöbelte seine Vorgesetzten an. Er pöbelte jeden an, der ihn davon abzuhalten versuchte, jeder Laune und jedem Gelüst nachzugeben. Er verfluchte sich selbst dafür, dass er um seiner Fantasien willen immer wieder Pläne über den Haufen warf. Er war außerstande, einen Job zu behalten oder ein gegebenes Versprechen zu halten. »Er war nicht mehr Gage«, schrieb sein Arzt John Harlow. Mithilfe von Computersimulationen und digitalen Nachbildungen von Gages Schädel haben Forscher neuerdings die Natur seiner Verletzung rekonstruiert und den linken Gyrus orbitalis, die Stirnlappenwindung über der Rückwand der Augenhöhle, als den am schwersten beschädigten Bereich seines Gehirns identifiziert. Sie haben daraufhin die Vermutung geäußert, dass sich eben hier ein Zentrum zur Impulssteuerung befinden könnte – sozusagen die gemäßigte Zone des Gehirns oder dessen moralische Instanz, wie die Wissenschaftler es formuliert haben. Aber es gibt auch weitere solche Hemmzentren in anderen Gyri und Hirnlappen. Viele psychische Krankheiten äußern sich als partieller Verlust der Selbstkontrolle, als eine Ent-Domestizierung der Psyche. Schizophrenie, affektive Psychose, psychisches Belastungssyndrom, Phobien – bei diesen Leiden kommt es immer wieder vor, dass der Patient plötzlich losschreit, -kläfft, -jodelt und gewalttätig wird. Mein Vorfahr Silas Angier diente während des Unabhängigkeitskrieges in einem New Hampshirer Regiment. Wie Phineas Gage nach ihm, war auch er ein hart arbeitender, ehrgeiziger, sittenstrenger, angesehener Bürger seines Heimatstädtchens. Gegen Ende des 18. Jahrhunderts aber geriet Silas in ein Scharmützel mit einer Gruppe von Indianern und erhielt dabei einen Schlag auf den Kopf. Er war danach nie wieder derselbe. Er wurde launisch und mürrisch. Er hörte auf, sich um seinen Ruf zu kümmern. Er ging nicht mehr in die Kirche. Er zeigte Symptome einer starken Agoraphobie. Im Oktober 1808, drei Tage vor seinem einundsiebzigsten Geburtstag, starb Silas in Armut.

Wir wissen einfach noch zu wenig über die Endokrinologie der Aggression, die Physiologie der Aggression oder die Neurochemie der Aggression. Unlängst ist der Neurotransmitter Serotonin ins

Zentrum der Aggressionsforschung gerückt worden. Beim Wort »Serotonin« denken – zumindest hier in den Vereinigten Staaten – die meisten wohl an Prozac und die anderen »Halbwegs-happy-Pillen«, die zu den wirtschaftlich erfolgreichsten Medikamenten aller Zeiten gehören. Das simple Erklärungsmodell besagt: Je niedriger der Serotoninspiegel, desto höher das Risiko aggressiver, impulsiver, unschöner Verhaltensweisen. Mihaly Arató von der kanadischen McMaster University hat das Serotonin als den »zivilisierenden Neurotransmitter« bezeichnet. Nach demselben Modell erhöht ein niedriger Serotoninspiegel auch das Risiko der Depression. Die Depression wird häufig als ein Frauenleiden betrachtet, da Frauen drei- bis viermal so häufig wie Männer darunter leiden (wenngleich die Herren der Schöpfung internationalen Erhebungen zufolge durchaus am Aufholen sind). Aggression und Depression erscheinen auf den ersten Blick vielleicht wie zwei grundverschiedene, ja sogar gegensätzliche psychische Phänomene, aber sie sind es gar nicht. Depression ist einwärts gerichtete, auf das Selbst oder das eingebildete, als bedrohlich erlebte Selbst gerichtete Aggression. Eine unter schwerer Depression leidende Person mag einem Außenstehenden abgestumpft, wie »anästhesiert« erscheinen – sich selbst gegenüber ist sie aber alles andere als empfindungslos. Was sie auch tut, wie viele Antidepressiva sie auch nehmen mag, ihrem hämischen, schmähenden, beharrlichen inneren Aggressor kann sie nie wirklich entrinnen. William Styron hat die brutale Wirkung der Depression als einen »trüben Nieselregen unablässigen Grauens« bezeichnet, unter dem der Patient zu einem greisen, wahnsinnigen, ohnmächtigen König Lear wird. Damit liegt es nahe, Aggression und Depression als die zwei Seiten einer Medaille zu betrachten, und wenn das Serotonin bei beiden eine ursächliche Rolle zu spielen scheint, so braucht es uns gleichfalls nicht zu verwundern.

Noch sind wir allerdings weit davon entfernt zu begreifen, wie oder wo genau das Serotonin in der Seelenlandschaft des inneren oder äußeren Aggressors wirksam wird. Wie auch die Steroidhormone, ist das Serotonin ein entwicklungsgeschichtlich uralter biogener Wirkstoff. Selbst Hummer haben ihn, und sie werden dadurch in ihrem Verhalten beeinflusst – wenngleich anders, als das Modell »niedriger Serotoninspiegel = hohe Aggressivität« erwarten ließe: Verabreicht man einem Hummer nämlich eine

Serotoninspritze, geht er augenblicklich mit drohend geöffneten Scheren in Kampfposition. Bei Säugetieren ist die Wirkung dieses Neurotransmitters weniger stereotyp und mehr artspezifisch. Zahme Silberfüchse, die an den Kontakt mit Menschen gewöhnt sind, weisen in Mittelhirn und Hypothalamus eine höhere Serotoninkonzentration auf als wilde Artgenossinnen, die ihre menschlichen Pfleger beißen und anknurren. Rhesusaffen mit hohen Serotoninwerten sind in der Regel sozial dominant, während solche mit sehr niedrigem Serotoninspiegel zu aggressivem, sozial deviantem Verhalten tendieren. Bei anderen Affenarten allerdings ist diese spezielle Korrelation nicht auszumachen.

Bei Menschen sind die möglichen Wirkungen des Serotonins sogar noch verwirrender. Die Gehirne erfolgreicher Selbstmörder weisen in manchen Fällen niedrige, in anderen völlig normale Serotoninkonzentrationen auf. Bei Gewaltverbrechern durchgeführte Untersuchungen der Spinalflüssigkeit haben ähnlich widersprüchliche Resultate ergeben. Jeweils als Gruppe zeigen Pyromanen und Personen, die einen Totschlag im Affekt begangen haben, verminderte Serotoninmetabolitwerte, während sich bei Vergewaltigern und Misshandlern von Ehefrauen keine signifikanten Abweichungen feststellen lassen. Ebenso wenig konnte bei Untersuchungen von depressiven Menschen eine Abnahme der Serotoninsynthese nachgewiesen werden, so wünschenswert dies als Nachweis des organischen Ursprungs des Leidens auch gewesen wäre.

Das Serotonin lässt uns offenbar nicht lediglich nach seiner Pfeife, sondern nach einem ganzen, polyfonen Orgelkonzert tanzen. Wir besitzen in unserem Organismus wenigstens sechzehn verschiedene Arten von Serotoninrezeptoren: unterschiedliche Proteine, die auf jeweils spezifische Weise auf Serotonin reagieren können. Welchem Zweck sie aber im Einzelnen letztlich dienen, wissen wir nicht. Stehen Neuronen auf den Geschmack von Serotonin? Sind sie gierig danach? Wir wissen es nicht. Neuesten Erkenntnissen zufolge scheinen Psychopharmaka aus der Kategorie der so genannten Serotonin-Wiederaufnahme-Hemmer dadurch ihre antidepressive Wirkung auszuüben, dass sie die präsynaptische (das heißt vor Verlassen des Neurons erfolgende) Wiederaufnahme des Neurotransmitters hemmen und dadurch dessen Quantität – und somit auch dessen Wirksamkeit – in der Synapse erhöhen. Demnach wäre viel Serotonin im Gehirn »gut«. Andererseits zeigen jüngst durchgeführte genetische Studien mit Neurotikern, dass die Sache so einfach vielleicht doch nicht ist. Forscher vermuten, dass bei Neurotikern die den Serotonintransport steuernden Gene fehlerhaft arbeiten. Im Wesentlichen bedeutet dies, dass ihre Transportproteine sich wie Serotonin-Wiederaufnahme-Hemmer verhalten, also das Serotonin wie gerade beschrieben in den Synapsen anreichern, anstatt es weiterzuleiten und letztlich dessen Abbau zu ermöglichen. Und wohlgemerkt, wir sprechen hier von Neurotikern, hypernervösen, chronisch verstimmten, depressiven Menschen. Von Leuten, die nicht gerade den besten Gebrauch von ihrem bioverfügbaren Serotonin zu machen scheinen. Sie verhalten sich im Gegenteil ganz wie Hummer im Serotoninrausch: in zwanghafter Abwehrhaltung, die Zangen jederzeit zuschnappbereit.

Kurz gesagt, wir wissen nicht, welche Rolle genau das Serotonin bei der Genese der Aggression oder der Depression spielt – und ebenso wenig übrigens, warum Antidepressiva der Serotoninwiederaufnahme hemmenden Sorte als häufige Nebenwirkungen einen Heißhunger auf Kohlenhydrate und eine starke Dämpfung des Geschlechtstriebs zeitigen. Wenn das Serotonin tatsächlich der »zivilisierende Neurotransmitter« ist, dann bewirkt ein Zuviel davon möglicherweise, dass wir uns so fühlen, als säßen wir in einem französischen Salon, von Rokokomöbeln und Fragonard-Gemälden umzingelt, eine gepuderte Perücke auf dem schwitzenden Kopf.

Wir wissen einfach noch zu wenig über die Endokrinologie, die Neurophysiologie oder die Biochemie der Aggression. Wir wissen allerdings, wie sie sich anfühlt: Manchmal ist es ein scheußliches, manchmal aber auch ein wirklich tolles Gefühl.

15

EIN SCHUSS TABASCO IN DIE SUPPE

Zur Verteidigung der weiblichen Aggression

Der Versuch ist schon viele Male durchgeführt worden. Nimmt man eine größere Anzahl von gleichermaßen geschlechtsunspezifisch gekleideten – Gelb ist immer gut! – und frisierten Babys oder Kleinkindern und setzt sie alle zusammen einer Gruppe von erwachsenen Testpersonen vor, dann sind diese nicht im Stande, das Geschlecht der Kleinen korrekt zu bestimmen. Sie bemühen sich zwar, die ihnen gestellte Aufgabe durch Beobachtung des Verhaltens jedes einzelnen Kindes zu erfüllen, aber ihre Trefferquote ist niemals höher, als wenn sie zur Urteilsfindung eine Münze hochgeworfen hätten. Dies ist bereits unzählige Male nachgewiesen worden, und trotzdem wollen wir es noch immer nicht glauben. Wir bilden uns weiterhin ein, wir könnten einen Jungen oder ein Mädchen an seinem Verhalten erkennen – und zwar insbesondere anhand des jeweiligen Grads seiner Aggressivität. Zeigt man einer Versuchsperson die Videoaufzeichnung eines weinenden Babys und sagt dazu, es sei ein Junge, wird die Betrachterin behaupten, das Baby sehe zornig aus. Sagt man ihr, es sei ein Mädchen, wird sie erklären, das Kind sei ganz offensichtlich verängstigt oder unglücklich.

Ich bin mit meiner sechzehn Monate alten Tochter auf einer Kinderparty. Ein fast achtzehn Monate alter Junge kommt ins Zimmer und nimmt meiner Tochter ein Spielzeug weg. Ich sage ihr etwas Scherzhaftes des Sinnes, sie müsse sich vor diesen älteren Kindern in Acht nehmen, die versuchten einen immer zu schikanieren. Und die Mutter des Bübchens sagt: »Das liegt aber auch daran, dass er ein Junge ist. Das ist in diesem Alter nun einmal so. Da werden die Jungen sehr jungenhaft.« Kurze Zeit später nimmt ein fast achtzehn Monate altes Mädchen meiner Tochter ihren Becher Milch aus der Hand. Die Mutter des Mädchens sagt nicht: »Das liegt daran, dass sie ein Mädchen ist, sie wird eben allmählich mädchenhaft.« Natürlich sagt sie das nicht. Das wäre ja eine unsinnige Aussage, richtig? Wenn ein älteres Mädchen einem jüngeren Mädchen die Milch aus der Hand reißt, so hat das mit dem Mädchensein des einen oder des anderen nicht das Geringste zu tun. Das Wegnehmen des Spielzeugs aber wird als wesenhafter Ausdruck des Jungeseins des Jungen betrachtet.

Die ganze Angelegenheit machte mich fürchterlich aggressiv; aber da ich leider kein Kleinkind war, konnte ich nicht einfach losbrüllen und jemanden ans Schienbein treten. Was Kleinkinder nämlich, ungeachtet ihres Geschlechts, in solchen Fällen zu tun pflegen. Sie treten, sie hauen, sie beißen, sie schreien, sie schmeißen mit Gegenständen um sich, sie führen sich wie Berserker auf Fliegenpilzentzug auf. Und wir Erwachsenen lassen uns das gefallen und stricken weiter an dem Mythos vom hilflosen, unschuldigen Kind. Und es ist nur gut, dass wir das tun und dass Kleinkinder süß sind, denn andernfalls könnten wir durchaus die Wahrheit erkennen: die Tatsache nämlich, dass unsere Kinder mit erstaunlichen Fähigkeiten auf die Welt kommen und mit einem Gehirn, das als Standardreaktion die Aggression vorzusehen scheint.

»Kleinkinder sind wie Tiere«, sagt Kaj Björkqvist von der Universität von Turku (Finnland). »Bevor sie die Fähigkeit zur sprachlichen Kommunikation erwerben, haben sie ihren Körper. Durch ihren Körper können sie aggressiv sein, und das sind sie denn auch. Sie sind physisch aggressiv – Jungen wie Mädchen, eins wie das andere.« Björkqvist befasst sich mit der Erforschung der weiblichen Aggression. Er hat kulturvergleichende Studien mit Kindern aus Europa, Nordamerika, dem Nahen Osten und Südostasien durchgeführt. Und er hat festgestellt, dass Kleinkinder überall physisch aggressiv sind und dass in der Altersgruppe unter drei Jahren keine signifikanten Unterschiede zwischen weiblicher und männlicher Aggression bestehen.

Wir wachsen in unsere jeweilige geschlechtsspezifische Aggression hinein. Die Grundregeln der Aggression sind uns von Geburt aus bekannt, und durch Erfahrung und Herumexperimentieren vervollkommnen wir uns in ihrem Gebrauch. Jetzt muss ich etwas eigentlich Unstatthaftes tun und die Aggression in zwei Kategorien unterteilen, in »schlechte« und »gute« Aggression. Im vorigen Kapitel habe ich gesagt, dass der Kontext darüber entscheidet, ob wir ein Verhalten als gute oder schlechte Aggression bewerten, und dass sogar eine Lady Macbeth – in geeigneter Kostümierung – toll dastehen kann. Aber wenn wir erkennen wollen, wie sich die weibliche Aggressivität entwickelt und wie ihre vielfältigen Ursachen und Ausdrucksformen aussehen könnten, ist es hilfreich, dem Beispiel der Forscher zu folgen und zwischen der böswilligen und der gesunden Aggression zu differenzieren. Henri Parens, ein Kinderpsychiater am Medical College of Pennsylvania, spricht dabei von der »durch ein extremes Unlustgefühl verursachte[n], von Wut, Feindseligkeit und Hass gekennzeichnete Fantasien und Handlungen motivierende[n]« feindseligen Aggression und der nicht destruktiven Aggression, die »angeboren ist und der Selbstbehauptung und dem Erreichen von Zielen dienende Verhaltensweisen ermöglicht«. Beim Kleinkind sind die zwei Aggressionsarten noch eins. Sie sind eine unmittelbare Reaktion des Nervensystems, die von Wut, Hass, Selbstbehauptungswillen gefärbt sein kann – was auch immer erforderlich oder machbar ist, um die Aufmerksamkeit der primären Bezugsperson zu erregen –, der Mittler zwischen Ich und Nicht-Ich.

Mit dem Erwachen des Bewusstseins lernt das Kind, aggressive Impulse zu kanalisieren und Handlungen und Reaktionen zu kalkulieren und zu vergleichen. Es beginnt zu begreifen, was es bedeutet, einem anderen weh zu tun. Ein Baby tritt dir ins Gesicht und weiß nicht, dass es dir weh tut. Spätestens im Alter von zwei, drei Jahren weiß ein Mädchen, dass es anderen Geschöpfen Schmerzen, sogar erhebliche Schmerzen, zufügen kann, und aufgrund dieses Wissens erhält die Unterscheidung zwischen feindseliger und selbstbehauptender Aggression auch einen Sinn. Das vorherrschende Modell bewertet die Aggression als eine Bedrohung der Volksgesundheit. Die Mehrzahl der Studien über weibliche Aggression konzentrieren sich auf die feindselige Aggression – die wissentliche, böswillig auf Zufügung von Schmerz abzielende Aggression.

Während das Kind allmählich verständig wird und anfängt, flüssig und zusammenhängend zu sprechen, nimmt bei den Erwachsenen die Bereitschaft, physische Aggression zu dulden, mehr und mehr ab. Diese parallel-gegenläufige Entwicklung ist heutzutage in den meisten Kulturen zu beobachten. Spätestens wenn das Kind die Pubertät erreicht, wird eine etwa noch vorhandene Tendenz, anderen Menschen erwünschte Dinge oder Verhaltensweisen durch körperliche Gewalt abzuzwingen, als eindeutig pathologisch betrachtet. Dies gilt zwar für beide Geschlechter, aber ganz besonders für Mädchen. Mädchen wird der Einsatz physischer Gewalt auf vielfältige aggressive Weise aberzogen. Dabei lernen Mädchen nicht nur, den offensiven Kampf unter allen Umständen zu meiden; oft genug bekommen sie nicht einmal beigebracht, defensiv zu kämpfen. Mädchen »brauchen« nicht boxen zu können. Auch Gelächter kann eine Form von Aggression sein, und bis vor kurzem ist der Humor gezielt dazu eingesetzt worden, den Begriff der Kriegerin an sich lächerlich zu machen. Schon die bloße Vorstellung eines Mädchenkampfes reicht aus, damit die Leute zu kichern anfangen und sich schadenfroh die Hände reiben. Die Miezen fahren die Krallen aus! Kratzen, kreischen, ziehen sich an den Haaren und plumpsen mit hochgerutschtem Rock auf den Hintern! Glücklicherweise ist die süffisante Parodie des kämpfenden Mädchens in letzter Zeit ein wenig aus der Mode gekommen. Stattdessen bekommen wir GI Janes, schwertschwingende Xenas und Klingoninnen mit eisernen Fäusten präsentiert – wobei allerdings unklar bleibt, ob die revisionistische multimediale Fighterin Ausdruck einer allgemeinen Bewusstseinsveränderung ist oder nur der Notwendigkeit, ein gelangweiltes und zerstreutes Publikum mit neuen Kicks bei der Stange zu halten.

Aber wie die derzeitige Situation in den Medien auch sei, in der Wirklichkeit erweisen sich Mädchen noch immer eher selten als handgreiflich. Je älter Kinder werden, desto seltener legen sie – wenn auch nicht immer und nicht überall – physisch aggressive Verhaltensweisen an den Tag. Dieser Rückgang körperlicher Gewaltanwendung verläuft bei Mädchen jedoch weit steiler als bei Jungen. Zumindest in den industrialisierten Ländern zeigen acht- bis neunjährige Jungen eine dreimal so hohe Bereitschaft, ihren Unmut durch Treten oder Schlagen zum Ausdruck zu bringen, als gleichaltrige Mädchen. Was passiert also mit der Aggressivität der Mädchen – dieser Aggressivität, die sich in der seligen Zeit der Vorsprachlichkeit noch mit Händen und Füßen verständlich machen konnte? Sie verschwindet nicht etwa. Sie findet lediglich neue Ausdrucksformen. Sie findet Worte. Mädchen lernen, verbales Gift zu verspritzen. Die Aneignung ausgefeilter Schimpfwörter und vernichtender Schmähungen ist ein wesentlicher Aspekt der Kindheit. Mädchen lernen darüber hinaus, ihr Gesicht als Waffe einzusetzen. Kindliche Grimassen wie Zungeherausstrecken, Augenverdrehen oder Lippenverziehen wirken auf Erwachsene komisch, aber Studien haben gezeigt, dass Kinder sie überhaupt nicht komisch finden und dass derlei Grimassen auf sehr effektive Weise Wut oder Abneigung vermitteln und geradezu die soziale Ausgrenzung des damit bedachten Kindes bewirken können. Anfangs hatten Aggressionsforscher geglaubt, Mädchen seien in Sachen verbale Aggression den Jungen überlegen und neigten auch eher als diese dazu, Geringschätzung oder Ablehnung durch Worte oder Mimik zum Ausdruck zu bringen. Doch einige in Finnland durchgeführte Studien über Acht- bis Elfjährige scheinen dem zu widersprechen. Die Forscher versuchten zu ermitteln, wie Kinder Wut zum Ausdruck bringen. Sie forderten die Kinder auf, ihre entsprechenden Reaktionen zu schildern. Sie fragten Lehrer und Eltern, wie die Kinder in Konfliktsituationen reagierten, und sie forderten die Kinder auf, sich gegenseitig zu beschreiben, zu erklären, wie sich die anderen in einem Streit verhielten. Die Forscher stellten dabei fest, dass hinsichtlich ihrer Bereitschaft, verbale Gewalt gegen Altersgenossen einzusetzen – das Objekt ihrer Verachtung zu beschimpfen, anzuschreien, zu verspotten und nach Möglichkeit lächerlich zu machen –, die Jungen den Mädchen in nichts nachstanden. Also treten und boxen Jungen weit häufiger als Mädchen, während beide Geschlechter gleich häufig schimpfen und spotten. Demnach könnten wir den Schluss ziehen, dass Jungen insgesamt tatsächlich aggressiver sind, denn sie schreien mit dem Mund und gelegentlich auch mit den Fäusten, während Mädchen nur schreien und ihre Hände in der Regel bei sich behalten.

Allerdings äußert sich Wut bei Mädchen noch auf anderen Wegen, und diese Unmutsäußerungen können als überwiegend mädchenspezifisch bezeichnet werden. Ein wütendes Mädchen reagiert oft damit, dass es einfach davonmarschiert, sich abwendet, den Gegenstand seines Zorns schneidet, ihn wie Luft behandelt. Es zieht sich demonstrativ, aggressiv zurück. Man kann fast hören, wie eingeschnappt es ist. In der Altersgruppe der Elfjährigen neigen Mädchen dreimal so häufig wie Jungen dazu, ihren Zorn durch demonstrative Verachtung zum Ausdruck zu bringen.

Hinzu kommt, dass sich in diesem Alter Mädchen häufiger als Jungen der so genannten indirekten Aggression bedienen.

Um es gleich vorweg zu sagen: Ich habe eine starke Abneigung gegen diese Form der Aggression, und sie hier zu erwähnen bedeutet, Wasser auf die Mühle des uralten Klischees von der Tücke und Hinterlist des Weibes zu gießen. Doch sie ist nun einmal eine Form der Aggression, die uns Mädels wohl vertraut ist... weil wir als Mädchen aufgewachsen sind und sie am eigenen Leib erfahren und gegen sie gekämpft und sie verabscheut und sie letzten Endes selbst angewandt haben. Indirekte Aggression ist anonyme Aggression. Sie ist Lästern, Tratschen, Bösartige-Gerüchte-in-die-Welt-Setzen. Versuchen, andere gegen die verachtete Person einzunehmen, und alles abstreiten, wenn die Sache herauskommt. Der Einsatz indirekter Aggression nimmt mit dem Alter zu, und zwar nicht nur deswegen, weil Mädchen ihre Meinung in der Regel nicht mittels Kinnhaken kundtun, sondern auch weil die Effektivität der indirekten Aggression in einem direkten proportionalen Verhältnis zu den sprachlichen Fähigkeiten der sie einsetzenden Person steht. Je wortgewandter die Person, desto treffsicherer ihre verbalen Dolchstöße. So gesehen könnte der mutmaßliche Vorsprung, den Mädchen in Sachen Sprachkompetenz Jungen gegenüber haben, ihnen auch bei der Anwendung der indirekten Aggression einen Vorteil verschaffen. Dieser Vorsprung ist aber nur zeitweilig, denn die Jungen holen mit den Jahren auf. Bis wir das Erwachsenenalter erreichen, sind wir alle politische Wesen geworden, und wie mehrere Studien gezeigt haben, neigen dann Männer ebenso gern wie Frauen dazu, ihre Aggressionen auf die »diskrete« Weise auszuleben. Systematische Lauschaktionen haben ergeben, dass Männer allen gegenteiligen Gerüchten zum Trotz um keinen Deut weniger über Freunde, Verwandte, Kollegen und Prominente tratschen und lästern, als Frauen es tun. Männer und Frauen beherrschen in absolut gleichem Maß die Kunst, ihre indirekten Aggressionen so vorzubringen, dass die feindselige Absicht nicht erkennbar wird. Eine beliebte Methode besteht etwa darin, das Objekt seiner Abneigung bei geschäftlichen Besprechungen und sonstigen Zusammenkünften fortwährend zu unterbrechen oder jemandes Arbeit zu kritisieren, anstatt zu sagen, dass man ihn persönlich für einen Mistkerl hält.

Die indirekte Aggression ist nichts besonders Hübsches und genießt auch keinen besonders guten Ruf. Im Gegenteil, sie wird auf der ganzen Welt verurteilt. Werden Kinder oder Erwachsene aufgefordert, die verschiedenen möglichen Weisen, Wut oder Hass zum Ausdruck zu bringen, subjektiv zu bewerten, rangiert die üble Nachrede immer an letzter Stelle – noch hinter einem gut gezielten Tritt in die Weichteile. Und dennoch begegnet sie uns auf Schritt und Tritt. Wenn sie auch, wie wir gesehen haben, ganz gewiss keine weibliche Spezialität ist, stellt sie für heranwachsende Mädchen doch eine besondere Gefahr dar. Zum Teil liegt das sicherlich am Mythos vom süßen lieben Mädchen, denn je mehr den Mädchen von direkten Formen der Aggression abgeraten und je eindringlicher ihnen der Marktwert der Sanftheit und Liebenswürdigkeit vor Augen gehalten wird, desto größer ist auch die Wahrscheinlichkeit, dass die nicht so Sirupsüßen unter ihnen zu Intrigen und Heimtückereien greifen, um ihre Ziele zu erreichen. Tatsächlich sind Mädchen in Kulturen, in denen es ihnen erlaubt ist, Mädchen zu sein, den Mund aufzumachen und ihre Meinung unverblümt zu äußern, in stärkerem Maß direkt verbal aggressiv und in geringerem Maß indirekt aggressiv als in solchen Kulturen, in denen vom weiblichen Geschlecht Zurückhaltung und Sittsamkeit erwartet wird. In Polen beispielsweise, wo eine scharfe Zunge als eine weibliche Tugend gilt, haben Mädchen keine Scheu, sich im Bedarfsfall gehörig gegenseitig anzugiften, und geben gleichzeitig an, Tratsch und Intrigen innerhalb der sozialen Gruppe als eine relativ geringe Bedrohung zu empfinden. Bei den gesellschaftlich extrem unterdrückten Frauen der mexikanischen Zapotec-Indianer äußern sich Aggressionen fast ausschließlich auf indirektem Weg. Bei den in Papua-Neuguinea beheimateten Vanatinai, einer der egalitärsten und am wenigsten stratifizierten Gesellschaften, die die Ethnologen überhaupt kennen, können sich Frauen absolut frei äußern und bewegen – und wenn sie in Rage geraten, verwenden sie bisweilen auch Fäuste und Füße als zusätzliche Artikulationsorgane. Nichts spricht dafür, dass sie in stärkerem Maß zu verdeckten Aktionen tendieren würden als ihre männlichen Stammesgenossen.

Ein weiterer Umstand, der Mädchen dazu veranlassen kann, zur indirekten Aggression zu greifen, ist die Tatsache, dass sie ihren Freundinnen so ungeheure, unersättliche, unausrottbare Aggressionen entgegenbringen. Mädchenfreundschaften sind heftig und gefährlich. Der Satz »Ich möchte deine beste Freundin sein« kennt streng genommen keine männliche Entsprechung. Jedes Mädchen weiß, wie wirkmächtig diese Worte sind, wie bedeutungsvoll das in ihnen enthaltene Angebot ist. Wenn zwei Mädchen miteinander Freundschaft schließen, verspüren sie sofort den Drang, diese Freundschaft zu definieren, ihr ein Etikett zu verpassen und einen Namen zu geben. Sie neigen dann leicht dazu, eine gute Freundin als eine beste Freundin einzustufen – mit dem Resultat, dass sie nicht selten gleich mehrere »beste Freundinnen« haben. Sie denken andauernd über ihre Freundinnen nach und bemühen sich jeden Tag aufs Neue, den aktuellen emotionalen Stellenwert einer bestimmten Freundin festzulegen. Ist das betreffende Mädchen heute ihre beste Freundin oder – bis zur Klärung einer kleinen Sachfrage, bis zur Beseitigung einer kleinen Spannung, die am Vortag aufgetreten war – lediglich eine zweitbeste? Vielleicht möchte ein Mädchen ein bestimmtes anderes Mädchen eigentlich gern als seine beste Freundin betrachten, aber es macht sich Sorgen, wie seine bisherige beste Freundin die Sache aufnehmen würde – als einen Verrat oder aber als einen potenziellen Gewinn, als eine Bereicherung für ihre beiderseitige Beziehung? Mädchen verlieben sich ineinander und bringen sich Gefühle entgegen, über deren Beschaffenheit und Intensität sie sich gegenseitig und sich selbst nur äußerst schwer Rechenschaft ablegen können.

Innerhalb von Mädchengruppen bilden sich immer Koalitionen von besten Freundinnen, jeweils zwei gegen zwei oder zwei in prekärer Harmonie mit zwei. Wenn ein Mädchen innerhalb einer Gruppe nicht das Gefühl hat, eine spezielle Verbündete zu haben, dann fühlt es sich gefährdet, bedroht, ausgegrenzt. Wenn ein Mädchen, das bereits in einer Gruppe fest integriert ist, sich entschließt, eine »Neue« unter seine Fittiche zu nehmen, lädt es sich eine beträchtliche Verantwortung auf, denn die Neue wird es (wenigstens vorläufig) als ihre beste, ja ihre einzige Freundin betrachten.

Wenn Mädchen sich zerstreiten, dann immer für alle Ewigkeit. Dann wissen sie jedes Mal ganz genau, dass sie nie, nie wieder Freundinnen sein werden. Die schon erwähnten finnischen Studien ergaben, dass Mädchen einander viel länger grollen als Jungen. »Mädchen neigen dazu, Zweierbeziehungen zu bilden, in denen die zwei ›besten Freundinnen‹ sehr hohe emotionale Erwartungen aneinander knüpfen«, sagte Björkqvist. »Und weil ihre Erwartungen so hoch sind, fühlen sie sich zutiefst verraten, wenn die Freundschaft einmal zerbricht. Dann wird ihre Beziehung ebenso antagonistisch, wie sie zuvor innig und symbiotisch gewesen war.« Wenn ein Mädchen sich von seiner Freundin verraten fühlt, dann hat es das Bedürfnis, sich zu rächen, dann überlegt es sich, wie man es ihr heimzahlen kann, auf welchem Wege es ihrer Freundin ebenso sehr weh tun kann, wie sie ihm weh getan hat. Die Anwendung körperlicher Gewalt ist eine unbefriedigende Form der Bestrafung; sie ist zu schnell vorbei. Sich die Wut von der Seele schreien kann eine Lösung sein, wenn die Verräterin die Wut akzeptiert und angemessen schuldbewusst reagiert. Wenn sie aber der Wut oder Enttäuschung ihrer Freundin jede Berechtigung abspricht, wenn sie sich weigert, um Verzeihung zu bitten oder irgendeine Schuld einzugestehen, oder wenn sie sogar noch weitergeht und ihre Freundin einfach kalt lächelnd stehen lässt oder ihr ins Gesicht lacht oder sie schlicht ignoriert – dann kann das verratene Mädchen den letzten Schritt tun und sich entschließen, zur schärfsten und grausamsten Waffe zu greifen, zum psychologischen Dolch, zur vergifteten Klinge der indirekt aggressiven Vergeltung, und sich daranmachen, den Ruf, den Seelenfrieden, ja die Daseinsberechtigung der Freundin zu zerstören. Die indirekte Aggression ähnelt in gewisser Weise dem Voodoo-Zauber: Sie ist ein anonymer, unerbittlicher, monomaner Akt, der darauf abzielt, nicht den Körper, sondern die Seele der Widersacherin anzugreifen, zu durchbohren, restlos zunichte zu machen.

Die Freundschaften, Zweierbeziehungen, Koalitionen und Dschihads der Kindheit verlieren zwar mit zunehmendem Alter an Intensität, aber bisweilen nicht nennenswert. Die Gefühle einer Frau anderen Frauen gegenüber bleiben für einen Großteil ihres Lebens äußerst zwiespältig. Jedes Lichtpünktchen, das auf unserem Radarschirm aufblinkt, zieht uns an und stößt uns ab, macht uns begierig auf Nähe und gleichzeitig aggressiv. Wir wollen eine unsterbliche, nimmer endende Freundschaft, wir wollen eine Thelma, wir wollen eine Louise; aber es kann kein *Thelma & Louise, Teil II* geben, denn um diese unsterbliche, nimmer endende Freundschaft wahren zu können, mussten die zwei Frauen sterben. Als sich zeigte, dass sie bereit waren, füreinander alles andere aufzugeben, sahen sie sich in einem Dilemma. Was konnten sie schließlich schon füreinander tun? Sie waren nur zu zweit, und eine ganze Welt hatte sich gegen sie verschworen, eine Welt von Männern. Und auch wenn sie zusammen einerseits in ihrem Selbstgefühl stärker waren, als sie es je für sich allein gewesen waren, schwächte sie ihre unbedingte Zweierbeziehung andererseits auch. Trotz ihrer Freundschaft konnten sie sich nicht alles geben, was sie benötigten – Geld, ein Zuhause, Sicherheit, körperliche Befriedigung. Aufgrund ihrer Freundschaft waren sie willkürlich, brutal, zu einer Bedrohung für die Männerwelt, die Welt der Arbeit und des Alltagstrotts erklärt worden. Und da die Männerwelt die einzige Welt ist, führte der einzige Ausweg, der den zwei Frauen verblieb, in den Grand Canyon: die grandioseste Vagina auf Erden. Große Frauenfreundschaften werden häufig als eine Gefahr für die herrschende Ordnung dargestellt – und für die Frauen oder Mädchen selbst. In dem wunderbaren neuseeländischen Film *Heavenly Creatures* sind Pauline und Juliet zwei fünfzehnjährige Mädchen, deren musische Begabung und lyrische Fantasie sie zugleich zu unzertrennlichen Freundinnen macht und vom Rest der Welt isoliert. Treten Schwestern als Verbündete auf, dann in der Regel als blutbefleckte Finsterlinge. Goneril und Regan waren Verbündete, und sie waren gewissenlose Machtpolitikerinnen, Verräterinnen am Patriarchen Lear, und sie waren widernatürlich in ihrer Einigkeit, ihrer abscheulichen heimtückischen Aggression. Aschenputtels Stiefschwestern versuchten in pragmatischer Eintracht, die natürlichste Zweierbeziehung überhaupt, diejenige Aschenputtels und des Prinzen, zu sabotieren. Sie waren in Verfolgung ihres Ziels sogar bereit, Blut zu vergießen und sich selbst zu verstümmeln, ihre überformatigen Füße so zurechtzustutzen, dass sie vielleicht doch in das gläserne Pantöffelchen hineinpassten.

Frauen gehen mit anderen Frauen enge Bindungen ein, und dennoch können sich auch unsere heftigsten Aggressionen und unsere erschreckendsten Hassgefühle gegen andere Frauen richten. Man hört vom Kampf der Geschlechter, aber nur ein überraschend kleiner Prozentsatz unserer aggressiven Impulse richtet sich gegen Männer, unsere angeblichen Gegner in diesem Kampf. Wir betrachten Männer nicht als unsere Konkurrenten, nicht einmal heutzutage, in dieser unserer Freistil-Marktwirtschaft, in der sie es oft genug wirklich sind. Es kommt uns viel natürlicher vor, andere Frauen als Konkurrentinnen zu empfinden und vor nervöser, ängstlicher Anspannung zusammenzuzucken, wenn eine andere Frau in unserem Gesichtsfeld auftaucht. Wir kleiden Frauen in Feenweiß, wir kleiden sie in Mafiaschwarz. Wir wollen sie um uns haben. Wir wollen allein unter Männern sein.

Männer behaupten, sie beneideten Frauen um die Tiefe ihrer gleichgeschlechtlichen Freundschaften, um ihre Fähigkeit, sich seelisch einander zu öffnen und einander emotional zu fordern. Männer sind aber auch verblüfft, wenn sie sehen, in welch erbitterte Feindschaft eine in die Brüche gegangene Frauenfreundschaft umschlagen kann, wie viel Gift und Galle dann aus ihr hervorbrodeln. »Einen Streit vom Zaun zu brechen kann für Männer eine Möglichkeit darstellen, Kontakt aufzunehmen, einander auf die Probe zu stellen und so einen ersten Schritt auf eine Freundschaft hin zu unternehmen«, schrieb Frans de Waal in *Der gute Affe*. »Diese Bindefunktion ist den meisten Frauen fremd, die hinter einer Auseinandersetzung immer die Gefahr einer Entzweiung wittern.« Dies liegt nicht daran, dass wir lieb und nett und einzig auf Frieden und Eintracht aus wären. Frauen wissen, aus eigener Erfahrung und durch qualvolle Kindheitserlebnisse, dass Risse oft schwer verheilen, dass sie schwären und sie vernichten können.

Die Heftigkeit unserer Freundschaften und die zwiespältigen Gefühle, die wir anderen Frauen entgegenbringen, sind meiner Ansicht nach verwandte Phänomene. Sie sind das gemeinsame Erbe der Dissonanz zwischen unserem ursprünglichen Prä- und Neohominiden-Ich und unserer wesenhaften strategischen Plastizität, unserem Wunsch, uns alle Optionen offen zu halten. Andere weibliche Wesen sind eine potenzielle Quelle der Kraft, und andere weibliche Wesen können uns vernichten. Aber wir können es auch andersherum formulieren wie Elizabeth Holland, die Ende des 19. Jahrhunderts bemerkte: »Da niemand einer Frau mehr schaden kann als eine Frau, ließe sich vielleicht auch der Umkehrsatz aufstellen, dass niemand ihr mehr nutzen kann.«

In unserem urtümlichen Primatengehirn ist die Welt gynäkozentrisch geordnet. Mit Abstand die meisten Primatenarten leben in sozialen Verbänden, deren Kern die Weibchen bilden. In aller Regel bleiben Weibchen ihr Leben lang am Ort ihrer Geburt, während die Männchen bei Erreichen der Geschlechtsreife abwandern, wodurch Inzucht vermieden wird. Dies trifft etwa bei Makaken zu, bei Brüllaffen, Lemuren, Husarenaffen, Vervetmeerkatzen, Kapuzineraffen, Totenkopfaffen, den meisten Pavianarten und so weiter und so weiter. Trifft ein Männchen auf eine fremde Gruppe, bittet es um Aufnahme, und die Weibchen gewähren oder versagen ihm, je nachdem, die erwünschte Einbürgerung. Weibchen haben kein Interesse an einem zu hohen männlichen Anteil in der Gruppe, da Männchen in der Regel unterbeschäftigt sind (mit der Pflege der Jungen haben sie kaum etwas zu tun) und leicht dazu neigen, sich aus purer Langeweile in die Haare zu geraten. Hinzu kommt, dass Männchen Weibchen oft schikanieren. Das ist eine weit verbreitete Fortpflanzungsstrategie. Sie wollen sich paaren und die Weibchen vom Umgang mit anderen Männchen abhalten, also drangsalieren sie empfängnisbereite Weibchen, zausen sie, schubsen sie herum und bemühen sich überhaupt nach Kräften, sie in ihrer Bewegungsfreiheit einzuschränken. Die Weibchen schätzen eine derartige Behandlung nicht, und die beste Methode, das Problem zu umgehen, ist, die Anzahl der Männchen in der Gruppe von vornherein niedrig zu halten. Bei Rhesusmakaken beispielsweise beträgt das Verhältnis der erwachsenen Weibchen zu den erwachsenen Männchen innerhalb einer Gruppe rund sechs zu eins. Bei den Brüllaffen können auf jedes Männchen bis zu zehn Weibchen kommen. Abgewiesene Junggesellen lungern ständig in der Peripherie des Gruppenreviers herum und lauern auf Gelegenheiten, freiwerdende Stellen und Anzeichen sozialer Umwälzungen.

Primatenweibchen sind also daran gewöhnt, ständig von Geschlechtsgenossinnen umgeben zu sein, und Geschlechtsgenossinnen sind es auch, die ihr soziales Umfeld vertraut und erträglich gestalten. In allen Spezies, in denen das Weibchen in seiner Geburtsgruppe verbleibt, sind es die nächsten weiblichen Verwandten, die es vor den Aggressionen anderer, mit ihm entweder überhaupt nicht oder entfernter verwandter Weibchen schützen. Innerhalb jeder Gruppe stehen die Angehörigen der verschiedenen matrilinearen Verbände miteinander in ständiger Konkurrenz und zanken sich um Nahrung, über Fragen des Sexualverhaltens oder wegen des ungebührlichen Interesses, das die einzelnen Weibchen am Nachwuchs der anderen bekunden. Die weiblichen

Verwandtschaftsgruppen haben jeweils ihre eigene Hierarchie, und wenn sich eine solche Weibergruppe zu gemeinsamen Aktionen zusammenschließt, dann meist zu dem Zweck, Weibchen einer konkurrierenden matrilinearen Gruppe den Kopf gerade zu rücken.

Dennoch vergessen die verschiedenen matrilinearen Gruppen sofort alle Meinungsverschiedenheiten und tun sich zusammen, sobald es darum geht, aggressive Männchen abzuwehren. »Bei Spezies, in denen die Weibchen normalerweise in ihrer Geburtsgruppe verbleiben, bilden sie gleichgeschlechtliche Koalitionen, die in der Regel auf einem engen Verwandtschaftsverhältnis beruhen und gewöhnlich gegen Weibchen und Jungtiere anderer matrilinearer Verbände gerichtet sind«, schreibt die Primatologin Barbara Smuts. »Wenn die Zielscheibe allerdings ein erwachsenes Männchen ist, bilden Weibchen verblüffenderweise oft auch Koalitionen mit Weibchen, mit denen sie nicht nah verwandt sind. Im Fall einer männlichen Aggression können solche Koalitionen sehr rasch zustande kommen, da jedes gerade anwesende Weibchen dazu rekrutiert werden kann.« Bei Schweinsaffen, Husarenaffen, Tschakmas, Anubispavianen, Diademmeerkatzen, Vervetmeerkatzen und so weiter und so weiter ballen sich solche weiblichen Koalitionen mit der bedrohlichen Geschwindigkeit einer Gewitterwolke zusammen. Weibchen gehen geschlossen auf Männchen los, die Weibchen attackieren, vor sich her treiben oder sonst wie einzuschüchtern versuchen. Weibchen stürzen sich auf ein Männchen, das ein offenkundig abgeneigtes Weibchen zur Paarung zu nötigen versucht. Am schnellsten und entschlossensten bilden sich aber Koalitionen von Weibchen, wenn ein Männchen ein Junges bedroht oder auch nur zu bedrohen scheint.

Die Vorteile weiblicher Solidarität sind offenbar so groß, dass bei Spezies, in denen es die Weibchen sind, die bei Erreichen der Geschlechtsreife die Gruppe verlassen und versuchen müssen, anderswo Aufnahme zu finden, solche Asylantinnen sich auf geradezu aggressive Weise um die Freundschaft der in ihrer neuen Heimat bereits etablierten Weibchen bemühen. Dies ist etwa bei den Lisztäffchen der Fall, bei denen neu in die Gruppe aufgenommene Weibchen sich unermüdlich und hingebungsvoll um den Nachwuchs der ansässigen Mütter kümmern. Und in ganz extremem Maß trifft dies bei den Zwergschimpansen zu, den schon mehrfach erwähnten affengeilen Bonobos. Geschlechtsreife Bonoboweibchen ziehen in die Welt hinaus und müssen ohne die Hilfe ihrer Mutter, Schwestern und Tanten ihren Weg machen. Sie müssen sich bei einer Gruppe mit ihnen nicht verwandter, größtenteils weiblicher Affen einschmeicheln. Sie tun dies mittels sozialer Fellpflege und Sex. Sie streicheln die alteingesessenen Weibchen und klauben ihnen die Läuse aus dem Pelz. Sie reiben ihre hervorstehenden Genitalien an deren Genitalien. Wenn die örtlichen Weibchen mitspielen, kann die Asylsuchende bleiben. Weisen sie sie zurück, muss sie weiterziehen und sich andere Pelze zum Lausen und andere Labia zum Rubbeln finden. Aus ihrer sexuell verstärkten sozialen Einbindung schöpfen Bonoboweibchen eine erstaunliche Kraft. Sie reproduzieren dadurch die machtvolle Geborgenheit des Lebens innerhalb des matrilinearen Verbandes, ja übertreffen sie vielleicht sogar. Die Weibchen vieler Spezies – Löwen, Languren, Ratten, Robben, Schimpansen – müssen in ständiger Angst vor mörderischen Angriffen rudelfremder oder rivalisierender Männchen auf ihre Jungen leben. Bei Bonobos ist noch kein einziger Fall von Infantizid bekannt geworden. Die Schwesternschaft der Bonoboweibchen ist ein Kunstprodukt, eine Konstruktion, die ohne den Mörtel genetischer Verwandtschaft Bestand haben muss und daher ständiger behavioraler Verstärkung bedarf. Also heißt es schöntun, scharfmachen, immer und immer wieder beweisen, dass wir alle Freundinnen sind, dass wir alle an einem Strang ziehen. Wachsamkeit wird zur Gewohnheit, und Wachsamkeit hält Männchenzähne in respektvollem Abstand.

Nicht alle Primatenweibchen zeigen sich so solidarisch mit ihren Geschlechtsgenossinnen. Schimpansenweibchen etwa verbringen den größten Teil des Tages für sich und werden bei der Nahrungssuche ausschließlich von ihren noch unselbstständigen Jungen begleitet. Sie schweifen nicht zusammen mit anderen ausgewachsenen Weibchen umher, wie dies die meisten Nichtmenschenaffenarten und wie dies die Bonobos tun. Bei Schimpansen sind die Dispersionsmuster uneinheitlich. Die Tochter eines ranghohen Weibchens kann in ihrer Geburtsgruppe verbleiben und die Vorteile genießen, die ein Leben in der Sippe mit sich bringt. Die Tochter eines rangniederen Weibchens hingegen ist in der Regel gezwungen, bei Erreichen der Geschlechtsreife abzuwandern und sich in eine andere, ihr fremde Gruppe einzugliedern, und sie muss dies ohne die Hilfe erotischer Bonobo-Rituale erreichen. Wenn ein Schimpansenweibchen sich einer neuen Gruppe anschließt, scheut es keine Mühen, um sich Ansehen und Geltung zu verschaffen. Es fordert die alteingesessenen Weibchen mit Grunz- und Schnatterlauten heraus, fuchtelt mit den Armen herum, schneidet aggressive Grimassen und wird gelegentlich sogar handgreiflich, schubst und kneift. Die Eingliederungsphase ist kurz. Binnen weniger Wochen hat das Weibchen seine Nische gefunden, seinen Platz in der Hierarchie, und der wird sich nicht mehr nennenswert ändern. Seine Beziehung zu den anderen Weibchen ist eher lose. Wenn es von einem Männchen attackiert wird, kommen sie ihm vielleicht zu Hilfe, vielleicht aber auch nicht. Bei den Schimpansen sind die Weibchen in weit stärkerem Maß männlichen Angriffen und Nötigungen ausgesetzt, als es bei vielen anderen Primatenarten der Fall ist. Aber zumindest werden ihre gleichgültigen Gruppengenossinnen es auch nicht belästigen, und das ist schon viel wert. Und wenn es dem Weibchen in seiner Probezeit gelungen war, sich als kriegerische Jungfrau zu erweisen und sich eine hohe Stellung innerhalb der weiblichen Hierarchie zu sichern, werden seine Töchter in der Gruppe bleiben dürfen. Es wird dann eine neue matrilineare Sippe begründet haben, und das zumindest wird seinem Erbgut zugute kommen.

Wir Menschen tragen ein uneinheitliches Erbe, eine Mehrzahl möglicher Vergangenheiten in uns. Unsere entfernteren Vorfahren waren den Altweltaffen ähnliche Primaten, für die eine gynäkozentrische Gesellschaft von miteinander rivalisierenden, aber letztlich koexistierenden matrilinearen Verbänden die Norm darstellte. Näher steht uns die hominide Vergangenheit. Genetisch sind wir von Bonobos und Schimpansen gleich weit entfernt, und beide sind unsere nächsten lebenden Verwandten. Unsere Abspaltung von der Bonobo-Schimpansen-Linie ereignete sich vor rund sechs Millionen Jahren, und wir wissen nicht, ob der gemeinsame Urahn von uns drei Großprimatenarten seinem Wesen und Sozialverhalten nach mehr Bonobo oder mehr Schimpanse war. Bei den Schimpansen sind die Männchen unzweideutig das dominante Geschlecht. Bei den Bonobos sind die Weibchen dank ihres engen sozialen Zusammenhalts den Männchen überlegen. Bei den Schimpansen führen die Männchen verschiedener Gruppen regelrechte Kriege gegeneinander, die mitunter bis zur Ausrottung der Unterlegenen führen können. Bei den Bonobos ist das Kriegführen sehr selten, wenn auch nicht völlig unbekannt. Schimpansen haben eine ausgeprägte Schwäche für Affenfleisch; Bonobos ernähren sich überwiegend vegetarisch. Auf den ersten Blick scheinen die Schimpansen also weit mehr menschliche Züge zu besitzen als die Bonobos. Der paläontologische Befund spricht allerdings dafür, dass der gemeinsame Vorfahr der drei Spezies eher dem Bonobo als dem Schimpansen ähnelte. Demnach könnte der Bonobo eine ursprünglichere Spezies darstellen, während die Schimpansen und wir selbst die abgeleiteten Affen wären. Viele evolutionistische und anthropologische Rekonstruktionen protohumaner Gesellschaften stützen sich weitgehend auf Analogieschlüsse von den Schimpansen auf uns Menschen, als stammten wir von schimpansenartigen Vorfahren ab. Diese implizite Voraussetzung ist nicht unanfechtbar. Es erscheint durchaus willkürlich, die Bonobos aus dieser Gleichung auszuschließen. Die Phylogenese der Bonobos ist ein absolut legitimes Schwestern-Archiv, das es verdient, durchgeblättert und zur Rekonstruktion unseres eigenen herangezogen zu werden. »Unser Geschlecht«, sagte Frans de Waal, der über die Bonobos gearbeitet und publiziert hat, »ist flexibler, als wir dachten.«

In den Annalen unserer vormenschlichen Vergangenheit haben Weibchen immer wieder Kraft aus der Nähe zu anderen Weibchen geschöpft. Die Weibchen können mit diesen anderen verwandt oder auch nicht verwandt sein, sie können gezwungen sein, sich ihren Platz zu erkämpfen, oder ihn von Mama in die Wiege gelegt bekommen, aber das immer wiederkehrende Thema ist ein unverkennbares Streben nach Koalition, ein aggressives Bedürfnis nach weiblicher Allianz. Hierin liegt vielleicht der Ursprung des Wunschtraums von der »besten Freundin« und der Grund dafür, dass uns Mädchen und unsere Position innerhalb unserer sozialen Gruppe so sehr beschäftigen – und dass unsere Mädchenfreundschaften uns, während wir unsere zerbrechlichen Kanus durch die Brecher der Kindheit steuern, wie Angelegenheiten von Leben und Tod erscheinen.

Primatenweibchen sind keine Zuckerpüppchen: Sie sind streitsüchtig, statusbewusst und habgierig, und sie können bisweilen wie blutrünstige Furien übereinander herfallen. Nichtsdestoweniger ist die Norm bei Primaten ein Grundzustand von weiblicher

Interdependenz, von (soll ich es wagen, den vorsintflutlichen Begriff niederzuschreiben?) weiblicher Solidarität, und eben hierin unterscheiden wir uns am deutlichsten von unseren äffischen Cousinen. Die Frage ist nur: Warum tun wir das? Was bedeutet dieser Unterschied, und ist er von Belang? Weder in heutiger noch in historischer, noch vermutlich in prähistorischer Zeit haben Frauen – außer in seltensten Ausnahmefällen – in einem Zustand auch nur annähernder Gynäkokratie gelebt. Ebenso wenig scharen sie sich unbedingt um die Flagge der Frauenrechte oder meinen auch nur, dass es in ihrem Interesse läge, dies zu tun. Das aber hat zur Folge, wie die Historikerin Gerda Lerner bemerkte, dass die Frauen »von ihrer eigenen Geschichte nichts wissen« und daher gezwungen sind, »das Rad immer wieder von neuem zu erfinden« – wobei das »Rad« das Bewusstsein ist, »dass sie einer untergeordneten Gruppe angehören, dass sie von jeher als Gruppe benachteiligt worden sind, dass ihr Zustand der Unterordnung nicht von Natur aus gegeben, sondern gesellschaftlich bedingt ist und schließlich dass sie die Pflicht und die Fähigkeit haben, die Vision einer alternativen Gesellschaftsordnung zu entwerfen und zu propagieren, in der Frauen ebenso wie Männer in Autonomie und Selbstbestimmung leben werden«. Die Unterordnung der Frau ist nichts Naturgegebenes, sie ist alles andere als natürlich, und sie unterscheidet sich von allem, was wir in der Natur bei anderen Primatenweibchen beobachten, die, wie wir gesehen haben, sich habituell miteinander verbünden und sich ebenso habituell miteinander raufen und dabei grundsätzlich von einem aufgeklärten Eigennutz und einem wechselseitigen aggressiven Respekt motiviert sind.

In letzter Zeit haben Evolutionsbiologinnen wie Barbara Smuts und Patricia Adair Gowaty darauf hingewiesen, welch große Anstrengungen die Männchen vieler Spezies unternehmen, um die weibliche Sexualität zu kontrollieren, zu monopolisieren, sie zu ihrem Eigentum zu machen. Sie haben detailliert beschrieben, wie die Weibchen unter den verschiedenen Formen männlicher Gewalt und Herrschsucht zu leiden haben. Männliche Schimpansen schlagen, treten und beißen Weibchen, um sie zum Gehorsam zu zwingen, um sie dazu zu bewegen, ihnen zu folgen, wenn sie irgendwohin gehen. Wenn sie sehen, dass ein anderes Männchen einem ihrer Weibchen Avancen macht, attackieren sie nicht etwa den Rivalen, sondern das Weibchen. Delfinmännchen schwimmen in aggressiven Formationen, schlagen mit den Brustflossen aufs Wasser und brechen synchron aus den Wellen, alles, um empfängnisbereite Weibchen einzuschüchtern und zusammenzutreiben. Anubispavianweibchen müssen damit rechnen, wenigstens einmal pro Jahr von einem Männchen ernsthaft verletzt zu werden – eine tiefe Kratzwunde zugefügt oder ein Stück Ohr abgebissen zu bekommen. Andererseits können die Männchen und Weibchen vieler Arten, insbesondere aus der Gruppe der Primaten, auch gut miteinander auskommen, Freundschaftsbeziehungen knüpfen und ein Leben lang sanft und liebevoll miteinander umgehen.

Ob Aggression oder Besänftigung: Die Möglichkeiten, die das männliche Geschlecht hat, die weibliche Sexualität zu kontrollieren, kann man bestenfalls als begrenzt bezeichnen. Was das Weibchen seitens des Männchens auch zu erdulden – oder eben nicht zu erdulden – haben mag, bewahrt es sich doch in einem ganz grundlegenden Sinne seine Selbstständigkeit: Die Tierfrau ernährt sich selbst. Sie wird nicht ernährt. Sie ist ökonomisch unabhängig. Sie steht auf eigenen Beinen. Das Männchen kann versuchen, ihre Bewegungsfreiheit und ihre Sexualität zu kontrollieren, mehr kann es aber nicht tun. Mal ernsthaft – wie weit sollte es sie auch gängeln oder manipulieren können, wenn sie den größten Teil des Tages allein auf Nahrungssuche unterwegs ist, wenn sie die ausschließliche elterliche Bezugsperson ihrer Jungen ist, wenn sie für die Befriedigung ihrer biologischen Bedürfnisse gar nicht auf es angewiesen ist? Ein männlicher Schimpanse kann in der direkten Konfrontation mit einem einzelnen Weibchen seine Dominanz unter Beweis stellen, und er kann das Weibchen von einer besonders reichen Nahrungsquelle verjagen und fern halten, solange beides – Nahrungsquelle und Weibchen – in Sicht- und Riechweite von ihm sind. Doch dann steht es dem Weibchen frei, einfach weiterzuziehen und sich einen anderen Beerenbusch oder Obstbaum zu suchen, und das wird es auch tun. Ein männlicher Schimpanse kann ein Weibchen, das er beim Lausen eines anderen, rangniederen Männchens ertappt, mit Fußtritten und Grunzern traktieren. Er kann sich bemühen, es in seinem Sexualverhalten zu reglementieren, und warum auch nicht? Er handelt dadurch im Interesse seines Erbgutes, also ganz natürlich. Er ist nicht aus Freude an der

Bösartigkeit bösartig. Er will sich fortpflanzen, und er ist keine Amöbe – er kann sich nicht einfach teilen. Wenn seine Erbanlagen fortbestehen sollen, braucht er Schimpansenweibchen, und wenn er kreischen und prügeln muss, um sich durchzusetzen, dann kreischt und prügelt er eben. Doch im Grunde ihres Herzens bleiben die Weibchen renitent und eigensinnig. Vor wenigen Jahren bei einer Gruppe von Schimpansen in Gombe (Nord-Nigeria) durchgeführte systematische DNS-Untersuchungen ergaben, dass mehr als die Hälfte aller Jungtiere von gruppenfremden Männchen gezeugt worden waren. Die Forscher staunten. Mit einem so überzeugenden Beweis sexueller Freizügigkeit aufseiten der Weibchen hatten sie nicht gerechnet. Schimpansenweibchen sind gewiss nicht keusch, und wenn sie sich in der Brunft befinden, sind sie sogar sexuell ausgesprochen aktiv. Man hatte jedoch bis dahin angenommen, dass sie ihre Aktivitäten auf die Männchen der Gemeinschaft beschränken. Dies war nun offensichtlich nicht der Fall. Irgendwie war es den Weibchen der Gruppe trotz der Wachsamkeit ihrer Männchen und deren regelmäßigem Einsatz von Drohgebärden, Grunzern und Backpfeifen immer wieder gelungen, sich davonzuschleichen und sich mit Fremden zu paaren. Und dann waren sie zur Gruppe zurückgekehrt und hatten ihr gewohntes Leben wieder aufgenommen – den täglichen Trott, die tägliche Nahrungssuche, die Aufzucht der Jungen.

Einzig dem Menschenmännchen ist es gelungen, sich zwischen eine Frau und ihre Mahlzeiten zu drängen, die Kontrolle der Ressourcen, die sie zur eigenen Ernährung und derjenigen ihrer Kinder benötigt, an sich zu reißen. Einzig der Mensch ist je auf die Idee gekommen, ein Männchen müsse für das Weibchen sorgen, das Weibchen sei außerstande, sich selbst und ihre Jungen zu ernähren, und es sei daher nur recht und billig, vom Mann zu erwarten, dass er seine Familie ernährt, und von der Frau, dass sie im Gegenzug absolut treu ist und ihm dadurch die Gewissheit gibt, dass er für seine eigenen Kinder sorgt und seine Investition sich auch genetisch auszahlt. »Ich bin davon überzeugt, dass die männliche Kontrolle der von den Frauen zur Fortpflanzung erforderlichen Ressourcen die eigentliche Ursache des Übergangs von männerbeherrschten männlich-philopatrischen Primatengesellschaften zum eigentlichen Patriarchat gewesen ist«, schreibt Sarah Blaffer Hrdy.

Wir wissen nicht, wann dieser Übergang stattgefunden hat, wann Frauen anfingen, immer häufiger gegen eine Männerbrust zu knallen, wenn sie sich auf die Suche nach Nahrung oder einem bequemen Plätzchen zum Schlafen machen wollten. Nach dem gängigen Modell der menschlichen Evolution machte die lange Abhängigkeit der Kinder eine verstärkte Investition in deren Aufzucht erforderlich, was wiederum zur Folge hatte, dass die Frauen mehr und mehr auf die Mitarbeit und die Hilfe der Männer angewiesen waren. Diese Hilfe konnten die Männer dadurch leisten, dass sie auf die Jagd gingen und Fleisch nach Hause brachten: eine hervorragende Eiweißquelle und ein Leckerbissen für die meisten Hominidengaumen. Nach diesem Szenario liegt der Ursprung der Ehe, der menschlichen Paarbindung und der weiblichen Abhängigkeit vom Mann also in grauer, mehrhunderttausendjähriger Vergangenheit – in jener Epoche, die die Evolutionstheoretiker als die »Umwelt der evolutionären Anpassung« oder »Ur-Umwelt« bezeichnen und in der wir von unseren genetischen und sonstigen Anlagen her zu denen wurden, die wir heute sind. Und gleichfalls nach diesem Szenario fing die Frau damals an, beim Mann auf Anzeichen von Reichtum und Kraft und Ernährertugenden zu achten, während der Mann bei seiner potenziellen Partnerin nach Anzeichen von Fruchtbarkeit, Jugend und Gebärfreudigkeit zu suchen begann, sowie nach Indizien dafür, dass diese Fruchtbarkeit ihm, dem Versorger, vorbehalten bleiben würde. Wenn er fortan in sie und ihre Kinder investieren sollte, wollte er auch sichergehen, dass sie ihm keinen Kuckuck ins Nest setzen würde.

Neuerdings erscheint das traditionelle Bild des jagenden Ernährers allerdings zunehmend fragwürdiger. Forscher wie Kristen Hawkes und andere haben durch ihre Studien über rezente Sammlergesellschaften aufgezeigt, dass der Beitrag, den die Männer durch die Jagd zur täglichen Versorgung ihrer Familien leisten, eine Quantité negligeable darstellt und dass der größte Teil der für die Bedürfnisse der Gruppe erforderlichen Nahrung von den Frauen gesammelt wird. Diese neuen Forschungsergebnisse legen die Vermutung nahe, dass die Frauen der Urmenschen noch einen ähnlich hohen Grad von Autonomie genossen wie etwa Schimpansenweibchen und dass die Entstehung des »Patriarchats«, der »Kernfamilie« – wie man die Sache auch nennen mag: es ist letztlich die ökonomische Abhängigkeit der Frau vom Mann – zumindest auf breiter Basis ein ziemlich junges Ereignis darstellt. Der Übergang könnte nach Ansicht etlicher Vorgeschichtler und Anthropologen eine der Folgen der neolithischen Revolution gewesen sein. »Mit der Einführung von Ackerbau und Viehzucht verloren die Frauen im Großen und Ganzen die Kontrolle über die Früchte ihrer Arbeit«, schreibt Smuts. »Eine nomadische Lebensweise mit Sammel- und Brandwirtschaft erfordert ausgedehnte Schweifgebiete und mobile Frauen, wodurch es für die Männer schwierig ist, die Nahrungsressourcen der Frauen zu kontrollieren und deren Bewegungsfreiheit einzuschränken. Sobald sich die Tätigkeit der Frau allerdings, wie beim systematischen Ackerbau der Fall, auf ein relativ kleines Stück Land oder, wie bei der Viehzucht, vornehmlich auf Haus und Hof beschränkt, wird es für den Mann leichter, sowohl die lebensnotwendigen Ressourcen als auch die täglichen Aktivitäten der Frau zu kontrollieren.«

Die echte Innovation, wenn wir sie so nennen wollen, die mit der Herausbildung des Patriarchats einherging, war die Vervollkommnung männlicher Allianzen. Bei den meisten Primaten bilden die Weibchen Allianzen, nicht aber die Männchen. Wohl bilden Schimpansenmännchen gelegentlich primitive Allianzen, und bisweilen kontrollieren sie die Weibchen, aber diese Koalitionen sind in der Regel instabil und die Weibchen widerspenstig – und sie können es sich leisten, widerspenstig zu sein, da sie ökonomisch unabhängig sind. Menschenmännchen hingegen sind wahre Meister in der Kunst, untereinander – politische, religiöse, intellektuelle, emotionale – Bündnisse zu bilden. Solche Allianzen sind aus den verschiedensten Zwecken entstanden und haben unserem irdischen Dasein Vorteile, Ehren und Schande eingebracht. Ein gewiss nicht unwesentlicher Grund für den männlichen Kooperationswillen ist jedoch mit Sicherheit von jeher der Wunsch gewesen, das zu größtmöglicher Vollkommenheit zu bringen, was Schimpansenmännchen mit grobschlächtigen Mitteln auf nur sehr unzulängliche Weise erreichen, nämlich das Fortpflanzungsgeschäft zu kontrollieren. Und dies impliziert zwangsläufig die Kontrolle der Reproduktionsmittel, also der Frau. Wir glauben, die Dominanz des männlichen Geschlechts sei eine Folge der Tatsache, dass die Männer uns durchschnittlich an Körpergröße und Kraft überlegen sind. Aber auch bei den meisten Affenarten sind die Männchen größer und stärker als die Weibchen, und trotzdem gelingt es ihnen nicht, sie zu unterjochen. Frauenallianzen sichern die Freiheit der Frauen. Kaum hatten die Männer begriffen, welchen Nutzen freundliche Beziehungen zu anderen Männern haben konnten, kaum hatten sie erkannt, dass ihre Interessen häufiger konvergierten als miteinander in Konflikt standen – schwupp, war es mit unserer Freiheit auch vorbei.

Die prähistorische und historische Herausbildung des Patriarchats und seiner spezifischen Auswirkungen auf die Frauen ist eine lange, komplizierte Geschichte, und wir werden sie wohl nie ganz nachvollziehen können. Gerda Lerner und andere haben sich gründlich mit ihr auseinander gesetzt. Zu der Zeit, aus der wir die ältesten schriftlichen Zeugnisse besitzen, waren die sozialen, ökonomischen, politischen und emotionalen Grundlagen des vaterrechtlichen Staates schon weitgehend entwickelt und etabliert, und die Frauen hatten ihren untergeordneten Status bereits akzeptiert. Vor fast viertausend Jahren beispielsweise betete die mesopotamische Prinzessin Kunschimatum nicht etwa um ihr eigenes Seelen- oder sonstiges Heil, sondern um ein langes Leben für ihren Gebieter, »damit es auch mir unter seinem Schutz wohl ergehe«.

Frauen waren auf männlichen Schutz angewiesen, weil die Allianzen zwischen Männern oft als militärische Bündnisse mit dem Ziel geschlossen wurden, anderen das, was sie besaßen, gewaltsam abzunehmen. Und eine der ersten und begehrtesten Arten von Kriegsbeute waren junge Frauen. Wenn zwei Stämme aneinander gerieten, tötete die siegreiche Gruppe alle männlichen Gefangenen, während die Frauen und Mädchen als Sklavinnen und Gebärerinnen verschleppt wurden. Der Raub von Frauen erhöhte das Fortpflanzungspotenzial der siegreichen Männer, und er erhöhte zugleich auch deren sozialen Status. Wann immer in den ältesten Quellen von kriegerischen Auseinandersetzungen die Rede ist, lesen wir auch von der anschließenden Vergewaltigung und Verschleppung von Frauen. In der *Ilias*, die vermutlich die sozialen Verhältnisse im Griechenland des vorchristlichen 13. Jahrhunderts widerspiegelt, zanken sich die Krieger auf mitunter kindisch-kleinliche Weise um die korrekte Verteilung solcher Beute. Gleich zu Beginn des Epos erklärt sich König Agamemnon widerwillig bereit, seine Lieblingskonkubine, die vornehme Kriegsgefangene Chryseis, ziehen zu lassen, um den von deren Vater, dem Priester Chryses, zu Hilfe gerufenen Apollon zu besänftigen. Als er aber verlangt, zur Entschädigung eine andere Frau zu erhalten, wird ihm entgegnet, dass leider schon alles verteilt sei. Daraufhin macht Agamemnon vom Recht des Mächtigeren Gebrauch und nimmt kurzerhand Achilleus' Lustsklavin Briseis mit in sein Zelt. Durch diesen unbedachten Akt führt er um ein Haar die Niederlage der Achaier herbei, denn bekanntlich verbringt der durch diese Schmach tödlich beleidigte Achilleus den größten Teil der *Ilias* schmollend in seinem Zelt, wo ihm eine weitere Konkubine, »ein rosenwangiges Mägdlein, / Das er in Lesbos gewann, des Phorbas Kind, Diomede«, das Bett wärmt. Achilleus teilt sein Zelt mit seinem Busenfreund Patroklos, der seinerseits das Lager mit Iphis teilt, »hold und geschmückt, die der Peleion' [das heißt Achilleus] ihm geschenket, / Als er Skyros bezwang, die erhabene Stadt des Enyeus«. Mädchen, Mädchen, Mädchen! Natürlich erfahren wir nicht viel über diese Gefangenen und darüber, was sie davon hielten, wie Gebrauchsgegenstände herumgereicht zu werden. Nicht auszuschließen allerdings, dass sie ihr Schicksal vergleichsweise klaglos akzeptierten. Zumindest waren sie am Leben. Von männlichen Kriegsgefangenen ist schließlich in der ganzen *Ilias* nicht die Rede. Die Männer von Skyros, Lesbos, Troja und den anderen eroberten Städten und Inseln wurden abgeschlachtet. Mit der Zeit lernten die Männer natürlich auch, Männer zu versklaven und ihre Muskelkraft auszunutzen, wie sie es mit Eseln und Ochsen taten. Wie jedoch eine Reihe von Historikern vermutet und wie es die ältesten Quellen zu bestätigen scheinen, waren die ersten Leibeigenen nur weiblichen Geschlechts, und sie wurden nicht als Arbeitstiere, sondern zu Fortpflanzungszwecken gehalten.

Die Tatsache, dass Sklavinnen durch ihre Gefangennahme entehrt, ihres Menschseins beraubt und zum Status von Tieren oder Gegenständen herabgewürdigt wurden, sowie der Umstand, dass sie ihren Besitzern fast ausnahmslos als Konkubinen dienten, führte zur Kodifizierung der abgeschmackten (und noch lange nicht ausgerotteten) Gedankenverbindung zwischen der sinnlichen Frau und der erniedrigten Frau. Eine Sklavin war ein Sexualobjekt; sie hatte keine andere Wahl. Und sehr oft verriet ihre Kleidung und Aufmachung ihre Bestimmung. Um sich von einer ehrlosen Sklavin zu unterscheiden, konnte eine Frau also nichts Besseres tun, als ihre Keuschheit zu hüten und sie durch ein demonstrativ sittsames Gebaren zur Schau zu tragen. Viele Gründe führten dazu, dass weibliche Jungfräulichkeit in der männerbeherrschten Welt zu einer regelrechten Zwangsvorstellung wurde. Bündnisse zwischen Stadtstaaten und Reichen wurden oft durch Eheschließungen besiegelt, und der heiratende Fürst wollte eine Garantie haben, dass seine Braut keinen Bastard in ihrem holden Leib verbarg. Selbst für Familien aus niedereren Schichten konnten unberührte Töchter ein einträgliches Gut darstellen. In extrem stratifizierten Gesellschaften wie etwa denen des europäischen Mittelalters war die Verheiratung einer Tochter mit einem Mann von höherem Stand oft ein Weg des sozialen Aufstiegs für die ganze Familie. Auf diese Weise, so die Anthropologin Sherry Ortner, wurde die Wahrung weiblicher Jungfräulichkeit zu einer Angelegenheit der Familie. Während die Männer sich häufig mit Gewalt deren praktischer Seite annahmen, befassten sich die Frauen eher mit deren mythischer Verbrämung. Frauen schlossen keine Bündnisse mehr, um sich gegen Nötigungsversuche zur Wehr zu setzen oder um babymordende Männchen in die Flucht zu schlagen. Stattdessen wurde die emotionale Energie des Bandes zwischen Mutter und Tochter, Schwester und Schwester umgeleitet und in den Dienst der Aufgabe gestellt, die weibliche Keuschheit zu behüten: den wertvollsten Aktivposten, den die Frau in der Post-Jäger-und-Sammler-Gesellschaft überhaupt besaß.

Die Entführung von Frauen als Kriegsbeute bedeutete für diese zwangsläufig den Verlust ihrer vertrauten Umgebung und des Schutzes, den ihre Sippe ihnen bieten konnte. Aber auf Dauer bedingte die Herausbildung patriarchalischer gesellschaftlicher und ökonomischer Strukturen die allgemeine Verdrängung von Matrilokalität und Matrilinearität durch Patrilokalität und Patrilinearität, ja sie erforderte sie möglicherweise sogar. In einem matrilokalen System, in dem sie zeit ihres Lebens an ihrem Geburtsort verbleiben, im Kreis ihrer Freundinnen und Verwandten leben und die eingeheirateten Männer zu ihnen ziehen, ergeht es Frauen fast ausnahmslos besser, als wenn sie ihr Zuhause verlassen müssen und von der Sippe des Ehemannes aufgenommen werden. Die Irokesen beispielsweise hatten eine streng matrilokale Kultur, und sie waren eine der egalitärsten Gesellschaften, die in der Ethnologie bekannt sind. Aber je mehr die Frauen zum Status einer Ware herabsanken, desto weniger sahen die Männer ein, warum sie ihnen den Gefallen tun sollten, in ihre Zelte zu ziehen. Manche Forscher sehen in der *Genesis* den literarischen Niederschlag des Kampfes um die Verdrängung der Matrilokalität durch die Patrilokalität, die entscheidend dazu beitrug, den Hebräern den Übergang von der nomadischen zur sesshaften, um den Patriarchen zentrierten Lebensweise zu ermöglichen. Ganz am Anfang der *Genesis* (2,24) findet sich noch die bekannte Stelle »Darum wird ein Mann seinen Vater und seine Mutter verlassen und seinem Weibe anhangen«, worin wir eine Anspielung auf archaische matrilokale Heiratsbräuche erkennen dürfen. Später aber sagt sich Jakob, Isaaks Sohn, vom Prinzip der Matrilokalität los. Er gelobt seinem Vater, dass er in dessen Haus zurückkehren wird, und nachdem er dem Aramäer Laban um dessen zwei Töchter Rahel und Lea gedient und diese zur Ehe bekommen hat, erfüllt er sein Gelübde. Er nimmt seine Frauen und Kinder, seine Schafherden, seine Kamele und alles, was sie tragen können, und zieht wieder zu seinem Vater ins Land Kanaan. Um die Bedeutung ihrer Fahnenflucht noch zu unterstreichen, stiehlt Rahel sogar ihres Vaters Hausgötter, seine Theraphim, das Symbol seines Anrechts auf sein Vermögen. Sie akzeptiert die Abschaffung der matrilokalen Gesellschaftsordnung. Sie unterwirft sich ihrem Mann und dessen Primogenitur und bringt so durch ihren Götterdiebstahl auf symbolische Weise Jakobs Anrecht auf all ihre Habe zum Ausdruck.

Briseis' trauriges Los, die Verherrlichung des Hymens, der Verlust der heimatlichen, verwandtschaftlichen Infrastruktur seitens der Braut – all diese Dinge bedeuteten bereits schwere Niederlagen für die weibliche Autonomie. Aber als auch noch das Magna-Mater-Prinzip aus dem Pantheon verbannt wurde, büßten die Frauen sogar das Recht ein, ihre physische Fruchtbarkeit, die erlösende regenerative Kraft des weiblichen Körpers zu feiern, wenn auch noch so bescheiden. Praktisch jede menschliche Kultur hat von jeher irgendeine Form von Religion gehabt, irgendeine Schöpfungsgeschichte, die die menschlichen Ängste, Wünsche, Schwächen und Neigungen konsolidieren und ausgleichen sollte. In der Regel sind solche Religionen von einer Mischung von teils männlichen, teils weiblichen und teils androgynen tier- und menschengestaltigen Göttern bevölkert. Wie Gerda Lerner aber überzeugend aufzeigt, wird das Aufkommen des Patriarchats von einer entsprechenden Verschiebung der Machtverhältnisse innerhalb des jeweiligen Pantheons begleitet. »Die Entstehung eines starken Königtums und des archaischen Staates [hatte] einen Wandel der religiösen Glaubensinhalte und Symbole zur Folge«, schreibt sie in *Die Entstehung des Patriarchats.* »Die zu beobachtende Entwicklung verläuft in folgender Weise: zunächst die Herabwürdigung der Muttergöttin und der Achtungszuwachs und die schließliche Dominanz ihres männlichen Gefährten oder Sohnes; dann dessen Verschmelzung mit einem (Sturm-)Gott zu einem männlichen Schöpfergott, der im Pantheon der Götter und Göttinnen eine beherrschende Stellung einnimmt. Wo immer es zu solchen Veränderungen kommt, wird die Macht des Schöpfertums und der Fruchtbarkeit von der Göttin auf den Gott übertragen.«

Mit dem Aufkommen des Monotheismus darf dann nicht einmal mehr die metaphorisch kastrierte Göttin auf dem Altar verbleiben, denn mit ihren fetten Oberschenkeln, ihren euterartigen Brüsten und ihrem Geruch nach den altvertrauten Fruchtbarkeitsriten, die das Leben der Menschen so lange Zeit bestimmt und beglückt hatten, stellt sie eine eindeutige Bedrohung des Vaterrechts dar. In der Genesis werden wir Zeugen des Pakts, den Jahwe und Adam als die Verkörperungen der himmlischen und der irdischen Männlichkeit mit dem Ziel der Usurpierung weiblicher Schöpferkraft schließen. Adam willigt ein, eine alles Weiblichen entkleidete monotheistische Vision zu verehren, und erhält im Gegenzug das Recht, der Frau ihren Namen zu geben und sie dadurch symbolisch zu gebären, also zur »Mutter« unser aller Mutter und damit wiederum zum rechtmäßigen Eigentümer der Früchte ihres Schoßes zu werden. Eva wird ihrem Manne untertan sein, und einzig durch ihn wird sie zu Ehren gelangen und sich durch keinerlei Schmeichelei und falsche Hoffnung ablenken lassen. Eva wird die Schlange als das erkennen, was sie ist: ihr Feind, die Verkörperung der Sünde – der Unrat fressende Wurm, der abgetrennte Phallus, die ewige Nabelschnur, der Flüchtling, der Freie. »Im historischen Zusammenhang der Zeit, in der die Genesis niedergeschrieben wurde, war die Schlange der Fruchtbarkeitsgöttin zugeordnet und repräsentierte diese«, schreibt Lerner. »Wir müssen hier nicht wiederholen, dass dies als die Verdammung der vordem freien und autonomen, sogar geheiligten weiblichen Sexualität durch Jahwe zu interpretieren ist.«

Im Monotheismus erreichte das Patriarchat seine höchste Blüte. Die Welt der Frau wurde bürokratisiert, in Vorschriften verpackt und verschnürt wie ein Kunstwerk von Christo. Die alten Quellen der Kraft – der stabilisierende Ballast auch einer im räumlichen Sinne nahen Verwandtschaft, die Verfügungsgewalt über den eigenen Körper und die auf der menschlichen Ebene der Polis und der göttlichen Ebene des Pantheons sichtbare Hypostase der weiblichen Person – waren endgültig versiegt. Um das zu erhalten, was sie zum eigenen Leben und zur Ernährung ihrer Kinder benötigten, mussten sich die Frauen jetzt an die Mittler wenden, die Männer. Der Mann war kein Partner der Frau mehr. Der Mann war die Luft, die sie zum Atmen brauchte, ihr Lebenselement. Mit diesem komplexen, graduellen, aber revolutionären Übergang vom Schweifgebiet der Sammlerin zum Land der Väter erfuhr auch der Wert der Frauen füreinander eine drastische Minderung. Die strategische Schwesternschaft löste sich in nichts auf. Wenn es keine Wurzeln und Knollen zum Ausgraben oder Wälder zum Durchstöbern mehr gibt und wenn alle lebenswichtigen Ressourcen fest in Männerhand sind, was kann eine Frau dann schon noch für eine Frau tun?

Für unser weibliches Neanthropinengehirn stellt jede Frau, die nicht mit uns blutsverwandt ist, eine weit schlimmere potenzielle Bedrohung dar, als dies bei irgendeiner anderen Primatenart der Fall ist. Sie ist entweder eine Verschwägerte, also eine, die aus genetischen oder emotionalen Gründen immer die Partei unseres Ehemannes ergreift; oder sie ist eine Außenstehende und damit eine potenzielle Konkurrentin, und zwar in einem ganz neuen, absoluten, beängstigenden Sinne des Wortes. Eine andere Frau kann dir deinen Mann wegnehmen, und wenn dein Mann deine Luft zum Atmen ist, dann ist diese Frau ein Vampir, eine wirkliche Femme fatale: fatal, verhängnisvoll, für dich und alles, was dein ist – dein biologisches Überleben, dein Heim, deine Kinder. Was kann eine Frau im Land des Mittler-Mannes, des Herrn und Meisters über Menschenvieh und Äcker, einer anderen Frau schon nutzen? In praktischer Hinsicht nicht viel, wirklich nicht viel. Der Schaden aber, den sie ihr antun kann, ist unermesslich. Sie kann ihr die Augen auskratzen. Sie kann sie ihres Lebenslichts berauben. So zumindest erscheint es den Evastöchtern, die nicht aus dem Garten Eden vertrieben, sondern darin eingesperrt wurden.

Der Preis der Kameradschaft erscheint immer exorbitanter, und die Risiken der Auflehnung werden unannehmbar.

Frauen sind keine Unschuldslämmer und sind es nie gewesen. Viele haben an dem Prozess ihrer Entprimatisierung nach Kräften mitgewirkt. Sie haben ihren Autonomieverlust gefördert und beschleunigt. Sie haben sich Bräuchen unterworfen, die gezielt zur Kontrolle der weiblichen Sexualität ersonnen wurden wie Infibulation, Verschleierung und Klausur, und sie haben darauf bestanden, dass auch ihre Töchter sich ihnen unterwarfen. Sie können sogar diejenigen sein, die aktiv für die Aufrechterhaltung solcher Bräuche sorgen.

Sie, wir alle, sind jedoch keine Dummköpfe. Wir wollen unsere Familie. Wir wollen das Beste für unsere Kinder, und seit Tausenden von Jahren hängen Sicherheit und Wohlergehen unserer Kinder in erster Linie von der Unterstützung und der Liebe von Männern ab. In den Vereinigten Staaten besteht die überwältigende Mehrheit der Menschen, die unter der Armutsgrenze leben, aus allein erziehenden Müttern und deren Kindern. Wenn ein Ehepaar mit Kindern sich scheiden lässt, wird die Frau normalerweise ärmer, als sie es in der Ehe war, während der Mann reicher wird. Es ist noch immer zu kostspielig, sich auf eine Weise zu verhalten, die die Investitionsbereitschaft und Toleranz eines Mannes – und damit der großen, unverbrüchlichen Männerkoalition, die unsere Post-Knollensammler-Gesellschaft ist – auf eine zu große Belastungsprobe stellt. Und so nehmen wir von Zeit zu Zeit kleine symbolische Klitoridektomien an uns selbst vor. Wir verleugnen das Ideal der Schwesterlichkeit und weiblichen Solidarität. Wir machen uns darüber lustig. Wir weisen die Bezeichnung »Feministin« verächtlich von uns. Wir erklären, das hätten wir schon alles hinter uns, es gehe uns ganz ausgezeichnet, die Probleme, die der Feminismus beseitigen sollte – und die überhaupt nur eingebildete Probleme waren –, hätten sich längst erledigt. Wir organisieren antifeministische Gruppen und verpassen ihnen schicke, griffige Namen, in denen Worthülsen wie »frei« und »unabhängig« vorkommen. Wir haben solche Aggressionen in uns, wir sind so lebendig, so wild, so klarsichtig und stark, und wir ziehen den Revolver und ballern aufeinander los – oder uns selbst in die Füße mit den Pantöffelchen aus Glas.

Was lassen wir uns da eigentlich für einen verdammten Blödsinn einreden? Was für einen hirnrissigen, bescheuerten Blödsinn? Nehmen wir zum Beispiel *Jerry Maguire*, einen dämlichen Film, der ganz harmlos wäre, hätte man ihm nicht eine völlig überflüssige, überraschende frauenfeindliche Note verpasst (vermutlich zur Unterhaltung der weiblichen Zuschauer gedacht – oder vielleicht auch eher der Männer, die die Frauen begleiten, die die Männer begleiten, die sich einen sich hauptsächlich um Männer und Männersport drehenden Film anschauen wollen). Die Macher des Films haben der schmollmündigen Person Renee Zellwegers (in der Rolle der Dorothy) ein »romantisches Interesse« an Tom Cruise angedichtet, der den titelgebenden Jerry mimt. Dorothy hat eine ältere Schwester, eine angegraute Geschiedene, und diese Schwester ist Mitglied einer Frauen-Selbsthilfegruppe, einer Vereinigung von Sitzengelassenen, die sich regelmäßig treffen, um über die Treulosigkeit der Männer zu jammern. Das ist schon für sich genommen ärgerlich genug, weil die Frauen allesamt hager, verhärtet und abgehärmt aussehen und niemals lachen, obwohl Frauen in Wirklichkeit unentwegt lachen, wenn sie sich zusammenrotten, um über Männer zu lästern. Aber an einem Punkt springt Dorothy ohne jeden ersichtlichen Grund auf und unterbricht das Palaver. »Vielleicht habt ihr alle Recht«, sagt sie. »Männer sind der Feind. Aber ich liebe den Feind!« Worauf die Frauen in ein hektisches, verwirrtes Gegacker ausbrechen, als wüssten sie, dass sie eine Niederlage erlitten haben und dass Dorothy den Nagel (welchen eigentlich?) auf den Kopf getroffen hat. Die Frauen versuchen, sich gegenseitig moralische Unterstützung zu geben, sich gegenseitig Mut zu machen, aber Dorothy lässt sie nicht. Sie will ihren Tom/Jerry wiederhaben. Sie braucht ihn, und nicht nur aus emotionalen, sondern aus ganz handfesten, finanziellen Gründen. Sie ist allein erziehende Mutter eines kleinen Sohnes. In ihrer Not hat Dorothy das Gefühl, sie müsse diese anderen Frauen negieren, sich von ihnen und der düsteren Zukunft, die sie repräsentieren, in aller Entschiedenheit lossagen. Ihre Gegenwart verunsichert sie. Sie will eine Fortsetzung der Geschichte. Für Thelma und Louise gibt es aber keine Fortsetzung.

Okay, vielleicht sollten wir in derlei hohle Schmonzetten nicht zu viel hineinlesen. Aber wenn du denkst, sie sind süß und harmlos, und schluckst sie brav weiter, wachst du eines Tages auf, und du hast keinen einzigen Zahn mehr im Mund.

Wir sind alle Frauen mit vielen Vergangenheiten. Wir sind alte Primatenweibchen, und wir sind Neanthropinen. Wir fühlen uns zu anderen Frauen hingezogen. Wir verspüren das Bedürfnis, uns ihnen zu erklären und von ihnen bewundert zu werden. Und wir laufen zugleich vor ihnen weg, verleugnen sie oder geben uns nur so lange mit ihnen ab, bis etwas Besseres, bis das Eigentliche aufkreuzt. Wir können uns Schaden zufügen, uns sogar Gewalt antun, aber wir können uns auch gegenseitig helfen und nutzen. Beide Wege stehen uns offen – das flexible, opportunistische Menü unserer Strategien und Entscheidungsmöglichkeiten bietet uns beide Optionen an. Schimpansen und Bonobos sind uns gleich nah verwandt. Ihre Gene sind zu neunundneunzig Prozent mit den unsrigen identisch. Um euch einen Eindruck davon zu verschaffen, wie nah diese Verwandtschaft wirklich ist: Das Genom der Maus stimmt nur zu fünfzig Prozent mit unserem überein, und dabei sind Mäuse auch Säugetiere und stehen uns somit entwicklungsgeschichtlich und genetisch sehr nah. Aber Schimpansen und Bonobos, die zwei einzigen lebenden Angehörigen der Gattung Pan, sind unsere Schwesternspezies. Ihre Milch gäbe eine hervorragende Nahrung für unsere Säuglinge ab. Schimpansenweibchen sind distanzierte Verbündete. Bonoboweibchen leben in einem erarbeiteten Matriarchat. Uns stehen beide Wege offen. Wir können uns an beiden orientieren. Was wir Frauen nicht können, ist, einander ignorieren. Ja, das hier ist eine Männerwelt, aber unsere Aggressionen sind frauenzentriert, mänadisch und intim.

16

PREISWERTES FLEISCH

Muskeln und wie frau sie macht

In all den Jahren, die ich damit zugebracht habe, in Fitness-Studios Hanteln zu stemmen und anderen Mädels (mit zugegebenermaßen penetranter Beharrlichkeit) das Lob des Krafttrainings zu singen, lautete die häufigste und ärgerlichste Reaktion auf meine missionarischen Bemühungen in etwa wie folgt: »Das würde mir aber gar nicht gefallen, zu muskulös auszusehen. Ich möchte mich nur in Form bringen.« Diese Bemerkung ärgert mich aus zweierlei Gründen. Zunächst einmal, heilige Mutterkuh, ich wollte, es wäre so einfach, »zu muskulös« auszusehen! Ich wollte, ich könnte mir, einfach durch regelmäßiges Training, auf Schultern, Beinen, Brust und Rücken eine Rekordernte von Fleischmelonen und -bananen und nachgemachten Pobacken wachsen lassen! Tatsächlich ist es für die meisten Frauen äußerst schwierig, »richtige«, sichtbare Muskeln aufzubauen. Wer mir beim Training zusieht, ist immer erstaunt, wie viel ich heben kann, weil ich wirklich nicht sonderlich viel Fleisch auf den Knochen habe. Ich entspreche keineswegs dem Bild einer mythischen Krafthilde von Protz, Malmerin von Lindwürmern und Sprengerin von Expandern. Ich ärgere mich täglich über meine Bizepse. Stark sind sie, aber wenn ich den Arm anspanne, wollen sie sich einfach nicht wulsten, so wie das immer die Bizepse meines Vaters taten, wenn ich ihn als Kind anbettelte, er möge »einen Muskel machen«.

Zweitens, nehmen wir einmal an, eine Frau könnte tatsächlich deutlich hügeliger und wulstiger werden, als es mir gelingt – und manche Frauen können das zweifellos. Was ist gegen ein muskulöses Aussehen eigentlich einzuwenden? Muskeln sind etwas Schönes. Kraft ist etwas Schönes. Muskelgewebe ist etwas Schönes. Es ist in metabolischem, medizinischem und philosophischem

Sinne schön. Wenn sie nicht benutzt werden, bilden sich Muskeln zurück, aber sobald du ihnen einen guten Grund dafür gibst, stellen sie sich prompt wieder ein. Egal, wie alt du wirst, deine Muskeln geben niemals die Hoffnung auf. Sie sind aufgeschlossen. Sie reagieren bereitwillig auf Reize. Wenige Zellen in unserem Organismus sind so veränderungs- und regenerationsfähig, haben ein solches Leistungs- und Selbstvervollkommnungspotenzial wie die Muskelzellen. Sicher, sie haben etwas Puritanisches an sich, eine materialistische, pragmatische, arbeitsethische Gesinnung, aber zumindest sind sie verlässlich. Du kannst jahrelang jeden Tag auf der Couch eines Therapeuten verbringen und dennoch dasselbe alte Neurosenbukett bleiben; aber wenn du eine Zeit lang täglich trainierst, werden deine Muskeln unweigerlich stark.

Zugegeben, die Segnungen des Sports können überschätzt werden – und werden es auch. Die Leute schreiben der körperlichen Betätigung schier magische Kräfte zu. Sie behaupten, sie mache uns glücklich, optimistisch und willensstark. Fall nicht darauf rein. Wenn du ein chronisch griesgrämiger Mensch bist, kannst du noch so viel trainieren, du wirst doch griesgrämig bleiben. Wenn du mit einem neuen Trainingsprogramm beginnst, kannst du in den ersten paar Tagen und Wochen eine gewisse Stimmungsaufhellung an dir feststellen, weil der durch die ungewohnte Bewegung angeregte Kreislauf eine verbesserte Sauerstoffversorgung deines gesamten Organismus bedingt und du dir außerdem für deine löbliche Leistung innerlich auf die Schulter klopfst. Aber sobald sich dein Körper an die aktivere Lebensweise gewöhnt hat und das Hochgefühl der Novizin verfliegt, kehrst du unweigerlich wieder zu deinem biochemischen und psychischen Normwert zurück – zum Problem, wie D. H. Lawrence es formuliert hat, du selbst zu sein. Es ist mehrfach behauptet worden, intensive körperliche Bewegung könne Depressionen kurieren, aber die meisten entsprechenden klinischen Studien haben nicht die geringste therapeutische Wirkung nachgewiesen.

Eine weitere häufig gehörte Behauptung lautet, sportliche Betätigung sei ein wahres Jugendelixier. Für viele Körperteile trifft das auch wirklich zu, aber dem Gesicht, unserem sichtbarsten Zeitanzeiger, nutzt das schönste Trainingsprogramm nichts. Unsere Gesichtsmuskeln sind nicht an so vielen Knochen befestigt wie unsere übrige Skelettmuskulatur. Unsere Gesichtsmuskeln sind von den Zwängen der Fixierung an Knochen befreit worden, auf dass wir umso besser sprechen und Grimassen schneiden und lächeln und Überraschung oder Interesse vortäuschen könnten. Aber die Kehrseite dieser Freiheit des Ausdrucks ist die bedauerliche Tatsache, dass wir die Gesichtsmuskeln nicht anspannen können. Es ist einfach nichts da, woran wir sie spannen könnten. Das ist wirklich jammerschade. Wir können noch so viel Willenskraft aufbringen und noch so diszipliniert trainieren – der ästhetische Erfolg unserer Bemühungen endet unweigerlich am Unterkiefer.

Wenn wir von der Muskelkraft jedoch nicht erwarten, dass sie alle unsere Probleme löst, können wir anfangen, echten Nutzen aus ihr zu ziehen. Wir Frauen brauchen unsere Muskeln wenigstens ebenso sehr wie Männer die ihren, und wir sollten uns klarmachen, dass wir ein Anrecht auf sie haben. Es stimmt, Männer sind von Natur aus muskulöser, und das liegt an ihrem höheren Testosteronspiegel. Testosteron hat eine anabole Wirkung – es baut Muskelgewebe auf. Ein Mehr davon bedingt also eine von vornherein größere Muskelmasse. Doch dieses Hormon ist kein annähernd so effektiver »Kraftstoff«, wie ihm nachgesagt wird. Frauen sollten also weder über ihre relativ niedrigen diesbezüglichen Blutwerte jammern, noch gar daraus den Schluss ziehen, es sei ihnen nun einmal »von Natur aus bestimmt«, schwach zu sein. Ungeachtet entsprechender Verbote spritzen sich Leistungssportler seit langem synthetische Androgene in der Überzeugung, dadurch stärker und muskulöser zu werden. Im Jahr 1996 wiesen Forscher durch eine klinische Studie endlich nach, dass an dieser Bodybuilder-Weisheit wirklich etwas dran ist, dass also hohe Gaben von Testosteron bei normalen, gesunden jungen Männern tatsächlich zu einer messbaren Zunahme von Kraft und Muskelmasse führen. Die Resultate waren allerdings nicht gerade überwältigend, und selbst Männer, deren Blut das Fünffache der normalen Testosteronkonzentration aufwies, waren nach zehnwöchigem Training nicht kräftiger als viele in der Kontrollgruppe, die brav ohne Anabolika trainiert hatte.

Diese Resultate dürften uns eigentlich nicht verwundern. Schließlich ist der normale Testosteronspiegel eines Mannes zehnmal so hoch wie derjenige einer Frau, und trotzdem sind Männer gewiss nicht zehnmal so muskulös und so stark wie wir. Tatsächlich ist der Größenunterschied zwischen Mann und Frau – unser so genannter Geschlechtsdimorphismus –, gemessen an demjenigen, der sich bei vielen anderen Spezies findet, eher bescheiden. Der durchschnittliche Mann ist nur rund zehn Prozent größer und zwanzig Prozent schwerer als die durchschnittliche Frau, während bei Orang-Utans und Gorillas das Männchen wenigstens doppelt so groß wie das Weibchen ist. Gewöhnlich wird der Grad des bei einer gegebenen Spezies zu beobachtenden Geschlechtsdimorphismus als Kriterium des Evolutionsdrucks gewertet, unter dem die Männchen im Konkurrenzkampf um die Fortpflanzungsressourcen, sprich: die Weibchen, stehen. Grundsätzlich gilt: Je größer das Männchen als das Weibchen ist, desto polygamer ist die jeweilige Spezies, was damit erklärt wird, dass je größer die Anzahl der von einem einzigen Männchen monopolisierbaren Weibchen sind, desto schärfer die Konkurrenz unter den Männchen und desto größer die Notwendigkeit aufseiten des Haremsbesitzers ist, jederzeit kampfbereit zu sein. Dagegen unterscheiden sich die Männchen und Weibchen der monogameren Spezies an Größe und Kraft weit weniger voneinander, denn wozu sollte ein Männchen zur Kriegführung gerüstet sein, wenn es aller Wahrscheinlichkeit nach ein Weibchen finden, sich häuslich niederlassen und sich um seine eigenen Angelegenheiten kümmern wird? Daher hat eine Reihe von Wissenschaftlern aus dem eher schwach ausgeprägten Geschlechtsdimorphismus des Menschen geschlossen, dass wir unentschiedene, sexuell opportunistische Geschöpfe sind, weder ganz promiskuitiv noch ganz monogam, zur festen Paarbindung ebenso tendierend wie zum Herumvögeln. Was alles stimmen mag oder auch nicht. Aber aus der Tatsache, dass Männer keine 200-Kilo-Brocken sind, folgt noch lange nicht, dass das Rivalitätsverhalten bei ihnen weniger ausgeprägt wäre als etwa bei Gorillas. Die Wahrheit ist schlicht die, dass seit der Mensch angefangen hat, sich Waffen zu konstruieren, die reine Muskelkraft – gegenüber der Erfindungsgabe – zunehmend an Bedeutung verloren hat und der muskuläre Rüstungswettlauf durch den technologischen verdrängt worden ist. Wenn eine muskelbepackte Brust und ein Speer zusammenstoßen, trägt Letzterer schließlich immer den Sieg davon.

Aber dass Frauen und Männer einander an Größe ähnlicher sind als die Weibchen und Männchen mancher Affenarten, könnte auch einen anderen, für unsere Diskussion relevanteren Grund haben: Vielleicht war es weniger so, dass unsere Männchen es nicht mehr nötig gehabt hätten, größer zu werden, als vielmehr dass auch wir Frauen unter den Selektionsdruck gerieten, in die Höhe und Breite zu wachsen. Wenn wir annehmen, dass die natürliche Auslese bei uns Frauen eine zunehmend höhere Lebensdauer – ein langes Leben nach den Wechseljahren – begünstigte, dann kann eine vergleichsweise große Körpermasse eigentlich nur von Nutzen sein. Große Tiere sind in der Regel langlebiger als kleine. Nun gibt es außer der Lebensdauer noch viele weitere Faktoren, die die evolutionäre Größenentwicklung des weiblichen Körpers beeinflussen – darunter Umweltbedingungen, Fortbewegungsweise, Ernährung und die Anforderungen der Schwangerschaft und Laktation –, wobei einige dieser Faktoren das Größenwachstum hemmen, während andere es begünstigen. Aber es ist nicht auszuschließen, dass das Zusammenspiel aller einschränkenden und fördernden Evolutionskräfte in einer gewissen Tendenz zur »begrenzten Maximierung« unserer Körpergröße resultiert hat. Schließlich sind wir Frauen die zweitgrößten Primatenweibchen auf diesem Planeten. Einzig weibliche Gorillas laufen uns mit ihrem Durchschnittsgewicht von 85 Kilo (gegenüber unserer Idealnorm von 56 bis 58 Kilo) den Rang ab. Wir Frauen sind größer als weibliche Orang-Utans (die weniger als 50 Kilo wiegen) und erheblich größer als Schimpansen- oder Bonoboweibchen. Demgegenüber sind Männer mit ihrem Durchschnittsgewicht von 72 Kilo nicht nur viel kleiner als männliche Gorillas, sondern auch als männliche Orang-Utans, die nämlich im Durchschnitt 90 Kilo auf die Waage bringen.

Ich erzähle das alles nicht lediglich, weil ich gern mit Zahlen jonglieren würde (obwohl ich durchaus gern mit Zahlen jongliere und es mich als eine ziemlich kleine Frau nicht wenig aufbaut, mich als ein sehr großes Primatenweibchen begreifen zu können). Ich erzähle das alles, um Argumente für meine Behauptung zu liefern, dass Frauen Muskeln nötiger haben als Männer und dass wir die Pflicht haben, weiterzumarschieren und aus unserem langlebigen Trägermedium das Größtmögliche herauszuholen, nachdem die Natur uns einen Schubs in die monumentale Richtung gegeben hat. Wir brauchen Muskeln aus praktischen Gründen, und wir brauchen sie für unser Selbstbewusstsein, für unser potenziell wackeliges Ego, und in beiderlei Hinsicht haben wir sie heute nötiger denn je. Wir mögen nicht allzu viel Testosteron in uns haben, weswegen es uns auch schwerer als den Männern fällt, Muskelsubstanz aufzubauen. Aber wie Frauen überall und zu allen Zeiten immer wieder bewiesen haben, steckt in uns ein gewaltiges Kraftpotenzial, das gerade weil wir einen so vergleichsweise niedrigen Testosteronspiegel haben, umso erstaunlicher erscheinen muss. In den Entwicklungsländern sind Frauen fast ausnahmslos wahre Arbeitspferde. !Kung-Frauen tragen auf ihren Wanderungen stundenlang Lasten von fünfzig Kilo und mehr auf Kopf oder Rücken. Wenn die Frauen dieser Welt in den Streik träten, würde praktisch gar nichts mehr laufen – was man im Fall eines Männerausstands nicht unbedingt behaupten kann. Für die überwältigende Mehrzahl der Frauen würde die Ermahnung, stark zu sein, geradezu albern klingen. Sie sind stark aus Notwendigkeit, aus lebenslanger schweißtreibender Arbeit, und wenn sich ihre kraftfördernde Lebensweise mit einer besseren Ernährung, sauberem Wasser und einer guten medizinischen Versorgung kombinieren ließe, könnten sie sich als ein Geschlecht von Jeanne Calments erweisen – dem nachweislich langlebigsten Menschen, den die Welt je gesehen hat.

In den Industrienationen machen sich im Leben der Frau jedoch zwei gegenläufige Entwicklungen bemerkbar. Die Lebenserwartung steigt, während die Notwendigkeit körperlicher Kraft immer weiter zurückgeht. Wir werden älter. Wir sind schließlich Frauen, und wir sind stabil gebaut. Gleichzeitig leiden wir aber an einem chronischen, kontinuierlichen Muskelschwund, da unsere Lebensweise immer weniger Anforderungen an dieses sensationslüsterne Gewebe stellt, das nun einmal fortwährend stimuliert werden möchte. Je länger wir halten sollen, desto mehr haben wir Muskeln nötig. Aber unsere moderne Welt bietet uns nur wenig Gelegenheiten, diese auf natürlichem Weg aufzubauen, und so müssen wir uns mit Willenskraft, Disziplin und Überredung künstliche Gelegenheiten dazu schaffen. Wir müssen uns Gründe geben, stark zu werden – je mehr Gründe desto besser. Du möchtest nicht wie eine Muskelfrau aussehen? Du möchtest nur fit aussehen? Aber du bist kein Bademoden-Model, du bist eine potenzielle Greisin. Bete zu Artemis um ihre strotzenden Jägerinnenschenkel und ihre eisernen Bogenschützinnenarme! Du wirst froh sein, sie zu haben, wenn die Schwerkraft, die unerbittliche Schwerkraft, erst einmal anfängt, an deiner Auslage zu zupfen und mit deinem Herzen Spielchen zu treiben.

Wenn wir uns wirklich ein Bild davon machen wollen, wie dringend die Frau Muskeln braucht, empfiehlt es sich, unser Augenmerk auf die zwei Komponenten eines inexistenten, aber nichtsdestoweniger äußerst nützlichen Pärchens zu richten: die Referenzfrau und den Referenzmann. Dieses Paar ist ein medizinisches und politisches Konstrukt, das Adam-und-Eva-Gespann des Post-Hiroshima-Zeitalters. In den fünfziger Jahren machten sich Wissenschaftler im Auftrag der Atomenergiekommission daran, die potenziellen Auswirkungen von Nuklearstrahlung auf den menschlichen Körper zu ermitteln. Sie sollten herausfinden, wie viel Alpha-, Beta- und Gamma-Strahlung unser Körper verkraften kann, und da unterschiedliche Gewebearten auf Strahlung unterschiedlich reagieren, mussten die Wissenschaftler den prozentualen Anteil der jeweiligen physiologischen Bausteine des männlichen und des weiblichen Durchnittsmenschen ermitteln. In den daraus resultierenden Porträts sind beide Referenzhominiden fünfundzwanzig Jahre alt. Dies ist das Alter, in dem die verschiedenen Organe des Körpers den Höhepunkt ihrer Größenentwicklung und ihrer Leistungsfähigkeit erreicht haben sollen und in dem der Normwert seines Grundumsatzes hinlänglich feststeht. Das Gewicht, das wir im Alter von fünfundzwanzig haben, ist dasjenige, bei dem sich unser Körper mit größter Wahrscheinlichkeit am wohlsten fühlt. Es ist das Gewicht, das unser Stoffwechsel anstrebt, wobei es diesen Richtwert allerdings entsprechend herab- oder heraufsetzt, wenn wir ein paar Pfund ab- oder zunehmen – was auch der Grund dafür ist, dass es uns so schwer fällt, das durch eine Diät erhungerte Gewicht zu halten. Der Körper ist eben kein Revolutionär; er liebt den Status quo.

Aber Referenzmenschen haben es nicht nötig, Diät zu halten. Unsere Standardfrau wiegt 59,5 Kilo, der Standardmann 69,5. Sie besteht zu 27 Prozent aus Fett, zu 63 Prozent aus magerer Körpersubstanz. Er ist 16 Prozent Fett, 84 Prozent Magersubstanz. Wenn wir in diesem Zusammenhang »mager« hören, denken wir wahrscheinlich an Muskelfleisch. Aber »mager« schließt hier alles ein, was nicht Fett ist: Muskeln, Knochen, innere Organe, Wasser. Bei der Atomfrau wird angenommen, dass rund die

Hälfte der Magermasse, also 34 Prozent ihres Körpergewichts, Muskelgewebe darstellt. Es bedeutet, dass sie fast so fett wie muskulös ist. Fett ist per se nichts Schlechtes. Fettgewebe ist ein hervorragender Energiespeicher, der es uns ermöglicht, die Hungerperioden, die wir Menschen von Natur aus von Zeit zu Zeit durchmachen sollten, grundsätzlich unbeschadet zu überstehen. Ein Gramm Fett enthält mehr als doppelt so viel Kalorien wie ein Gramm Muskelgewebe. Der Durchschnittsmensch beiderlei Geschlechts hat genügend Körperfett, um vierzig Tage ohne Essen auszukommen. Die Tatsache, dass Jesus Christus in der Wüste vierzig Tage lang fastete, lässt darauf schließen, dass die Verfasser der Evangelien als die aufmerksamen Asketen, die sie zweifellos waren, eine genaue Vorstellung davon hatten, wo die physiologischen Grenzen unseres Körpers liegen.

Unter normalen Bedingungen kann Fett allerdings nicht allzu viel für uns tun. Es ist kein sonderlich ehrgeiziges Gewebe, und es zieht uns lediglich runter. Es ist das Muskelgewebe, das in Zusammenarbeit mit der Leber die lebensnotwendigen Proteine erzeugt und metabolisiert und das die Schäden behebt, die der bloße Vorgang des Lebens und speziell das Atmen von Sauerstoff – von radikalem, übermütigem, allgegenwärtigem Sauerstoff – unaufhörlich an uns verursacht. Eine Frau, die fünfzig Prozent oder mehr ihres Körperfetts verliert, hört vielleicht auf zu menstruieren, aber sie lebt weiter. Eine Frau, die mehr als vierzig Prozent ihrer Magermasse verliert, wie es den KZ-Häftlingen im Dritten Reich erging, stirbt.

Es ist schwer, die Nützlichkeit von Muskelgewebe zu überschätzen. Wir besitzen über sechshundert verschiedene Muskeln, wovon wir einen Teil, die Skelettmuskeln, willkürlich bewegen können und einen Teil, das autonom arbeitende glatte Muskelgewebe, nicht. Die Muskeln erlauben uns natürlich primär, uns zu bewegen. Sie stehen zwischen uns und einem vegetabilischen Dasein, der völligen Reglosigkeit. Aber Muskelgewebe nutzt uns selbst dann noch, wenn wir durch eine schwere Krankheit ans Bett gefesselt sind. Durch die Krankheit verliert der Organismus seine Fähigkeit, die im Fettgewebe gespeicherten Kalorienreserven zu mobilisieren. Wenn wir absichtlich oder gezwungenermaßen fasten, sinkt unser Insulinspiegel, und unser Organismus beginnt, seine Fettreserven anzugreifen. Aber wenn wir eine akute Infektion oder eine chronische Krankheit haben, steigt unser Insulinspiegel. Da der Insulinspiegel auch dann steigt, wenn wir essen, gerät unser Organismus durcheinander. Er glaubt, ausreichend ernährt zu sein, und holt sich deswegen keine zusätzlichen Kalorien aus seinen Fettdepots. Unser Organismus braucht aber trotzdem weiterhin Energie, und wenn wir zu krank sind, um essen zu können, beschafft er sie sich eben durch Abbau von Muskelgewebe. Muskeln enthalten aber weniger Kalorien als Fett: Die Durchschnittsfrau speichert in ihrem Muskelgewebe lediglich rund 20 000 Kalorien gegenüber den rund 180 000, die sie in Fett anlegt. Ein schwer kranker Mensch, der keine Nahrung zu sich nimmt, verhungert nicht in vierzig, sondern bereits in zehn Tagen. (Die Kachexie oder Auszehrung, die etwa bei Krebs- oder Aids-Patienten zu beobachten ist, hat zwar einen langsameren Verlauf, aber auch sie wird letztlich durch die Unfähigkeit des Organismus verursacht, Fett zu verbrennen, wodurch er auf die kannibalistische Notlösung verfällt, seine Muskelsubstanz abzubauen.) Je mehr Muskelgewebe wir haben, desto größer sind unsere Chancen, einer etwaigen Krankheit zu widerstehen. Junge Menschen überstehen akute Krankheiten wenigstens zum Teil deswegen besser als ältere Leute, weil sie mehr Muskelfleisch zum Verbraten haben.

Wir Frauen haben von vornherein weniger Muskeln, und wir haben auch leichtere Knochen. Ein Mann und eine Frau von gleicher Körpergröße haben eine unterschiedlich große Knochenmasse: die des Mannes ist um rund zehn Prozent größer. Wenn Muskelgewebe die Trägheit besiegt, trotzen Knochen der Glibbrigkeit – dem archaischen rückgratlosen Zustand, dem wir Tetrapoden glücklicherweise entwachsen sind. Mit zunehmendem Alter verlieren Frauen (wie wir in diesem unserem Zeitalter der bewussten Wechseljahre natürlich alle wissen) schneller an Knochensubstanz als Männer. Die Muskeln schützen unsere Knochen wie eine Gummileiste einen Kotflügel, und je mehr Muskelgewebe um unser Skelett drapiert ist, desto geschützter sind die Knochen – was umso wichtiger ist, wenn sie zunehmend spröder und poröser werden.

Der Körper braucht seine Muskelsubstanz, insbesondere im Alter. Doch die traurige Wahrheit ist, dass sofern wir uns nicht bewusst und gezielt darum bemühen, kräftig zu bleiben, der alternde

Körper an Muskelsubstanz verliert und an Fett zulegt. Eine Frau kann ihr Gewicht bis ins hohe Alter halten, aber wenn sie sich nicht viel bewegt, wird sich die prozentuale Zusammensetzung ihrer Körpermasse mehr und mehr verändern. Die Referenzfrau, die im Alter von fünfundzwanzig 59,5 Kilo wog und zu 27 Prozent aus Fett bestand, wird mit fünfundfünfzig, ohne ein Pfund zugelegt zu haben, zu mehr als 40 Prozent reines Fett sein. Sie wird zwar noch immer dieselben sechshundertundeinpaarzerquetschte Muskeln haben, aber viele von ihnen werden eher durchwachsenem Speck ähneln sowie zusammengeschrumpft und von einer vergleichsweise stärkeren Fettschicht umgeben sein. Da sie dann weniger Muskelsubstanz als in ihrer Jugend hat, wird sie natürlich auch schwächer sein, unfähig, Lasten zu heben, und sie ist dann gezwungen, sich einen von diesen unerklärlicherweise beliebten, fürchterlichen Koffern mit Rädern und ausfahrbarem Griff zu kaufen. Sie wird beim Treppensteigen leichter aus der Puste kommen, denn Muskelgewebe erleichtert den Sauerstofftransport durch den ganzen Körper und entlastet damit das Herz. Auch die Männer tauschen mit zunehmendem Alter Muskel- gegen Fettgewebe ein, aber da sie mit mehr Muskelsubstanz anfangen, ist das Resultat bei ihnen weniger dramatisch.

Frauen brauchen Muskelfleisch – so viel, wie sie nur kriegen können. Sie brauchen Muskelsubstanz, um ihre leichteren Knochen auszupolstern, und sie brauchen Muskelsubstanz, um etwaige Krankheiten besser überstehen zu können. Da sie von Natur aus weniger Muskelgewebe als Männer haben, müssen sie sich entsprechend mehr anstrengen, um diesen Mangel zu korrigieren. Junge Frauen müssen Sport treiben und sich bemühen, so stark wie irgend möglich zu werden. Je härter eine junge Frau vor Erreichen ihres fünfundzwanzigsten Lebensjahres trainiert, desto robuster werden ihre Knochen auf dem Höhepunkt ihrer Entwicklung sein – und desto länger und sanfter wird ihr altersbedingtes Abgleiten zurück in den mütterlichen Urschleim ausfallen. Energisch betriebene anstrengende Aktivitäten wie Laufen, Gymnastik und Gewichtheben tragen gleichermaßen dazu bei, die Knochenmasse einer jungen Frau zu vergrößern. Und auch wenn manche Fachleute die Warnung ausgesprochen haben, ein Übermaß an sportlicher Betätigung in der Jugend könne zu Störungen des Menstruationszyklus und zu einem Rückgang der Östrogenproduktion führen – und damit das Risiko der Osteoporose erhöhen –, hat eine Vielzahl klinischer Untersuchungen nachgewiesen, dass aktive Mädchen kompaktere und festere Knochen als ihre unsportlichen Altersgenossinnen haben. Frauen, die sich in der Jugend einen Grundstock von Muskelsubstanz zugelegt haben, fällt es später viel leichter, diesen zu reaktivieren. Sie mögen vielleicht in einen jahrelangen Dornröschenschlaf der Trägheit verfallen, aber wenn sie sich zu guter Letzt aufrappeln und sich wieder wachküssen, gewinnen sie ihre ursprüngliche Kraft und schiere Fleischsubstanz erstaunlich rasch zurück.

Muskelgewebe ist gutartig. Es trägt uns nichts nach. Selbst eine Frau, die als Kind nie Rad schlagen gelernt oder es als junge Erwachsene nie für nötig gehalten hat, ein Fitness-Studio zu betreten, kann es noch im angerosteten Alter zu einer starken Amazone bringen. Ihre Muskeln werden auf Abruf bereit stehen. Miriam Nelson, eine Physiologin der Tufts University, hat siebzig-, achtzig-, neunzigjährige Frauen genommen, gebrechliche Greisinnen, pflegebedürftige Altersheiminsassinnen, und hat sie zweimal die Woche mit Hanteln trainieren lassen – und zwar richtig, ohne sie aus Rücksicht gegenüber ihren brüchigen Knochen oder aus Angst, sie könnten »zu muskulös« werden, zu schonen, sondern intensiv und bis an die Grenzen ihrer Belastbarkeit. Nach bereits vier Monaten waren diese Frauen, diese unbeweglichen, oft arthritischen Omis mit Hexenbuckel und Kolibriknochen, verblüffend kräftig geworden, hatten wie die beglückten Opfer eines Fernsehpredigers ihre Krücken und Gehhilfen fortgeworfen und zackerten munter im Garten, paddelten, schippten Schnee. Die Frauen gingen nicht sichtbar in die Breite. Sie nahmen um rund zehn Prozent ihrer Muskelmasse zu – beachtlich, aber nicht direkt augenfällig. Weit wichtiger aber war, dass sie ihre Kraft verdoppelten bis verdreifachten. Sie wurden stärker, als sie es in ihren mittleren Lebensjahren gewesen waren. Ihre Muskeln hatten auch nach so langer Zeit keine Einsicht gezeigt. Sie waren stur geblieben. Sie hatten nicht gelernt, die Hoffnung aufzugeben. Stattdessen vergalten sie die unerwartete Aufmerksamkeit und Beanspruchung auf ihre typisch protestantische Weise und wurden wieder produktiv. Die Koordination zwischen Muskeln und Nerven verbesserte sich. Die Muskeln füllten sich mit neuen Nervenverästelungen und Kapillargefäßen, die sie mit zusätzlichem Blut und

Sauerstoff versorgten. Sie erwiesen sich als kleine Poe-eske Herzen, die unter den Dielen weiter gepocht hatten: unsichtbar, aber noch lange nicht tot.

Dass die Frau Muskeln braucht, hat praktische Gründe. Sie ist ein langlebiges Tier, eines der langlebigsten überhaupt auf diesem Planeten. Die Zeit versucht, an ihrer Muskel- und Knochensubstanz zu nagen, aber in diesem Fall ist die Zeit nicht unbesiegbar. Muskelgewebe lässt sich zurückholen, und wenn der Muskel schwillt, freut sich der Knochen. Nach dem dreißigsten Lebensjahr ist es sehr schwierig, die Dichte unserer Knochen zu erhöhen. Aber eine ausreichende Muskelmasse vorausgesetzt, können wir die Knochensubstanz, die wir haben, daran hindern, sich noch weiter aufzulösen. Muskeln zerren nämlich an »ihren« Knochen, und diese mechanische Beanspruchung stimuliert deren Stoffwechsel, regt sie dazu an, sich zu regenerieren, anstatt zu stagnieren und nach und nach zu zerbröseln. Muskeln und Knochen – das ist unsere wilde Zweibeinerbühne, auf der sich ein hübsches, langes Lebenslustspiel inszenieren lässt. An einem kräftigen Körper lässt sich sogar ein wenig Fett problemlos unterbringen. Die Gefährlichkeit von Körperfett wird entschieden übertrieben. Für sich genommen ist Fett überhaupt nichts Schlimmes. Das Hauptproblem bei Übergewichtigkeit ist, dass das zusätzliche Fett jede Bewegung erschwert und unangenehmer macht mit dem Resultat, dass dicke Menschen ihren Körper zu wenig beanspruchen und deswegen abschlaffen. Aber wenn eine pummelige Frau trotz ihres Fettes aktiv bleibt, kann sie erstaunliche Kräfte entwickeln. Übergewichtige Menschen haben nicht nur mehr Fett als Schlanke, sie haben oft auch vergleichsweise mehr Muskelgewebe. Wenn du zunimmst, weil du zu viel isst, steckst du zwar drei Viertel dieses zusätzlichen Gewichts in Fett, aber immerhin ein Viertel in Muskelgewebe. Dicke Menschen stecken so tief in ihrer antrainierten Selbstverachtung, dass ihnen gar nicht bewusst ist, welches Kraftpotenzial sie mit sich herumschleppen. Wenn sie sich dazu entschließen würden, ihre untergetauchten Muskelmassen konsequent zu trainieren, wären sie bald im Stande, jedem dünnen Hering, der sie Fettsack nennt, die Frechheit aus dem Leib zu prügeln.

Als unjunge Mutter einer sehr jungen Tochter spüre ich eine besondere Verpflichtung, kräftig zu bleiben – kräftig genug zu bleiben, um sie in zehn, fünfzehn Jahren noch zwingen zu können, mit ihren angegrauten Eltern wandern und zelten zu gehen, und gesund und selbstständig genug, um die Zeit, da sie wird anfangen müssen, sich nach einem geeigneten Seniorenheim für mich umzutun, möglichst lange hinauszuschieben. Ich habe, mit anderen Worten, eine pragmatische Einstellung zur Kraft. Als ich Miriam Nelson besuchte, machte sie mir klar, dass Frauen wie wir – relativ kleine und schlanke Frauen – nie aufhören dürfen, uns um Muskelkraft zu bemühen. Wir sind von Natur aus eher benachteiligt. Wir haben einfach nicht genug Masse, nicht genug animalische Substanz, um uns auf unseren Lorbeeren auszuruhen. Also bin ich jetzt pragmatisch. Früher habe ich mich weniger um den materiellen Aspekt der Muskeln gekümmert und dafür mehr um deren tiefere Bedeutung: die Idee des Muskels an sich. Aber auch als wiedergeborene Pragmatikerin habe ich meine billige kleine Muskelphilosophie nicht aufgegeben. Wir Frauen brauchen alle Gründe, die wir uns nur ausdenken können, wenn wir uns die Kraft antrainieren wollen, die Männern gewissermaßen in den Schoß fällt. Hier liefere ich euch also einen weiteren: Körperliche Kraft ist überzeugend. Sie ist klipp und klar und ohne Wenn und Aber. Eine Frau braucht nicht so stark zu werden, wie sie meint, es sein zu müssen, ehe sie eine Freizeitfurie werden kann. Wenn du es schaffst, sagen wir, fünfzehn bis fünfundzwanzig gestreckte Liegestütze oder ein paar Klimmzüge zu machen oder wenn du eine Hantel stemmen kannst, die schwer genug ist, um auf einen Hantelständer zu gehören statt wie ein Kinderspielzeug auf den Fußboden, dann werden die Leute sagen: Was bist du stark! Sie werden dich bewundern und dich für ein gestandenes Weibsbild halten. Es ist weit leichter, einfach nur schlicht und stumpfsinnig stark zu werden, als es in irgendeiner Sportart zu Spitzenleistungen zu bringen. Das Krafttraining ist eine demokratische Option, eine, die Zurückgebliebenen ebenso offen steht wie Spätanfängerinnen. Wir Frauen sollten die Chance, schlicht und brachial stark zu werden, unter allen Umständen wahrnehmen, denn die Chance zumindest besteht – und seien wir ehrlich: allzu viele haben wir wahrlich nicht. Stark sein wird dich nicht zu einem glücklicheren Menschen machen, aber es ist immer noch besser, mies drauf und stark zu sein als mies drauf und schwach.

Weibliche Kraft hat selbst heute noch etwas Systemzersetzendes. Männer fühlen sich durch sie verunsichert. Eine Frau, die zu stark ist, vielleicht sogar stärker als sie, kann sie regelrecht in Rage bringen. Zum Teil verstehe ich diese Reaktion durchaus. Ich bin selbst gereizt und eifersüchtig, wenn ich im Fitness-Studio eine Frau sehe, die mehr stemmen kann als ich. Wie kann sie es nur wagen! Ich suche nach Mängeln, nach Anzeichen dafür, dass sie schlecht in Form ist, dass sie betrügt. Aber sobald die anfängliche Gereiztheit verflogen ist und ich sehe, dass sie ihre Sache wirklich gut macht, bin ich ihr dankbar und fühle mich durch ihre Kraft bestärkt. Sie gehört zur Schwesternschaft der Subversiven Vestalinnen. Männer dagegen scheinen ein Bedürfnis nach absoluten Kategorien zu verspüren, nach einer schlechthin unüberwindlichen Trennlinie zwischen männlicher und weiblicher Kraft. Physische Kraft spielt in unserer Kultur eigentlich kaum eine Rolle, und viele Männer sind faul und stören sich nicht unbedingt daran, wenn andere Männer stärker sind als sie. Trotzdem muss es noch unumstößliche Wahrheiten geben, und eine davon lautet, dass in der Arena körperlicher Leistungsfähigkeit der Mann an sich der Frau an sich jetzt und immerdar überlegen sein wird. Wie sonst ließen sich die Reaktionen erklären, mit denen ich konfrontiert wurde, als ich über die folgende Story berichtete?

Im Jahr 1992 veröffentlichten Brian Whipp und Susan Ward von der University of California in Los Angeles die Resultate ihrer Analyse der Leistungsentwicklung im Laufsport während der vergangenen siebzig Jahre. Wie sie die Sache sahen, hatten die Frauen ihre Leistungen auf dem Gebiet in so atemberaubenden Sprüngen, Sprints und Spurten gesteigert, dass sie binnen fünfzig Jahren die Männer einholen und möglicherweise sogar überholen würden, wenn der Trend anhielt. Das Forschergespann wies darauf hin, dass die Männer ihre Laufzeiten zwar seit den zwanziger Jahren kontinuierlich verbessert, die Frauen sich aber während derselben Zeit zwei- bis dreimal so schnell wie diese gesteigert hatten – und die Tendenz blieb bei beiden steigend. Projizieren wir aber diese divergierenden Trends in die Zukunft, beginnt die »Wahrheit« vom Primat der männlichen Kraft bedenklich zu wackeln.

»Vor Beginn der Auswertung hätte ich die Möglichkeit, dass die Frauen die Männer einholen könnten, irgendwo zwischen unrealistisch und ausgesprochen unwahrscheinlich angesiedelt«, sagte Whipp zu mir. »Aber dann habe ich mir die Daten angesehen. Ich bin Wissenschaftler; ich halte mich an Zahlen. Und ich habe gesehen, dass bei gleich bleibenden Progressionen Frauen und Männer im nächsten Jahrhundert gleich schnell laufen könnten.« Seine Stimme nahm einen entschuldigenden Ton an. »Das bin nicht ich, der das sagt, das sind die Daten.«

Nehmen wir als Beispiel das Rennen über eine Meile. Als Roger Bannister 1954 die damals mythische Grenze von vier Minuten unterschritt, wurde Diane Leather die erste Frau, die die Meile in unter fünf Minuten lief. Wären sie im selben Rennen gelaufen, hätte sie das Ziel mit 320 Meter Abstand hinter Bannister erreicht. In dem Jahr, als Whipp und Ward ihren Artikel veröffentlichten, wäre die Weltmeisterin im 1-Meilen-Lauf lediglich 180 Meter hinter dem weltschnellsten Mann durchs Ziel gekommen, und dieser Abstand ist seither auf 178 Meter geschrumpft. Die Daten lassen sich nicht den Mund verbieten.

Ihr hättet allerdings den Aufschrei der Wut und der Empörung erleben müssen, der sich verschiedenen Machos – Physiologen, Läufern, Redakteuren, die mein Manuskript durchsahen – entrang, als ich diese Story zu Papier brachte. Ich fragte Fred Lebow, den damaligen Hohepriester des Marathonlaufs und Präsidenten des New York Road Runners Club, was er von den Forschungsergebnissen hielt. »Niemals!« schrie er. »Papier ist geduldig, aber Frauen werden nie so schnell laufen wie Männer! Nie-mals, NIEMALS!« Armer Lebow. Er ist inzwischen an einem Gehirntumor gestorben, und sein Selbstbeschwichtigungsmantra hallt mir noch immer in den Ohren: Nie-mals, nie-mals, nie-mals … Peter Snell, ein Sportmediziner und in den sechziger Jahren dreifacher Olympiagoldgewinner im 800- und 1500-Meter-Lauf, wischte den Forschungsbericht beiseite, als klopfte er sich die Schuppen vom Kragen. »Ich weiß nicht, wozu die sich die Mühe mit diesem Quatsch gemacht haben«, sagte er. »Reine Zeitverschwendung. Es ist nicht einmal wert, dass man darüber ein Wort verliert. Zu behaupten, Frauen könnten an die Männer herankommen, ist lächerlich, einfach lachhaft.« Absurd und kindisch!

Ein Redakteur, der meinen Artikel durchgesehen hatte, sagte: Ziehen wir die Skeptikerstimmen weiter nach vorn.

Ich bringe Skeptikerstimmen schon im zweiten Absatz, erwiderte ich. Direkt nach dem Vorspann bringe ich die Kritiker rein.

Ja, aber weiter unten in der Story kommen noch ein paar Einwände, und die sollten gleichfalls nach oben, sagte er.

Warum? sagte ich. Warum sollte ich die Story gleich von Anfang an demontieren?

Weil das reine Hirngespinste sind, sagte der Redakteur. Es wird nie so weit kommen.

Das sagen Sie, erwiderte ich. Nicht die Daten.

Zugegeben, Snells Hohn war nicht unbegründet. Selbst Eliteläuferinnen hinken den Männern noch immer auf allen Distanzen hinterher. Die schnellste Zeit, die eine Frau je beim Marathon gelaufen ist, liegt fünfzehn Minuten über dem (männlichen) Weltrekord – nach Meisterschaftskriterien eine halbe Ewigkeit! Männliche Athleten haben außer ihren größeren Muskeln noch etliche weitere physiologische Vorteile auf ihrer Seite. Wie hager sie im Vergleich mit normalen Sterblichen auch sein mögen, haben Läuferinnen dennoch einen höheren Fettanteil als ihre männlichen Kollegen, und dieses Fett ist reiner Ballast. Männer haben einen prozentual höheren Erythrozytenanteil im Blut, was eine bessere Versorgung ihrer Muskeln mit Sauerstoff ermöglicht. Ihr höherer Testosteronspiegel bedingt auch eine bessere Regenerationsfähigkeit ihres Muskelgewebes, was wiederum bedeutet, dass sie verbissener trainieren können. Und so weiter und so weiter, von der ersten bis zur letzten Seite des Anatomiebuchs. Aus der bloßen Tatsache, dass die bisherige Steigerungsrate im Frauensport spektakulär gewesen ist – eine lineare Progression in Richtung Ionosphäre –, folgt keineswegs, dass sie noch lange linear bleiben wird. Denn schließlich brauchten wir diese Linie dann nur ausreichend lang fortzusetzen, um zu dem Punkt zu gelangen, an dem Läuferinnen die Lichtgeschwindigkeit überschreiten, was nicht einmal die magischen Schenkel der Jackie Joyner-Kersee fertig bringen dürften. Es ist evident, dass der Trend nicht so weitergehen kann. Die Einteilung in männliche und weibliche Wettkämpfe wird so bald nicht und vielleicht sogar niemals verschwinden. Wozu also die ganze Aufregung, die Empörung, das donnernde Hohngelächter ob der These, dass sie irgendwann einmal vielleicht doch verschwinden könnte? Wovor fürchten sich die Männer eigentlich?

Vergesst die Frage. Wir brauchen diese Angst gar nicht zu verstehen. Lasst uns einfach Kapital daraus schlagen. Physische Kraft ist eine rohe Form von Kraft, und unsere existenziellen Ängste kann sie uns nicht nehmen. Aber ich wiederhole: Sie ist ein Besitz, der sich vorzeigen lässt. Die meisten Frauen sind weit stärker, als sie ahnen, und bereits eine minimale Investition würde ausreichen, um sie sogar noch stärker zu machen. Ich rede hier nicht vom Bodybuilder-Ideal eines Waschbrettunterleibs und gefurchter Pektoralmuskeln, das gegenwärtig an Orten wie Los Angeles, New York und Miami Beach dominiert und eine ebenso widerliche ästhetische Tyrannei darstellt wie die Tyrannei des Schlankseins oder des schönen Gesichts. Ich rede von schlichter, schnörkelloser, erdiger Kraft, die derlei Blödsinn mit einem Achselzucken abtut. In fast jedem Fitness-Studio, in dem ich bisher trainiert habe, ist mir aufgefallen, dass Frauen sich beim Gewichtstraining viel zu wenig zumuten, und das ganz besonders bei Übungen zur Stärkung des Oberkörpers, dessen Kraft sie grundsätzlich unterschätzen. Sie bleiben bei 10-, 15-Kilo-Hanteln, die sie dann mühelos viele Male hochdrücken. Und ich sehe genau, dass sie das Doppelte an Gewicht stemmen könnten, aber sie tun es nicht, und niemand sagt ihnen, dass sie es tun sollten. Ich würde dann am liebsten rübergehen und sie anflehen, eine schwerere Hantel zu nehmen, und ihnen sagen: Schwester, du verscherzt dir die Chance, auf simple, kinderleichte Weise einen Teil deines Lebens in die Hand zu nehmen und als Supergirl durch die Welt zu stolzieren, also sei so gut und leg ein paar Kilo zu und dann hau ruck! Tu es für dich, für deine Tochter, deine Mutter, für die Internationale Eiserne Mädelschaft! Natürlich sage ich nichts dergleichen. Es geht mich ja nichts an. Ich bin nicht ihre Trainerin, und wenn jemand zu mir käme und mir ungebeten weise Ratschläge zu meiner Trainingstechnik erteilte, könnte ich leicht der Versuchung erliegen, alle Zweifel an der Zulänglichkeit meiner Anstrengungen mittels Fallenlassens meiner angeblich zu leichten Hantel auf Krafthildes große Zehe zu widerlegen. Dann würde sie wie eine gerupfte Harpyie aufjaulen und auf einem Fuß auf und ab hopsen und schreien: Was zum Teufel tust du da? Das war als Kompliment gemeint! Und wenn ich sie dann das nächste Mal im Club sähe, mit ihrem kleidsamen Gehgips, würde ich sie zu einem kleinen gemeinsamen Training einladen, damit wir feststellen könnten, ob an mir – und ihr – vielleicht nicht doch mehr dran ist, als wir beide ahnen.

Männer wachsen in der Überzeugung auf, immer stärker als jemand anders zu sein. Selbst Männer, die als Jungen nicht einen Klimmzug schafften und jetzt wie Verpackungsmaterial für eine Stereo-Anlage aussehen, bilden sich nichtsdestoweniger ein, stärker als jede Frau zu sein. Sie lernen von Kindesbeinen an, sie dürften *niemals* eine Frau schlagen, was zweifellos einen löblichen Grundsatz darstellt, weil die Anwendung körperlicher Gewalt fast immer abzulehnen ist. Aber wenn die angeblich logische Folgerung aus dieser Doktrin lauten sollte, dass Frauen männlicher Gewalt prinzipiell und unweigerlich hilflos ausgeliefert sind und dass einzig ein ritterliches Verhalten seitens der Männer und die Wachsamkeit der Sicherheitsorgane sie vor Misshandlungen bewahren können, dann ist die Doktrin nicht vorbehaltlos zu begrüßen, ja dann könnte sie sogar nach hinten losgehen. Wenn Männer glauben, sie seien prinzipiell stärker als jede Frau und sie hätten wenigstens in dem Punkt weiterhin das Heft in der Hand, und zwar von Rechts wegen, von Natur aus, von Testosteron, Knochen und Hämoglobin aus, und wenn der Geschlechtsdimorphismus grundsätzlich über- und die Kraft der Frau grundsätzlich unterbewertet wird – dann wird ein Mann, ein wütender, hirnrissiger, gefühlloser Mann, kaum Hemmungen haben, eine Frau zu schlagen, und wird eine Frau den Gedanken, sich zu verteidigen, als lächerlich, hanebüchen empfinden, da wir ja alle wissen, dass eine Frau körperlich jedem Mann unterlegen ist, und da wir ebenfalls alle wissen, dass eine Frau fit aussehen sollte, aber ja nicht muskulös. Womit ich keineswegs – keineswegs! – sagen möchte, dass Frauen, die von Männern misshandelt werden, selbst schuld seien, wenn sie sich misshandeln lassen. Aber ich frage nach dem Wert einer Mentalität, die den naturbedingten Größen- und Kraftunterschied zwischen Mann und Frau gezielt aufbauscht und Männer, selbst spillerige, stubenhockerische Brillenheinis, selbstgefällig und Frauen, selbst große, kräftige Frauen, furchtsam macht. Wir müssen anfangen, in äffischen, subversiven Kategorien zu denken! Bei Husarenaffen, Vervetmeerkatzen, gehaubten Kapuzinern, Stumpfschwanzmakaken und anderen Affenarten gehen Weibchen aus direkten Konfrontationen mit Männchen oft genug siegreich hervor und das, obwohl die Männchen proportional um ebenso viel größer sind als die Weibchen wie Männer als Frauen. Überrascht dich das? Ein wild gewordener Affe ist eine Naturgewalt. Wenn ein Makakenweibchen beschließt, dir an den Kopf zu springen, dann fühlt sich ihre Kleinheit, fühlen sich ihre knapp sieben Kilo Gewicht erschreckender an als alles, was dir bis dahin begegnet ist.

Frauen brauchen nicht so stark wie Männer zu sein, um stark genug zu sein, sich Respekt zu verschaffen. Das habe ich auf dem College gelernt, und zwar von einem Mann. Es war ein großer, breitschultriger Mann, ein Schwimmer, der sich für die Olympischen Spiele qualifiziert hatte. Er war der muskulöseste und athletischste Mann, mit dem ich je ausgegangen war, und ich fühlte mich von seiner schieren Ausdehnung überwältigt.

Du könntest mich wie einen Strohhalm zerknicken, sagte ich zu ihm.

O nein, könnte ich nicht, sagte er. Du bist stark, und du hast da eine Menge Muskeln, sagte er und stupste mir in die Taille. Es wäre ganz schön schwierig, dich umzuknicken.

Ein Teil von mir wollte sich seiner Macht unterwerfen, seiner Autorität unterordnen und sich von ihr beschützt fühlen. Aber er kannte seine Kraft, und er konnte die meine richtig abschätzen, und er hatte die seelische Kraft, mir zu sagen, dass ich mich unter Wert verkaufte. Männer, die auf den Gedanken, Frauen könnten sich in athletischen Wettkämpfen jemals mit Männern messen, mit geiferndem Zorn reagieren, verraten zumindest leichte Zweifel an der männlichen Primogenitur. Es kann nicht schaden, und es könnte sogar etwas nutzen, die Absolutheit dieser spezifischen Asymmetrie der Geschlechter durch gelegentliche kleine, aber wohl platzierte Imponiergebärden in Frage zu stellen: einen Liegestütz hier, einen Klimmzug da, einen Billardkugelbizeps dort, wenn du ihn hinkriegst. Zeig's ihnen!

Natürlich geben schnelle Beine und kräftige Arme keiner Frau die Garantie, dass sie nicht belästigt oder vergewaltigt wird. Antifeministinnen behaupten sogar das Gegenteil: dass Frauen, die sich etwas auf ihre »angebliche« Kraft und Selbstständigkeit einbilden, leicht dazu tendieren, Dummheiten zu machen, sich in Gegenden herumzutreiben, um die sie lieber einen großen Bogen machen sollten, und am Ende dafür teuer bezahlen müssen. Als 1989 eine Joggerin im Central Park von einer Bande jugendlicher Rowdys überfallen und fast totgeschlagen wurde, erklärten eine Menge Leute, das habe sich die Joggerin – eine durchtrainierte

Athletin – selbst zuzuschreiben, wenn sie so unvorsichtig sei, nachts durch den Park zu laufen. Aber Frauen werden auch am helllichten Tag überfallen, in ihren eigenen vier Wänden oder auf dem kurzen Weg von ihrem Arbeitsplatz zu ihrem Auto. Es gibt ganz offensichtlich keine Garantien. Eines allerdings erscheint mir noch anmerkenswert: dass die Joggerin vom Central Park trotz ihrer schweren Verletzungen überlebte. Sie weigerte sich zu sterben. Selbst die Ärzte staunten über ihre Genesung. Vielleicht war es ihre Kraft, die sie am Leben erhielt – die schiere Kraft ihres Körpers und die Unbeugsamkeit ihres Willens.

Männer betrachten Kraft als etwas Selbstverständliches. Frauen müssen darum kämpfen. Sie müssen sich durch List und Tücke selbst dazu bringen, ihre Kraft zu entdecken oder, besser gesagt, ihre Kräfte. Körperliche Kraft ist lediglich ein Allel, eine Ausprägungsform der Kraft. Es gibt noch viele weitere Kräfte: die Kraft der Selbstsicherheit, der Entschlossenheit, des Sich-am-richtigen-Platz-Fühlens. Ich weiß nicht, ob physische Kraft diese anderen, immateriellen Kräfte steigern kann, ob ein durchtrainierterer Körper uns ein mutigeres Herz schenken kann. Aber es ist zumindest keine dumme Idee – ein guter Ausgangspunkt, zu dem du auch jederzeit wieder zurückkehren kannst, wenn alles andere versagt hat. Dein Körper wird dann da sein, bereit, seinen Teil zu tun, einen zweiten Versuch zu starten und dich auf deinem Weg voranzubringen – und zwar auf eigenen Beinen, nicht auf Krücken. Die Vorteile körperlicher Kraft sind so überzeugend, dass frau fast meint, die Tüpfelhyänen im Dunkeln kichern zu hören.

17

DER STOFF, AUS DEM DIE LIEBE IST

Von ewigen und anderen Bindungen

Das Gehirn ist ein Organ der Aggression, und es führen viele Wege zu diesem Rom der fantasierten Siege – so viele, dass psychische Krankheiten ungeachtet ihrer spezifischen Symptome oft auf eine Störung unseres Aggressionstriebs hinauslaufen. Schizophrene stehen an der Straßenecke und werfen den Passanten Obszönitäten an den Kopf; Depressive liegen im Bett und schreien sich innerlich selbst an. Unsere sanfte Aggression, der Existenztrieb, scheucht uns allmorgendlich aus dem Bett und treibt uns einander in die Arme. Und ineinander finden wir das, wonach unser aggressives Gehirn verlangt: Liebe.

Ebenso wie uns die Aggression einprogrammiert ist, sind wir auch zum Lieben programmiert. Wir sind eine überschwänglich liebende, aggressiv sentimentale Spezies. Wir sind unermüdlich in unserer Suche nach immer neuen Objekten unserer Liebe. Wir lieben unsere Kinder so lange, bis sie uns dafür verachten. Wir lieben Freunde, Bücher, Berufe, Nationen, Fußballmannschaften. Wir lieben Erklärungen. Wir lieben Erinnerungen und Jahrtausendwenden. Wir lieben Götter, denn ein Gott ist immer zur Stelle, wenn alles andere versagt, und Gott kann unsere Leitungsbahnen für sämtliche Sorten von Liebe frei und funktionsfähig halten.

Wir sind unverbesserliche Romantikerinnen, die sich ebenso wenig eine Linderung ihrer Krankheit wünschen, wie eine unverbesserliche Optimistin ihre rosa Brille gegen eine ungefärbte eintauschen möchte. Eine Zeit lang galt es unter Historikern als ausgemacht, dass die romantische Liebe eine relativ neue Erfindung sei, das Produkt der provenzalischen Troubadourlyrik und der ökonomischen Verhältnisse im mittelalterlichen Frankreich. In prämodernen und außer-euro-amerikanischen Gesellschaften, so argumentierten die Historiker, heiraten die Menschen nicht »aus Liebe«. In der Regel werden sie miteinander verheiratet, und zwar nach rein ökonomischen oder sonstigen pragmatischen Kriterien. Ebenso wenig ist es in den meisten Kulturen üblich, sich schwärmerischen Träumereien über die geliebte Person hinzugeben. Mittlerweile weiß man es allerdings besser. Forscher haben einen kultur- und zeitübergreifenden Schatzfund von Liebesliedchen, Geysiren der Leidenschaft und wortgewaltigen Ohnmachtsanfällen zu Tage gefördert. Bei einer Auswertung des ethnografischen Materials zu 166 heutigen Gesellschaften hat Helen Fisher von der Rutgers University in 147 Fällen Indizien für die Existenz romantischer Liebe entdeckt. In den übrigen Fällen reichten die vorhandenen Daten für eine eindeutige Antwort nicht aus. Und blicken wir statt in die Ferne in die Vergangenheit, finden wir bei den Babyloniern, Sumerern, Assyrern, Ägyptern, Griechen, Römern, den alten Indern, Chinesen, Japanern und den Hochkulturen Mittelamerikas bewegende Preisgesänge auf die romantische Liebe. Das im 9. Jahrhundert vor Christus entstandene *Hohelied* ist ein einziger Liebesrausch, in den sie, die Zähne wie eine Herde geschorener Schafe hat, Lippen wie eine scharlachfarbene Schnur und Brüste wie junge Gazellenzwillinge, und er, mit Augen wie Tauben, Wangen wie Balsambeete und Beinen wie Marmorsäulen, gegründet auf goldenen Füßen, sich mehr und mehr hineinsteigern: »Er küsse mich mit dem Kuss seines Mundes; denn deine Liebe ist lieblicher als Wein.« Tutenchamun wurde nicht einmal zwanzig, aber er lebte doch lange genug, um Liebesgedichte an seine Gemahlin zu verfassen. Wenn Architektur, wie Schopenhauer schrieb, »gefrorne Musik« ist, dann ist der Taj Mahal, das Grabmal, das Shah Jahan für seine tote Geliebte errichten ließ, ein gefrorenes Klagelied. »Gute Mutter«, dichtete Sappho vor 2600 Jahren, »ich kann das Gewebe tatsächlich nicht festschlagen / Liebe zum schlanken Jungen bezwingt mich – das Werk Aphrodites.«

Die Liebe ist ein universales Phänomen, aber dennoch verspüren wir den Drang, sie ganz für uns zu behalten. Wir wollen sie nicht erläutert bekommen. Ganz bestimmt wollen wir nicht, dass man sie uns in ihre Bestandteile und physiologischen Komponenten zerlegt. Sie erscheint uns gleichzeitig zu gewaltig und zu persönlich, zu tief und zu flüchtig, als dass ihr die Naturwissenschaft mit Sonden und Pipetten zu Leibe rücken könnte. Nur keine Panik! Dein verliebtes Gehirn ist und bleibt ein sakrosankter wegloser Sumpf. Wir brauchen noch immer unsere Dichter und Songwriter – zumindest die guten unter ihnen. Die Naturwissenschaft hat das Rätsel der Liebe noch lange nicht gelöst. Wir wissen äußerst wenig über die möglichen biochemischen und neuronalen Grundlagen dieser Emotion. Die Liebe ist ein fürchterlich schwieriges Studienobjekt. Wie soll man sie definieren? Welche Versuchstiere böten sich zu ihrem Studium an? Wenn Forscher die biologische Tiefenstruktur der Liebe ermitteln sollen, brauchen sie für ihre Experimente geeignete Tiere, und sie brauchen verlässliche Beurteilungskriterien. Wenn Katzen in Wut geraten, zeigen sie eine stereotype Reaktion: Sie sträuben das Fell, blecken die Zähne und fauchen. Daher sind Katzen eines der bevorzugten »Modellsysteme« zur Untersuchung der Aggression. Aber was sind bei Labortieren die verlässlichen Anzeichen von Liebe? Was ist der Unterschied zwischen zwei Tieren, die sich aneinander kuscheln, um sich zu wärmen, und zwei Tieren, die sich aneinander kuscheln, weil sie »Freunde« sind? Besteht da überhaupt ein Unterschied?

Paradoxerweise erscheint dieses so schwer zu fassende Problem, die »Biologie der Liebe«, vielen Wissenschaftlern nicht ernsthaft genug: Woran arbeiten Sie gerade? An der Liebe. Aha, und dafür bekommen Sie Forschungsgelder? Manchmal – wenn ich krieche, verneble und Ablenkungsmanöver durchführe. Wenn ich meine Projektanträge geschickt aufziehe und, sagen wir, von den Gesundheitsrisiken der sozialen Isolation oder des Autismus spreche. Wenn ich kein Wort von Liebe sage.

Aber wir können die Liebe durchaus durch die Brille der Biologie betrachten und erkennen dann Aspekte von ihr, die uns selbst ernannten Expertinnen für Sichverlieben unter nicht kontrollierten Versuchsbedingungen leicht entgehen könnten. Die Liebe hat ihre bestimmten Themen. Die Liebe ist das Kind der Erschütterung und stellt sich mit der größten Zuverlässigkeit im Gefolge einer Krise ein. Was wir durch das Leiden verlieren, streben Körper und Gehirn durch die Liebe wieder zu ersetzen. Wenn wir auch von Luft und Liebe allein nicht leben können, hat Letztere doch eine zumindest indirekt nährende Wirkung, da sie uns hilft,

Kalorien einzusparen und seelisch gesund zu bleiben. Die Liebe mag uns bisweilen wie eine Unmöglichkeit erscheinen, aber tatsächlich passiert sie lächerlich leicht, und ist sie erst einmal da, speist sie sich aus der gesamten Person: aus jedem Sinnesreiz, jeder Nervenfaser, jeder Körperzelle und aus dem ganzen Gehirn, unserem großen gedächtnisstarken Gehirn. Durch unser Gehirn, unseren stolzen Thron der Vernunft, sind wir Menschen zu den besten und ausdauerndsten Liebenden geworden, die die Welt je gesehen hat.

Die Leitungsbahnen der Liebe und Zuneigung durchziehen unseren ganzen Körper. Sie sind ebenso mannigfaltig wie die Gründe, aus denen wir Freundschaften schließen und uns verlieben. Warum lieben wir eigentlich? Lasst uns systematisch vorgehen. Erstens und letztlich lieben wir, weil wir nicht anders können, da wir nun einmal eine Spezies sind, die sich sexuell fortpflanzt. Die Gründe, die zur Herausbildung der sexuellen Fortpflanzung führten, sind nicht restlos bekannt. Theoretisch wäre eine ungeschlechtliche Weise der Fortpflanzung, ein amöbenartiges Sichteilen, eine effizientere Methode als die sexuelle Reproduktion, also als die Verschmelzung von Spermium und Eizelle. Die Erforschung des Ursprungs des Geschlechts ist eine blühende Disziplin, die mit einer Flut von möglichen, aber leider noch weitgehend unbewiesenen Erklärungen aufwarten kann. Begnügen wir uns hier also mit der Feststellung, dass die durch die geschlechtliche Fortpflanzung bedingte immer wiederkehrende Vermischung und Neuordnung der Chromosomen große Vorteile für die Hervorbringung lebensfähiger Nachkommen bieten muss – sonst hätte die überwältigende Mehrzahl aller heute existierenden Lebewesen nicht diese Strategie angenommen, sondern wäre bei der asexuellen Selbstverdopplung geblieben. Kaum aber war die Notwendigkeit sexueller Vereinigung entstanden, wurde eine, wenn auch noch so primitive erste Form von Zuneigung erforderlich: Männliche und weibliche Individuen brauchten die behaviorale Fähigkeit, ihre potenziell gegen alles Fremde gerichtete Aggressivität außer Kraft zu setzen und es wenigstens zeitweise – so lange wie sie eben brauchten, um ihre Gameten auszutauschen – mit friedfertiger Annäherung zu versuchen.

Zweitens lieben wir, weil wir eine Spezies sind, die Brutpflege betreibt. Die sexuelle Vereinigung kann – zumal in ihren primitiveren Stadien – eine reine Formsache sein, und das Gleiche gilt für die Hervorbringung der Früchte dieser Vereinigung. Viele sich geschlechtlich vermehrende Tierarten legen einfach ihre Eier ab und vergessen dann die ganze Angelegenheit: Ihr Fortpflanzungserfolg ist also lediglich vom Zufall, den jeweils bestehenden Umweltbedingungen und der möglichst hohen Anzahl produzierter Eier abhängig. Aber die Pflege der Nachkommen durch die Elterntiere hat erhebliche Vorteile. Die Eltern können ihre Jungen beschützen, sie mit Nahrung versorgen, die diese sich nicht selbst beschaffen können, ihnen ein Revier und damit einen vergleichsweise ungefährdeten Freiraum bieten. Sie können ihren Jungen die verschiedensten Dinge beibringen, die diese, auf sich gestellt, oft nur unter Einsatz ihres Lebens lernen könnten – denn junge Tiere lernen ebenso sehr durch die Beobachtung von Misserfolgen ihrer Eltern wie aus deren Siegen. Das Brutpflegeverhalten bietet so viele und so überzeugende Vorteile, dass es sich in einem sehr großen Ausschnitt des phylogenetischen Spektrums findet – bei Insekten und Fischen ebenso wie bei den als Brutpfleger berühmteren Vögeln und Säugetieren. »Die Evolution des Brutpflegeverhaltens hat die Fortpflanzung revolutioniert«, sagt Cort Pedersen von der University of North Carolina. »Die konsequente elterliche Pflege und Versorgung der Nachkommen bis zu deren Selbstständigkeit bedingte eine weit höhere Überlebensrate und ermöglichte eine viel längere Periode der zerebralen Entwicklung. Die Brutpflege war also eine notwendige Bedingung der Evolution höherer Intelligenz. Spezies, die Brutpflege betreiben, sind in jedem von ihnen besiedelten Biotop zur dominanten Art aufgestiegen.« Brutpflege bedeutet, bei den eigenen Jungen zu bleiben, die eigenen Jungen als solche zu erkennen und immer wieder, nach jeder Nahrungssuche, zu den eigenen Jungen zurückzukehren und sich dabei über den eigenen Egoismus hinwegzusetzen, der da ständig murrt: He, und was ist mit mir? Ein Elterntier, eine Mutter, muss sich zu ihren Jungen hingezogen fühlen, und die Jungen müssen sich zu der Mutter hingezogen fühlen, und der Körper und das Gehirn einer Brutpflege treibenden Spezies müssen im Stande sein, zu lieben und ihrerseits geliebt zu werden.

Das wären also persönliche Gründe. Dann gibt es noch politische. In der Einigkeit liegt die Stärke, und je mehr Individuen sich einig sind, desto besser für alle Beteiligten. Es ist also stärkend, einer geselligen Spezies anzugehören, den eigenen Verband als eine Fortsetzung seiner selbst zu erleben und sich sozialer Verhaltensweisen zu befleißigen. Staaten bildende Insekten wie etwa die Ameisen und die Honigbienen investieren viel Zeit in die gegenseitige Bekundung arthropodischer Solidarität durch Austausch chemischer, haptischer und optischer Signale. Sie sagen einander: Geh da lang, tanz auf diese Weise, dürfte ich dir die roten Blumen an deiner Leeseite empfehlen, komm kämpf mit mir, na los na los na los! Dank ihrer kontinuierlichen Bestätigung der Gemeinschaft sind Staaten bildende Insekten zu wahren Über-Organismen geworden, die jede einzelgängerische Spezies, die ihnen in den Weg kommt, mühelos niederwalzt. »In jedem Lebensraum, von Regenwald zu Wüste, wird das Zentrum – die stabilen, ressourcenreichen Bereiche der Umwelt – von sozialen Insekten besetzt gehalten«, schrieb Edward O. Wilson. Solitäre Arten wie Käfer oder Falter werden an den Außenrand gedrängt, in die von den Staaten bildenden Insekten nicht beanspruchten instabilen Bereiche des Biotops. Infolge ihres Konkurrenzvorteils vermehren sich soziale Insekten mit rasender Geschwindigkeit. Obwohl sie weltweit lediglich zwei Prozent der mehrere Millionen Insektenarten ausmachen, stellen sie achtzig Prozent von deren gesamter Biomasse dar.

Auch bei den Säugern sind die Geselligen im Vorteil. Die meisten Feliden sind Einzelgänger, mit zwei Ausnahmen: dem Löwen, der im engen sozialen Verband des Rudels lebt, und der Hauskatze, die ihre sozialen Bemühungen auf ihren menschlichen Versorger konzentriert. Löwen und Hauskatzen gedeihen, während viele der übrigen Katzenarten vom Aussterben bedroht sind. Elefanten haben ein sehr hoch entwickeltes Sozialverhalten, während andere Dickhäuter, wie Nashörner und Nilpferd, Einzelgänger sind. So ist es vielleicht kein Zufall, dass die Elefanten es in letzter Zeit geschafft haben, sich von den Folgen der menschlichen Gier nach Elfenbein zu erholen, und sich ihre Bestände in manchen Teilen Afrikas sogar explosionsartig vermehren, während das Rhinozeros, dessen Horn zu den auf dem schwarzen Markt begehrtesten tierischen Produkten überhaupt gehört, mit großer Wahrscheinlichkeit schon bald nur noch in Zoos anzutreffen sein wird.

Aber Geselligkeit allein reicht noch nicht aus, um ökologische

Dominanz zu garantieren. Afrikanischer Wildhund, Gorilla, Schimpanse und Bonobo sind durchweg gesellig lebende Arten, und für keinen von ihnen sieht die Zukunft besonders rosig aus. Interessanterweise sind diese geselligen Säuger jeweils am stärksten von anderen geselligen Säugerarten bedroht. Wildhunde beispielsweise können sich in der Savanne nur schwer gegen Löwen und Tüpfelhyänen behaupten, beides tribal gesinnte Fleischfresser. Schimpansen und Gorillas wiederum haben unter uns, ihren raffgierigen Vettern, zu leiden, und nicht einmal der berühmte Nim Chimpsky – der erste Schimpanse, der die amerikanische Taubstummensprache erlernte – kann wie unsereins von ewiger Liebe und den gottgegebenen Rechten des Menschen reden.

Ein weiterer Grund, warum wir Menschen lieben, ist die Tatsache, dass wir zu viel denken. Wir sind darauf angewiesen, dass unsere Gedanken wie die Chromosomen oder wie die Antikörper periodisch durchgerührt und umgeordnet werden. Die Primatologin Allison Jolly vergleicht die Vorteile der Intelligenz mit den Vorteilen der geschlechtlichen Fortpflanzung. Beides sind Systeme der Informationsübermittlung zwischen Individuen. Beide gestatten es einem einzelnen Individuum, aus unterschiedlichen Quellen stammende Informationen zu kombinieren und für seine Zwecke zu nutzen. Wenn die Sexualität entstand, damit unsere Kinder nicht dazu verurteilt wären, identische Kopien unserer selbst zu werden, erklärt sie, dann bedeutet Intelligenz, dass wir selbst nicht dazu verurteilt sind, immer mit uns selbst identisch zu bleiben.

Je größer das Bedürfnis nach Kommunikation und interindividuellem Transfer intellektueller Gameten, desto größer ist auch die Notwendigkeit, gemeinschaftstiftende Gesten, Verhaltensweisen und Empfindungen zu entwickeln. Sex und Nahrung lassen sich unseren Mitmenschen im Bedarfsfall auch mittels Faust oder Schwert abnötigen, aber je mehr der Fitness mehrende Wert von Intelligenz und Ideen steigt, desto nötiger wird es, auf Beschwichtigung, Kontaktaufnahme und Verständigung zu setzen.

Wir lieben um unserer Fortpflanzung und Verteidigung willen, um uns selbst zu verewigen und uns von uns abzusetzen. Wir lieben, um uns vor Langeweile und mentaler Verkalkung zu schützen. Wir haben also gute Gründe zu lieben. Aber was ist das Mittel, das Biomedium dieser Kunst? Wie sich zeigt, können wir die

Liebe nur dadurch verstehen, dass wir unser Augenmerk wieder auf die Aggression richten, denn die Leitungsbahnen von Liebe und Aggression hängen – neurologisch, hormonell, sensorisch – aufs Engste miteinander zusammen. Bisweilen ist der Zusammenhang leicht zu erkennen, denn die Liebe kann eine aggressive, bis zu offener Gewaltanwendung führende Emotion sein. Unsere abscheulichsten Akte der Aggression begehen wir im Namen der Liebe. Die Liebe zu Gott motiviert Kreuzzüge und »heilige« Kriege; die Liebe zur Nation rechtfertigt den Völkermord. Wenn wir wahnsinnig verliebt sind, dann sind wir wahnsinnig. Wir können nicht schlafen, nicht stillsitzen, nicht klar denken. Beim Gedanken an den Gegenstand unserer Liebe krampft sich uns das Herz buchstäblich zusammen, und wir bekommen weiche Knie. Wenn wir den Betreffenden sehen, weiten sich unsere Pupillen, werden unsere Hände feucht, hämmert unser schmerzendes Herz wie wild. Es ist ein Gefühl, als müssten wir gleich vor einem vieltausendköpfigen Publikum eine Rede halten. Der Zustand romantischer Leidenschaft ist so überwältigend, dass wir immer nur in einen Menschen auf einmal verliebt sein können.

Was ist da mit uns los? Zweierlei. Tausenderlei. Im Zustand leidenschaftlicher Liebe ist die Stressreaktion des Körpers aktiviert, seine Angriff-oder-Flucht-Achse, was eine Steigerung unseres sensorischen Potenzials und unserer Reaktionsbereitschaft zur Folge hat. Die Nebennieren kontrahieren sich und überschwemmen die Blutbahn mit Adrenalin und Kortisol, die wiederum das Herz zum Hämmern, die Pupillen zum Größerwerden, die Eingeweide zum Sichverkrampfen und den Schweiß zum Fließen bringen. Aber Liebe ist mehr als bloße Beklemmung und Zappeligkeit. Sie ist auch Euphorie und monomane Besessenheit. Deswegen vermuten Helen Fisher und andere Forscher, dass die romantische Liebe dieselben zerebralen Lustzentren und -schaltkreise aktiviert, durch die Drogen wie Kokain und Amphetamine ihre beliebte Wirkung zeitigen. Wenn du kokst, steigt in deinem Gehirn die Konzentration stimulierender Neurotransmitter wie Dopamin und Noradrenalin, wodurch du in einen manischen, überwachen, anorexischen, expansiven Zustand versetzt wirst. Dieselben Symptome treten bekanntlich bei heftiger Verliebtheit auf. Wenn es uns richtig erwischt hat, möchten wir die Flucht ergreifen – vor dem Geliebten, hin zum Geliebten. Wir sind aggressiv, wir hassen den Geliebten dafür, dass er nicht mehr gibt, hassen uns selbst dafür, dass wir ständig mehr wollen. Und wir möchten am liebsten die ganze Welt umarmen, weil sie so unwahrscheinlich schön und so freundlich gewesen ist, uns dieses makellose Geschöpf mit Lippen wie Scharlachschnüre und einem Hals wie der Turm Davids zu schenken.

Es versteht sich von selbst, dass die dopaminergen und noradrenergen Schaltkreise des Gehirns bereits vor der Erfindung von Speed und Kokain da waren und sich mit Sicherheit auch nicht zu dem Zweck herausbildeten, uns den Genuss psychotroper Drogen zu ermöglichen. Die zerebralen Lustzentren entstanden vielmehr, um Verhaltensweisen und Aktivitäten zu bestärken, die dem Individuum von Nutzen sein konnten. Wenn wir annehmen, dass unser Hingezogensein zu einem bestimmten Menschen einen guten Grund hat – dass unsere Instinkte in diesem Menschen etwas Lohnendes entdecken, irgendeinen Grund, mit diesem Individuum die Paarung zu vollziehen und eine gewisse Zeit zu verbringen –, dann könnte sich ein neuronales System, das dazu konzipiert ist, unser anfängliches Angezogensein zu verstärken, uns nicht vom Haken zu lassen, als durchaus sinnvoll erweisen, denn wir neigen nun mal von Natur aus zur Trägheit und brauchen gelegentlich einen aufmunternden Tritt in den Hintern. Demnach wäre die romantische Liebe unsere ursprüngliche Sucht, und Dopamin, Noradrenalin und verwandte Katecholamine könnten die Transmitterbühne sein, auf der Jedefrau die Rolle der Isolde spielt, der Julia – oder der Hildegard von Bingen, die ihren Gott mit ekstatischer, mädchenhafter Inbrunst liebte.

Wir lieben den rauschhaften Taumel der romantischen Liebe. Ebenso sehr lieben wir den Blutgeschmack unserer Aggressionen – oft genug mehr, als wir gern zugeben würden. Aber wenn es reicht, dann reicht es. Wie der Buddha sagte: Das Leben ist Leiden, und die Ursache dieses Leidens ist das Verlangen – das Verlangen, das Objekt unserer Liebe in die Finger zu bekommen und uns einzuverleiben, wie wir uns Nahrung einverleiben würden. Also suchen wir in der Liebe nicht nur die Leidenschaft, sondern auch einen Balsam für diese Leidenschaft, eine Kur gegen unsere Aggression und deren unzertrennlichen Begleiter, Besorgnis und Angst. Wir streben danach, uns beruhigt, geborgen und glücklich zu fühlen. In der Liebe suchen wir unsere Mutter, unsere idealisierte Mutter, unsere andere Seelenhälfte, unsere Kinder, unsere Zuflucht. Wir wollen eine innige Liebe, eine bindende Liebe oder – wie viele von uns sie zur Abgrenzung von Verliebtheit, Schwärmerei oder Hörigkeit nennen würden – die wahre Liebe. Wir rechnen sogar fest mit ihr. Die psychophysischen Exzesse der leidenschaftlichen romantischen Liebe müssen in der wahren Liebe ihre Auflösung finden, oder wir fühlen uns frustriert, enttäuscht, betrogen. Wer hat noch nicht eine Aufführung oder Verfilmung von *Romeo und Julia* gesehen und sich insgeheim, schuldbewusst gewünscht, Julia würde wenigstens dieses eine Mal rechtzeitig aufwachen, um ihren Geliebten davon abzuhalten, das Gift zu trinken? Der arme Charles Dickens sah sich angesichts der empörten Reaktion seiner Leserschaft gezwungen, das Ende von *Große Erwartungen* umzuschreiben. Ursprünglich hätten sich Pip und Estella nach langer Zeit nur kurz wieder gesehen, um dann beide ihre eigenen Wege zu gehen, Pip froh darüber, in Estellas Gesicht und Betragen Anzeichen dafür gesehen zu haben, dass »das Leiden … ihr ein Herz geschenkt hatte, das verstehen konnte, wie mir einst ums Herz gewesen war«. Das publikumswirksamere Happy End lässt die beiden Hand in Hand in den Abend schlendern, dessen »stilles Licht … keinen Schatten einer weiteren Trennung« in ihren Weg warf. William Dean Howells, der Herausgeber des *Atlantic Monthly*, versuchte Henry James dazu zu bewegen, seinen Roman *Der Amerikaner* für den Vorabdruck in der Zeitschrift dem Publikumsgeschmack zuliebe ein wenig umzudichten. James sollte dem amerikanischen Protagonisten und der von ihm leidenschaftlich geliebten französischen Adligen doch bitte gestatten, sich im letzten Kapitel zu kriegen. James blieb hart und die Französin in ihrem Kloster. »Ich bin Realist«, antwortete er Howells. »Die beiden wären ein unmögliches Paar gewesen.« James schrieb zwanzig Romane, zwanzig Meisterwerke der englischsprachigen Literatur, aber nicht einer von ihnen endet mit einer glücklichen, dauerhaften Paarbindung. In seinen Augen war jedes Paar »unmöglich«, und er selbst blieb zeit seines Lebens allein. Wenn du zu viel Henry James liest, gerätst du in einen mürrischen und gereizten Zustand literarischer Lebensangst, der sich am besten durch abermalige Lektüre Jane Austens lindern lässt, der Meisterin der Erfüllung.

Wir wissen, dass wir von einer Geschichte voller Leid und

Schicksalsschläge ein Happy End erwarten – und dass wir nach Erfüllung lechzen, nach der Erwiderung unserer Liebe. Interessanterweise spricht vieles dafür, dass Erregung, Stress und Angst der Entstehung inniger Liebe und Anhänglichkeit nicht lediglich zeitlich vorausgehen, sondern auch kausal an dieser Entstehung beteiligt sein könnten. Die physiologische Stressreaktion scheint die neuronalen Schaltungen für neue, anders geartete Reize zu öffnen und empfänglich zu machen. Sie erweicht gewissermaßen das Gehirn. Viele Säugetiere, die lebenslange Paarbindungen eingehen oder enge gleichgeschlechtliche Freundschaften schließen, sind solche, bei denen sich auch äußerst heftige Stressreaktionen beobachten lassen. Ihre Nebennieren sondern schon bei geringfügigem Anlass Stresshormone wie Kortisol und Kortikosteron ab. Diese Tiere sind chronisch zappelig, und sie verlieben sich. Neuweltaffen, wie etwa Lisztäffchen und Marmosetten, neigen ebenso stark zu Stress wie zu engen sozialen Bindungen. Die Präriewühlmäuse, eine in der Zuneigungsforschung besonders beliebte Spezies, sind auf schon fast lächerlich anmutende Weise partnerfixiert. Wenn sie Menschen wären, würdest du sie nie auf eine Party einladen, weil sie dich mit ihrer Unzertrennlichkeit schnellstens zu Tode langweilen würden. Präriewühlmäuse – die ihrem Namen zum Trotz gar keine Mäuse sind – haben einen fünf- bis zehnmal so hohen Stresshormonspiegel wie die Bergwühlmäuse, die ihnen zwar in mancherlei Hinsicht ähneln, aber polygam, lieblos und einzelgängerisch sind. Meerschweinchen produzieren in Stresssituationen wahre Ströme von Nebennierenrindenhormonen, und auch sie leben in enger Zweierbindung. Beim Menschen kann Stress schier unvorstellbar feste Bindungen erzeugen – etwa zwischen Kampfgenossen in einem Schützengraben; zwischen Entführer und Entführter (wie beim so genannten Stockholm-Syndrom zu beobachten), zwischen einem gewalttätigen Mann und dessen hündisch anhänglicher Frau.

Dass Aggression und Stress den neurologischen Boden für Zuneigung bereiten können, ist nachvollziehbar. Die Aggression treibt ein Tier aus sich heraus und auf ein anderes zu. Jedes das Bedürfnis zu einer Paarbindung vorbereitende und einleitende Appetenzverhalten ist von einem hohen Stresspegel gekennzeichnet. Bei Lebewesen, die zur Aufzucht ihrer Jungen Zweierbeziehungen eingehen, wie zum Beispiel bei Präriewühlmäusen, Zebrafinken oder verschiedenen Buntbarscharten, ist der Akt, der die Bindung zwischen Männchen und Weibchen zementiert, die sexuelle Vereinigung, und jedes – und wenn auch noch so einvernehmliche – Miteinanderschlafen ist ein Akt der Aggression, der von Beklemmung, Tollkühnheit und Mut gekennzeichnet ist.

Für Mütter, die ihre Jungen werden säugen und pflegen müssen, stellt das Ereignis, das dem Eintreffen der abhängigen Neugeborenen voraufgeht – also der Geburtsvorgang –, eine fast unvorstellbar stressende Erfahrung dar. Dies gilt zwar im Prinzip für alle Säugerweibchen, aber die Rolle der Geburt als Amboss, auf dem die Mutter-Kind-Bindung geschmiedet wird, zeigt sich nirgends so deutlich wie bei uns Menschen. Wir verlängern den Stress der Geburt, indem wir ihn voraussehen und erwarten. Noch ehe sich die allerersten Vorwehen bemerkbar machen, wird eine Frau, deren Schwangerschaft sich zum Ende neigt, von Beklommenheit, Panik und einem Gefühl der Hilflosigkeit heimgesucht. Sie sehnt sich nach Zuwendung und menschlicher Gesellschaft. Die Vorstellung, allein gebären zu müssen, erfüllt sie mit Entsetzen. In dieser Hinsicht stehen wir Frauen in unserer taxonomischen Klasse einzigartig da. Wenn andere Säugerweibchen spüren, dass sich der Augenblick der Geburt nähert, sondern sie sich ab. Sie suchen sich ein ruhiges dunkles Plätzchen in einigem Abstand von Rudel oder Herde und grunzen und pressen ohne Zeugen.

Nur beim Menschen verläuft die Geburt fast ausnahmslos als Team-Projekt, an dem außer der Kreißenden noch mehrere Verwandte – meist weiblichen Geschlechts – und wenigstens eine Hebamme beteiligt sind. Laut Wenda Trevathan, einer Ethnologin von der New Mexico State University, ist es in allen bekannten Kulturen die Norm, dass Frauen bei Beginn der Wehentätigkeit nicht die Einsamkeit, sondern im Gegenteil Gesellschaft und Beistand suchen. Wir haben das Bild von der urwüchsigen Bauersfrau, die sich auf dem Acker hinhockt, ein Baby herausflutschen lässt, sich das Neugeborene an die Brust bindet und ungerührt weiterarbeitet, aber die Realität sieht nur in Ausnahmefällen so aus. Solche »Feldgeburten« kommen vor, genauso wie es vorkommt, dass eine Frau im Taxi oder in der U-Bahn ein Baby bekommt, aber es ist selten, und es ist nicht beabsichtigt. Wenn es nach ihr geht, wird jede Frau es so einrichten, dass sie bei der Entbindung praktischen und seelischen Beistand hat.

Nach Trevathans Einschätzung dürfte die Geburtshilfe der älteste medizinische Beruf überhaupt sein und bereits aus der Zeit datieren, als wir uns vor drei, vier Millionen Jahren allmählich an den aufrechten Gang gewöhnten. Unsere aufrechte Körperhaltung veränderte den Mechanismus der Niederkunft, der Odyssee der Leibesfrucht durch die endlosen fünfzehn Zentimeter des Geburtskanals. Da unser Becken sich den Anforderungen der Zweibeinigkeit anpassen musste und da ein Menschenbaby einen im Vergleich zu seinem Körper unverhältnismäßig großen Kopf und unverhältnismäßig breite Schultern hat, ist die Geburt eine schmerzhafte und langwierige Angelegenheit. Wenn dann das Neugeborene aus der Scheide aufzutauchen beginnt, ist dessen Gesicht, anders als bei anderen Primaten, normalerweise nach hinten gewandt. Eine Schimpansenmutter kann ihr Junges heraus- und zu sich heraufziehen. Wenn die Nabelschnur sich, wie das ja oft geschieht, um den Hals des Kleinen geschlungen hat, kann eine Schimpansenmutter sie selbst loswickeln. Sie kann den Mund ihres Babys vom Schleim befreien und so verhindern, dass es sich daran verschluckt und erstickt.

Anders eine menschliche Mutter. Ihr Baby schaut bei seinem Austritt aus dem Geburtskanals nach hinten, und wenn sie versuchen sollte, es mit eigenen Händen herauszuziehen, bestünde die Gefahr, dass sie ihm das Genick bricht oder sonst wie das Rückgrat beschädigt. Wenn sich die Nabelschnur um den Hals gewickelt hat, kann sie sie nicht losmachen. Sie ist außerstande, ihrem Kind den Mund abzuwischen und ihm so zu ermöglichen, seinen ersten Atemzug zu tun. Sie braucht Hilfe. Sie ist so verzweifelt auf Hilfe angewiesen, dass sie, je näher die Geburt rückt, desto mehr in Panik gerät. Sie beginnt sich die Schmerzen und Schwierigkeiten auszumalen, und sie fühlt sich verloren und ausgeliefert. Aber diese Angst ist nichts Pathologisches, sie ist, anders als manche behauptet haben, keine Nebenwirkung der Hormonflut, die die Frau in der letzten Phase der Schwangerschaft überschwemmt. Sie ist eine rationale, begründete Angst, und sie ist ebenso sehr ein Zeichen unseres Menschseins wie unsere opponierbaren Daumen, unsere enthaarten Brüste und unsere Geburtsvorbereitungskurse. Diese Angst veranlasst die Frau, statt der Einsamkeit ein Publikum für ihre Entbindung zu suchen. Wie die tiefe Beklommenheit der romantischen Liebe löst auch die Angst vor der bevorstehenden Geburt den instinktiven Impuls zur Flucht aus, aber zur Flucht nach vorn, auf den anderen zu. Solche Impulse sind unerbittlich und aggressiv, sie kennen keinerlei Rücksichten. Ebenso wie ein liebender Mensch das Objekt seiner Liebe mit gehässigen Vorwürfen überschütten kann, ist eine Frau in den Wehen eine wahre Skylla des Kreißsaals, die besinnungslos schäumend nach den sie umlagernden Hilfstruppen schnappt.

Bei meiner Entbindung war ich von einem liebevollen lautstarken Chor umringt: meinem Mann, meiner Mutter, zwei Hebammen und einer Krankenschwester. Sie feuerten mich an und sagten mir, wann ich pressen sollte. Bei jeder Presswehe beteuerten sie, ich mache meine Sache hervorragend, ich sei sooo stark, und gleich sei es so weit, ehrlich, lange könne es nicht mehr dauern, gleich habe ich es geschafft. Und wie ich so presste, fünfundsiebzig Minuten lang, jede Einzelne davon so lang wie ein ganzes Hundeleben, starrte ich meinen griechischen Chor an und fühlte mich wie Rosemary im Kreis der Satanisten, und ich dachte: Ihr seid allesamt verdammte Lügner, ihr seid lächerlich, ihr habt nichts als Scheiße im Hirn, könntet ihr bitte eure dumme Klappe halten und mich in Frieden lassen? Aber wenn sie mich in Frieden gelassen und sich verdrückt hätten, wäre ich vor Entsetzen erstarrt, zu einem gelähmten, atemlosen Reptil regrediert. Kaum war die Geburt vorbei, liebte ich sie alle, meine Folterknechte – meine Tochter und meinen Mann, natürlich, aber auch die Frauen, die da herumgestanden und die Wahrheit skandiert und meine Verzweiflung aufgefangen und meiner Tochter die Nabelschnur vom Hals gewickelt hatten. O herrliche Frauen! »Der Stute an Pharaos Wagen vergleiche ich dich, meine Freundin!«

In den außergewöhnlichen Mechanismen der menschlichen Geburt erkennen wir also noch einen weiteren Grund dafür, dass Menschen das Bedürfnis haben, von Ihresgleichen umgeben zu sein, und dass sie die sozialsten Primaten überhaupt sind. Wir erkennen außerdem ein weiteres Indiz dafür, dass die Gynäkokratie, die Einheitsfront, zu der sich Weibchen in Zeiten der Not zusammenschließen können, der menschlichen Spezies keineswegs fremd ist: Sie wurzelt tief in unserer fernen Vergangenheit, in der wir erstmals die Einsamkeit derjenigen erlebten, die auf ihren eigenen zwei Beinen stehen muss.

Der Chemismus des Stresses birgt in sich den Keim seiner eigenen Linderung. Wenn wir über das Stadium der monomanen Lust hinausgelangen oder wenn die panische Austreibungswut der Geburt vorüber ist, können wir einen Zustand der anhänglichen Zuneigung erreichen, ein biochemisches Antidot gegen die geifernde Verschwendungssucht der Aggression und des Verlangens. Angst ist katabolisch und energieintensiv. Zuneigung ist anabolisch und energiesparend. Wir sind von Geburt aus aggressiv. Ebenso sind wir von Geburt aus bindungshungrig. Über die erstere Eigenschaft wissen wir schon einiges. Viel, viel weniger wissen wir über letztere, deren Gegengewicht. Wir vermuten (und es ist wirklich nicht mehr als eine Vermutung), dass der Zustand des Verbundenseins in irgendeiner Weise mit dem Peptidhormon Oxytozin und mit dessen nahem Verwandten, dem Vasopressin, zusammenhängt.

Das Oxytozin wird von manchen als »das Liebeshormon« tituliert. Es ist eine blöde Bezeichnung, so offenkundig reduktionistisch, dass sie es wie etwa auch die Termini »das Schwulheitsgen« oder »das Intelligenzgen« nicht einmal verdient, ausgelacht zu werden. Eine gewisse Rolle könnte das Oxytozin in der Liebesempfindung allerdings tatsächlich spielen. Unsere Gefühle müssen irgendwie, durch ein physisches Medium, fühlbar werden, und das Oxytozin trägt die Lippenstiftspuren eines Emotionsemulgators an sich. Es tritt in Situationen in Erscheinung, in denen bindungsfördernde Verhaltensweisen angesagt sind. Es gelangt während des Geburtsvorgangs vom Gehirn aus in die Blutbahn. Seine Aufgabe ist rein praktischer und mechanischer Natur: Es löst rhythmische Gebärmutterkontraktionen aus (und wird deswegen auch medizinisch zur Geburtseinleitung verwendet). Die zweite bekannte Wirkung des Oxytozins ist die Milchejektion, das heißt das Austreiben der Muttermilch durch Kontraktion der Ausführungsgänge der Brustdrüsen. Das Oxytozin löst also mütterliche Muskelkontraktionen oberhalb und unterhalb der Gürtellinie aus. Es sorgt dafür, dass das Baby geboren wird; und es sorgt dafür, dass das Baby anschließend etwas zu trinken bekommt. Möglicherweise trägt es darüber hinaus auch dazu bei, dass das Baby geliebt wird, denn ohne Liebe könnte die Mutter die kleine quäkende Kreatur anschauen und sich fragen: Wie bin ich bloß in diesen Schlamassel reingeraten? Und wie komme ich am schnellsten wieder raus?

Das Vasopressin ist gleichfalls ein aussichtsreicher Kandidat für das Amt eines Bindungs- oder Zuneigungshormons. Es hat eine dem Oxytozin ähnliche Molekularstruktur, und es hat wie dieses eine für die Laktation wesentliche praktische Wirkung, denn es führt zur Flüssigkeitsretention. Das heißt, es verringert die Ausscheidung von Wasser und sorgt so dafür, dass wir genügend Wasser im Körper haben, um Milch produzieren zu können. Das Vasopressin verbessert außerdem die Gedächtnisleistung, und es ist immer eine gute Sache, uns an diejenigen Menschen erinnern zu können, die uns etwas bedeuten – an unsere Kinder etwa oder an einen Geliebten, der es wert ist, geliebt zu werden. Oxytozin und Vasopressin wirken beide sehr schnell, was wir von Hormonen auch nicht anders erwarten würden, die binnen kürzester Zeit zu einer abrupten behavioralen Kehrtwendung führen sollen. In der einen Minute bist du noch eine zappelige, ungebundene Schwangere; und schon in der nächsten bist du eine stillende Mutter, die stillsitzen und geben und lieben und stillsitzen soll.

»Die Natur ist konservativ«, sagt Carol Sue Carter von der University of Maryland, die große alte Dame der Oxytozinforschung. »Es kommt selten vor, dass sie eine bestimmte Erfindung nur zu einem einzigen Zweck benutzt. Die Funktionen des Oxytozin entwickelten sich von etwas Primitivem und Elementarem nach und nach zu etwas immer Komplexerem.«

Oxytozin und Vasopressin klingen gut, klingen prima, aber unser Wissen über deren konkrete Auswirkungen auf das menschliche Empfinden und Verhalten ist ziemlich dürftig, und zwar deswegen, weil sich mit diesen Hormonen schlecht Experimente durchführen lassen. Das Oxytozin ist ein Peptidhormon und unterscheidet sich in der Hinsicht von »fettigen« Steroidhormonen wie etwa dem Testosteron oder den Östrogenen. Die Fettigkeit erlaubt einem Steroidhormon, zwischen Gehirn und peripherem Blutkreislauf hin und her zu gleiten. Für ein Peptidhormon hingegen läuft der Verkehr in einer einzigen Richtung: vom Gehirn ins Blut. Der Hypothalamus produziert bei Bedarf Oxytozin, gibt das meiste davon an den Körper ab und behält einen Teil für interne zerebrale Aufgaben zurück. Was aber erst einmal in die Blutbahn gelangt ist, kann nie wieder heim ins Hirn. Wenn daher einer Schwangeren eine intravenöse Tropfinfusion von Oxytozin verabreicht wird, gelangt das Hormon nicht etwa in ihr Gehirn. Es wandert zu ihrer Gebärmutter und löst dort Kontraktionen übelster Sorte aus – aber das ist auch alles. Deswegen lässt sich die emotionale Wirkung des Oxytozins auch nicht einfach dadurch experimentell nachprüfen, dass man einer Frau eine Hormonpille verabreicht und sie dann fragt: Na, verspüren Sie irgendwelche Muttergefühle? Oder eine gewisse Schmusigkeit oder vielleicht Solidarität mit Ihren Unterdrückern? Das exogene Oxytozin gelangt einfach nicht dorthin, wo es verhaltensbestimmend wirken könnte – falls es tatsächlich so wirken sollte.

Was wir über die entsprechenden Wirkungen von Oxytozin und Vasopressin wissen, ist größtenteils das Resultat von Versuchen mit Präriewühlmäusen, Hamstern und Ratten – Tieren, deren Gehirne als bestens geeignetes Verbrauchsmaterial für derlei Manipulationen gelten. Injiziert man Oxytozin direkt in das Zentralnervensystem einer Ratte, beginnt das Tier prompt, sich an die nächste verfügbare Artgenossin zu schmiegen. Es sucht Körperkontakt, eine weiche Stelle, auf die es die Schnauze legen kann. Weibliche Präriewühlmäuse gehen Paarbindungen ein, nachdem sie begattet worden sind, und sie produzieren auch Oxytozin, sobald sie Sex gehabt haben. Verpasst man einer solchen Wühlmäusin einen Hirnschuss Oxytozin oder Vasopressin und setzt ihr anschließend ein Männchen vor, verhält sie sich exakt so, als habe sie sich gerade mit ihm gepaart, und weicht ihm nicht mehr von der Seite. Das Gleiche gilt für einen Präriewühlmäuserich: Ein Tröpfchen Oxytozin oder Vasopressin in seinem Zentralnervensystem genügt, und er bindet sich in ewiger Treue an das erstbeste Weibchen, das ihm über den Weg läuft. Umgekehrt hat ein Wühlmausweibchen, das mit einem Oxytozin-Antagonisten – also mit einer Substanz, die die Aktivität des Peptids unterdrückt – behandelt worden ist, erhebliche Schwierigkeiten damit, sich zu einer Paarbindung zu entschließen oder ein blond bepelztes Bürschlein einem anderen vorzuziehen.

Oxytozin kann in jungfräulichen Weibchen Muttergefühle auslösen. Wird einem Wühlmausweibchen Oxytozin in die Zerebrospinalflüssigkeit injiziert, beginnt es binnen dreißig Minuten, ihm vorgesetzte Wühlmausbabys liebevoll zu beschnuppern, und wenn sich die Kleinen selbstständig zu machen versuchen, sammelt es sie wieder ein. Ein Schaf ist für gewöhnlich eine gute Mutter. Das hört aber schlagartig auf, wenn es aus welchen Gründen auch immer kurz nach der Geburt von seinem Lamm getrennt wird. Setzt man es ihm anschließend wieder vor, weigert es sich in den meisten Fällen, es zu säugen. Schafzüchter kennen einen Trick, mit dem sie die Rabenmutter wieder umstimmen können. Sie stimulieren ihre Scheide mithilfe einer Art Schafdildo. Das Kitzelgefühl veranlasst ihr Gehirn, Oxytozin freizusetzen, und sie lässt daraufhin das Lamm ans Euter. Eine Oxytozininjektion in ihr Rückenmark hat exakt die gleiche vermütterlichende Wirkung.

Das Vasopressin ist ein etwas behäbigeres Hormon. Es kann zwar gleichfalls bei Nagetieren mütterliche Verhaltensweisen auslösen, doch benötigt es dafür eine knappe Stunde mehr als das Oxytozin. Laut derzeit vorherrschender Ansicht besitzt das Vasopressin als Auslöser zärtlichen und fürsorglichen Verhaltens bei Männchen eine größere Bedeutung als bei Weibchen. Bei Präriewühlmäusen, diesen für uns Menschen so herzerwärmend monogamen Tierchen, erlebt das Männchen nach der Paarung einen starken Vasopressinschub, und nach dieser ersten Paarung hanget der Wühlmäuserich seinem Weibe an. Bei Laborratten zeigen die Männchen je nach Rasse unterschiedlich stark ausgeprägte väterliche Verhaltensweisen. Die am wenigsten väterliche Rattenvarietät ist die Brattleboro-Ratte. Ihr Männchen ist ein echter Mistkerl. Er weist auch einen auffällig niedrigen Vasopressinspiegel auf.

Was dem Nager recht, schiene dem Primaten billig zu sein. In einem der wenigen bislang mit Affen durchgeführten Oxytozinversuche erhielten jungfräuliche Rhesusaffenweibchen Injektionen des Hormons in das Zentralnervensystem. Wenige Minuten später wurde ein Affenkind in ihren Käfig gebracht. Die Weibchen umringten das Kleine. Sie beäugten es. Sie stupsten es sanft an und vollführten mit den Lippen schmatzende, kussähnliche Bewegungen in dessen Richtung. Die Äffinnen zeigten sich auch ihren menschlichen Beobachtern gegenüber deutlich freundlicher und unterließen alle artspezifischen Verhaltensweisen des Drohens wie Gähnen und sonstiges Grimassenschneiden. Die jungfräulichen Weibchen der Kontrollgruppe hingegen, denen nur Salzlösung injiziert worden war, zeigten keinerlei mütterliche Gefühle, gaben einem ihnen vorgesetzten Affenbaby keine symbolischen Bussis und gähnten die Wissenschaftler gereizt an.

So dürftig sie auch sind, fügen sich die aus Studien mit menschlichen Probanden gewonnenen Daten in die Hypothese von der emotional bindenden Wirkung dieser zwei Hormone ein. Einen Großteil dieser Daten verdanken wir Kerstin Uvnas-Möberg vom schwedischen Karolinska-Institut. Sie untersucht stillende Mütter, deren Oxytozinspiegel, wie man weiß, besonders hoch ist. Denken Sie an eine stillende Frau, sagt sie. Bedenken Sie ihren einzigartigen physiologischen Zustand. Das Oxytozin regt den Milchausstoß an – so weit, so gut. Aber die Milchejektion ist noch längst nicht die ganze Geschichte. Im Zusammenwirken mit weiteren Peptiden erhöht das Oxytozin auch die Durchblutung des Brustgewebes. Durch den verstärkten Blutzufluss wird die Brust warm, wärmer, als sie je gewesen ist. Die stillende Frau strahlt buchstäblich Wärme aus, wie ein Öfchen, wie ein von der Sonne aufgeheizter Stein. Sie flößt dem Baby Milch ein und hüllt es in Wärme.

»Es findet eine regelrechte Wärmeübertragung statt, und das ist sehr wichtig, nicht wahr?« sagt Uvnas-Möberg. »Ist es nicht die Bedingung der Liebe? Die Übertragung von Wärme? Von einem liebevollen Menschen sagen wir, er sei warmherzig. Von einem Menschen, der sich weigert zu lieben, sagen wir: Er ist kalt. In diesem Fall wird eine volkspsychologische Redensart von den Erkenntnissen der Physiologie bestätigt und erklärt.« Uvnas-Möberg spricht mit einer warmen Stimme, in einem gedämpften und intimen Ton, als säßen wir in einem gemütlichen Raum nebeneinander und stillten einträchtig, anstatt uns, völlig zugeknöpft, in einem ganz und gar babylosen Arbeitszimmer des Karolinska-Instituts gegenüberzusitzen. Sie trägt ein pfefferminzfarbenes Kostüm und hat runde, rosige, blanke Apfelbäckchen.

»Ein Kind stillen bedeutet, Energie und Wärme abzugeben, und beides erfordert Kalorien«, sagt sie. »Was eine sehr gefährliche Sache ist und eine kostspielige Angelegenheit. Das wiederum bedeutet, dass das Oxytozin auch eine zweite Seite hat, eine sparsame Seite. Denn wenn die Gleichung aufgehen soll, muss das, was in Form von Wärme und Milch verloren geht, irgendwie wieder hereinkommen.«

Das Oxytozin ist ein freigebiges Hormon, erklärt sie, und es ist gleichzeitig ein konservatives Hormon. Es wirkt so auf den Darm, dass die Verdauung verlangsamt wird und der Organismus dadurch so viele Kalorien wie nur irgend möglich aufnehmen kann.

Es erhöht die Insulinkonzentration, damit möglichst viel Blutzucker in die Zellen gelangt, anstatt wieder ausgepinkelt zu werden. Eine stillende Mutter sollte sich aber auch energiesparend verhalten. Sie sollte sich entspannt fühlen, die Fähigkeit haben, stundenlang ruhig zu sitzen. Herumzappeln verbraucht Kalorien. Ängstlichkeit und Besorgtsein verbrauchen Kalorien. Gelassenheit hingegen spart Kalorien ein und trägt dazu bei, dass die Gleichung aufgeht: Wärme abgeben, Wärme abstrahlen, aber anabolische Kraft gewinnen. Denn je mehr wir geben, desto mehr Oxytozin wird ausgeschüttet, desto besser kann der Verdauungstrakt alle Nährstoffe verwerten und desto heiterer und gelassener fühlen wir uns. Es ist wie bei diesen Sonderangeboten im Supermarkt: Je mehr du ausgibst, desto mehr sparst du.

Uvnas-Möberg und ihre Kollegen haben mehrere Studien über stillende Frauen durchgeführt. Sie beobachten das Verhalten der Mütter und führen mit ihnen Persönlichkeitstests durch. Sie fragen sie, wie lange eine durchschnittliche »Stillsitzung« bei ihnen dauert. Sie messen die Konzentration des Oxytozins und anderer Hormone, indem sie den Frauen während des Stillens zehn Minuten lang alle dreißig Sekunden Blutproben abnehmen. Wie die Wissenschaftler festgestellt haben, ist die Oxytozin-Ausschüttungskurve individuell verschieden. Bei manchen Frauen lassen sich deutliche Gipfel und Täler erkennen: Das Oxytozin gelangt bei ihnen also schubweise ins Blut. Bei anderen verläuft die Sekretionskurve relativ flach. »Folgendes haben wir festgestellt: Je mehr Gipfel eine Frau hat, desto höher ist ihre Oxytozin-Gesamtkonzentration und desto länger fallen bei ihr in der Regel die einzelnen Stillsitzungen aus«, erklärt Uvnas-Möberg. »Entsprechende Korrelationen finden sich auch bei den Persönlichkeitsveränderungen. Die Frauen mit den meisten Gipfeln sind diejenigen, die nach eigenen Angaben die größte innere Ruhe verspüren. Sie erklären, dass sie sich emotional zugänglicher fühlen als früher. Sie sagen, dass sie eine enge Bindung an ihr Kind verspüren. Was durchaus einleuchtet. Je höher die Oxytozinkonzentration ist, desto länger stillen sie. Je länger sie stillen, desto mehr Zeit verbringen sie in engem Körperkontakt mit dem Baby, und desto näher fühlen sie sich ihm – körperlich, emotional und, wie ich hinzufügen könnte, neurochemisch.«

Aber eine stillende Mutter tut mehr, als ihr Kind nur zu säugen und zu wärmen. Indem sie sich das Baby an die Brust hält, berührt sie es. Sie streichelt es beruhigend. »Jeder Mensch weiß intuitiv, wie richtiges Streicheln geht«, sagte Uvnas-Möberg. »Sie wissen selbst, was wirkt und was nicht wirkt. Wenn Sie es so machen«, sie fährt sich mit der Hand rasch den Arm hinauf und hinunter, »also zu schnell, dann regt es eher auf. Wenn Sie es zu langsam machen, wirkt es aber auch nicht.« Sie streicht sich einmal langweilig-langsam über den Arm. »Aber jetzt, wenn Sie es so machen, ein gleichmäßiges ruhiges Streicheln, das ist richtig, das ist gut, das wirkt.« Sie streicht sich rhythmisch über den Arm, und ich schau ihr zu, und vom bloßen Zuschauen fühle ich mich stellvertretend gestreichelt und stellvertretend beruhigt. »Diese Frequenz entspricht etwa vierzig Strichen in der Minute«, sagt Uvnas-Möberg. »Es ist dieselbe Frequenz, mit der wir unsere Katze oder unseren Hund streicheln.« Und wieder kommt das Oxytozin ins Spiel. Wenn die Wissenschaftler den Frauen Blut abnehmen, während diese ihre Babys streicheln, stellen sie den gleichen Anstieg des Oxytozinspiegels fest, der während des Stillens zu verzeichnen ist. Die Mutter produziert deswegen Oxytozin, während sie ihr Baby liebkost, weil ihre streichelnde Hand die gleiche beruhigende Wirkung verspürt wie das Baby, das gestreichelt wird. Die Mutter verspürt nach eigenen Angaben ein tiefes Gefühl der Ruhe, und wenn man sie zwickt, bekommt sie es kaum mit. »Wir wissen, dass wir durch Zwicken eines beliebigen Körperteils einen Schmerzreflex auslösen können«, sagt Uvnas-Möberg. »Aber ebenso können wir durch Berühren und Streicheln eines beliebigen Körperteils beruhigen und Schmerz lindern. Irgendwie wissen wir das auch, nicht wahr? Das ist ein angeborenes Wissen, auch wenn wir es manchmal vergessen – oder uns irgendwie genieren, es zu wissen.«

Berührung vermittelt Wärme. Indem wir streicheln, unterstreichen wir die Tatsache, dass wir berühren, dass wir geben und da sind. Vielleicht haben wir deswegen unseren Pelz verloren, weil wir dadurch berührungsempfindlicher und damit anfälliger für Zärtlichkeiten wurden. Wir streicheln unsere Babys, und wir wiegen und schaukeln sie. Der Kauf einer Babywiege ist eine der großen Freuden der werdenden Mutter, und die bloße Vorstellung, dass sie ihr Baby bald darin schaukeln wird, erfüllt sie mit einem warmen und seligen Wohlgefühl. In China ist es üblich, dass Frauen während der Geburt eine warme Dusche nehmen. Sie brauchen fast nie irgendwelche künstlichen Wehenmittel, weil das warme pulsierende Wasser ihren natürlichen Oxytozinausstoß anregt. Die amerikanischen Frauen kommen allmählich auch auf diese Idee, denn manche Zentren für natürliche Geburt bieten mittlerweile Jacuzzi-Bäder an. Andere Säugerweibchen lecken sich während des Geburtsvorgangs, schleck, schleck, schleck. Anschließend lecken sie ihre Jungen ab, und die machen sich ans Nuckeln. So schön wird das Leben nie wieder sein! Gleichmäßige Liebkosungen regen die Oxytozinausschüttung an. Das sanfte gleichmäßige Streicheln entspricht dem Pulsschlag der Milchgänge und dem Rhythmus, in dem der Säugling seinerseits an der Brust nuckelt. Das ist der Rhythmus der Liebe: vierzig Schläge in der Minute.

Der Rhythmus der Liebe. Der Orgasmus ist eine weitere rhythmische Empfindung. Auch er pulsiert mit rund vierzig bis fünfzig Wogen in der Minute, und die Gebärmutter vollführt während des Orgasmus die gleichen Kontraktionen wie während des Geburtsvorgangs. Im Rahmen einer Studie wurden Frauen aufgefordert, sich durch Masturbation zum Orgasmus zu bringen, während parallel dazu die Veränderungen ihres Oxytozinspiegels gemessen wurden. Mit dem Höhepunkt ging bei allen Testpersonen ein geringfügiger, aber messbarer Anstieg der Oxytozinkonzentration einher, und je höher der Anstieg, desto lustvoller war nach Angabe der jeweiligen Frau der Orgasmus gewesen. Manche jungen Mütter erklären, durch das Stillen nicht so sehr in einen entspannten Zustand zu geraten, als vielmehr ein intensives, fast orgasmusartiges Hochgefühl zu verspüren, bei dem ihre Gebärmutter im Gleichtakt mit den Milchgängen und mit dem saugenden Mund des Babys pulsiert. Ein solches Hochgefühl unterscheidet sich physiologisch aber nicht allzu sehr von tiefer Seelenruhe. Kennzeichnend für beide Zustände sind eine Dämpfung des Sympathikus, eine Absenkung des Blutdrucks und eine Verringerung des Stresses. Das Nirvana wird als ein idealer Zustand der Ruhe, Harmonie, Ausgeglichenheit und Glückseligkeit beschrieben. Durch gezügelte, rhythmische Atmung lässt sich ein meditativer Zustand erreichen. Liebe und Freude sind zugleich anregende und erholsame Empfindungen. Sie bauen sich aus harmonischen Schwingungen auf, einer Wellenform, die mit einem minimalen

Energieaufwand nahezu unbegrenzt lange aufrechterhalten werden kann – die beste uns mögliche Annäherung an den utopischen Traum eines Perpetuum mobile.

»Allmählich zeichnen sich gewisse Muster ab«, sagt Uvnas-Möberg. »Ich glaube, wir werden zu dem Ergebnis gelangen, dass es Menschen mit konstitutionell hohem Oxytozinspiegel und gleichzeitig niedrigem innerem Stresspegel und niedrigem Blutdruck gibt. Und – wäre das etwa verwunderlich? Wenn ich Ihnen sagte, dass Menschen mit hohem Adrenalin- oder Kortisolspiegel verstärkt unter Stress leiden, würden Sie sich doch bestimmt nicht wundern. Die umgekehrte Korrelation trifft wahrscheinlich ebenso zu. Wir haben lediglich noch nicht systematisch danach gesucht. Aber in den uns bekannten Fällen passt alles zusammen: Chronisch ängstliche oder besorgte Frauen haben auch immer einen niedrigen Oxytozinspiegel. Kinder, die wegen häufig auftretender Bauchschmerzen ins Krankenhaus eingewiesen werden, haben oft extrem niedrige Oxytozinspiegel, und chronische Leibschmerzen sind bei Kindern ein klassisches Symptom von Stress.«

Der Bauch weiß mehr, als uns bewusst ist, und was immer er in Erfahrung bringt, teilt er dem Gehirn mit. Seine Informationen übermittelt er durch Hormone, darunter das Cholezystokinin, ein Stoffwechselhormon, von dem bekannt ist, dass es unter anderem ein Gefühl der Sättigung bewirkt. »Die Bindung des Lamms an seine Mutter wird durch den Akt des Saugens hergestellt«, sagt Uvnas-Möberg. »Die Saugbewegungen bewirken mehrerlei. Sie führen zur Freisetzung von Oxytozin im Gehirn des Lamms und zur Ausschüttung von Cholezystokinin in dessen Darm. Blockiert man die Oxytozinausschüttung, unterbleibt die Anbindung des Lamms an seine Mutter. Das Gleiche gilt für das Cholezystokinin. Blockieren wir dessen Produktion, büßt das Lamm seine Fähigkeit ein, die Mutterbindung aufzubauen. Gehirn und Bauch stehen in enger Verbindung«, sagt sie. »Die Psychologen wissen, welch wichtige Rolle der Bauch beim Prozess des Lernens spielt. Babys stecken sich Dinge in den Mund, um sie kennen zu lernen, um sie zu verstehen. Wir sagen, dass wir etwas ›aus dem Bauch heraus‹ tun. Wir sagen, Liebe gehe durch den Magen. Sobald wir gegessen haben, werden wir freundlich und großzügig. Es ist schwierig, liebenswürdig und wohlwollend zu sein, solange man einen leeren Bauch hat.«

Wir erkennen jetzt noch einen weiteren Grund, warum ein Mensch, der ihm angebotenes Essen ablehnt, uns einen – wenn auch meist unbewussten – leichten Argwohn einflößt: Dieser Mensch will sich nicht friedlich stimmen lassen. Dieser Mensch will wachsam, angespannt bleiben. Dieser Mensch stellt eine Bedrohung für uns dar. Kein Wunder, dass es uns ein solches Unbehagen bereitet, in jemandes Gesellschaft zu essen, der selbst nichts zu sich nimmt. Wir können es uns nicht leisten, einseitig ruhig gestellt zu werden. Danke, für mich kein Cholezystokinin. Heute Abend sparen wir uns alle Oxytozin-Kumpeleien.

Unser Organismus bindet uns durch die Kraft jeglicher ihm zur Verfügung stehenden Sinnesleistung und Substanz. Extremer Stress vermittelt innigste Zuneigung. Während der Geburt schreit und kreischt eine Frau. Sie bettelt darum, dass diese Kreatur, dieser gottverdammte eingeklemmte Willy-der-Wal, endlich aus ihrem Leib freigelassen werde – wenn nötig mit Rizinusöl. Für das Baby ist die Angelegenheit keinen Strich angenehmer, und während es sich durch den knackengen Kanal quetscht, schießen seine Stresshormonwerte ins Astronomische und erreichen das Hundertfache dessen, was bei einem Erwachsenen als normal gilt. Und nicht lange nach dieser katastrophalen Erfahrung liegen die beiden eng aneinander geschmiegt, entspannt, gewärmt und freudestrahlend, Buddha und ihr Bodhisattva.

Auch der Geruch ist ein heimlicher Kuppler und unterschwelliger Knüpfer von Bindungen, für die wir keine Worte finden und von denen wir keinen Begriff haben. Ein neugeborenes Menschenbaby ist ein hilfloses, mitleiderregend unkoordiniertes Geschöpf. Legt man es aber direkt nach der Geburt seiner Mutter auf den Bauch, kriecht es, fast ausschließlich von olfaktorischen Signalen geleitet, zielstrebig auf deren Brust zu. Wenn die eine Brust vorher gewaschen wurde und die andere ungewaschen ist, wird der Säugling unweigerlich die naturduftende Brustwarze ansteuern. Die Fontanelle, also die Stelle, an der die Schädelknochen des Babys noch nicht zusammengewachsen sind, ist reich an Schweißdrüsen, die Geruchsstoffe absondern. Die Mutter schnuppert oft daran, neigt den Kopf und atmet den Babyduft ein, ohne sich dessen bewusst zu werden. Es könnte sogar sein, dass Mutter und Kind schon vor der Geburt durch einen Austausch von Geruchsstoffen aneinander gebunden werden. Der Fetus gibt mit seinem

Urin auch seine spezifischen Duftstoffe in das Fruchtwasser ab. Die Abbaustoffe werden vom Organismus der Mutter herausgefiltert und über deren Harn ausgeschieden, und so lernt sie den Geruch ihres Kindes bereits vor dessen Geburt kennen. Aber auch der Vater könnte – indirekt, durch seine ständige Nähe zur Mutter – eine solche pränatale olfaktorische Prägung erfahren. Schließlich liebt ein Vater sein neugeborenes Kind ebenso innig wie die Mutter, obwohl er die mit der Schwangerschaft einhergehenden vielfältigen physiologischen und hormonellen Veränderungen ja nicht durchgemacht hat. Die von der werdenden Mutter ausgestrahlte Fetusduft-Aura könnte also auch beim Mann eine positive emotionale Vorprogrammierung bewirken. John Money, eine Koryphäe auf dem Gebiet der Sexualforschung, behauptet, dass ein Mensch, der an Anosmie (»Geruchsblindheit«) leidet, zwar Geschlechtslust empfinden könne, aber außerstande sei, emotionale Bindungen einzugehen. Wenn ein Ehepartner den Geruch des anderen nicht mag, ist die Beziehung zum Scheitern verurteilt. »›Heirate Ermengarda nicht‹, schrieb Papst Stephan an König Karl, ›sie stinkt wie alle Langobarden.‹ Karl heiratete Ermengarda trotzdem, konnte aber ihren Geruch nicht ertragen und verstieß sie schließlich«, schreibt Guido Ceronetti in *Das Schweigen des Körpers*.

Berührung, Geschmack, Geruch: Wenn es darum geht, Liebe zu erwecken, bleibt kein Sinn ungenutzt. Und da wir vor allem eine augenfixierte Spezies sind, nutzen Babys das aus, indem sie das Auge erfreuen – indem sie fast unerträglich süß sind. In den allerletzten Wochen der Schwangerschaft legt sich der Menschenfetus eine subkutane Fettschicht zu. Der Hauptunterschied zwischen einem Frühchen und einem termingerecht geborenen Baby ist ein Kilo Fett mehr oder weniger, und diese zusätzliche Speckschicht macht die Geburt für die Mutter schwieriger. Ein Gorillababy kommt praktisch ohne ein Gramm Fett am Leib auf die Welt und fängt erst nach der Geburt an, speckig zu werden. Warum Menschenbabys vorgemästet ankommen, ist nicht klar. Es gibt keine offensichtliche physiologische Rechtfertigung für diese Fettspeicher. Manche Wissenschaftler haben die Vermutung geäußert, das Fett sei für das Gehirn da. Aber wenn zum Aufbau des schnellwüchsigen Babygehirns wirklich große Mengen von Lipiden nötig wären, sollten wir doch eigentlich erwarten, in der Muttermilch einen hohen Fettanteil vorzufinden. Tatsächlich ist aber das Gegenteil der Fall: Frauenmilch ist relativ mager. Sarah Blaffer Hrdy schlägt deswegen eine andere Erklärung vor: Babys sind rundlich, damit sie niedlich aussehen. Babyspeck hat eine ausschließlich ästhetische Funktion. Der Anblick eines pummeligen, weichen, rundlichen Babys mit dicken Saugbacken, rundem Po, fleischigen Ärmchen und Beinchen wirkt anziehend auf uns. Der visuelle Verführungsfaktor, der Niedlichkeitsquotient eines Babys könnte dessen Chancen, die Wärme, die Nase, die Berührung, das fettarme heilige Wasser seiner Mutter zu erobern, noch weiter erhöhen. Aus gutem Grund ist Baby rund!

»Rund« ist auch der Klang der Liebe, der auf- und absteigende Stimmton, mit dem wir Babys und andere geliebte Personen angurren. Am stärksten reagieren Babys nachweislich auf Stimmen mit deutlich »gesungenen« Hoch- und Tieftönen. Babys müssen sprechen lernen. Sie müssen ihr Gehirn förmlich um die Sprache schmiegen, und sie lernen dies am besten durch klar differenzierte Tonunterschiede und Aufs und Abs und deutlich ausgesprochene und sie ansprechende Wörter. Wenn die Sprache, die Eltern für ihr Baby benutzen, »warm« klingt, so dient sie der Übermittlung einer weiteren Art von Wärme, denn durch eine solche »Babysprache« schenken Mutter und Vater ihrem Kind geistige Nahrung, die Grundelemente der Sprache – der verlässlichsten Quelle menschlicher Kraft überhaupt. Und als Erwachsene machen wir uns die Wärme der Babysprache zunutze, um die Zuneigung eines geliebten Menschen zu gewinnen. Wir regredieren zu brabbelnden, gurrenden, gieksenden Erfindern von albernen Kosenamen.

Eine gut eingespielte, funktionierende Beziehung gibt uns ein gutes Gefühl – und zugleich das Gefühl, dass es ewig so weitergehen könnte. Ein geliebter Mensch beruhigt uns, wenn wir mit den Nerven am Ende sind, und bringt uns wieder in Schwung, wenn wir in Stumpfsinn zu versinken drohen. Alte Eheleute, die unauflöslich aneinander hängen, sind wie zwei synchronisierte Uhren. Ihre Gesichter haben sich einander angeglichen, weil ihre Gesichtsmuskeln mit der Zeit angefangen haben, unbewusst das Mienenspiel des anderen nachzuahmen. Ihr Sprechrhythmus ist immer ähnlicher geworden. Sie gehen mit dem gleichen Schritt. Wenn ein alter Mensch wenige Tage oder Wochen nach dem Tod seines langjährigen Ehepartners stirbt, schließen wir meist daraus, er sei an Kummer oder Schock gestorben. Aber oft genug waren bei ihm keinerlei Anzeichen von Trauer oder Verzweiflung festzustellen gewesen, denn schließlich hatten die beiden ein langes gemeinsames Leben hinter sich und wussten, dass der Tod nicht mehr fern sein konnte. So könnte es viel eher sein, dass der eine Tod »zufällig« – oder eher gesetzmäßig – dem anderen folgte. Im Laufe der Jahre hatten die Körperzellen der zwei Eheleute einen ähnlichen Rhythmus angenommen, arbeiteten gewissermaßen im Gleichschritt – und liefen dementsprechend auch kurz hintereinander ab.

Es gibt die Bindungsstimuli, von denen wir wissen, und es gibt diejenigen, die sich unbemerkt und unbemerkbar einschleichen und ihre Wirkung tun. Noch Jahre und Jahre, nachdem eine Frau ein Kind geboren hat, bewahrt sie Spuren von ihm in ihrem Organismus. Ich spreche hier nicht von Erinnerungen; ich meine konkrete, materielle Spuren. Während der Schwangerschaft zirkulieren abgelöste Zellen der heranwachsenden Leibesfrucht durch den Körper der Frau – möglicherweise für den Fetus ein Weg, mit dem mütterlichen Immunsystem zu kommunizieren und dadurch zu verhindern, dass er als der Fremdkörper, der er ist, vorzeitig ausgestoßen wird. Lange hatte man diese zelluläre Zwiesprache zwischen Mutter und Kind für eine zeitlich begrenzte, mit der Geburt endende Angelegenheit gehalten. Vor kurzem haben Wissenschaftler allerdings im Blut von Frauen Zellen nachgewiesen, die eindeutig von Kindern stammten, die diese Frauen bereits Jahrzehnte zuvor geboren hatten. Die Zellen waren nicht abgestorben; sie waren nicht abgebaut oder ausgeschieden worden. Sie waren am Leben geblieben und könnten sich in der Zwischenzeit sogar ein paarmal geteilt haben. Sie waren schließlich Fetuszellen, das heißt äußerst vitale und wachstumsfreudige Gebilde. Eine Mutter bleibt demnach zeit ihres Lebens eine zelluläre Chimäre, eine Kombination aus dem Körper, mit dem sie geboren wurde, und all denjenigen Körpern, die sie selbst je geboren hat. Was vielleicht nichts weiter zu besagen hat. Vielleicht bedeutet es aber auch, dass immer etwas da ist, was sie an ihre Kinder erinnert, ein paar biochemische Takte eines Lieds, das ihre neuronalen Bindungsschaltungen zum Mitschwingen bringen kann. Dies kann insbesondere dann der Fall sein, wenn diese Bindungen durch eine Vielzahl verschiedener Reize, sensorischer Inputs, geknüpft und gefestigt wurden: durch die hormonellen Wechselbäder der Schwangerschaft, die Ausdünstungen fetalen Urins, die umwälzende Erfahrung der Geburt und den Anblick und die Berührung des neugeborenen Babys.

Daher kann ich zu all den Gründen, die ich dafür habe, eine erklärte Verfechterin des freien Schwangerschaftsabbruchs zu sein, des Rechts der Frau auf die – trotz der Unzuverlässigkeit der verfügbaren Verhütungsmethoden und des menschlichen Herzens – uneingeschränkte Entfaltung ihrer Sexualität, noch einen weiteren angeben: Es ist verabscheuungswürdig, eine Frau zu zwingen, ein ungewolltes Kind auszutragen, sie brutal durch die hormonell, sinnlich, mechanisch prägende Erfahrung der Schwangerschaft zu treiben und sie dazu zu verurteilen, zeit ihres Lebens den Stempel eines Kindes in sich zu tragen, das sie nicht behalten kann, das ihr aber für immer als ein Bindungs-Antigen im Blut bleiben wird. Die Adoptionslösung kann eine gute Sache sein, wenn eine junge Frau sich frei dafür entscheidet und keine Gewissensprobleme damit hat. Aber es muss wirklich eine freie Entscheidung sein, denn der Körper ist ein Gewohnheitstier, und je länger er unter dem Einfluss der Biochemikalien der Bindung gestanden hat, desto größer ist das Risiko emotionaler Flashbacks, zyklisch wiederkehrender neuroendokriner Horrortrips von der Art dieser Albträume, in denen wir immer wieder zum Haus unserer Kindheit zurückkehren und nicht eigentlich wissen, warum, und uns bewusst ist, dass wir da nicht mehr hingehören, und trotzdem zurückkehren und an die Tür gehen und klingeln. Und niemand macht auf. Weil es das falsche Haus ist. Weil unser Haus gar nicht mehr existiert.

In der Liebe ist alles erlaubt, und die Liebe weiß das, und die Liebe wird mit allem fertig, wo hinein sie mit vierzig Schlägen pro Minute ihre zarten Klauen schlägt. Wir besitzen zahlreiche, wechselseitig vernetzte neuronale Bindungssysteme, und dann kommt noch der Bauch ins Spiel. Das Herz mischt gleichfalls mit, gegebenenfalls unter freundlicher Mitwirkung von Stress & Co. Aber Liebe ist mehr als ein Gefühl aus dem Bauch oder eine unreflektierte Emotion. Sie besitzt auch eine kognitive Seite. Allzu häufig vergessen wir die Gedanklichkeit der Liebe. Wir können sogar so weit gehen, den Intellekt zu lästern, indem wir jemandem vorwerfen, seine Einstellung zur Liebe sei zu »rational« oder »analytisch« – als ob die Erkenntnis die Negation der Empfindung sei. Sie ist es nicht. Das Denken kann ebenso gut die Liebe bestärken, wie es dem passiv-aggressiven Rationalisten erlauben kann, sich aus der Liebe herauszumogeln. Ein einziger Gedanke kann eine ganze sensorische Äolsharfe der Liebe zum Tönen bringen. Wenn eine stillende Mutter von ihrem Baby getrennt ist und sich vorstellt, wie sie ihm die Brust gibt, werden ihre Brüste warm, und es kann sogar Milch austreten. Susan Love berichtet, eine Kollegin von ihr, eine Chirurgin, habe einmal mitten während einer Operation angefangen, an ihr Baby zu denken, und binnen weniger Sekunden sei ihre Milch durch die Kleidung gesickert und auf den narkotisierten Patienten getröpfelt.

Cort Pedersen weist darauf hin, dass wir Menschen die Fähigkeit besitzen, den neuronalen Zustand des Gebundenseins durch unsere bloße Vorstellungskraft aufrechtzuerhalten, während Tiere dazu auf konkrete, äußere Sinnesreize angewiesen sind. Nur selten, sagt er, gelingt es uns, sämtliche Komponenten einer innigen Bindung zu durchtrennen. Wir haben Fotos. Wir haben Freunde, die immer wieder anfangen, von unserem verlorenen Geliebten zu reden. Wir laufen durch dieselben Straßen und essen in denselben Restaurants, in denen wir mit dem geliebten Menschen gegessen und gemeinsam mit ihm Cholezystokinin abgesondert haben. Wir haben Sam, der wieder mal das bewusste Lied anstimmt: *You must remember this…* Wir haben einfach zu viele Sinne und zu viele Organe, die nur darauf aus sind, die Vergangenheit wiederaufleben zu lassen, und wir haben zu viele Erinnerungen und ein zu gutes Gedächtnis. Immer und immer wieder werden die Leitungsbahnen einer alten Liebe reaktiviert. Unser analytischer Verstand speist und schützt die Schaltkreise der Bindung. Unsere Fähigkeit zu denken erhält die Liebe am Leben – selbst noch lange nachdem unser archaischeres Gehirn, unser Rattenhirn, die Liebe über Bord geworfen hätte. Die ewige Liebe ist ein Mythos, aber wir erschaffen uns unsere Mythen, und wir lieben sie zu Tode.

18

HOKUSPOKUS HIRNIBUS

Die Macken der Evolutionspsychologie

Wir haben die Fähigkeit zu lieben, und es gibt eine Menge Gründe zu lieben. Aber wen lieben wir, und warum? Wir können wohl einsehen, dass es genetisch vernünftig ist, unsere Kinder und unsere Eltern zu lieben – obwohl solche Formen der Liebe ihre Grenzen haben. Der Konflikt zwischen Eltern und Kindern ist ein Grundgesetz des Lebens, so sehr wir uns auch wünschen, dass dem nicht so wäre, und so sehr wir uns auch einbilden mögen, diese Tatsache wegdiskutieren zu können. Der Konflikt ist systemimmanent. Kinder wollen mehr, als Eltern zu geben bereit sind, folglich versuchen sie, irgendwie an der Sache zu tricksen, damit sie ihren gerechten Anteil bekommen – und noch ein bisschen dazu. Eltern haben aber normalerweise mehr als nur ein Kind, ja sie könnten sogar beabsichtigen, sich mit der Zeit noch ein paar weitere zuzulegen, also widerstrebt es ihnen, zu viel in einen einzelnen Sprössling zu investieren und sich finanziell und kräftemäßig vollkommen leer saugen zu lassen. Als wirkliche oder »innere« Kinder hängen wir insgeheim dem netten kleinen Mythos von der vollkommenen Mutter an, der allgewährenden, allliebenden Mutter. Mütter wissen, dass sie kein solches Wundertier sein können, dass sie dieser einen Frucht ihres Leibes weder alles geben können noch wollen. Sie müssen etwas zurückbehalten: für sich, für die anderen und für die Eier, die sie möglicherweise noch auszubrüten haben.

Mutter-Kind-Konflikte beginnen bereits vor der Geburt mit einem unsichtbaren, aber hartnäckigen Dauerscharmützel zwischen dem Fetus, der eine richtig dicke Plazenta anzulegen und so viel mütterliche Kalorien wie nur irgend möglich aufzusaugen versucht, und der Mutter, deren Organismus derlei Bestrebungen entgegenwirkt, dem Wachstum der Plazenta Grenzen setzt und dadurch eine gesundheitsgefährdende Plünderung seiner Energiereserven verhindert. Nach der Geburt setzt sich der Konflikt nahtlos fort. Babys schreien, Kleinkinder kriegen Tobsuchtsanfälle, größere Kinder quengeln. Dann kommen die Sprösslinge in die Pubertät, und der Charakter des Konflikts schlägt fast in sein Gegenteil um: Jetzt will das Jungvolk seine Unabhängigkeit und eine sturmfreie Bude; möglicherweise fängt es sogar an, von einem baldigen Ableben der Alten und einer damit verbundenen Erbschaft zu träumen. Die Eltern ihrerseits versuchen, ihre heranwachsenden Kinder ein wenig länger im Haus zu behalten, sie für die Betreuung jüngerer Geschwister einzuspannen und damit ihre Chancen auf Mehrung ihres persönlichen Fortpflanzungserfolgs zu erhöhen. Oh, es geht noch weiter. Kinder brauchen Liebe und Zuwendung, um gedeihen zu können, und Eltern neigen von Natur aus dazu, beides zu geben. Ja, sie sind wie Violinen darauf gestimmt, beides zu geben. Aber dann wird die Spannung zu hoch, die Saite reißt, und aus den sanft schmelzenden Geigentönen springt klirrend unsere alte spatzenhirnige Freundin hervor: die Aggression. Liebe und Aggression sind ein untrennbares Gespann, die zwei Seiten einer Medaille. Wo die eine ist, kann die andere nicht fern sein.

Aber Eltern-Kinder-Konflikte sind geradezu harmlos im Vergleich zu dem Liebeskrieg, den wir alle am besten kennen, dem Krieg, den wir so gut kennen, dass wir ihm einen speziellen, hochtönend-dämlichen Namen verpasst haben: dem Kampf der Geschlechter. Wenn wir von der Physiologie der Liebe und der Evolution der Liebe reden, stellt sich über kurz oder lang unweigerlich die Frage, was wir uns von der Liebe versprechen, wonach wir eigentlich suchen, wenn wir uns auf die Jagd nach der Liebe machen. Für unsere Eltern und Kinder können wir nichts, und so ist die Liebe, die wir ihnen entgegenbringen, von einem gewissen Fatalismus aufgelockert. Es gehört schließlich schon ein ziemlicher New-Age-Sprung in der Schüssel dazu, jemandem vorzuwerfen, er habe sich seine Eltern schlecht ausgesucht. Aber für die Wahl unserer Lebensgefährten und für die speziellen Erwartungen, die wir ihnen entgegenbringen, können wir eine gewisse Verantwortung nicht gänzlich von uns weisen. Was erwarten wir also von einem Lebensgefährten – was für die meisten Frauen »einem Mann« bedeutet –, und was erwarten die Männer ihrerseits von uns? Was ist die Lebensader der romantischen Liebe? Warum sind wir so darauf versessen, uns zu verheiraten? Ist es angeboren? Ist es Gewohnheit? Sind wir – das heißt einmal die Menschen im Allgemeinen und dann, ein bisschen konkreter, die Frauen im Besonderen – die heiratende Spezies? Keine Frage: Wohin wir auch blicken, sehen wir Ehen. In den meisten heute existierenden und so weit bekannten historischen Kulturen pflegen und pflegten Menschen, sich durch die eine oder andere Form von Zeremonie zu verheiraten, gewissermaßen öffentlich kundzutun, dass dieser Mann und diese Frau in den Stammesbüchern fortan als ein Posten zu führen seien. Indes ist Ubiquität nicht notwendigerweise ein Indiz für Natürlichkeit. Die bloße Tatsache, dass wir heiraten, bedeutet noch lange nicht, dass wir wirklich, tief in unserem reptilischen Hirn, heiraten wollen. Die Ehe könnte so etwas wie das geschriebene Wort sein, ein Mittel zum Zweck, das sich aufgrund seiner Nützlichkeit praktisch weltweit durchgesetzt hat. Aber ernsthaft – wem macht Schreiben schon wirklich Spaß? Und dass Schreiben etwas Natürliches sei, auch nur so natürlich wie Sprechen, wird ja wohl niemand behaupten.

Um es gleich vorneweg zu sagen: Ich habe keine Ahnung, wann, wo oder wie die Ehe erfunden wurde. Ich weiß nicht, ob wir von Natur aus für die Ehe prädisponiert sind oder ob es sich damit wie mit Mamas Hochzeitskleid verhält: Es gehört schon eine hervorragende Schneiderin dazu, das Ding für uns tragbar zu machen. Präriewühlmäuse sind eine heiratende Spezies, besser gesagt, eine zweierbezogene Spezies. Sie sind von Natur aus dazu bestimmt, paarweise aufzutreten, à la Arche Noah je ein Männlein und Weiblein. Das Gleiche gilt für viele Vögel. Sie schließen den Bund fürs Leben und ziehen ihre Jungen auf: die Geburt der Kernfamilie. Nichtmenschliche Primaten hingegen sind keine heiratenden Spezies. Schimpansen, Bonobos, Orang-Utans, die vielen kleineren Affenarten – sie sind fast allesamt der Zweierbeziehung abgeneigt. Sie sind polygam. Die Männchen paaren sich mit vielen Weibchen. Die Weibchen paaren sich mit vielen Männchen.

Empfindest du wie eine Wühlmaus? Wie eine Makakin? Vielleicht wie eine Graugans? Bist du für die Bindung geboren? Weißt du es? Ich nicht. Ich weiß es ganz sicher nicht. Manchmal denke ich, dass die Ehe uns nicht schlecht steht – nicht schlechter jedenfalls und vielleicht sogar besser als jede andere Alternative – und dass Kinder es irgendwie richtig finden, einen Papa und eine Mama zur Hand zu haben, die sie mit allem Nötigen versorgen. Manchmal wiederum klingen Samuel Johnsons Worte für mich so unwiderleglich wie Newtons *Principia mathematica*. »Sir«, sagte er in einem seiner Tischgespräche zu General Paoli, »für einen Mann und eine Frau ist es so wenig natürlich, im Zustand der Ehe zu leben, dass alle Gründe, die sie selbst dafür haben mögen, diese Beziehung aufrechtzuerhalten, und alle Hindernisse, die die zivilisierte Gesellschaft ihrer Trennung in den Weg legt, kaum ausreichen, um sie zusammenzuhalten.«

Ich weiß nicht, wie tief der Wunsch zu heiraten in uns wurzelt. Ich weiß nicht, warum wir uns diesen oder jenen bestimmten Partner aussuchen oder was die Frauen wirklich von den Männern wollen und was die Männer von den Frauen. Ich weiß nur eines: dass niemand es weiß. Ich weiß, dass die tiefenpsychologischen Wurzeln der menschlichen Liebe und wechselseitigen Hörigkeit noch immer im Dunkeln liegen – auch wenn gelegentliche funkelnde Pailletten manche von uns zu dem voreiligen Schluss verleiten, jetzt komme endlich Licht in die Sache.

Liebe und Ehe gelten als weibliche Künste. Sie sind angeblich unsere ureigenste Domäne. Man sagt uns nach, wir seien diejenigen, die sie wollen. Männer bocken, Männer scheuen, Männer schwitzen, und zu guter Letzt kapitulieren sie, seufzend, wie Hengste, die in die Box geführt werden, während wir Frauen keinerlei Überredung bedürfen. Die Männer, sie müssen; wir Frauen, wir sind! Wir sind das heiratende Geschlecht.

So jedenfalls lautet die landläufige Meinung, und zwar bereits seit vielen Jahren. Kein Geringerer als William James hat diese Weisheit in ein Gedichtchen gekleidet, das R. V. Short neckisch an das Ende seines kürzlich erschienenen Buches *The Differences Between the Sexes* stellt:

Hokuspokus Minimus
Männer sind polygamus
Fidibus und Hokuspo
Frauen nein, die sind nicht so.

Dank der explosionsartigen Ausbreitung einer neuen Doktrin namens Evolutionspsychologie hat diese Idee in letzter Zeit neue

Argumente und neue Anhänger gefunden. Die Evolutionspsychologie behauptet, die letzten, irreduziblen Grundmodule der menschlichen Natur entdeckt zu haben, und zwar namentlich der spezifischen Natur von Mann und Frau. Nun ist es gewiss nicht dumm, nach den evolutionären Wurzeln menschlichen Verhaltens zu fragen. Es ist durchaus legitim, unsere Antriebe und Handlungen in darwinistischen Kategorien erklären zu wollen. Wir sind schließlich Tiere. Die natürliche Auslese hat auch an uns kräftig mitgemischt. Aber in ihrer zunehmend popularisierten Form ist die Evolutionspsychologie ein hirnlos despotischer Zyklop, der mit seinem einzigen Auge auch noch durch eine extrem maskulinistische Brille guckt. Ich sage »maskulinistisch« statt »männlich«, weil die von radikalen Evolutionspsychologen vertretene Betrachtungsweise männlichen Verhaltens ebenso beschränkt und starr ist wie ihr Bild von der Frau.

Die Evolutionspsychologie dünkt sich gern etwas wahnsinnig Neues und Aufregendes, aber sie ist in Wirklichkeit ein bloßer Ableger der Soziobiologie, einer Forschungsrichtung, die mittlerweile auch schon über dreißig Jahre auf dem Buckel hat. Der Erzpatriarch der Soziobiologie, E. O. Wilson, definierte seine Disziplin zwar als »die systematische Erforschung der biologischen Grundlagen allen sozialen Verhaltens«, aber mit »biologisch« meinte er eigentlich evolutionistisch, denn er war nicht so sehr an dem unmittelbaren Wie eines Verhaltens als vielmehr an dessen Ursache interessiert: dem Warum. Schon viele Soziobiologen hatten in der Vergangenheit ihre intellektuellen Bemühungen auf die Erforschung menschlichen Verhaltens gerichtet. Die originäre Leistung der Evolutionspsychologen bestand lediglich darin, diese Nutzanwendung dadurch zu formalisieren, dass sie ihr den »human« klingenden Nachnamen Psychologie verpassten. Eines muss ich den Evopsychos lassen: Was die Verbreitung ihrer Ansichten anbelangt, sind sie wirklich ungeheuer erfolgreich gewesen. Der Filmkritiker David Denby meinte 1997 im *New Yorker*, die Evolutionspsychologie sei die große Mode und habe den Freudianismus als die bevorzugte Methode, auf Cocktailpartys das Verhalten des eigenen Lebensabschnittsgefährten auseinander zu nehmen, längst verdrängt. Ich meine, dass der evopsychologischen Deutung der menschlichen Natur bereits erheblich mehr Aufmerksamkeit geschenkt worden ist, als sie verdient – vielleicht dadurch bedingt, dass sie einen Großteil unserer alten Vorurteile bestätigt und sich so nett mit unserem bequemen Schubkastendenken verträgt. Ich habe genug von diesem ewigen Gerede über die Unterschiede zwischen Mann und Frau, darüber, wer von beiden es besser schaffe, mental eine geometrische Figur im Raum rotieren zu lassen, oder woran es liegen könnte, dass bei einem MRI-Scan unterschiedliche Bereiche des Gehirns aufleuchten, wenn jeweils eine männliche und eine weibliche Testperson an haargenau die gleiche Sache denken. Wie ich schon in der Einleitung erklärt habe, ging es mir darum, eine Fantasie über den weiblichen Körper und Geist zu schreiben, und nicht, mich lang und breit und blödsinnig darüber auszulassen, was wir über »X≠Y« wissen – oder nicht wissen. Ich habe nicht vor, den Männern zu erklären, was sie eigentlich wollen oder wie sie sich verhalten sollten. Wenn ein Typ es für richtig hält, sich einzureden, sein Gelüst nach der reizenden jungen Praktikantin in seinem Büro und seine parallel dazu auftretende Verstimmung über die hausfraulichen Fehlleistungen seiner alternden Gattin seien darwinistisch völlig gerechtfertigt – wer bin ich, dass ich ihm widersprechen sollte? Ich möchte hier nur eine These vertreten – völlig unaggressiv, ehrlich! –, und zwar, dass die strenggläubigen Evolutionspsychologen einen Haufen Dinge an uns Mädels nicht kapiert haben und dass wir ein besseres, weit besseres Image verdienen als das Olive-Oyl-Abziehbildchen, mit dem sie die Hälfte der Menschheit zu schmücken versuchen.

Die für unsere Diskussion relevanten apriorischen Grundthesen der Evolutionspsychologie lauten wie folgt:

1. Männer sind promiskuitiver veranlagt und weniger sexuell zurückhaltend als Frauen.
2. Frauen sind von Natur aus in höherem Maß an einer dauerhaften Beziehung interessiert als Männer.
3. Frauen fühlen sich von Natur aus zu begüterten Männern mit hohem gesellschaftlichen Status hingezogen.
4. Männer fühlen sich von Natur aus zu Jugend und Schönheit hingezogen.
5. Unsere Grundpräferenzen und -wünsche wurden uns vor langer, langer Zeit eingebläut – vor hunderttausend oder mehr Jahren, in der sagenumwobenen »Umwelt der evolutionären

Anpassung« oder »Ur-Umwelt«, auch und besser bekannt als die »Altsteinzeit«; sie haben sich seither nicht merklich verändert, noch steht zu erwarten, dass sie es in Zukunft tun werden.

In summa: Hokuspokus schrumpfhirnibus männermagazinus in Ewigkeit. Amen.

Überzeugte Verfechter der Evolutionspsychologie scheuen keine verbalen Mühen, um ihre Thesen unters Volk zu bringen und den klaffenden Abgrund, der die angeblichen angeborenen Wünsche der Frauen und der Männer voneinander scheidet, mit größtmöglicher Plastizität herauszuarbeiten. Selbst der dürftigste Datenbestand schreckt sie nicht davon ab, überzeugende Beweise für ihre Theorien zu versprechen. Sie vollführen höchst amüsante Verrenkungen, um aus widersprüchlichem Material etwas Überzeugendes zu konstruieren. Sie nehmen eine Prise hier und eine Prise da, eine Info aus Spalte A, eine aus Spalte B, und, Simsalabim, fertig ist der Darwin-Eintopf.

Ein Beispiel: Einer der grundlegenden Lehrsätze des evopsychischen Glaubensbekenntnisses lautet, dass Männer von Natur aus stärker zur Promiskuität neigen als Frauen und dass sie auch weit mehr für unverbindlichen, ja sogar anonymen Sex zu haben sind als diese. Männer können nichts für ihre Wünsche, sagen die Evopsychos und fügen gleich hinzu, dass natürlich kein Mann gezwungen sei, diese Wünsche auch auszuleben. Nichtsdestotrotz seien sie mit animalischen Begierden geschlagen, von denen keine Frau sich ein Bild machen könne. Als eine Freundin von mir Robert Wright, den Verfasser von *Diesseits von Gut und Böse* und einen der erfolgreichsten Popularisatoren der Evolutionspsychologie, um eine Stellungnahme zu seinen Ansichten über die Mann-Frau-Aporie bat, riss er die Augen auf, starrte sie an und sagte dann mannhaft: »Sie können sich überhaupt nicht vorstellen, wie das ist.« Worauf sie erwiderte: »Und Sie können sich ebenso wenig vorstellen, wie das für uns ist.« David Buss von der University of Texas, ein weiterer Evolutionspsychologe strenger Observanz, erklärte, einen Mann zu bitten, eines hübschen jungen Weibes nicht zu begehren, sei so, als verlange man von einem Karnivoren, kein Fleisch zu mögen.

Gleichzeitig räumen die Biobehavioristen ein, dass die überwältigende Mehrheit der Männer und Frauen heiraten, wobei sie sich jedoch, wie sie uns haarklein auseinander setzen, bei der Auswahl des jeweiligen Partners von gänzlich verschiedenen angeborenen Vorlieben leiten lassen. Männer suchen nach den Kennzeichen der Jugend wie einer glatten Haut, vollen Lippen und strammen Brüsten. Sie wollen eine Partnerin, die noch eine möglichst lange Karriere als Kindergebärerin vor sich hat. Weiterhin wollen Männer eine Frau, die unberührt ist und danach aussieht, als ob sie treu sei und sie nicht zum Hahnrei machen werde. Sexbomben und Vamps sind prima, wenn man sich einen lustigen Samstagabend machen möchte, aber wenn es um die Auswahl der Ehepartnerin geht, sind Sittsamkeit und Treue ein absolutes Muss. Dann wollen Männer eine kleine zweibeinige Lassie.

Frauen wünschen sich einen Ernährer. Sie wollen einen Mann, der reich, solide und ehrgeizig zu sein scheint. Sie wollen davon ausgehen können, dass sie und ihre Kinder versorgt sein werden. Sie wollen einen Mann, der offensichtlich weiß, wo es langgeht, und der sie vielleicht auch ein bisschen an die Kandare nehmen wird – ein ganz kleines bisschen nur, gerade genug, um ihnen das beruhigende Gefühl zu geben, dass er genotypisch, phänotypisch, jetzt und immerdar der King ist. An dieser angeborenen Vorliebe für wohl situierte Männer, erklären die Evolutionspsychologen, hat sich bis zum heutigen Tag nichts geändert. Sie ist selbst bei finanziell unabhängigen und beruflich erfolgreichen Frauen zu beobachten, die also auf einen Versorger gar nicht angewiesen sind. Früher war es für eine Frau von Vorteil, sich den materiell potentesten Mann auszusuchen, und solche durch mehrhunderttausendjährige Auslese einprogrammierten Denkmuster lassen sich nicht einfach in ein, zwei Generationen angeblichen Kulturwandels auf Befehl wieder abstellen.

Und wie sieht das Datenmaterial aus, das zur Untermauerung dieser Wahrheiten herangezogen wird? Für den Nachweis der geschlechtsspezifischen Diskrepanz in Sachen Promiskuität führen die Evolutionspsychologen gern das unterschiedliche Sexualverhalten von Schwulen und Lesben ins Feld. Homosexuelle gelten als eine diesbezüglich besonders aufschlussreiche Bevölkerungsgruppe, da sie sich angeblich genau so verhalten können, wie es ihrem jeweiligen Geschlecht angeboren und angemessen ist, ohne sich den Bedürfnissen und Vorstellungen eines andersgeschlechtlichen Partners anpassen zu müssen. Und was sehen wir nun an unserer idealen Untersuchungsgruppe? Schaut euch nur einmal an, wie Schwule sich aufführen! Sie finden es herrlich, Hunderte, ja Tausende verschiedener Sexualpartner zu haben, es in Saunaclubs, in Bahnhofsklos, hinter einem Gebüsch im Central Park zu treiben. Lesben sind in der Hinsicht das genaue Gegenteil. Sie ziehen nicht durch die Aufreißkneipen. Sie tun sich zusammen und bleiben zusammen, und Kuscheln und Schmusen sind ihnen weit wichtiger als eigentlicher, genitaler Sex. Es gibt sogar den so genannten »lesbischen Liebestod«: das bei manchen lesbischen Paaren zu beobachtende Phänomen, dass sich die Beziehung nach einer kurzen leidenschaftlichen Anfangsphase nahezu völlig entsexualisiert und erotische Begegnungen zu bloßen Ausnahmeerscheinungen werden. Hier ist ein Witz, den die Evopsychos besonders lustig finden: Frage: Was bringt eine Lesbierin zum zweiten Date mit? Antwort: Einen Möbelwagen. Frage: Was bringt ein Schwuler zum zweiten Date mit? Antwort: Was für ein zweites Date?

Wenn es also darum geht, die naturgegebene Diskrepanz zwischen dem männlichen und dem weiblichen Sexualverhalten zu veranschaulichen, werden uns Schwule als die wahren Männer präsentiert, die richtigen Männer, die eigentlichen Männer, die entfesselten Männer, Männer-die-sie-selbst-sein-dürfen, während Lesbierinnen die wahren Frauen sind, die Ultrafrauen, die jeden weiblichen Wunschtraum von Liebe und Treue ausleben können, ohne den lästigen Schmuddelkram des Sex in Kauf nehmen zu müssen. Interessanterweise gelten Schwule und Lesben in anderen theoretischen Kontexten aber keineswegs als richtige Männer und richtige Frauen, sondern als das genaue Gegenteil: Schwule sind feminine Männer, Mitteldinger zwischen Mann und Frau, und Lesben sind maskuline Frauen, Mannweiber. So behaupten Studien, die die neurophysiologischen Ursachen sexueller Orientierung zu ermitteln versuchen, bestimmte Kerne des Hypothalamus seien bei Schwulen kleiner ausgebildet als bei Heteros, fast so klein wie bei Frauen, und daher fühlten sich Schwule zu Männern hingezogen. Ihr Gehirn, erfahren wir weiter, sei so unvollkommen maskulinisiert, dass sie vergleichsweise schlecht in Mathe wären und überhaupt in ihren Anlagen eher zum Weiblichen als zum Männlichen tendieren würden. Demgegenüber sollen Lesbierinnen ein relativ gutes, eher männliches als weibliches räumliches Vorstellungsvermögen haben. Ein 1998 veröffentlichter Forschungsbericht zog sogar das Innenohr der Lesbierin als mögliche Ursache ihrer sexuellen Orientierung in Betracht, da es – möglicherweise bedingt durch einen während der Schwangerschaft erhöhten Androgenspiegel im Blut der Mutter – partiell »maskulinisiert« sei. Kleine Jungen, die gern mit Puppen und Puppengeschirr spielen, sollen besonders dafür prädisponiert sein, zu homosexuellen Männern heranzuwachsen. Kleine Mädchen, die zu extremem Rabaukentum tendieren, laufen verstärkt Gefahr, als Lesben zu enden. Und so sind Schwule in manchen Kontexten weichgespülte Muttersöhnchen und in anderen mesolithisch maskuline Macker, während Lesbierinnen heute die reinsten Dampframmen sind, um schon morgen zu den sanftesten und asexuellsten Mustermädels überhaupt zu erblühen.

Geht es um die Ermittlung geschlechtsspezifischer Präferenzen bei der Partnerwahl, stützen sich die Evopsychos auf Meinungsumfragen, und zwar vorzugsweise auf solche aus der demoskopischen Wundertüte des David Buss. Von manchen gerühmt, von anderen ausgelacht, sind seine Erhebungen auf jeden Fall großzügig konzipiert – in siebenunddreißig Ländern verschiedener Kontinente und unter Einbeziehung einer hinlänglich repräsentativen Auswahl unterschiedlicher Kulturen, Subkulturen und Gesellschaftsschichten durchgeführt. Seine Erhebungen und andere, ihnen nacheifernde zeigen übereinstimmend, dass Männer Jugend und Schönheit als wichtige Merkmale ihrer Wunschpartnerin betrachten, während Frauen einen vergleichsweise größeren Wert auf Ehrgeiz und finanziellen Erfolg legen. Ob in Neuseeland, China, Frankreich oder Bangladesch – überall sprechen wir offenbar dieselbe speziesspezifische Sprache. Männer wollen eine junge, hübsche Ehefrau; Frauen wollen einen reifen, erwerbstüchtigen Mann. Wenn es um die Frage geht, welche Qualitäten eine Frau darüber hinaus aufweisen müsse, um einem Mann als investitionswürdiges Objekt zu erscheinen, ist auf die Meinungsforscher ebenfalls Verlass: Jawohl, Männer mögen ihre Frauen brav & sittsam. Werden ihnen Bilder von Frauen des Typs »glutäugige südländische Verführerin« und »kreischiger blonder Cheerleader« vorgesetzt, wählen Männer Modell A für das Vergnügen, aber als potenzielle Lebensgefährtin selbstredend Modell B. Erhebungen beweisen, dass Erhebungen niemals lügen. Und sollten wir jetzt meinen, mit dem Anstieg der eigenen ökonomischen Möglichkeiten ändere sich bei den Frauen auch das Bild des Idealpartners, werden wir von den Umfragen prompt eines Besseren belehrt: Von John Marshall Townsend (Syracuse University) befragte Medizinstudentinnen gaben an, sich als Gemahl einen Mann zu wünschen, der ihnen an Einkommen und gesellschaftlichem Status zumindest ebenbürtig, vorzugsweise aber überlegen sei. Ganz offensichtlich haben wir es hier mit einer unabänderlichen, ewigen weiblichen Sehnsucht zu tun: Ob Tippse oder Aufsichtsratsvorsitzende – jede Cinderella will ihren Rockefella.

Doch was passiert, wenn wir uns wieder unserer bevorzugten unverfälschten Bevölkerungsgruppe, den Homosexuellen, zuwenden und fragen: Worauf legen sie denn nun Wert bei der Auswahl ihrer Lebensgefährten? Denn entgegen allen Witzen um nicht stattfindende zweite Dates gehen Schwule durchaus dauerhafte Bindungen ein, auch wenn sie innerhalb der Zweierbeziehung dann nicht unbedingt monogam leben. Schwule und Lesben sind also auch auf Partner aus, aber gehen sie bei deren Auswahl nun auch geschlechtskonform vor? Durchaus ja und gar nicht. Schwule stehen auf junge, attraktive Schwule, während Lesben relativ wenig Wert auf die Schönheit ihrer Partnerin legen – korrekt, passt ins Klischee. Aber laufen Schwule auch mit ständig ausgefahrenen Untreuedetektoren herum, wie sich das für richtige Männer gehört? Denn wie wir wissen, können es richtige Männer ganz und gar nicht leiden, gehörnt zu werden. Richtige Männer verfügen über hoch empfindliche evolutionär erworbene Antihahnreimodule, die rund um die Uhr aktiviert bleiben. Nein, leider können wir damit nicht dienen. Schwulen scheint es kein besonderes Bedürfnis zu sein, sich auf die Treue ihres Partners verlassen zu können. Und da können sie von Glück sagen, denn sie sind ja richtige Männer, nicht wahr, Männer im Reinzustand, und als solche genetisch außerstande, treu zu sein. Und wenn sich also ein Schwuler auf einen treuen Partner kaprizierte, könnte er sich gleich auf ein lebenslängliches Singledasein einstellen. Was den tief verwurzelten Wunsch der Frau nach einem Versorger, einem dominanten, erfolgreichen Tatmenschen als Partner anbelangt, versagen wiederum die Lesben auf der ganzen Linie. Sie brauchen nicht die Gewissheit, dass für sie und die Ihren gesorgt werden wird. Im Gegenteil, sie sind verdächtig egalitär in ihren partnerschaftlichen Beziehungen. Sie finden nicht, dass Geld oder Macht den Sex-Appeal einer Frau sonderlich erhöht – wie dies laut Henry Kissinger in Bezug auf einen Mann durchaus der Fall sein soll. In ihrer Studie über die drei Ausführungen des durchschnittlichen amerikanischen Paares – heterosexuell, schwul und lesbisch – stellten Pepper Schwartz und Philip Blumstein fest, dass nur die Lesbierinnen von den Streitigkeiten um Geldfragen verschont blieben, die für so viele gescheiterte Beziehungen charakteristisch sind. Nur bei lesbischen Paaren waren die Machtverhältnisse innerhalb der Beziehung völlig losgelöst vom jeweiligen Einkommen der Partnerinnen.

Was sagt uns nun die Tatsache, dass Frauen sich den Umfragen zufolge einen Mann wünschen, der genügend Geld nach Hause bringt? Sie sagt uns, dass Männer eher als Frauen in der Lage sind, genügend Geld nach Hause zu bringen – und dass sich daran noch immer nichts geändert hat. Noch immer besitzen und kontrollieren Männer den größten Teil dessen, was es überhaupt zu besitzen und zu kontrollieren gibt. Sie machen rund die Hälfte der Weltbevölkerung aus, aber sie besitzen 75 bis 95 Prozent des gesamten Reichtums der Welt – des Geldes, der Bodenschätze, des Holzes, des Goldes, der Aktien, der wogenden Kornfelder. In ihrem hervorragenden Buch *Why So Slow?* zeigt Virginia Valian, Psychologin am New Yorker Hunter College, das erschreckende Ausmaß der in den Vereinigten Staaten noch immer bestehenden ökonomischen Ungleichstellung von Mann und Frau auf. Im Jahr 1978 standen von den tausend größten Kapitalgesellschaften des Landes ganze zwei unter weiblicher Führung; 1994 waren es immer noch zwei, und 1996 hatte sich diese Zahl auf satte vier erhöht. 1985 waren zwei Prozent der leitenden Angestellten dieser tausend größten Kapitalgesellschaften Frauen; 1992 waren es drei Prozent. Eine 1990 in 799 größeren Unternehmen durchgeführte Gehaltsumfrage ergab, dass von den höchstverdienenden leitenden Angestellten und Direktoren sage und schreibe null Komma fünf Prozent weiblichen Geschlechts waren. In den Vereinigten Staaten erhöht ein College-Abschluss das Jahresgehalt eines Mannes um durchschnittlich 28 000 Dollar, das einer Frau aber nur um 9000 Dollar. Bittet, so wird ihm gegeben. Der Besuch einer Eliteuniversität bringt einem Mann ein Plus von jährlich 11 500 Dollar, einer Frau hingegen ein Minus von 2400 Dollar – richtig gelesen, ein Minus, auch wenn keiner so genau weiß, warum. Die gleiche Diskrepanz zeigt sich in der Bewertung von Auslandsaufenthalten. Ein Mann, der eine Zeit lang im Ausland gearbeitet hat, kann mit einer Gehaltsaufstockung von 9200 Dollar rechnen; eine Frau mit Auslandserfahrung dagegen mit einer Gehaltssenkung von 7700 Dollar. Die erfolgreichsten Frauen der Welt sind grundsätzlich absturzgefährdeter als Männer in vergleichbaren Positionen. In Hollywood reicht ein einziger Flop, um Karriere und Gagen von Schauspielerinnen und Regisseurinnen auf Talfahrt zu schicken, und dies gilt selbst für Superstars vom Kaliber einer Sharon Stone oder Barbra Streisand. Schauspieler wie Kevin Costner und Sylvester Stallone können es sich hingegen leisten, einen Film nach dem anderen in den Sand zu setzen und dennoch weiterhin Gagen in zweistelliger Millionenhöhe zu verlangen. Wenn Frauen noch immer befürchten, auf das Geld eines Ehemannes angewiesen zu sein, weil der Arbeitsmarkt noch immer die Beschaffenheit der Mars- (oder wenn es euch lieber ist, der Venus-)Oberfläche aufweist, dann sagt dies nichts über etwaige angeborene Präferenzen aus. Wenn Frauen trotz beruflichen und finanziellen Erfolgs weiterhin am Flüchtlingssyndrom leiden, wenn sie ihren Wohlstand noch immer als potenziell gefährdet und jederzeit widerrufbar empfinden und wenn sie noch immer hoffen, einen Mann mit einem sicheren Einkommen zu ergattern, der das ihre aufbessern kann, dann dürfen wir daraus lediglich schließen, dass Frauen realistisch sind und einen gesunden Menschenverstand haben – denn die Ungerechtigkeit grassiert und findet selbst in den ökonomisch am höchsten entwickelten Ländern und für die fachlich qualifiziertesten Frauen immer neue, erschreckende Erscheinungsformen.

Dass intelligente berufstätige Frauen bei Meinungsumfragen angeben, sie wünschten sich einen Partner von gleichem oder höherem sozioökonomischem Status, kann aber auch einen weiteren Grund haben. Intelligente berufstätige Frauen sind so intelligent zu wissen, dass Männer in manchen Dingen das Selbstbewusstsein einer Mimose haben – liegt es an ihren Genen? – und dass es einen Mann verletzt, weniger zu verdienen als seine Frau, und dass Ressentiments jede Ehe vergiften können und deshalb um jeden Preis vermieden werden sollten. »Eine Frau, die erfolgreicher als ihr Mann ist, gefährdet dessen Position innerhalb der männlichen Hierarchie«, schreibt Elizabeth Cashdan von der University of Utah. Wenn Frauen sicher sein könnten, dass ihre Männer ihnen ihren beruflichen Erfolg nicht übel nehmen würden, ja dass sie sogar froh und stolz darüber wären, dann würden sie mit ziemlicher Sicherheit aufhören, sich Gedanken über die finanzielle Potenz ihres Ehemanns in spe zu machen. Sarah Blaffer Hrdy schreibt: »Wenn der soziale und ökonomische Status der Frau vom sozialen und ökonomischen Status ihres Partners losgelöst ist, dann lässt sie sich bei der Wahl ihres Partners von einem breiten Spektrum von Kriterien leiten, wobei Reichtum und Prestige, wenn überhaupt, so nur eine sekundäre Rolle spielen dürften.« Sie referiert einen 1996 in der *New York Times* erschienenen Artikel von Donatella Lorch mit dem Titel »Bride Wore White, Groom Hopes for Parole« (»Die Braut trug Weiß, der Bräutigam hofft auf Bewährung«). Der Artikel handelte von Frauen aus unterschiedlichen Berufszweigen – Bankerinnen, Richterinnen, College-Dozentinnen, Journalistinnen –, die Strafgefangene heiraten. Was solche Männer anziehend macht, ist nicht ihr Einkommen, denn schließlich kann man sich mit Tütenkleben und ähnlichen Knasttätigkeiten keine goldene Nase verdienen. Was sich vielmehr als unwiderstehlich erweist, ist ihre Dankbarkeit. Die Männer sind glücklich, von diesen Frauen, diesen intelligenten, freien Frauen, geliebt zu werden, und konzentrieren all ihre Gedanken, all ihre Aufmerksamkeit und Energie auf sie. Einen weiteren Pluspunkt sehen die Frauen in der Tatsache, dass die Treue solcher Ehemänner gewissermaßen staatlich garantiert ist. Je länger also die Haftstrafe ist, desto attraktiver wird der betreffende Mann. »So skurril sie für sich genommen auch sein mag«, schreibt Hrdy, »veranschaulicht diese Umkehrung traditioneller matrimonialer Verhältnisse, wie wenig wir über weibliche Entscheidungskriterien in Fortpflanzungssystemen wissen, in denen männliche Interessen nicht vorrangig behandelt werden und patrilineare Strukturen nicht gesellschaftsbestimmend sind.«

Stehen Frauen auf ältere Männer? Finden Frauen graue Haare und Falten bei Männern attraktiv – ebenso attraktiv, meine ich, wie einen schönen dichten Schopf natürlich pigmentierten Haars und eine jugendlich straffe Haut? Die Evolutionspsychologen behaupten, ja. Sie sind davon überzeugt, dass Frauen bei Männern nach den körperlichen Merkmalen von Reife suchen, weil ein reifer Mann mit größerer Wahrscheinlichkeit ein wohlhabenderer und einflussreicherer Mann ist als ein junger. Natürlich darf man diese These auch nicht über Gebühr strapazieren. Desmond Morris äußerte sich einmal erstaunt darüber, dass Glatzköpfigkeit nicht als besonders attraktives Merkmal gilt. Da Glatzköpfigkeit eine Begleiterscheinung des Alters ist, sagte er, und da der gesellschaftliche Status eines Mannes in der Regel mit zunehmendem Alter steigt, hätte man doch eigentlich erwarten dürfen, dass ein kahler Kopf, funkelnd in der mittäglichen Sonne der Savanne oder im fischbauchbleichen Schimmer einer Büro-Leuchtstoffröhre, die Aufmerksamkeit jeder alphamännchenjagenden Frau fesseln würde. Doch nein, wie er zugeben musste, sprach weder etwas dafür, dass eine Glatze den Paarungserfolg erhöht, noch dass schütteres Haar auf Frauen in irgendeiner Weise anziehend wirkt. Nichtsdestotrotz lebt der Mythos vom erotisch erregenden älteren Mann munter fort – insbesondere unter älteren Männern. Die älteren (männlichen) Moguln Hollywoods können es nicht lassen, älteren männlichen Mimen Rollen anzuvertrauen, in denen sie wie brünstige Elefantenbullen kreuz und quer über die Leinwand tollen, und der Altersunterschied zu den jeweiligen Filmpartnerinnen klafft immer weiter auseinander, wodurch der Vorstellungskraft des weiblichen Publikums nichts mehr überlassen bleibt als Dinge, die wir uns lieber nicht vorstellen. Jack Nicholson, Clint Eastwood, Robert DeNiro, Al Pacino, Woody Allen: kein Gesicht ist zu bassetähnlich, kein Bindegewebe schwabbelt zu tief herab, als dass dessen Eigentümer nicht für sexy, gut aussehend und für fünfundzwanzig, dreißig Jahre jüngere Frauen begehrenswert ausgegeben werden könnte – für Frauen, die ihrerseits bereits als »reif« gelten, weil sie älter als, äh, dreißig sind.

Finden Frauen ältere Männer von Natur aus attraktiv? Ist es der Sex-Appeal des Alpha-Männchen-Status, der sie bezirzt? Oder könnte nicht auch etwas anderes, für die männliche Eitelkeit weniger Schmeichelhaftes dahinter stecken? Die Tatsache nämlich, dass ein älterer Mann nicht etwa deswegen attraktiv ist, weil er Macht besitzen würde, sondern im Gegenteil weil er infolge seiner »Reife« bereits etwas von seiner Macht eingebüßt hat, einen geringeren Marktwert und Reiz besitzt und daher potenziell dankbarer und liebenswürdiger ist, eher geeignet, einer jüngeren Frau das Gefühl zu geben, dass in der Beziehung ausgewogene

Machtverhältnisse herrschen. Die schnöde kleine Rechnung ist leicht aufgestellt: Er ist männlich, ich bin weiblich – Vorteil Mann. Er ist älter, ich bin jünger – Vorteil Frau. Nach derselben Logik könnte es sein, dass eine Frau deswegen dem Aussehen eines Mannes keine so große Bedeutung beimisst, weil ihr etwas anderes weit wichtiger ist: Platz zum Atmen. Wer kann in Gegenwart eines gut aussehenden jungen Mannes, dessen Ego Biosphere II füllen würde, wenn man es in den gasförmigen Zustand überführte, schon frei atmen? Ich fürchte, nicht einmal eine schöne junge Frau.

Aber letzten Endes spielt es keine Rolle, warum ältere Männer jüngere Frauen haben können. Solange es so ist, werden einige von ihnen auch zugreifen. Und wenn sie dazu Viagra brauchen, werden sie sich eben einen Urologen suchen und ihn um Rezepte bitten. Und Frauen werden sich wie gehabt gelinkt fühlen und weiter mit dem Bewusstsein leben müssen, dass es um die Chancengleichheit der reiferen Jahrgänge ganz schön beschissen bestellt ist. Was es aber in Frage zu stellen und dem Feuer alternativer Interpretationen auszusetzen gilt, ist die angebliche Unabänderlichkeit und evolutionäre Logik dieser Diskrepanz, die angebliche Tatsache also, dass sie genetisch angelegt sei und nicht vielmehr von den gesellschaftlichen Bedingungen bestimmt, in denen sich unsere genetischen Anlagen entfalten. Die Evolutionspsychologen behaupten steif und fest, der Sexualtrieb sei bei Mann und Frau von Natur aus unterschiedlich stark ausgeprägt. Sie räumen ein, dass die Weibchen vieler nonhumaner Primatenarten ganz emsig durch die Gegend vögeln – emsiger, als wir vor Durchführung einschlägiger Feldbeobachtungen angenommen hatten, und weit, weit emsiger, als es die bloße Erhaltung der Art erfordern würde. Nichtsdestotrotz halten die Evopsychos weiter am Credo des spröden Weibchens fest. Sie behängen es mit ein paar Einschränkungen und räumen ein, es stelle nur eine vorläufige, »noch verbesserungsfähige« Wiedergabe weiblicher Paarungsstrategien dar, aber haben sie diese wissenschaftliche Pflichtübung erst einmal hinter sich gebracht, knallen sie uns das Credo wieder vor die Nase.

»Inmitten der beachtlichen Vielfalt der Sozialstrukturen bei den genannten [Menschenaffen-]Arten zeichnet sich das Grundthema … zumindest ansatzweise deutlich ab: Männliche Individuen sind sehr begierig nach sexuellen Kontakten und bemühen sich mit großem Aufwand darum, während der analoge Aufwand bei den weiblichen Individuen geringer ist«, schreibt Robert Wright in *Diesseits von Gut und Böse.* »Das besagt nicht, dass die weiblichen Individuen am Sex keinen Gefallen fänden. Sie mögen ihn, und die Initiative kann durchaus auch von ihnen ausgehen. Und interessanterweise scheinen die Weibchen der dem Menschen am nächsten verwandten Spezies – der Schimpansen und Bonobos – für ein ausgelassenes Sexualleben einschließlich häufiger Partnerwechsel besonders aufgeschlossen. Gleichwohl tun weibliche Menschenaffen nicht, was männliche tun: Sie jagen nicht an allen Ecken und Enden, und sei es unter Gefahr für Leib und Leben, möglichst vielen Gelegenheiten zur Sexualbetätigung mit möglichst vielen verschiedenen Partnerinnen nach – die Gelegenheiten jagen hinter ihnen nach.« Wenn ihr mich fragt, jagen Schimpansenweibchen sehr wohl »an allen Ecken und Enden« und riskieren Leib und Leben, um sich mit anderen Partnern sexuell betätigen zu können als denjenigen, die ihnen von selbst »nachjagen«. Wie wir gesehen haben, zeigten DNS-Untersuchungen, dass die Hälfte der Jungtiere einer rund um die Uhr beobachteten Schimpansengruppe in Gombe nicht von Männchen der Gruppe gezeugt worden waren. Die Weibchen der Gruppe hatten sich nicht darauf verlassen, dass »die Gelegenheiten ihnen nachjagen« würden. Sie hatten die Initiative ergriffen und sich – so verstohlen, dass nicht einmal die Forscher etwas davon mitbekommen hatten – aus dem Schweifgebiet ihrer Gemeinschaft geschlichen, um sich mit fremden Männchen zu paaren. Sie hatten dafür sogar Leib und Leben riskiert – ihr eigenes und das ihrer Nachkommen. Schimpansenmännchen versuchen, die Bewegungsfreiheit empfängnisbereiter Weibchen weitest möglich einzuschränken. Sie kreischen sie an, und sie schlagen sie durchaus auch, wenn sie das Gefühl haben, dass sie nicht hören wollen. Sie töten gelegentlich sogar Babys, wenn sie den Verdacht haben, dass sie nicht von ihnen gezeugt sind. Wir wissen nicht, warum die Weibchen solche Gefahren auf sich nehmen, um fremdzugehen, aber sie tun es, und die Behauptung, weibliche Schimpansen würden »sich weniger um sexuelle Kontakte bemühen« als Männchen, wird durch die Daten einfach nicht bestätigt.

Die Evopsychos zerren uns so erbarmungslos hin und her, dass wir sie wegen mutwilliger Zufügung eines Schleudertraumas verklagen könnten. Auf der einen Seite versichern sie uns, Frauen hätten einen schwächeren Geschlechtstrieb als Männer. Auf der anderen Seite hören wir, die »Madonna-Hure-Dichotomie« sei ein universales Stereotyp. In jeder Kultur lässt sich bei Männern wie Frauen die Tendenz beobachten, Frauen entweder als »keusch« oder als »nuttig« einzustufen. Die Keuschen werden allseits respektiert. Die Schlampen rangieren hinsichtlich ihres sozialen Ansehens noch ein, zwei Stufen unter der Ziege. Eine Frau kann nicht herumschlafen, ohne entsetzliche Folgen für ihren Ruf, ihre Zukunftsaussichten, ihr Leben zu riskieren. »Ist auch nur eine einzige Kultur bekannt, in der Frauen mit zügellosem sexuellem Verlangen nicht für abnormer gehalten würden als vergleichbar libidinöse Männer?« fragt Wright rhetorisch. Frauen sollen einen von Natur aus schwächeren Geschlechtstrieb als Männer haben, und dennoch werden sie überall auf der Welt verfolgt, wenn sie diese Behauptung durch ihr Verhalten Lügen strafen – wenn sie ihrer »natürlichen« Tendenz zur Verklemmtheit zuwiderhandeln. Nymphomanie ist ein ausschließlich weibliches »Leiden«. Der Sexualtrieb der Frau ist zwar angeblich schwächer als derjenige des Mannes, aber er ist immer noch nicht schwach genug. Nein, in uns verbleibt ein hinlänglich starker Trieb zur Untreue, um jede Kultur zu zwingen, sich durch Postulierung einer strikten moralischen Dichotomie und durch Androhung strenger Strafen für diejenigen unter uns, die in die falsche Kategorie hineinrutschen, dagegen abzusichern. In uns verbleibt eine hinlänglich starke Tendenz zur Untreue, um Infibulation, Schleierzwang, Klausur zu rechtfertigen. Männer haben den von Natur aus stärkeren Geschlechtstrieb, doch alle Gesetze, Gebote, Bräuche, Strafen, Restriktionen, Mysti- und Antimystifizierungen richten sich mit voller hominidischer Gewalt gegen dieses laue, schläfrige, antriebsschwache Tierlein namens weibliche Libido. Wie sollen wir wissen, was für uns »natürlich« ist, wenn es uns als unnatürlich angekreidet wird, unsere Lust, unsere Freiheit, die Musik unseres Körpers zu bejahen?

»Es erscheint voreilig, das beim weiblichen Geschlecht zu beobachtende relative Desinteresse an sexueller Abwechslung ausschließlich biologisch begründen zu wollen, solange Frauen, die sich promiskuitiv oder ehebrecherisch verhalten, in fast jeder Kultur körperlich misshandelt werden«, schreibt Barbara Smuts. »Wenn der weibliche Sexualtrieb im Vergleich mit dem männlichen tatsächlich gedämpft ist, warum müssen die Männer überall auf der Welt so drastische Maßnahmen ergreifen, um ihn zu zügeln und im Zaum zu halten?«

Ja, warum eigentlich? Wir dürfen nicht aufhören, warum, warum, warum? zu fragen. Und gleich darauf zu fragen, warum die Antworten, die uns die Evopsychos auftischen, so dürftig, so einseitig, so apologetisch klingen. Nehmen wir als Beispiel die kurze evolutionistische Rechtfertigung der Clintonschen ehebrecherischen Aktivitäten, die der Kognitionspsychologe Steven Pinker vom Massachusetts Institute of Technology im *New Yorker* veröffentlichte: »Die meisten menschlichen Triebe haben eine uralte darwinistische Erklärung«, schrieb Pinker. »Ein Steinzeitmensch, der mit fünfzig Frauen schlief, konnte theoretisch fünfzig Kinder zeugen, womit sich die Wahrscheinlichkeit, dass er seine Erbanlagen und spezifischen Präferenzen an die nächste Generation weitergab, entsprechend erhöhte. Eine Frau, die mit fünfzig Männern schlief, hatte nicht mehr Nachkommen als eine, die nur mit einem einzigen schlief. Deswegen täten Männer besser daran, nach Quantität zu streben, und Frauen nach Qualität.« Und ist es nicht so, fragt er, und immer und überall so gewesen?

»In unserer Gesellschaft geben die meisten jungen Männer bei Meinungsumfragen an, dass sie im Laufe der nächsten zwei Jahre am liebsten acht Sexualpartnerinnen haben würden; die meisten Frauen wünschen sich einen einzigen Partner. In mehreren Colleges sollten von Demoskopen beauftragte attraktive ›Lockvögel‹ beiderlei Geschlechts Studentinnen und Studenten auf dem Campus ansprechen und fragen, ob sie nicht Lust hätten, mit ihnen zu schlafen. Wie viele sagten jeweils Ja? Von den Frauen: null Prozent; von den Männern: fünfundsiebzig Prozent. (Viele von den verbleibenden fünfundzwanzig Prozent baten um eine kurze Bedenkzeit.)«

Wir sollten diese Informationen ein wenig unter die Lupe nehmen. Fangen wir mit der letzten an. Frauen lehnen es ab, mit einem Unbekannten, der sie auf offenem Campus anquatscht, ins Bett zu steigen. Echt verblüffend. Frauen lehnen es ab, einen wildfremden und offensichtlich aggressiven Mann zu einer schnellen Nummer mit aufs Zimmer zu nehmen. Wäre es unter Umständen möglich, dass es ihnen nicht so sehr an einschlägigem Interesse mangelt, als vielmehr am erforderlichen Leichtsinn, sich in eine potenziell lebensgefährliche Situation zu begeben? Und wäre es unter Umständen möglich, dass junge Männer sich von jungen Frauen schlicht nicht in der Weise physisch bedroht fühlen wie junge Frauen von Männern? Hätten die Frauen keinerlei Veranlassung gehabt, sich vor männlicher Gewalttätigkeit zu fürchten, hätten mit Sicherheit wenigstens ein paar von ihnen ihre Zugehörigkeit zur Unterspezies der »Hure« unter Beweis gestellt und Ja gesagt. Außerdem frage ich mich, wie viele von den Männern, die das unmoralische Angebot so bereitwillig angenommen hatten, tatsächlich bis zur letzten Konsequenz des Geschlechtsakts gegangen wären und nicht eher angefangen hätten, sich über diese merkwürdig lüsterne, zudringliche Lady zu wundern und sich zu fragen, ob sie nicht dabei waren, sich in ein Remake der *Verhängnisvollen Affäre* hineinzumanövrieren. Mit anderen Worten: Meinten es die Männer wirklich ernst, oder war es nur Imponiergehabe? Und haben Männer wirklich Spaß am Sex, wenn die Frauen das Sagen haben? Was, wenn der Mann versagt, wenn er keine Erektion hinbekommt oder vorzeitig ejakuliert? Und was, wenn die Frau, die ihn aufgerissen hat, ihre Enttäuschung oder Geringschätzung klar und deutlich zum Ausdruck bringt, statt, wie es sich in solchen Situationen für eine Frau »gehört«, zu behaupten, das sei doch gar nicht so schlimm, das könne schließlich jedem mal passieren? Wird der Mann dann noch so scharf darauf sein, mit der nächstbesten Unbekannten ins Bett zu hüpfen, oder wird er vielmehr Scham verspüren – eine, wie jede Frau weiß, der am schnellsten die Lust tötenden Empfindungen überhaupt?

Männer sagen, sie wünschten sich acht Partnerinnen in zwei Jahren. Frauen wollen nur einen Sexualpartner. Aber fände ein Mann die Aussicht auf eine lange Reihe von Sexualpartnerinnen noch immer so verlockend, wenn die folgenden Regeln gelten würden? Also: Gleichgültig, wie sehr ihm eine dieser Frauen auch gefallen mag, wie viel Spaß es ihm mit ihr machen und wie gern er noch einmal mit ihr schlafen wollen mag – er wird in der Angelegenheit nichts zu melden haben, und jeder etwaige weitere Kontakt mit ihr wird ausschließlich von ihrer Lust und Laune abhängig sein. Mit jeder weiteren Frau, die ihn im Bett gehabt hat, werden sein Ansehen und sein Marktwert sinken und wird er anderen Frauen weniger attraktiv erscheinen. Die Gesellschaft wird seine Geilheit nicht mit einem Augenzwinkern, sondern mit Verachtung quittieren, und sie wird ihn für erbärmlich, schmutzig und ehrlos halten.

Solange für Männer nicht die gleichen strengen moralischen Standards und im Fall eines Verstoßes die gleichen gesellschaftlichen Sanktionen gelten wie für Frauen und solange sie nicht bei unverbindlichen Kurzaffären grundsätzlich am kürzeren Hebel sitzen, ist die selbstgefällige Behauptung, Männer seien von Natur aus auf häufigen und häufig wechselnden Geschlechtsverkehr aus und Frauen seien es nicht, eben nichts als eine unbewiesene Behauptung.

Wenden wir uns jetzt Pinkers triebhaftem Höhlenbewohner mit seinen fünfzig Beischläferinnen zu. Ist dieses chronische wahllose Durch-die-Gegend-Spritzen tatsächlich eine so gute Fortpflanzungsstrategie? Eine Frau ist nur an zwei bis drei Tagen im Monat empfängnisbereit. Ihr Eisprung geschieht im Verborgenen. Der Mann weiß nicht, wann sie empfängnisbereit ist. Sie könnte bereits schwanger sein, wenn er sich zu ihr legt. Sie könnte noch stillen und damit noch nicht wieder befruchtbar sein. Aber das ist noch nicht alles: Selbst wenn wir annehmen, dass unser hypothetischer Don Juan einmal rein zufällig eine empfängnisbereite Frau erwischt, hat sein Sperma lediglich eine zwanzigprozentige Chance, deren reifes Ei zu befruchten. Die Fortpflanzung des Menschen ist eine komplizierte Angelegenheit, und längst nicht jede Eizelle verschmilzt mit jedem Spermium. Und selbst wenn es tatsächlich zur Empfängnis kommt, läuft der daraus resultierende Embryo zu fünfundzwanzig bis dreißig Prozent Gefahr, als mehr oder weniger weit entwickelte Fehlgeburt zu enden. Kurzum, die Wahrscheinlichkeit, dass jede Zufallspaarung zu einem lebendigen Baby führt, ist äußerst gering. Selbst wenn wir annehmen, dass die fragliche Frau sich jeglicher empfängnisverhütender Praktiken enthält – und dies ist ein Zugeständnis an die Don-Juan-Theorie, denn der archäologische Befund spricht durchaus dafür, dass primitive Formen der Geburtenkontrolle bereits vor langer Zeit bekannt waren –, beträgt die Wahrscheinlichkeit weniger als ein Prozent. (»Bei Schimpansen«, schreibt Sarah Blaffer Hrdy, »führt vielleicht eine von 130 Begattungen zur Empfängnis, und wir sprechen hier von Begattungen, die ausschließlich um die

Zeit des Eisprungs erfolgen.«) Und da unser Paläobeschäler ständig von einer Frau zur nächsten hetzen muss, kann er natürlich nicht verhindern, dass seine gerade Gehabte, kaum dass er fort ist, sich mit anderen Männern paart. Der arme Kerl! Wie viele Frauen muss er wohl besteigen, bevor sich seine Rein-raus-Strategie überhaupt auszahlt? Und wo will er die vielen Frauen überhaupt hernehmen? Sicher, heutzutage gibt es Schnellstraßen, die eine Stadt und ihre Aufreißkneipen mit der nächsten verbinden, und es gibt sechs Milliarden Menschen auf der Welt, wovon die Hälfte dem gebärfähigen Geschlecht angehört. Aber in der angeblich so nachhaltig prägenden »Ur-Umwelt« der Altsteinzeit waren die Menschen noch äußerst dünn gesät und Fernreisen beschwerlich und risikoreich.

Doch wie eine Reihe von Forschern betont hat, gibt es durchaus Alternativen zur Liederlichkeit. Wenn ein Mann beispielsweise ein bisschen länger bei ein und derselben Frau bliebe, anstatt von einem Lotterlager zum nächsten zu galoppieren, wenn er sich gezwungen sähe, das zu tun, was Verhaltensforscher bei Tieren als *mate guarding* (»Bewachen des Weibchens«) bezeichnen, dann könnte er in puncto Fortpflanzungserfolg um einiges besser dastehen als der bindungslose Schürzenjäger – zum einen, weil seine Chancen, die Frau auch einmal an einem fruchtbaren Tag anzutreffen, erheblich steigen würden, zum anderen, weil er ihre Gebärfähigkeit monopolisieren und sie davon abhalten würde, auch andere Spermienspender in spe zum Schuss kommen zu lassen. Ein normales Paar braucht durchschnittlich vier Monate oder hundertzwanzig Tage regelmäßigen Geschlechtsverkehrs, um eine Schwangerschaft herbeizuführen. Diese Anzahl von Tagen entspricht in etwa der Anzahl von Partnerinnen, mit denen unser hypothetischer Lüstling schlafen müsste, um eine »Befruchtungseinheit«, das heißt ein Baby, zu erzielen. Die zwei Strategien laufen also mehr oder weniger auf das Gleiche hinaus. Ein Mann kann mit einem Haufen Frauen schlafen – der quantitative Ansatz –, oder er kann mit einer einzigen Frau Monate am Stück schlafen und wahnsinnig in sie verliebt sein – die qualitative Taktik. Die Frage, ob unser Paläo-Romeo anschließend auch bereit ist, in mögliche Babys zu investieren, braucht uns hier nicht zu beschäftigen. Gut möglich, dass er lediglich alles in seiner Macht Stehende tun will, um eine Frau, über deren ovulatorischen

Status er sich nicht sicher sein kann, zu schwängern, wozu es eben erforderlich ist, dass er sie für die Dauer der »Inseminationsperiode« mit Beschlag belegt.

Das Problem bei diesen zwei Strategien ist, dass sie eine gegensätzliche emotionale Einstellung erfordern, um ihr jeweiliges Optimum erzielen zu können. Die quantitative Strategie setzt emotionale Teilnahmslosigkeit voraus; die qualitative verlangt nach der Fähigkeit, sich möglichst rasch verlieben zu können, hin und weg zu sein und das Bedürfnis nach der ständigen Nähe der Frau zu verspüren, danach, sie tagaus, tagein, monatelang um sich zu haben. Nun ist es natürlich möglich, dass diese zwei Fortpflanzungsstrategien in Form entsprechender Gen-Päckchen unter der männlichen Bevölkerung verteilt sind, dass also manche Männer geborene Frauenhelden sind und es grundsätzlich nicht schaffen, sich zu binden, während andere geborene Romantiker und ständig in die Liebe verliebt sind. Ebenso möglich ist es aber auch, dass mehr oder weniger alle Männer zwischen dem einen und dem anderen Impuls hin und her pendeln, dass in ihrem Inneren ein ständiger Kampf wütet zwischen dem Wunsch, sich zu binden, und dem Wunsch, sich zurückzuziehen. Es wäre ein unablässiger innerer Widerspruch der Gefühle und Antriebe und Bedürfnisse – unbegreiflich, paradox, launenhaft, heimtückisch und herrlich. Es wäre also durchaus möglich (und dies aus handfesten darwinistischen Gründen), dass so genannter unverbindlicher Sex für Männer nur selten wirklich unverbindlich ist.

Verknallen sich überhaupt Männer in Frauen – auch in Frauen, die sie überhaupt nicht zu heiraten beabsichtigen? Natürlich tun sie das. Männer, die zu Prostituierten gehen, suchen oft immer wieder dieselbe Prostituierte auf. Ist die qualitative Paarungsstrategie der Grund dafür, dass Männer keineswegs immun gegen romantische Fixierungen sind? Vielleicht ja, vielleicht auch nicht. Ich stelle die Möglichkeit lediglich in den Raum als denkbaren Einwand gegen die leichtfertig hingeworfene Behauptung, Männer hätten eine Neigung zu unverbindlichem Sex und Frauen nicht, und das habe einen absolut einsichtigen Grund. Es stört mich ganz einfach, wie glatt starre und unzulängliche Interpretationen menschlichen Verhaltens in das allgemeine Bewusstsein eingeflossen sind und sich darin so sehr festgesetzt haben, dass niemand mehr die Klischees in Frage stellt, alternative Erklärungen anbietet, die Ansicht zu äußern wagt, dass Veränderung möglich ist und dass Liebe und Lust vielleicht doch nicht die alleinige Domäne des einen oder anderen Geschlechts sind.

Es gibt noch so viel, was nach einer Erklärung verlangt. Warum verläuft der Eisprung bei der Frau eigentlich so unauffällig? Warum kriegen wir in unseren fruchtbaren Tagen nicht wie etwa Rhesusaffenweibchen einen knallroten Hintern? Eine Standarderklärung lautet, dass die Frau, indem sie ihren ovulatorischen Status verheimlicht, den Mann dazu verführt, mehr Zeit in sie zu investieren, sich längerfristig an sie zu binden. Denn wie wir gesehen haben, können für ihn tatsächlich fortgesetzte Bemühungen erforderlich sein, bis er endlich mal ins Schwarze trifft, sprich: auf ein reifes, lebensfähiges Ei. Aber wenn die Frau der längerfristigen Mitarbeit des Mannes bedarf und wenn sie ihm diese Investition an Zeit und Energie nur dadurch entlocken kann, dass sie ihm ihren momentanen Fruchtbarkeitsstatus verheimlicht, dann muss es uns doch umso erstaunlicher anmuten, wie sehr die Schwangerschaft beim Menschenweibchen ins Auge springt – weit mehr als bei jedem anderen Primatenweibchen, dessen ohnehin kleinerer Bauch dank des Haarkleids sogar noch weniger auffällt. Selbst wenn der Mann zur Sicherheit noch ein paar Monate über die Empfängnis hinaus bei der Frau bliebe, ihr bald sichtbares Schwangersein wäre für ihn das Zeichen, dass es an der Zeit ist weiterzuziehen. Es hätte zur Folge, dass die Frau seine Hilfe gerade dann verlieren würde, wenn sie sie am nötigsten braucht (wenn wir denn annehmen wollen, dass sie sie überhaupt braucht). Männer scheinen äußerst empfindlich auf die Beschaffenheit der weiblichen Taille zu reagieren. Mehrere kulturvergleichende Studien haben ergeben, dass Männer praktisch weltweit Frauen bevorzugen, deren Taille um wenigstens dreißig Prozent schmaler als ihr Hüftumfang ist. Auf das Verhältnis kommt es dabei an, nicht auf das absolute Körpervolumen. Die Frau kann ein Becken wie eine Nilpferdkuh haben, wenn ihre Taille um dreißig Prozent schmaler ist, gilt sie dennoch als attraktiv. Die eingezogene Taille, die »Sanduhrfigur«, ist ein Merkmal, das sich ausschließlich bei der Frau findet. Bei Männern haben Taille und Hüfte in etwa denselben Umfang. Das Gleiche gilt für alle nichtmenschlichen Primatenweibchen, was mit ein Grund dafür ist, dass ihr Schwangersein nicht übermäßig ins Auge fällt. Für uns

Frauen besteht die sicherste Methode, das reizvolle Taille-Hüfte-Verhältnis zu stören, nicht so sehr darin, fett zu werden – denn viele Frauen setzen ihr Fett mehr an Hüften und Oberschenkeln als am Bauch an –, als schwanger zu werden. Was hat es für eine Frau also für einen Sinn, erst ihren Eisprung geheim zu halten, um sich der längerfristigen Zuwendung eines Mannes zu versichern, und anschließend selbigem Mann mit dem Zaunpfahl einer ausgebeulten Leibesmitte den Wink zu geben, dass sein Job erledigt ist, dass er sie geschwängert hat und nun weiterziehen und schlankere Weidegründe aufsuchen kann?

Vielleicht ist der Körper einer Frau aber auch gar nicht dafür konzipiert, einen Mann längerfristig zu binden. Zahlreiche Forscher haben die Vermutung geäußert, dass der unsichtbare Eisprung der Frau eine gewisse Freiheit in der Ausführung ihrer Paarungsstrategien gewährt, insofern als sie es auf diese Weise dem Mann schwerer macht, ihre Fruchtbarkeit zu monopolisieren, als wenn sie ihre Empfängnisbereitschaft mittels unzweideutiger Körpersignale an die große Glocke hängen würde. Ein Mann, der Exklusivrechte auf ihre Gebärfähigkeit anmeldet, kann sich also nicht damit begnügen, sie während der paar interessanten Tage zu bewachen, sondern muss dies wochen- und monatelang tun. Und je länger er zur Wachsamkeit verurteilt ist, desto größer ist die Wahrscheinlichkeit, dass seine Aufmerksamkeit auch gelegentlich einmal nachlässt, was der Frau wiederum die Möglichkeit gibt, sich auf Abwege zu begeben und die Früchte zu ernten, die ein sittenfreierer Lebenswandel bringen mag. Sie kann sich mit mehreren Männern paaren, dadurch die Vaterschaftsverhältnisse verwirren und so einerseits das Risiko des Infantizids verringern, andererseits die Zahl der potenziellen Versorger für sich und ihre Sprösslinge erhöhen.

Wer kennt schon den Grund für den verborgenen Eisprung oder sonst einen zentralen Aspekt der menschlichen Sexualität? Ich nicht – ebenso wenig aber die Evolutionspsychologen. Sie klingen lediglich so, als ob sie ihn kennen würden, und ihnen zu widersprechen kommt dem Versuch gleich, einem Raubtier zu erklären, dass man ihm sein Fleisch wegzunehmen gedenkt. Männern verlangt es mehr als Frauen nach häufig wechselndem Geschlechtsverkehr, und Frauen verlangt es mehr als Männer nach Liebe. Dies sind die fundamentalen Wahrheiten, die wir für selbstverständlich zu halten haben. Aber sobald wir sie durch den Fleischwolf der Analyse drehen, erscheinen sie nicht mehr so selbstverständlich. Warum in Demeters Namen sollten Frauen genetisch dafür prädisponiert sein, sich zu verlieben, sich ökonomisch von einem einzigen Mann abhängig zu machen und die möglichen Kontributionen anderer Interessenten in den Wind zu schlagen, wenn die Männer ihrerseits dafür prädisponiert sind, sie über kurz oder lang im Stich zu lassen? Die Antwort lautet: Sie sind es ja auch höchstwahrscheinlich gar nicht! Wahrscheinlich sind sie einfach dafür prädisponiert, opportunistisch zu sein, was nun einmal die Natur besonders intelligenter sozialer Geschöpfe ist. Mit anderen Worten: die Natur des Menschen.

Wenn Männer heutzutage den Anschein erwecken, in höherem Maß als Frauen auf sexuelle Stimuli gleich welcher Art anzusprechen, wenn sie die Hauptkonsumenten von Pornografie und Prostitution sind und wenn sie laut Meinungsumfragen liebend gern bereit wären, mit jedem Mädel, das sie mit einem Klemmbrett in der Hand auf der Straße anquatscht, in die Federn zu steigen – dann können wir Mädel nur erwidern: Wir leben nun einmal in einer Männerwelt, maßgeschneidert für das Vergnügen der Männer. Und in den seltenen Fällen, in denen ein frauenfreundlicher Sexualnerv gekitzelt wird, reagieren die Frauen durchaus mit lautstarker, ausgehungerter Begeisterung. »Warum ist es so selten, dass die Abbildung eines… Manns eine Frau zu masturbatorischer Erregung treibt?« fragt Robert Wright. Ist es das? Raul Julia beispielsweise, möge er nicht in Frieden ruhen, war Mitte der siebziger Jahre eines der ganz großen Sexidole der New Yorker Frauenwelt. Anlässlich der Broadway-Inszenierung der *Dreigroschenoper*, in der er den Mackie Messer spielte, war die Stadt mit Plakaten bepflastert worden, die nur sein Gesicht zeigten, mit diesen schwerlidrigen, träge-wissend blickenden dunklen Augen und diesen aufgeworfenen, genusssüchtigen Lippen. Ich war damals ein Teenager, und ich erinnere mich, dass ich häufig vor dem Plakat stehen blieb und es anstarrte und Lust in meinen südlichen Regionen verspürte. Ich erinnere mich, dass ich mit meinen Freundinnen über das Plakat redete, und offenbar müssen alle damals über das Plakat geredet haben, denn eine der alternativen Stadtzeitungen brachte einen Artikel mit der Schlagzeile »Warum jede Frau in New York Raul Julia ficken möchte«. In jüngerer Vergangenheit hat der Schauspieler Jimmy Smits eine ähnliche Sex-Miezerich-Rolle gespielt, und die Produzenten von *NYPD Blue* müssen das begriffen haben, denn sie haben uns nicht lediglich eine, sondern gleich mehrere Folgen geschenkt, in denen sein nackter Hintern zu sehen war.

Ach ja, die Gelegenheit... Bill Clinton hat Affären; Hillary Clinton nicht (heißt es zumindest). Das Witzige ist, dass sich Bill offenbar nicht immer ein Bein auszureißen brauchte, um zum Schuss zu kommen. Der Sex fiel ihm irgendwie in den Schoß. (Bill das Schimpansenweibchen!) Haben sich auch gut aussehende junge Praktikanten der First Lady an den Hals geworfen? Oder fühlten sie sich durch ihre Macht eher eingeschüchtert als erregt? Die ehemalige Kongressabgeordnete Patricia Schroeder hat einmal bedauernd geäußert, mächtige Frauen mittleren Alters würden auf Männer nicht gerade anmachend wirken. Es lässt sich nicht bestreiten, dass junge Leute in der Regel hübscher sind als ältere Leute, und wenn ein älterer Mann aus welchen Gründen auch immer auf eine junge Frau anziehend wirkt, können wir uns schon vorstellen, dass er in die Versuchung kommen kann, derselben nachzugeben. Aber wenn eine ältere Frau keine entsprechenden Möglichkeiten hat, so heißt das noch lange nicht, dass sie keine Gelüste hätte und gegebenenfalls nicht auch in Versuchung geraten könnte. Wenn wir annehmen, dass unser Sexualtrieb darauf abgestimmt ist, unseren Paarungserfolg während jenes Teils unseres Lebens zu maximieren, in dem es auf Paarungen ankommt – für uns Frauen also in den Jahren maximaler Fruchtbarkeit, zwischen sechzehn und achtundzwanzig –, dann stellt dieser Trieb während der übrigen Zeit etwas wie ein zunehmend überflüssiges und möglicherweise zweifelhaftes Geschenk dar. Mit anderen Worten: Auch wenn eine Frau von fünfundvierzig erheblich weniger fruchtbar ist als eine Zweiundzwanzigjährige, fühlt sie sich in irgendeinem versteckten Teil ihrer Seele noch immer wie eine lüsterne junge Frau. Eines der bei älteren Frauen häufigsten Symptome von neurologischer Degeneration und Schlaganfall ist der Verlust der sexuellen Hemmungen. Die Frauen verlieren ihre »Würde«. Sie werden zu »geilen alten Weibern«. In einer Bildergeschichte der Comic-Zeichnerin Lynn Johnston findet die Lüsternheit der älteren Dame ausnahmsweise einmal eine Stimme. Auf dem ersten Bild sehen wir eine kranke alte Frau, die von zwei strammen jungen Rettungssanitätern von ihrem Bett auf eine Trage gehoben wird. »Hallo, seid ihr zwei Jungs kräftig – und hübsch dazu!« sagt die Greisin grinsend, worauf ihre auch schon angejahrte Tochter schockiert »Mama!« ausruft. Auf dem nächsten Bild schwebt über dem Kopf der alten Dame die Gedankenblase: »Ich hatte mir schon immer gewünscht, hübsche junge Männer anzubaggern – und jetzt bin ich endlich frei, es auch zu tun!« Frei dank schwerer Krankheit; wenige Comic-Folgen später starb die alte Dame.

Wir brauchen nicht den Standpunkt zu vertreten, Männer und Frauen seien sich vollkommen gleich oder der Mensch sei ein aus der natürlichen Evolution herausgehobenes, reines Kulturprodukt, um das bis zum Erbrechen wiedergekäute Modell vom spröden Weibchen und dem brünstigen Männchen verwerfen zu dürfen. An Interessenkonflikten mangelt es uns gewiss nicht, und die Ergebnisse dieser Konflikte sind interessant, weit interessanter als das, was uns die evolutionspsychologischen Ultras je vorzusetzen vermocht haben. Patricia Gowaty von der University of Georgia betrachtet den Konflikt zwischen Mann und Frau als unausweichlich und allgegenwärtig. Sie spricht in diesem Zusammenhang von einer sexuellen Dialektik. »Die unterschiedlichen Systeme menschlichen Paarungsverhaltens sind von Anfang bis Ende von Konflikten gekennzeichnet«, sagt sie. Karl Marx sah die Beziehung zwischen Arbeiterklasse und Unternehmerschaft als einen andauernden Kampf um das Eigentum an Produktionsmitteln beziehungsweise um ihre Beherrschung. Die Grundthese der sexuellen Dialektik lautet, dass Frauen und Männer um die Kontrolle der Reproduktionsmittel kämpfen. Diese Mittel sind – zumindest so lange bis der Mann die Kunst der Parthenogenese erlernt – der weibliche Körper. Die Frauen werden durch Selektionsdruck genötigt, die Kontrolle über ihre Fortpflanzung zu behalten – also selbst die Wahl zu treffen, mit wem sie sich paaren und mit wem sie sich nicht paaren werden, also von ihrer Entscheidungsfreiheit Gebrauch zu machen. Wenn sie in Paarungsfragen falsche Entscheidungen treffen, produzieren sie eine geringere Anzahl lebensfähiger Nachkommen, als wenn sie sich klug entschieden hätten. Für die Männer besteht die erforderliche Anpassungsleistung darin, dafür zu sorgen, dass sie als Paarungspartner gewählt werden, oder falls nicht, die Frau in ihrer Entscheidungsfreiheit einzuschränken und gegen ihren Willen zu begatten. »Ist diese grundsätzliche dialektische Beziehung aber erst einmal in Gang gekommen, läuft sie selbsttätig weiter, und zwar als ein unaufhörliches Hin-und-Her«, sagt Gowaty. »Diese Dynamik kann unmöglich ein einheitliches Resultat zeitigen, das Karikaturgespann ›spröde Frau – brünstiger Mann‹. Vielmehr wird es auch einige spröde, paarungsunwillige Männer und einige brünstige Frauen geben sowie jede nur denkbare Abstufung zwischen diesen beiden. Alle diese Strategien und Gegenstrategien spielen sich in der Wirklichkeit ab, weswegen die zu beobachtenden Reaktionen auf Lernprozessen und Erfahrungen beruhen und weniger das Resultat genetischer Voreinstellungen sind«, erklärt Gowaty.

»Die ökologischen Probleme, die das eine Geschlecht lösen muss, werden vom anderen Geschlecht verursacht. Nichts ist festgelegt. Solange wir diesen Gedanken nicht verinnerlicht haben – dass die unterschiedlichen Systeme menschlichen Paarungsverhaltens von der Eigendynamik dialektischer Widersprüche bestimmt sind –, werden wir nie zu einem richtigen Verständnis des menschlichen Verhaltens gelangen, sondern nur fortfahren, immer wieder dieselben extremen und extrem langweiligen Zerrbilder zu zeichnen. Ich glaube, dass die Entscheidung der Frau einen gewissen ökonomischen Nutzen bedingen muss. Das heißt, eine Frau beschließt, sich mit dem Mann zu paaren, von dem sie – bewusst oder unbewusst – annimmt, dass er ihr und ihren Nachkommen die größten Vorteile bringen wird. Wenn dies der Fall ist, dann ist ihre Entscheidung davon abhängig, was sie ihrerseits in die Gleichung einbringt. Zum Beispiel gibt es das Modell von den ›guten Genen‹ als Kriterium der Partnerwahl, die Vorstellung also, die Frau suche grundsätzlich nach einem Mann, dessen Habitus auf einen hochwertigen Genotyp schließen lasse. Das Modell von den ›guten Genen‹ führt zu der simplifizierenden Vorstellung, es gebe so etwas wie den ›Idealmann‹, den absoluten Luxus-Macker, mit dem sich jede Frau am liebsten paaren würde, wenn sie nur die Möglichkeit dazu hätte. Im ökonomischen Modell aber bringt die Frau ihre eigene genetische Ausstattung gleichfalls mit in Anschlag, und das hat zur Folge, dass etwas, was der einen Frau wie die ideale genetische Ergänzung erscheint, für eine andere absolut indiskutabel sein kann.«

Vielleicht, erklärt Gowaty, »passt« beispielsweise das Immunsystem des Mannes nicht zu ihrem. Es spricht einiges dafür, dass das Streben nach immunologischer Variation einer der unterschwelligen Faktoren ist, die die Partnerwahl bestimmen. Es könnte auch der Grund dafür sein, dass der Geruch unserer Liebhaber eine solche Rolle für uns spielt. Es wäre denkbar, dass Immunmoleküle verflüchtigt und durch den Schweiß oder die Talgdrüsen ausgeschieden werden. Jeder Mensch ist ein Chemiebaukasten mit einer ganz spezifischen Zusammenstellung von Reagenzien. »Was mir gefällt, braucht einer anderen noch lange nicht zu gefallen«, sagt Gowaty. »Es gibt nicht den einen tollen Mann. Wir sind nicht alle darauf programmiert, nach dem Alpha-Männchen zu suchen, und nur deswegen bereit, uns mit dem Knirps oder dem weniger aggressiven Burschen zu paaren, weil wir nichts Besseres abbekommen. Die eine oder andere Frau könnte es ausgesprochen erregend finden, mit dem Knirps zusammenzusein. Er könnte ein fantastischer Liebhaber sein. Sie könnte ihn aus den verschiedensten unterbewussten biochemischen Gründen attraktiv finden, die wir nur schwer artikulieren können. Aber die Medien setzen uns ein Bild vom ›richtigen Mann‹ und der ›idealen Frau‹ vor die Nase, und eine solche propagandistische Dauerberieselung hat eine heimtückische Wirkung: Sie beweist scheinbar ihre eigene Wahrheit. Jeder, der diesem Modell nicht entspricht, denkt: ›Ich bin nicht normal, ich muss mein Verhalten ändern.‹«

Es ist ebendiese Gefahr, dass die angeblichen »Entdeckungen« der Evolutionspsychologie zu Propagandazwecken missbraucht werden könnten, was die ganze Angelegenheit so beunruhigend macht. Und Evolutionspsychologen beschränken sich keineswegs immer darauf zu »beschreiben«; sie geben auch Empfehlungen aus. Robert Wright ist davon überzeugt, dass die Madonna-Hure-Dichotomie »tief in der männlichen Psyche verwurzelt« ist. Wohlgemerkt, nicht nur in seiner Psyche oder in der Psyche seiner gleich gesinnten Freunde, sondern in der männlichen Psyche schlechthin. Damit empfiehlt er jeder Frau, die heiraten möchte, auf freundliche, unaufdringliche Weise, den altehrwürdigen Wahrheiten zu vertrauen und den sexuellen Annäherungsversuchen eines Verehrers zu widerstehen, damit »ein [beim Mann] eventuell aufkeimendes Liebesgefühl« nicht bereits im Keim erstickt werde. Bewusst oder unbewusst, so erklärt er, stellen die Männer die Frauen immer wieder auf die Probe. Sie versuchen, die Frauen ins Bett zu bekommen, und wenn diese zu schnell einwilligen, zack! sind sie Schlampen und für ernste Zwecke nicht zu gebrauchen. »Von Frauen, die einen Mann und Kinder wollten, weiß man, dass sie zum Emma-Wedgwood-Plan griffen, um sich einen Mann zu angeln«, schreibt er in Anspielung auf Mrs. Charles Darwin. »In seiner radikalsten Form stellt sich dieser Plan folgendermaßen dar: Wenn du bis zur Hochzeit die heißesten Schwüre ewiger Treue hören willst – und vor allem sicherstellen willst, dass es zur Hochzeit *kommt* –, dann schlafe mit deinem Freund nicht vor der Hochzeitsnacht.« Aber wo bleiben die Beweise dafür, dass Frauen, die »zu schnell nachgeben«, nicht geheiratet werden und solche, die standhaft bleiben, schon? Es gibt keine solchen Beweise, und das räumt Wright auch ein. Dennoch, beharrt er, ist das Prinzip der aufgeschobenen Triebbefriedigung ein vernünftiger Grundsatz. So »haben manche Frauen herausgefunden, dass es unter Umständen durchaus sinnvoll sein kann, sich *ein Stück weit* in Richtung Enthaltsamkeit zu bewegen« (Hervorhebung im Original). Aber wie lang sollte dieses »Stück weit« denn ausfallen? Was mag erforderlich sein, damit ein Mann seinen Hahnrei-Kontroll-Sensor wieder einzieht? Keinen Sex vor der dritten Verabredung? Vor dem dritten Monat? Vor Ablauf eines Jahres? Du liebe Güte! Jeder Mann hat offenbar einen, aber die Größenunterschiede schwanken beträchtlich. Was soll eine Frau des anbrechenden neuen Jahrtausends denn tun? Vielleicht sollte sie einfach den Betreffenden fragen. Wie lang ist Ihr Stück, Sir? Wie lang, o Herr, wie lang?

Tatsächlich könnte eine Frau, die den beschwerlichen Pfad der Enthaltsamkeit einschlägt, um dem Mann ihrer Wahl ihre »Anständigkeit«, Keuschheit und Heiratswürdigkeit zu beweisen, über kurz oder lang feststellen, dass ihre Aschenputtelpantöffelchen die unangenehmst riechenden Spritzer aufweisen. Eine hundertprozentige Übereinstimmung mit dem vertrauten Ideal des züchtigen Eheweibes könnte nämlich durchaus behaviorale Zugeständnisse erforderlich machen, die weit über das bloße Kniezusammenkneifen hinausgehen – wie beispielsweise nicht zu intelligent zu wirken. Aufgeweckten Mädchen ist von jeher ans Herz gelegt worden, ihren Verstand nach Möglichkeit für sich zu behalten, da Männer intelligente, selbstständig denkende und sprechende Frauen nicht übermäßig attraktiv finden. Könnte des Mannes Angst vor weiblichem Grips in einem gewissen Zusammenhang mit seiner angeblich angeborenen Treue-Überwachungsanlage stehen und damit seine Befürchtung widerspiegeln, dass eine clevere Frau einen Weg finden könnte, ihm ein hübsches Geweih aufzusetzen, kaum dass er ihr den Rücken kehrt? Ich verfüge über keine Daten, mit denen sich diese Hypothese stützen ließe. Aber sie klingt ganz einleuchtend, nicht wahr? Wenn wir also schon anfangen, einer Frau zu raten, sich tugendhaft zu verhalten, selbst wenn ihr nicht sonderlich tugendhaft zumute ist, warum dann nicht gleich Nägel mit Köpfen machen und ihr nahe legen, sich auch lammfromm und doof zu stellen? Mädels, wenn ihr auf den Titel »Frau Gemahlin« Wert legt, dann werdet ihr auf den »Dr.« schon verzichten müssen!

Und wenn wir schon dabei sind, könnte ich auch darauf hinweisen, dass es genau aufgrund dessen, was uns die evolutionspsychologischen Ultras predigen, eine reine Zeitvergeudung wäre, den Ratschlägen eines Mannes, wie sich ein Mann am besten einfangen lasse, Gehör zu leihen. Wie Wright nämlich selbst erklärt, sind Männer infolge Selektionsdrucks dazu programmiert, besonders »tückisch« zu sein und Frauen in einem fort anzulügen und dabei so überzeugend zu sein, dass sie selbst ihre Lügen für Wahrheit halten. Warum sollte eine Frau dann einem Mann glauben, der ihr erzählt, dass sie »anständig« sein soll, wenn sie das Herz eines Mannes gewinnen will, und dass sie einem Mann keinen Glauben schenken darf, der sie unter Beteuerungen, er würde sie auch morgen noch lieben, aus den Kleidern zu pellen versucht?

Wie Gowaty die Sache sieht, haben die Biologen noch nicht einmal angefangen, brauchbare theoretische Modelle zur Erklärung der Variationsbreite weiblicher Strategien zu entwickeln. »Es hat in der Verhaltensökologie zähe, langwierige Kämpfe gekostet, die Leute auch nur dahin zu bringen, dass sie Tierweibchen nicht mehr als Fließbandgeschöpfe mit identischen Bedürfnissen betrachten«, sagt sie. »Bei Rotkehl-Hüttensängern könnten wir von Variationen hinsichtlich des Grundumsatzes, der Strategien zur Futterbeschaffung oder des jeweiligen Futterangebots sprechen. Bei Menschen könnte der entscheidende Faktor etwa die individuell variierende Fähigkeit sein, sich zu erinnern, wo essbare Knollen wachsen. Die Evolutionspsychologen reden gern von der Ur-Umwelt. Aber solange wir keine Zeitmaschine haben, muss jede Aussage über die Beschaffenheit dieser prägenden Ur-Umwelt zwangsläufig reine Spekulation bleiben. Wenn wir uns jedoch die heute vorkommenden menschlichen Phänotypen ansehen, können wir eines gefahrlos sagen: dass diese wie auch immer beschaffene Ur-Umwelt die Entstehung einer ungeheuren Vielfalt an Variationen begünstigt hat. Wir sind nicht alles Jungfrauen, und wir sind nicht alles Huren.«

Während die Strategien und die Mittel zu deren Durchführung von Frau zu Frau verschieden sein können, ist das grundlegende ökologische Problem, das es für uns zu lösen gilt, von jeher so ziemlich dasselbe gewesen: die Erschließung der zum Überleben und zur Fortpflanzung notwendigen Ressourcen. Wie Gowaty schreibt: »In unserem Innersten sind wir noch immer Sammlerinnen, auch wenn wir unsere Beeren und Knollen heute vielleicht eher im Supermarkt als im Busch sammeln. Wir kämpfen noch immer darum, die Kontrolle über die Partnerwahl zu behalten. Die Gesellschaft schränkt unsere Wahlmöglichkeiten drastisch ein. Wenn wir für die gleiche Arbeit nicht die gleiche Bezahlung erhalten, wirkt sich dieses Ungleichgewicht negativ auf unsere Möglichkeit aus, uns Nahrungsmittel zu beschaffen, was wiederum unsere Kriterien bei der Partnerwahl beeinflusst. Worum hat sich der Feminismus denn von jeher gedreht, wenn nicht um Fragen der Gleichbehandlung in der Arbeitswelt und Fragen der Fortpflanzung? Von nichts anderem reden wir doch seit dreißig Jahren miteinander.«

Dies sind die Grundfragen des Feminismus. Und dies sind zugleich die zwei zentralen Probleme im Leben jedes weiblichen Gastes des »Gaia Grand Hotel«, gleich ob gefiedert, bepelzt oder enthaart. Wer sagt denn, dass Feminismus und Evolutionspsychologie sich unbedingt gegenseitig ans Bein pinkeln müssen? Die überzeugten Evolutionspsychologen betrachten den Feminismus als ein kurzsichtiges und möglicherweise zum Scheitern verurteiltes Unterfangen, ein utopistisches Glaubensbekenntnis, das die Existenz archaischer urmenschlicher Triebe und den grundsätzlichen Widerspruch zwischen den jeweiligen Möglichkeiten und Grenzen von Mann und Frau leugnet. Wenn ihre Charakterisierungen von Mann und Frau stereotyp klingen, so liegt dies daran, dass sie stereotyp sind, und zwar aus gutem Grund. In der sturdarwinistischen Beschreibung menschlichen Verhaltens stellt ein Stereotyp nämlich nicht etwa einen tunlichst zu meidenden Beurteilungsfehler dar. Es ist vielmehr eine Gelegenheit, die es beim Schopf zu ergreifen gilt. Denn was ist ein Stereotyp denn anderes als der Ausdruck einer potenziell universellen Wahrheit, somit der Wegweiser zu einer spezifischen Anpassung, ein Merkmal, das seinen Trägern einen Selektionsvorteil verschafft haben könnte? Eine faszinierende Möglichkeit also, die es unbedingt verdient, durch Befragung von ein paar hundert willigen College-Studenten, ob sie denn dieses bestimmte Stereotyp für zutreffend halten, näher untersucht zu werden.

Viele Forscher und Gelehrte verurteilen allerdings diese einseitige Version des Neodarwinismus, die wie eine Horde angetrunkener Verbindungsstudenten auf Höschenjagd durch den Campus der öffentlichen Meinung getrampelt ist, ohne die geringste Verlegenheit angesichts ihres völligen Mangels an Beweisen oder der zahlreichen Ausnahmen ihrer ehernen Regeln zu bekunden. Es gibt viele Evolutionsbiologen, die durchaus wissen, dass ihre Bemühungen, die menschliche Natur zu verstehen, noch sehr, sehr weit vom Ziel entfernt sind, ja dass ihre Disziplin noch nicht einmal in den Kinderschuhen steckt, sondern überhaupt erst noch den Weg zur mütterlichen Zitze finden muss. Es gibt Primatologinnen, die einfach zu viele Jahre mit der Beobachtung von Affenweibchen zugebracht haben, die sich wie... na ja, wie stereotype Schwule verhalten, um das vorgefertigte Bild des spröden Weibchens akzeptieren zu können – allen in letzter Zeit angebrachten Relativierungen und Einschränkungen zum Trotz. Es gibt Ornithologen, die Vögel beobachtet haben, die in an menschliche Familien erinnernden Verbänden leben, mit einem treu sorgenden Vater und anhänglichen Großeltern, Vettern und Onkeln. Allerdings haben sie ebenso Vogelweibchen gesehen, die sich weigern, sich wie Turteltäubchen aufzuführen – und sie haben nach neuen Modellen verlangt, die der vor ihren Augen Pfauenräder schlagenden außergewöhnlichen Variationsbreite eher gerecht werden.

Variation und Flexibilität sind die zwei Leitmotive, die bei der atemlosen Verbreitung der evolutionspsychologischen Doktrinen grundsätzlich unter den Teppich gekehrt werden. »Die Variation ist schier unvorstellbar«, sagte Barbara Smuts zu mir, »und sie ist biologisch begründet. Die Flexibilität als solche ist die Anpassungsleistung.« Weibchen sind verschieden. Männchen ebenso. Smuts hat über den Anubispavian gearbeitet und hat bei Männchen die unterschiedlichsten Paarungsstrategien beobachtet. »Da gibt es einmal solche, deren hauptsächliche Strategie darin besteht, andere Männchen zu unterdrücken und sich durch ihre aggressive Dominanz Zugang zu möglichst vielen Weibchen zu verschaffen«, erklärt sie. »Dann gibt es den Männchentypus, der es vermeidet, mit anderen Männchen in Konkurrenz zu treten, und langfristige Beziehungen zu Weibchen und deren Nachkommen pflegt. Das sind die netten, häuslichen Burschen. Dann gibt es einen dritten Typus, der sich auf sexuelle Beziehungen konzentriert. Mit schwangeren oder säugenden Weibchen gibt er sich nicht ab, aber empfängnisbereiten gegenüber weiß er sich auf eine Weise zu verhalten, die deren Motivation, anderen Männchen nachzusteigen, erheblich verringert. Welche spezielle Strategie ein Männchen verfolgt, ist von dessen jeweiligem Status und Alter völlig unabhängig. Ein ranghohes Männchen kann durchaus ein häuslicher Typ sein, während ein rangniederes vielleicht auf seine Kampfkraft setzt. Die unterschiedlichen Paarungsstrategien scheinen vielmehr mit dem individuellen Temperament, mit angeborenen charakterlichen und physiologischen Unterschieden zusammenzuhängen. So weit wir feststellen konnten, bietet keine bestimmte Fortpflanzungsstrategie irgendwelche Vorteile gegenüber irgendeiner anderen.«

Männer sind doch wohl mindestens so kompliziert wie Paviane. Ihr Temperament ist individuell verschieden, und ihre Lebensumstände sind individuell verschieden, folglich müssen auch ihre Fortpflanzungsstrategien variieren. »Manche Männer haben ökonomische Vorteile zu bieten und tendieren vielleicht zur Promiskuität«, sagt Smuts. »Manche Männer können ihre Mithilfe bei der Kinderpflege anbieten. Keine Strategie ist notwendigerweise ein besserer Weg zum Fortpflanzungserfolg als die andere. Der Mann, der seiner Frau hilft, die Kinder großzuziehen, hat nicht unbedingt einen Vorteil, wenn er plötzlich beschließt, es mit der Promiskuität zu versuchen.« Der Preis, den er für den Ehebruch zahlen muss, könnte die sehr geringen Chancen, dass er seine Gene an ein zusätzliches, außereheliches Kind weitergibt, ohne weiteres mehr als aufwiegen. Seine Untreue würde ihn nicht nur von seinen Vaterpflichten ablenken, was sich nachteilig auf das Gedeihen seiner gesicherten, bereits existierenden Nachkommen auswirken könnte. Sondern seine Frau könnte auch infolge seines Seitensprungs ihre Prinzipien überdenken und ihrerseits anfangen, sich anderweitig umzutun.

Zumindest letzteres Problem haben die Männer durch die Erfindung der Doppelmoral zu umgehen versucht – also der Lehre, dass es für einen Mann zulässig sei, Ehebruch zu begehen, für seine Ehefrau aber nicht. Die Doppelmoral ist der an Dreistigkeit nicht mehr zu überbietende Versuch des Mannes, alles zu bekommen: zu Hause die garantiert hundertprozentig zuverlässige Reproduktionsmaschine und außer Hause die vielen bunten unterhaltsamen Spielautomaten. Und die Evolutionspsychologen erzählen uns, die Frauen seien bereit, diese Doppelmoral zu akzeptieren, solange der Mann weiterhin seinen Pflichten als Ernährer nachkomme. Meinungsumfragen würden angeblich belegen, dass Männer und Frauen jeweils unterschiedliche Dinge als Bedrohung für ihre Primärbeziehung bewerten. Männer, behaupten die Evopsychos, empörten sich vor allem über die Vorstellung eines sexuellen Treuebruchs seitens ihrer Partnerin, während Frauen sich weit mehr von der Vorstellung beunruhigen ließen, ihr Mann könnte ihnen emotional untreu werden. Diese Diskrepanz erklären die Evolutionspsychologen damit, dass der Fortpflanzungserfolg des Mannes durch die Möglichkeit, unwissentlich eines anderen Kind aufzuziehen, am schwersten beeinträchtigt werde, während für den Erfolg der Frau die größte Bedrohung in der Möglichkeit bestehe, dass ihr Mann sie aus Liebe zu einer anderen verlassen könnte. Daher, so die Theorie, erhöhe es den Selektionswert des Mannes, ständig vor sexuell begründeter Eifersucht zu rasen, und denjenigen der Frau, eine chronische Heidenangst vor emotionaler Untreue zu haben. Ich kann mir allerdings ums Verrecken nicht vorstellen, woher eine Frau »wissen« soll – auf diese uns nachgesagte paläolithisch unfehlbare Weise wissen –, dass ihr Mann sich gerade einen harmlosen Seitensprung genehmigt und nicht ihre Ehe in ernste Gefahr bringt, oder wie sie sicher sein kann, dass ein Mann, der sie sexuell betrogen hat, emotional zuverlässig ist und zumindest lange genug bei ihr bleiben wird, um das Studium der Kinder zu finanzieren. Sehr wohl kann ich mir vorstellen, dass eine Frau sich mit dem miesen Verhalten ihres Mannes abfindet, weil sie einfach keine andere Wahl hat – weil sie zu arm ist, um einen Schlussstrich unter ihre kaputte Ehe ziehen und sich allein durchschlagen zu können.

Es ist schwer zu erkennen, was wir unter den vielen Schichten und Zwiebelhäuten von Kompromissen und Zwängen eigentlich wollen. Wenden wir uns also wieder den Anubispavianen zu. Wenn sie sich allmählich der Brunst nähern, werden Pavianweibchen geradezu mannstoll. »Ich habe sie buchstäblich von einem Kerl zum nächsten hüpfen sehen«, sagt Smuts. »Sie können sich im Laufe einer Stunde ohne weiteres mit zehn verschiedenen Männchen paaren.« Nähert sich aber der eigentliche Tag des Eisprungs, bekunden die Männchen in ihrer Umgebung ein zunehmend geringeres Verständnis für ihre Promiskuität und beginnen, sie in ihrer Freizügigkeit einzuschränken. »Auf dem Höhepunkt der Brunst ist ein drastischer Verhaltensumschwung zu beobachten – von vorbehaltloser Promiskuität zu absoluter Monogamie«, sagt Smuts. Das Männchen, bei dem die Affenfrau zuletzt hängen bleibt, kann ein muskulöser Kämpfertyp sein, einer von der häuslichen Sorte oder ein Scharfmacher. Entscheidend ist, dass ein bestimmtes Männchen Anspruch auf sie erhoben hat – und Männchen können ihren Standpunkt sehr überzeugend vertreten, denn sie sind weit größer als die Weibchen und haben einen gemeingefährlichen Satz scharfer Reißzähne. Rebecca Dowhan, eine Studentin von Smuts, wollte herausfinden, wie sich ein Weibchen auf dem Höhepunkt der Hitze, im Augenblick der Wahrheit, verhalten würde, wenn sie nicht unter der Fuchtel eines einzelnen Männchens stünde. Aus einer Population in Gefangenschaft lebender Paviane nahm sie eine Äffin, die bereits eine solche temporäre Bindung mit einem bestimmten Männchen eingegangen war, und setzte sie zusammen mit ihrem Partner und zwei weiteren ihr näher bekannten Männchen in einen abgetrennten Bereich. Die Männchen befanden sich dort jedes in einem eigenen Käfig, zu dem das Weibchen beliebig Zugang hatte, aus dem sie selbst aber nicht herauskommen konnten. Wie reagierte nun die Affenfrau auf diese ihr völlig ungewohnte Freiheit, auf eine sexuelle Freizügigkeit, die unter natürlichen Bedingungen für kein Pavianweibchen denkbar wäre? Sie wurde prompt wieder zur Doña Juanita, vergnügte sich erst mit dem einen Männchen, flitzte dann zum nächsten in den Käfig, dann zum nächsten … Sie schien ihren Gemahl – das Männchen, von dem sie erwählt worden war – in keiner Weise zu bevorzugen. Das Einzige, worum es ihr zu gehen schien, war Abwechslung.

Wir wissen nicht, warum ein Pavianweibchen sich die Mühe macht, promiskuitiv zu sein, was ihm die ganze Anstrengung eigentlich einbringt. Sicher ist allerdings, dass der Affenfrau solches Verhalten etwas bringen muss, denn bis sie mit unsanfter Gewalt von den Vorteilen der Anständigkeit überzeugt wird, investiert sie all ihre Energie darin. Die meisten Tierweibchen sind promiskuitiv. Sie geben sich große Mühe, promiskuitiv zu sein und sich den Besitzansprüchen eines einzelnen Männchens so lange wie möglich zu entziehen. Der weibliche Sexualtrieb bereitet den Wissenschaftlern häufig einiges Kopfzerbrechen. Es gelingt ihnen nicht immer, eine gute darwinistische Rechtfertigung für all diese erotische Energie zu finden. Die männliche Ejakulation ist genomisch doch so gehaltvoll. Wozu muss ein Weibchen also auf Raubzug gehen und so viel Zeit investieren und sich so großen Gefahren für Leib und Leben aussetzen, um mehr als die ihr zustehende Spermaportion zu ergattern? Ab und an finden die Wissenschaftler allerdings doch konkrete, unwiderlegbare Beweise dafür, dass die Promiskuität sich durchaus auszahlen kann. Eine siebenjährige Studie über Gunnison-Präriehunde beispielsweise ergab, dass Weibchen, die sich während einer Saison mit drei oder mehr Männchen paarten, eine hundertprozentige Empfängnisrate hatten und durchschnittlich 4,5 Junge warfen, während Weibchen, die sich mit einem einzigen Männchen paarten, es lediglich auf eine zweiundneunzigprozentige Empfängnisrate und Würfe von durchschnittlich 3,5 Jungen brachten. Wir wissen nicht, warum die zusätzlichen Paarungen die Wahrscheinlichkeit und die Größe eines Wurfs erhöhten, aber sie taten es. Dementsprechend unternehmen weibliche Präriehunde alles in ihrer Macht Stehende, um die Bestrebungen der Männchen, sie im Bau zu halten und ihre Gunstbezeugungen zu monopolisieren, so oft wie möglich zu hintertreiben.

Menschen vermehren sich nicht in Würfen, und dennoch frönen auch Frauen dem gelegentlich wechselnden Geschlechtsverkehr. Mitunter ist es auch für sie – und für die Früchte ihres Leibes – von nachprüfbarem Nutzen. Die extremistischen Evopsychos behaupten steif und fest, Männer würden niemals in Babys investieren, an deren Abstammung sie die geringsten Zweifel hätten. Aber hat diese »Regel« wirklich allgemeine Gültigkeit? Und hat sie schon immer gegolten, selbst zu der Zeit, als die Menschen in kleinen umherschweifenden Horden von Sammlern lebten, die noch gar nicht gelernt hatten, sich um Fragen des Privateigentums und der Zeugung unanfechtbarer Stammhalter zu sorgen? Die Daten scheinen da anderer Meinung zu sein. Im südamerikanischen Tiefland findet sich eine Reihe traditioneller Gesellschaften, die an den Begriff der »teilbaren Vaterschaft« glauben – an die Möglichkeit also, dass ein Kind mehr als nur einen biologischen Erzeuger hat. Diese Menschen glauben, ein Kind sei so etwas wie ein spermatischer Flickenteppich und die vereinigten Ejakulate mehrerer Männer würden grundsätzlich bessere und kräftigere Kinder ergeben als die Entladung eines einzelnen. In solchen Kulturen nehmen sich verheiratete Frauen während der Schwangerschaft oft einen Liebhaber oder zwei oder drei … und sämtliche Liebhaber gelten als Väter des Babys. Sie haben als solche die Pflicht, zumindest von Zeit zu Zeit mit einem harpunierten Fisch oder einem ähnlichen Geschenk vorbeizuschauen. Bei den Ache beispielsweise, einem im östlichen Paraguay lebenden Stamm von Jägern und Sammlern, verlassen sich die meisten Frauen darauf, dass ihre Männer sich am Schutz und an der Ernährung ihrer Nachkommen beteiligen. Anhand von Interviews mit siebzehn Ache-Frauen ermittelten die Ethnologinnen Kim Hill und Hillard Kaplan, dass jedes von deren insgesamt sechsundsechzig Kindern durchschnittlich 2,1 möglichen Erzeugern zugeschrieben wurde. Die Ache gehen sogar so weit, zwischen drei verschiedenen Kategorien von Vaterschaft zu differenzieren: Zur ersten gehört der Mann, mit dem eine Frau zum Zeitpunkt der Geburt des Kindes verheiratet ist; zur zweiten, wer immer unmittelbar vor oder während der Schwangerschaft außereheliche Beziehungen mit der Frau gehabt hat; zur dritten der Mann, von dem die Frau annimmt, dass er sie geschwängert hat.

Ähnliche Verhältnisse können wir bei den Barí beobachten, in Venezuela und Kolumbien lebenden Maniokbauern, die ihre stärkereiche Diät durch Sammeln sowie durch Jagd und Fischfang aufbessern. Über zwei Drittel der Barí-Frauen unterhalten während der Schwangerschaft außereheliche sexuelle Beziehungen, und ihre Kinder profitieren davon in erheblichem Maß. Die Affären werden keineswegs geheim gehalten. Wenn eine Frau kurz vor der Entbindung steht, teilt sie der Hebamme mit, wer ihre Liebhaber gewesen sind, und die Hebamme sucht nach der Geburt die

Männer einzeln auf und sagt ihnen: »Glückwunsch, du hast ein Kind.« Von den Männern wird erwartet, dass sie ihre teilbaren Sprösslinge in Notzeiten unterstützen, und in der Regel kommen sie ihrer Verpflichtung auch nach. Barí-Kinder mit zwei oder mehr Vätern haben eine achtzigprozentige Chance, älter als fünfzehn zu werden. Bei denen, die nur einen Vater haben, beträgt die Überlebensrate lediglich vierundsechzig Prozent.

Was halten die Barí-Männer von der ganzen Sache? Warum tolerieren sie die Seitensprünge ihrer Ehefrauen? Zum einen haben sie ihrerseits auch Affären, meist mit anderen verheirateten Frauen. Zum anderen dürfen ihre Frauen erst dann fremdgehen, wenn sie schwanger sind, weswegen der Ehemann in den meisten, wenn nicht sogar in allen Fällen wirklich der biologische Vater aller Kinder seiner Frau sein dürfte.

»Wir können über den Ursprung der teilbaren Vaterschaft verschiedene Hypothesen aufstellen«, sagt Stephen Beckerman, ein Ethnologe von der Pennsylvania State University, der über die Barí gearbeitet hat. »Es ist möglich, dass die Frauen mit der Zeit die Kontrolle über die Verhaltensnormen übernahmen, dass die Sitte ausschließlich ihnen nutzt und dass die Männer keine andere Wahl haben. Aber die Wahrheit ist, dass es den Männern nichts auszumachen scheint. Sie erheben keine Einwände. Sie sind, so weit feststellbar, nicht eifersüchtig. Also können wir spekulieren, dass die teilbare Vaterschaft für die Männer so etwas wie eine Lebensversicherung darstellt, eine Serie von Risikowetten. Ein Mann gestattet anderen Männern, mit seiner Frau zu schlafen. Er wettet, dass er der Vater der meisten, wenn nicht aller seiner Kinder sein wird. Aber sollte er sterben, wird irgendein anderer Mann eine gewisse Verpflichtung verspüren, zumindest für einige dieser Kinder zu sorgen. Wenn man es so betrachtet, kann man sich vorstellen, dass die teilbare Vaterschaft für Frauen wie für Männer eine Anpassungsleistung darstellen kann.«

An interessantem Material für weitere Forschungen leiden wir wahrlich keinen Mangel. Es heißt, Frauen seien auf einen (oder, wenn erhältlich, auch auf mehr als einen) investitionsbereiten Mann angewiesen. Wir glauben, den Grund dafür zu wissen. Die Aufzucht von Menschenbabys ist ein schwieriges und zeitraubendes Geschäft. Schimpansenweibchen mögen ihre Sprösslinge aus eigener Kraft versorgen können, Frauen können das nicht. Die paläolithische Mutter brauchte einen Ehemann, der ihre Mammutfleischtöpfe beschickte. Doch wie wir in unserer Diskussion der organischen Großmutter gesehen haben, erscheint die altehrwürdige Annahme, die väterliche Investition in den Nachwuchs stelle den entscheidenden Schritt in der Evolution des Menschen dar, neuerdings zunehmend fragwürdiger. In traditionellen (Jäger-und-)Sammler-Gesellschaften investieren die Männer ihre Ressourcen und Anstrengungen nicht unbedingt gezielt in den eigenen Nachwuchs. Die Hadza-Männer jagen zwar, aber sie teilen ihre Beute nach politischen, strategischen Gesichtspunkten unter einer großen Anzahl von Begünstigten auf. Sie liefern sie nicht zu Hause ab. Die Frauen sind bei der Versorgung ihrer Kinder auf die Unterstützung ihrer älteren weiblichen Verwandten angewiesen. Die Männer sind oft abwesend, auf der Jagd nach Großwild. Die Frauen sammeln. Es besteht also eine geschlechtsspezifische Arbeitsteilung. Aber die Jagd ist keine im Sinne der Nahrungsbeschaffung übermäßig produktive Betätigung. In vielen Fällen hätten die Männer materiell mehr davon, wenn sie sich auf das Sammeln verlegten oder die sporadische Großwildjagd mit Fallenstellerei auf kleine Beutetiere kombinierten. Die Großwildjagd bietet andererseits die wichtige Möglichkeit, Ansehen und Verbündete zu gewinnen. Es ist unbestritten, dass in Sammler-und-Jäger-Gesellschaften die Frauen und deren Kinder vom Fleisch, das die Männer ins Lager bringen, profitieren. Aber sie profitieren davon als Gruppe, als Stamm, nicht als eine Ansammlung von Kernfamilien, die jede für sich vom jeweiligen Vater mit Gnu-Burgern versorgt werden.

Dies ist eine verblüffende Erkenntnis, die viele unserer Annahmen über die Entstehung der Ehe und darüber, was die Frauen von den Männern und die Männer von den Frauen eigentlich wollen, über den Haufen wirft. Wenn die Umwelt der evolutionären Anpassung nicht primär durch männliche elterliche Investition gekennzeichnet war, verliert ein Großteil der evolutionspsychologischen Theorien ihre Grundlage. Wir können dann die Tür weit aufreißen und wieder frei durchatmen. Wir können neue Fragen stellen, anstatt ewig dieselben Sprüche herunterzubeten und die Frau auch noch dann spröde zu nennen, wenn sie ihren Petticoat längst durch den Präsidentenreißwolf gezogen hat.

Nicholas Blurton Jones von der University of California in Los

Angeles und andere haben zum Beispiel die Hypothese aufgestellt, die Ehe könnte sich als Fortsetzung der männlichen Bemühungen um *mate guarding* entwickelt haben. Ebenso wie männliche Paviane Exklusivrechte auf brünstige Weibchen anmelden, könnte ein Mann versuchen, alleinigen Anspruch auf eine Frau zu erheben und andere Männer von ihr fernzuhalten. Die Erfindung tödlicher Offensivwaffen dürfte aber die männlichen Rivalitätskämpfe bereits in einem sehr frühen Stadium der menschlichen Evolution entscheidend verschärft haben. Bewaffneten Männern fällt es weit leichter zu töten als den Männchen der meisten anderen Arten. Wenn der Kampf um die Ressource »Frau« zu häufig einen zu hohen Preis forderte, dürfte der Durchschnitts-Urmensch es vorgezogen haben, derlei Auseinandersetzungen in Grenzen zu halten. Und der Anhänger der quantitativen Methode, der seinen Samen möglichst weiträumig zu verstreuen versuchte, könnte ganz einfach zu früh das Zeitliche gesegnet haben, um genügend Treffer zu erzielen, da jeder Versuch, eine fruchtbare Frau zu begatten, zu einem Zusammenstoß mit den Speeren seiner Mitbewerber geführt haben dürfte. Der Preis der Promiskuität wurde allmählich unzumutbar. Der Mann begriff, dass es rentabler sein könnte, seine Besitzansprüche jeweils immer nur auf eine Frau zu beschränken. Durch regelmäßigen Geschlechtsverkehr mit einer fruchtbaren Frau hat man zumindest gute Chancen, Nachwuchs zu zeugen, ohne dabei sein Leben aufs Spiel zu setzen – und dies umso eher, wenn das Recht auf die sexuelle Nutzung der betreffenden Frau durch eine öffentliche Zeremonie besiegelt worden ist, eben durch die Heirat. Betrachten wir die Sache aus dieser Perspektive, könnten wir uns allerdings fragen, was die Urfrau denn vom Heiraten gehabt haben sollte, insbesondere da Nahrungsbeschaffung und Pflege des Nachwuchses, wie wir gesehen haben, weitgehend ihr und ihren weiblichen Verwandten überlassen blieben. Vielleicht, schlägt Blurton Jones vor, wäre es eine gewisse Absicherung gegen die Belästigung durch andere Männer. Chronische sexuelle Belästigung, sagt er, kann für eine Frau ein schweres Problem darstellen, und wenn die Frau sich und ihren abhängigen Nachwuchs durch Sammeln selbst ernähren muss, können solche Belästigungen leicht eine untragbare Beeinträchtigung ihrer Leistungsfähigkeit bedingen. Da ist es schon besser, in eine ritualisierte Bindung an einen einzigen Mann einzuwilligen und die Vorteile der aus dieser Heirat mutmaßlich folgenden Finger-weg-Politik zu genießen, als dazu verdammt zu sein, einen sexuell-dialektischen Widerspruch nach dem anderen zu ertragen.

Damit könnte die Ehe als ein mehrdimensionaler sozialer Pakt entstanden sein: zwischen Mann und Frau, zwischen Mann und Mann und zwischen dem Paar und dem Stamm. Sie ist eine vernünftige Antwort auf eine ganze Reihe kultureller Herausforderungen, mit denen sich der Mensch parallel zur Entfaltung seines Neokortex konfrontiert sah. Aber ihre eigentlichen Wurzeln könnten durchaus anders ausgesehen haben, als wir sie uns gemeinhin vorstellen, und unsere heutigen Paarungsstrategien brauchen auch keineswegs, wie immer wieder behauptet wird, daraus zu resultieren, dass die Urfrau unbedingt einen Partner brauchte, der ihr half, ihre Jungen zu füttern und zu kleiden. Tatsächlich könnte unsere »eigentliche« emotionale Einstellung zur Ehe pragmatischer, kontextabhängiger und (darf ich es aussprechen?) egalitärer sein, als wir gemeinhin annehmen. Wenn die Heirat ein »Vergesellschaftungsvertrag« ist – die zwischen einem Mann und einer Frau getroffene Übereinkunft, innerhalb einer Population von heimtückischen und bis an die Zähne bewaffneten Artgenossen einen halbwegs stabilen und behaglichen Mikrobiotop aufzubauen –, dann wird uns auch plötzlich klar, warum Männer allen gegenteiligen Beteuerungen zum Trotz ebenso begierig aufs Heiraten sind wie Frauen. Und manchmal, scheint es, erweisen sie sich sogar noch begieriger als diese. Sind die Männer nicht überhaupt diejenigen, die aus der Ehe den größeren gesundheitlichen und seelischen Nutzen ziehen? Wie eine Unzahl von epidemiologischen Studien beweist, erhöht die Ehe die Lebenserwartung der Männer um mehr Jahre als diejenige der Frauen. Wie sollte das zugehen, wenn Männer wirklich »von Natur aus« so untauglich für die Ehe wären?

Viele Kritiker haben darauf hingewiesen, dass die internationalen Meinungsumfragen, auf die David Buss und andere Ultras ihre Weisheiten über die angeblich angeborenen spezifisch männlichen und weiblichen Vorstellungen vom Wunschpartner stützen, auffällige Übereinstimmungen zwischen den beiden Geschlechtern aufzeigen. Wenn sie gefragt werden, welche Eigenschaften ihnen an einem potenziellen Partner am wichtigsten seien, nennen Männer wie Frauen überall auf der Welt als die vier Top-Tugenden Liebe, Zuverlässigkeit, emotionale Beständigkeit und eine angenehme Persönlichkeit. Erst wenn wir zu Rang fünf hinabsteigen, finden wir die vertraute Dialektik wieder, verlangt also der Mann nach körperlicher Attraktivität und die Frau nach finanzieller Potenz. Wenn wir als die Urform der Heirat eher einen zwischen zwei freien Individuen geschlossenen Gesellschaftsvertrag ansehen als das Bittgesuch einer bedürftigen Frau um einen männlichen Versorger, dann wird auch mit einemmal die vollkommene Übereinstimmung der Antworten verständlich. Wen wünschen wir uns als Geliebten und Lebensgefährten? Einen liebenswerten Menschen. Einen gütigen Menschen. Einen vertrauenswürdigen Menschen, der sich nicht ständig herumtreibt und plötzlich einfach verschwindet. Einen Menschen, der nicht an Straßenecken herumlungert und Obszönitäten hinausschreit. Und auch wenn die Evolutionspsychologen gern das sattsam bekannte Bild vom reichen älteren Mann mit dem strahlenden jungen Model am Arm aus der Tasche zaubern und damit wer weiß was für eine subliminale Wahrheit unter Beweis zu stellen meinen, ist die gängigere Wahrheit doch die, dass die meisten Männer und die meisten Frauen Menschen heiraten, mit denen sie möglichst viel gemeinsam haben: Sie heiraten Menschen, die ihnen, was Attraktivität, Bildung, ökonomischen Status, religiöse und politische Ansichten und Alter anbelangt, möglichst nahe stehen. Sie heiraten Menschen, die sie gern haben und in deren Gesellschaft sie sich wohl fühlen. Natürlich gehen Ehen auch oft in die Brüche, und überall da, wo die Scheidung ein zulässiger Ausweg ist, sind Scheidungen häufig. In traditionellen Sammlergesellschaften, etwa bei den Hadza und den !Kung, weicht die Scheidungsrate nur unerheblich von dem ab, was sich in modernen Industriestaaten beobachten lässt. Fragt man diese Menschen nach dem Grund ihrer Trennung, lautet die häufigste Antwort: Wir kamen nicht gut miteinander aus.

Was wollen Frauen wirklich? Niemand von uns kann für alle Frauen sprechen, ja nicht einmal für mehr als eine Frau, aber wir könnten doch die Hypothese wagen, dass eine tiefe Sehnsucht nach emotionaler Gleichstellung weit verbreitet ist. Sie verschwindet nicht, auch wenn sie sich häufig gezwungenermaßen in den Winterschlaf zurückzieht und gelegentlich durch die Unbilden der natürlichen oder kulturellen Umwelt in etwas verkehrt werden kann, was wie ihr genaues Gegenteil aussieht. Der Drang nach Freiheit ist uns angeboren. Er ist der äußerste Ausdruck unserer

Selbstsucht, weswegen wir uns getrost darauf verlassen können, dass er uns auch fürderhin erhalten bleiben wird.

Wenn kluge und beredte Frauen die Männer ihrer Träume erschaffen, wie wir dies in den Werken der großen Schriftstellerinnen aller Zeiten sehen, lesen sich diese Männer wie die Männer der Träume vieler Frauen, denn es sind Männer, die starke und intelligente Frauen lieben, Männer, die sich als Partnerinnen keine emotional und intellektuell geduckten und unterdrückten Weibchen wünschen. Charlotte Brontë hat uns Jane Eyre und Edward Rochester geschenkt: zwei einander ebenbürtige Feuerklingen, in jedem Plus- und Minuspunkt die vollkommene Entsprechung oder Ergänzung des jeweils anderen. Sie ist unhübsch, dünn und blass. Er ist hässlich, »ein Vulcanus – ein echter Schmied, braun, breitschultrig«. Er ist reich, selbstbeherrscht und weltgewandt, aber an der Grenze zum mittleren Alter. Sie ist arm, provinzlerisch und allein, hat aber den Vorteil der Jugend und, weit wichtiger noch, eines reichen Innenlebens auf ihrer Seite. Rochesters Liebe zu ihr erwacht, als er die fantastischen Blakeschen Landschaften sieht, die sie in Aquarell malt. »Und wer hat Sie eigentlich gelehrt, Wind zu malen?« fragt er. »Wo haben Sie Latmos gesehen? Denn das ist nichts anderes als Latmos.« Beide Liebenden sind Menschen von glühender Geistesschärfe, und beide sind glücklich über des anderen Gemütstiefe und rasche Auffassungsgabe. Charlotte Brontë will, dass ihre Heldin im Vollbesitz ihrer Kräfte zu ihrem Partner komme, in reiner Sehnsucht und Selbstbestimmung. Also dichtet sie Jane noch rechtzeitig vor Ende des Romans eine Erbschaft an, damit sie von Rochester wirklich nichts anderes braucht als den Mann, der er ist. Oh, sie sind sich wirklich ebenbürtig, denn auch wenn Rochester Jane körperlich überragt, fällt er fortwährend auf die Nase und ruft nach der schmächtigen blassen Frau, damit sie ihm wieder auf die Beine helfe.

Jane Eyre ist eine literarische Gestalt, Mackie Messer ein archetypischer Pin-up-Macho. Die Heerscharen von Frauen aber, die sie geliebt und ihn onanierenderweise angeschmachtet haben, sind Phänotypen aus Fleisch und Blut. Wir und unsere Fantasien sind die Früchte der Evolution, und wir warten darauf, zur Kenntnis genommen und erkannt zu werden. Es kommt nur auf den ersten kleinen, zögerlichen Bissen an. Dann, das verspreche ich euch, wird es nicht bei diesem einen bleiben.

19

EINE SKEPTIKERIN IM PARADIES

Von der Notwendigkeit einer revolutionären Psychologie

Wenn Frans de Waal von der Liebe spricht, erzählt er eine Geschichte von zwei Affenvölkern: den Rhesusaffen und den Stumpfschwanzmakaken. Die zwei Arten gehören derselben Gattung an, den Macaca, und sie sehen sich äußerlich ziemlich ähnlich. Aber wesensmäßig könnten sie kaum verschiedener sein. Rhesusaffen sind bösartig und reizbar, streitsüchtig und nachtragend. Stumpfschwänze sind weit weniger hitzig. Wenn sie sich doch einmal in die Haare kriegen, sorgen sie dafür, dass nach spätestens zehn Minuten alles wieder gut ist, wozu sie ein Repertoire unmissverständlicher Befriedungsgebärden wie wechselseitiges Lausen und Um-die-Taille-Fassen einsetzen. »Rhesusaffen sind eine despotische Spezies, während Stumpfies egalitär gesinnt sind«, sagt de Waal. »Vermutlich ist ein harmonisches Leben im engen Gruppenverband für Stumpfies von besonderer Wichtigkeit, und so sind sie zu wahren Experten im Entgegenkommen und Beschwichtigen geworden. Aber ist es genetisch bedingt? Sind die Stumpfies einfach von Natur aus liebenswürdiger? Ich würde sagen, nein. Ich würde sagen, dass das Aussöhnungsverhalten eine erlernte soziale Fertigkeit darstellt.«

Dass de Waal diese Ansicht vertritt, liegt an folgendem Experiment, das er und seine Kollegen vor einigen Jahren am Wisconsin Primate Research Center durchführten. Sie nahmen mehrere junge Rhesusaffen und ließen sie fünf Monate lang – was nach Rhesus-Maßstäben eine lange Zeit ist – zusammen mit einer Gruppe von Stumpfschwanzmakaken aufwachsen. Unter dem Einfluss der sozial kompetenten und verträglichen Stumpfies wurden die Rhesusaffen zu richtigen Diplomaten. Sie erlernten die einschlägigen Versöhnungsgebärden. Sie wurden zu meisterhaften

Fellpflegern und Taillentätschlern, an Friedfertigkeit den Stumpfies um keinen Deut unterlegen. Sie wurden so gut im Friedenschließen, dass sie, wieder zu ihren Artgenossen – einer Gruppe despotischer Rhesusaffen – zurückgekehrt, ihre erworbene Sozialkompetenz fortan dazu einsetzten, nach jedem Rhesus-Streit die Wogen zu glätten. »Die optimistisch stimmende Lehre«, sagt de Waal, »die wir aus diesem Experiment ziehen können, lautet: Wenn wir aus Rhesusaffen Friedensstifter machen können, dann können wir mit Sicherheit auch aus Kindern welche machen.«

Manche Gewohnheiten lassen sich leichter annehmen als andere. Es ist leichter, sein Leben um eine neue, gute Angewohnheit anzureichern, als es von einer schlechten zu befreien. Es ist leichter, Ja zu sagen als Nein zu sagen. Deswegen schaffen wir es weit eher, dadurch abzunehmen, dass wir unserer Lebensweise mehr körperliche Bewegung »zufügen«, als dass wir uns krampfhaft bemühen, unsere Kalorienaufnahme herunterzuschrauben. Dann mag uns zwar weiterhin ein gelegentlicher Heißhunger nach einer Tafel Schokolade überfallen, und es mag uns zu unnatürlich und grausam erscheinen, dem Gelüst zu widerstehen, aber wenn wir jedem solchen Sündenfall etwa grundsätzlich ein paar Klimmzüge folgen lassen, verliert der Ausrutscher seine Gefährlichkeit. Ich persönlich bin ein reizbarer, jähzorniger Typ. Von den vier »Säften«, die nach hippokratischer Lehre das Temperament jedes Menschen ausmachen – gelbe Galle (vorwiegend heiß), Schleim (vorwiegend kalt), schwarze Galle (vorwiegend trocken) und Blut (vorwiegend feucht) –, würde ich für mich drei Teile gelbe und einen Teil schwarze Galle beanspruchen. Ich brauche meinen Zorn. Er ist meine Schokolade, mein »Stoff«. Ich bin nicht fähig, völlig darauf zu verzichten. Also habe ich mir eben die nächstbeste Fähigkeit angeeignet: Ich habe den Kontakt zu meiner inneren Stumpfschwanzmakakin hergestellt und habe gelernt, wieder Frieden zu schließen – und zwar ganz, ganz schnell. Zehn Minuten ist die äußerste Obergrenze! Pelz gelaust, Dackelblick, um Vergebung gebeten, ein Schoko-Sühneopfer dargebracht. Sagen wir, dass ich meinen Rhesusfaktor kompensiere.

Diese additive Strategie spiegelt die Weise wider, wie die Natur allgemein vorgeht. Nur selten zieht sie ab oder macht reinen Tisch. Sie ist eher für das Anhängen und Ausbauen. Sie stückelt an und setzt eins drauf. Wir sind allesamt kleine Roms, sind

Amalgame unterschiedlich alter, aufeinander aufbauender Biokulturen. Unsere Zellen sind in ihrem grundsätzlichen Aufbau noch immer hefeartig. Wir haben absolut funktionsfähige Gene, die sich im Laufe der sechshundert Millionen Jahre, die uns von den Schimmelpilzen trennen, kaum weiterentwickelt haben. Wir sind altmodische Makaken und futuristische Hyperprimaten. Wir sind einfühlsam, vorsichtig, grob und brillant. Wir sind zutiefst aggressiv, und wir besitzen mehrere Zentren zur Hemmung und Steuerung unserer Aggressionen. Wir tasten uns zu den Gipfeln der Liebe hinauf und denken uns hinab zu ihren tiefsten Wurzeln. Wir unterscheiden uns von allem, was dieser chaotische blaue Planet je hervorgebracht hat, und schon in wenigen Jahrhunderten werden wir uns von allem unterscheiden, was wir uns jetzt vorzustellen vermögen. Wir werden mit genau derselben genetischen Ausstattung, die wir bereits seit der Steinzeit mit uns herumtragen, dorthin gelangen.

Ernst Mayr, einer der ganz großen Biologen dieses Jahrhunderts, ist heute weit über neunzig – und seine Augen haben »ein blasses, weich gekochtes Blau« angenommen, wie die Schriftstellerin Penelope Fitzgerald von einer ihrer Romangestalten geschrieben hat. Aber Mayr arbeitet noch immer. Er schreibt noch immer und denkt noch immer viel zu schnell für unseren Geschmack. Kürzlich sagte er mir gegenüber, er sei davon überzeugt, dass der Mensch aufgehört habe, sich genetisch weiterzuentwickeln. Wir haben uns ein für allemal am Hals, beharrte er. Wir sind, was wir sind.

»Es besteht nicht die geringste Chance, dass sich die menschliche Spezies noch weiterentwickeln könnte«, sagte er. »Wir haben inzwischen jede Nische, jedes Fleckchen Erde besetzt. Es gibt keine Möglichkeit der Isolation, und folglich ist auch eine Artbildung nicht möglich. Ohne Isolation kann der Mechanismus der natürlichen Auslese nicht greifen. Es gibt keine Grundlage für eine echte, eine physische Veränderung unseres Genoms. Zugegeben, es hat Leute wie Francis Galton gegeben, Darwins Cousin, der die Eugenik begründete und die Idee vertrat, es sei möglich, die Menschheit durch vorsätzliche Züchtung ›qualitativ zu verbessern‹. Aber eine positive Eugenik ist aus verschiedenen Gründen nicht zu verwirklichen, und wir wollen es damit auch gar nicht erst versuchen. Wir wollen keine neuen Nazi-Gräuel. Wir wollen nicht versuchen, eine Rasse von Übermenschen zu züchten. Wenn wir von nun an eine Evolution erleben werden, dann wird es eine kulturelle, keine genetische Evolution sein. Das ist schade, denn kulturelle Errungenschaften können sehr leicht wieder verloren gehen. Aber das ist die einzige Möglichkeit, die uns bleibt. Damit müssen wir arbeiten.«

Ich referierte Mayrs Thesen in einem Artikel für die Zeitschrift *Natural History* und empörte damit eine Menge Leser. Sie konnten die Vorstellung, der Mensch habe aufgehört, sich genetisch weiterzuentwickeln, einfach nicht akzeptieren. Sie meinten, Mayr sei kurzsichtig, rückständig, naiv. Sie redeten von Biotechnologie und den Fortschritten der Gentherapie und der technischen Möglichkeit, das menschliche Genom zu manipulieren. Sie redeten von künftigen Kolonien auf anderen Planeten, die, vom Mutterschiff »Gaia« abgenabelt, die nötige Isolation finden würden, um durch Mutationen eine neue, parallele Entwicklungslinie zu begründen.

Ich stimme Mayr bereitwillig zu. Sicher, die kulturelle Evolution ist eine wackeligere Angelegenheit als die genetische; sie ist anfälliger für Rückschritte und Schübe von Vergesslichkeit. Aber die natürliche Auslese beschert uns keine besseren, edleren oder gerechteren Menschen. Die natürliche Auslese beschert uns Launen und Exzesse. Der stereotype Ratschlag der natürlichen Auslese lautet: Seid fruchtbar und mehret euch. Teilt, herrscht und macht euch die Welt untertan. Wir haben schon mehr als genug geteilt und untertan gemacht, herzlichen Dank. Was wir jetzt brauchen, ist ein bisschen Kultur, ein bisschen Bildung, ein bisschen Vernunft. Die kulturelle Evolution funktioniert schon ganz gut. Kultur hat die Eigenart, zur Gewohnheit zu werden, und Gewohnheiten haben die Eigenart, buchstäblich in Fleisch und Blut überzugehen, durch Rückkoppelung auf ihr biologisches Substrat einzuwirken und es zu verändern. Nehmen wir als Beispiel eine ganz schlichte gute Angewohnheit, wie angeschnallt zu fahren. Wir setzen uns ins Auto und greifen automatisch nach dem Sicherheitsgurt. Wenn etwas den Routineablauf durcheinander bringt – sagen wir, wir müssen ein schweres Gepäckstück mit zu uns ins Auto wuchten – und wir uns nicht sofort angurten, sobald wir sitzen, verspüren wir höchstwahrscheinlich ein vages Unbehagen, ein Gefühl, als wolle uns unser Körper etwas mitteilen, als blinke auf unserem inneren Armaturenbrett ein kleines rotes

Warnlicht: Achtung! Achtung! Gefahr! Die Anschnall-Routine läuft jetzt auf einer unterbewussten, physiologischen Ebene ab. Sie ist uns zur Gewohnheit geworden. Die Neuropsychologie hat gezeigt, dass jede Gewöhnung durch strukturelle Veränderungen von Gehirnzellen erfolgt. Die kulturbedingte Praxis des Sichanschnallens prägt unsere Synapsen ebenso zuverlässig, wie es dies ein mutiertes Gen tun würde. Eine solche Verhaltensweise können wir nicht passiv, nicht automatisch an unsere Kinder weitergeben. Sie ist natürlich nicht in unserem Genom angelegt, und so muss jede Generation sie aufs Neue erlernen. Aber trotzdem: Wenn wir die Kinder früh genug an die Anschnall-Routine gewöhnen, werden sie ihr nicht mehr entrinnen können. Wo die Vererbung endet, beginnt die Stumpfschwänzelei.

Wir Frauen sind der schlagende Beweis dafür, dass es leichter ist, anzubauen als zu ersetzen. Im Laufe der letzten Jahrzehnte haben Frauen immer neue Rollen übernommen, praktisch ohne eine einzige ihrer alten aufzugeben. Wir sind zu Ernährerinnen geworden, und trotzdem haben wir die Verantwortung für die Pflege und Erziehung der Kinder weitgehend behalten. Wir haben den Geschmack der Anerkennung schätzen gelernt – in Form eines außergewöhnlichen beruflichen Erfolgs oder auch eines gewöhnlichen regelmäßigen Einkommens. Gleichzeitig haben wir den Geschmack an der traditionellen, gesellschaftlich akzeptierten weiblichen Droge, dem Laudanum persönlicher Intimität nicht verloren. Macht und Wärme – beide schmecken köstlich. Und wenn man uns Frauen wieder einmal warnt, wir könnten nicht alles haben, wir könnten unmöglich gute Was-auch-immer und gleichzeitig liebevolle Mütter (und Ehefrauen!) sein, können wir entgegnen: Ha! Können wir doch, tun wir doch! Wir paddeln mit voller Kraft auf die liebliche Küste von Autarkien zu, und mögt ihr auch mit noch so vielen Dreizacken fuchteln und noch so viele Blitze verschleudern: Es gibt kein Zurück mehr! Wie seine vielen Widersacher nicht müde werden zu betonen, kann der Feminismus gewiss nicht das ganze Verdienst dafür in Anspruch nehmen, dass sich den Frauen so viele neue Bildungschancen und Beschäftigungsmöglichkeiten eröffnet haben. Genau genommen, sagen die Kritiker, hat der Feminismus dabei eine lächerlich geringe Rolle gespielt. Der rasante Anstieg des weiblichen Anteils an der arbeitenden Bevölkerung, der sich im Laufe der letzten dreißig, vierzig Jahr ereignet hat, war durch ökonomische Notwendigkeit bedingt und die Folge der Rezession. Das Modell des Vaters als des alleinigen Ernährers der Familie war eine sozioökonomische Verirrung, eine unrealistische Modeerscheinung der wirtschaftlich boomenden Nachkriegszeit. Diese Expansion konnte sich nicht unbegrenzt fortsetzen, und daher ist es klar, dass auch Frauen arbeiten müssen. Der Feminismus hat damit gar nichts zu tun. Die Frauen haben früher gearbeitet, und sie arbeiten jetzt wieder. Sie haben schon immer gearbeitet. Nichts Neues also.

Wohl wahr. Nur, dass die Welt von Beinah-Morgen doch ein paar neue Merkmale aufweist. Wie sie es schon immer getan haben, tun die Frauen mehr, als lediglich zu arbeiten. Sie gewinnen auch in der Aneignung echten Wohlstands langsam, aber sicher an Boden. In den postindustriellen Nationen ist über die Hälfte der Eigentümer neuer kleiner Unternehmen weiblichen Geschlechts. In den Vereinigten Staaten beschäftigen Unternehmen in Frauenbesitz mehr Menschen als alle fünfhundert größten Kapitalgesellschaften zusammengenommen. Der Prozentsatz der Frauen, die in den Vereinigten Staaten ein Eigenheim erwerben, ist im Laufe der letzten zwanzig Jahre steil in die Höhe gegangen, und der Besitz von Grund und Boden, die Herrschaft über ein eigenes Revier, ist und bleibt für uns Hominiden eine der zuverlässigsten Quellen der Macht. Nicht minder wichtig wäre die Tatsache, dass unser Bildungsniveau so hoch wie noch niemals zuvor ist. Noch Anfang der sechziger Jahre waren in den USA lediglich vier Prozent aller Jurastudenten und nur drei Prozent aller Medizinstudenten weiblichen Geschlechts. Heutzutage stellen Frauen in beiden Fakultäten rund fünfzig Prozent der Studierenden. Bei High-School-Absolventinnen ist die Wahrscheinlichkeit eines anschließenden vierjährigen College-Studiums sogar geringfügig höher als bei männlichen High-School-Absolventen. Der Erwerb einer höheren Schulbildung wird allmählich zur Gewohnheit, und Menschen mit höherer Schulbildung haben einen haarsträubenden Hang zum Ehrgeiz, eine skandalöse Tendenz dazu, Ansprüche zu stellen und Gleichbehandlung zu erwarten. Frauen entdecken ihre ureigensten weiblichen Bedürfnisse wieder, sich einen direkten Zugang zu den Ressourcen zu verschaffen und ihre persönlichen Reproduktionsmittel zu kontrollieren, wann immer und worin immer sie sich qualifizieren. Grundsätzlich gilt, dass Frauen mit höherer Schulbildung weniger Kinder haben als ungebildete Frauen. Dies ist nicht nur der Fall, weil die Aneignung von Wissen und Kenntnissen Zeit in Anspruch nimmt, sondern auch weil gebildete Frauen ihren Kindern gleichfalls eine gute Schulbildung zuteil werden lassen möchten. Gleichzeitig wissen sie, dass sie es sich nicht leisten können, mehr als eine Hand voll Sprösslinge durchzufüttern, zu kleiden und auf College oder Uni zu schicken. Was die Familienplanung anbelangt, erweisen sich gebildete Frauen übrigens als erstaunlich »menschenaffenartig«, denn Menschenaffenweibchen bekommen in der Regel nur wenige Kinder. Eine der gebärfreudigsten und erfolgreichsten Schimpansen-Matriarchinnen, von denen die zoologischen Annalen zu berichten wissen, eine gewisse Fifi, hat im Laufe ihres langen Lebens lediglich sieben Schimpansenkinder in die Welt gesetzt – gerade knapp über zwei Drittel des Ausstoßes, den Darwins Ehefrau zuwege brachte. Gebildete afrikanische Frauen, sagt die sudanesische Ethnologin Rogaia Mustafa Abusharaf, lehnen die Sitte der genitalen Verstümmelung häufiger ab als ungebildete Frauen. Sie möchten sich ihre Klitoris unversehrt bewahren. Sie möchten nicht aufhören zu lernen, und zwar mit jedem Gehirn, das ihr Körper zu bieten hat.

Wir werden jede Hilfe annehmen, die wir kriegen können, und gegenwärtig gibt es für uns günstige Strömungen, die nichts mit Feminismus oder dem Kampf um die Gleichbehandlung der Geschlechter zu tun haben. Da ist zum einen der reißende Katarakt des Weltmarkts, der jede verfügbare Hand erforderlich macht und nach gebildeten (oder zumindest technisch qualifizierten) Arbeitskräften verlangt. Zum anderen könnte die globale Verteilung der Ware »Information« zumindest zu einer bescheidenen Verbesserung der Lage der Frauen beitragen, denn das – und wenn auch noch so künstliche und unrepräsentative – Bild der emanzipierten westlichen Frau, die in Pumps und schickem Rock, den Laptop in der Hand, zum Check-in-Schalter stöckelt, besitzt ein gewisses Werbepotenzial. Es spricht den weiblichen Freiheitsdurst an und könnte unter Umständen eine gewisse subversive Wirkung haben. Es könnte uns und unseren benachteiligten Schwestern ins Gedächtnis zurückrufen, dass wir zweifüßige Sammlerinnen sind, durch nichts zu bremsende Nomadinnen.

Dennoch, die kulturelle Evolution erfordert eine permanente

Revolution, was für uns bedeutet, niemals aufzugeben, nie in den Leerlauf zu schalten oder in Selbstgefälligkeit zu verfallen. Es bedeutet, niemals zu sagen: Okay, wir wollen nicht drängeln, wir möchten niemandem auf die Füße treten, und wir möchten vor allen Dingen nicht, dass man unsere Reißzähne sieht. Virginia Valian führt das Beispiel der Tennisspielerin Monica Seles an, die 1991 die Ansicht äußerte, bei Turnieren sollten Frauen und Männer um die gleichen Preisgelder spielen. »Lediglich zwei andere Spielerinnen bezogen dazu öffentlich Stellung«, schreibt Valian. »Steffi Graf wurde mit den Worten zitiert: ›Wir verdienen genug, wir brauchen gar nicht mehr‹, und Mary Joe Fernandez soll gesagt haben: ›Ich bin vollauf mit dem zufrieden, was wir haben; ich meine, wir dürfen nicht gierig sein.‹ Womit also die Benachteiligte den Anspruch auf Gleichberechtigung als Gier interpretierte.« Frauen dürfen nicht aufhören, Forderungen zu stellen, so viel ist klar. Wir müssen rund um die Uhr wachsam sein, denn ein Moment der Unachtsamkeit genügt und, wamm! schlägt uns der örtliche Taliban zu Boden und wirft uns einen schwarzen Tschador über den Kopf. Die isländische Sängerin Björk hat sich kürzlich über die Feministinnen beklagt. Sie gingen ihr echt auf die Nüsse, meinte sie. Ständig flennten sie über Ungleichbehandlung und meinten, alle Chancen bekämen grundsätzlich die Männer. Sie könne ja verstehen, wenn die Frauen der Generation ihrer Mutter oder ihrer Großmutter so empfinden würden, aber heutzutage sei das doch Unsinn. Heute, beharrte sie, stehe das Gefängnistor offen. Ihr braucht nichts anderes zu tun, als hinauszuspazieren.

Ein Teil von mir freute sich, sie das sagen zu hören, zu wissen, dass sie die Tür als offen ansieht und sich selbst als eine freie, feurige Primatin. Ein größerer Teil von mir denkt allerdings: Geh zum Augenarzt, Promi-Lady, denn deine blassen Augen sind blindgekocht. Klar, die Tür steht vielleicht offen – momentan –, aber das Einzige, was sie aufhält, ist die vereinte Kraft einer Menge schwieliger Frauenfinger und Frauenfüße, unterstützt von ein paar wohl gerundeten weiblichen Hüften, die sich durchzuquetschen versuchen. Björk ist eine erfolgreiche Avantgarde-Rockerin und hat von sich aus wenig Grund, die Vollkommenheit des Systems anzuzweifeln. Dennoch ist und bleibt die Welt des Rock 'n' Roll praktisch eine reine Männerwelt. Musikerinnen haben noch immer unter Pauschalurteilen wie demjenigen der Popsängerin Juliana Hatfields zu leiden, die sich mit folgenden Worten als Vollidiotin outete: »Gitarristinnen taugen einen Dreck.«

Wir Frauen haben mit Drängeln und Flennen und Uns-ans-Souveränsein-Gewöhnen schon eine ganze Menge erreicht, aber am Ziel sind wir noch lange nicht. Wir leiden noch immer an Selbstzweifeln, Gynäkophobie und krampfartigen Anfällen von seelischem Autismus. Wir gehen miteinander viel zu streng ins Gericht. Wir werfen Frauen vor, sie nähmen ihre Arbeit nicht ernst genug. Chrissie Hynde, die Frontfrau der *Pretenders*, ist wegen ihres nörgelnd-ironischen, lyrischen Stils unter Rockmusikerinnen eine wahre Legende. Aber die inzwischen »gereifte« Chrissie will keine Galionsfigur für die grimmige Girlie-Bewegung sein. »Ich habe nie behauptet, eine Feministin zu sein«, sagte sie zu dem Musikkritiker Guy Garcia, »und ich habe keine Antworten parat. Solange wir für unsere Arbeit bezahlt werden und das Wahlrecht haben, wo ist das Problem?« Persönlich zieht sie es vor, mit Jungs zu spielen. »Ich arbeite mit Männern«, sagte sie. »Sie sind ehrgeizig, unkompliziert, und sie können rocken. Das können die wenigsten Frauen.«

Wir sind nicht engagiert. Wir sind einfach nicht gut genug. Aber die Frau, die gut genug sein will, die Jahr für Jahr mit voller Energie ihrem Beruf nachgehen will, selbst wenn sie kleine Kinder hat, wird auf andere Weise angegriffen: mit der Schlinge der Schuldgefühle. Sie bekommt unter die Nase gerieben, welche nicht wieder gutzumachenden Schaden sie ihrem Baby zufügen wird, wenn sie es nicht für die volle Dauer der entscheidenden ersten drei Jahre seiner zerebralen Entwicklung an ihrem Busen trägt. Sie bekommt immer wieder vorgebetet, dass nichts so wichtig sei wie elterliche Zuwendung, wenn es um die Maximierung des kindlichen Potenzials gehe. Die geballten Erkenntnisse der heutigen Biomedizin lassen die Waage nach der Seite der Ganztagselternschaft und der unentrinnbaren Bedürfnisse von Babys wachsendem Großhirn ausschlagen. Und immer wird wie selbstverständlich vorausgesetzt, dass die Mutter – von Natur aus und aus persönlicher Neigung – die primäre Gralshüterin des infantilen Gehirns sein wird. Aus jeder Zeitschrift, die wir durchblättern, schwappt uns das Mama-Gewäsch entgegen, die endlosen Erörterungen der Schuldgefühle, unter denen berufstätige Mütter selbst jetzt noch, nach Jahrzehnten feministischen Fortschritts, zu leiden hätten und die so plastisch geschildert werden, dass eine berufstätige Mutter, die rein zufällig keine Schuldgefühle wegen ihrer Berufstätigkeit haben sollte, sich mit Sicherheit wegen ihres Mangels an Schuldgefühlen schuldig fühlt. Manche Väter, erzählt man uns, haben auch ein schlechtes Gewissen, aber es sind nicht viele, und sie leiden auch nicht so stark darunter. Es ist schließlich nicht ihr Job – selbst heute noch nicht. Sie haben das Schuldbewusstsein noch nicht in ihr Gewohnheitsrepertoire aufgenommen. Und warum sollten sie auch Schuldgefühle haben? Das wird ja gar nicht von ihnen erwartet. Als 1997 ein britisches Kindermädchen wegen Verdachts der Tötung des ihm anvertrauten neun Monate alten Jungen vor Gericht stand, erhielt die Mutter des Kindes, eine Ärztin, eine Flut empörter Briefe. Sie kamen größtenteils von Frauen, die ihr die Verantwortung an der Tragödie gaben, weil sie wieder angefangen habe zu arbeiten (wohlgemerkt nur an drei Tagen in der Woche), statt wie eine anständige Mutter zu Haus bei ihren Kindern zu bleiben. Es versteht sich von selbst, dass dem Vater des Jungen, gleichfalls Arzt, die Öffentlichkeit keinen Vorwurf aus seinem beruflichen Engagement machte.

Es ist eine traurige Sache, wenn Frauen anderen Frauen übel nehmen, wie sie an ihr Leben herangehen, für welche konkreten Strategien sie sich in Bezug auf Fortpflanzung und Gefühlsleben entscheiden. Es mag in Anbetracht der zunehmend größeren Rolle, die der Konkurrenzkampf zwischen den Frauen in den letzten Jahrzehnten gespielt hat, nachvollziehbar sein, aber es ist meines Erachtens nichtsdestoweniger unklug: Es bringt uns evolutionär nicht weiter, auf diesem Schlammschlachtkurs zu bleiben. Jetzt brauchen wir einander. Die nächste Phase der permanenten Revolution erfordert eine Infusion altweltäffischer Schwesterlichkeit. Wir dürfen auf einmal nicht mehr von den Rechten der Frauen reden, denn dies würde bedeuten, uns der Sünde des Viktimismus schuldig zu machen und das schwache, winselnde Opfer, die neurasthenische geschnürte viktorianische Lady zu spielen. Doch wie der Vorwurf der politischen Korrektheit würgt der Vorwurf des Viktimismus jede Bemühung um präzisen Protest von vornherein ab. Er entkräftet jede Beschwerde, noch ehe sie überhaupt ausgesprochen ist, denn Sichbeschweren ist ja genau das, was Viktimistinnen tun. Aber wenn wir keine Gehaltserhöhung verlangen, kriegen wir auch keine, und wenn wir uns über eine Ungerechtigkeit nicht lautstark empören, wird sie auch niemals beseitigt. Wenn Frauen aufgrund ihres Frauseins von vornherein als schlechtere Was-auch-immer beurteilt werden, wenn eine Gitarristin per se als mies gilt, noch ehe sie ihr Instrument ausgepackt und auch nur einen Ton gespielt hat, wenn berufstätigen Frauen noch immer vorgeworfen wird, sie seien herzlose Mütter, und wenn Frauen eingeredet bekommen, es habe einen handfesten evolutionären Grund, dass sie eigentlich keinen echten Wert auf Sex legen oder falls doch, dass sie das tunlichst verheimlichen sollten – dann ist die Zeit des Zeterns für uns Frauen noch lange nicht vorüber.

Natürlich liegen uns Frauen unsere Kinder am Herzen. Aber ebenso wie die Wahl unseres Partners davon abhängig ist, was wir unsererseits an persönlichen Bedürfnissen, familiärem Hintergrund, Temperament, Immunsystem, Stoffwechsel und so weiter in das Geschäft einbringen, wird auch jede Frau anders in der Frage entscheiden, was und wie sie in ihre Kinder investieren soll. Es gibt ebenso viele verschiedene Möglichkeiten, Mutter zu sein, wie es Paarungsstrategien gibt, und keine dieser Möglichkeiten, keine dieser Strategien ist die einzig richtige, die vierundzwanzigkarätige, die absolute und wahre Form von Mutterschaft. Manche Mütter sind der Meinung, das Beste für ihre Kinder sei die ständige Verfügbarkeit ihrer Zuwendung, Liebe, Nähe und Aufmerksamkeit. So tun sie alles in ihrer Macht Stehende, um für ihre Kinder da zu sein, und begnügen sich eben mit weniger Geld oder Teilzeitjobs, Heimarbeit, Stückwerk. Manche Mütter sind vielleicht eher der Überzeugung, ihre Kinder brauchen eine überzeugende Darbietung von Kraft, eine Vorführung weiblich-elterlicher Autonomie – der knallharte Beweis, dass Frauen ein Anrecht auf ihre Arbeit, Bezahlung und Autorität haben und dass du, Tochter mein, zu gegebener Zeit ein Anrecht auf die deine haben wirst. Diese Mütter geben ihren Beruf nicht auf, selbst wenn sie es sich finanziell durchaus leisten könnten. Sie wollen arbeiten, und diese Lust ist Teil ihres Spielplans, ihrer maßgeschneiderten Investition in ihre Kinder. Aber wenn dem in Tagespflege gegebenen Kind irgendein schrecklicher Unfall zustoßen sollte – wie abscheulich, der Mutter und einzig der Mutter deswegen Vorwürfe zu machen! Und wie hirnverbrannt dazu, wenn doch immer wieder selbst bemuttertste Kinder ums Leben kommen! Sie ertrinken in der Badewanne, sie fallen die Treppe hinunter, sie trinken vergifteten Apfelsaft. Keine Mutter kommt um die Erkenntnis herum, dass das Leben überaus fragil ist und sie nicht das Geringste dagegen unternehmen kann. Sie kann ihr Kind nicht vor jeder möglichen Gefahr schützen.

Was immer wir Mütter aus freier Entscheidung, Zufall oder Notwendigkeit auch im Einzelnen tun mögen – wir sind auf Hilfe angewiesen. Was wir brauchen, ist emotionale Unterstützung, nicht von der einen Seite die Ohrfeige »Du taugst im Beruf nichts!« und von der anderen die Kopfnuss »Du bist eine egoistische, narzisstische Mutter!« Es reicht. Wir bekennen uns schuldig. Das X-Chromosom ist schuld – es hat einfach zu viel DNS drauf. Eva ist schuld – als sie gerade mal nicht damit beschäftigt war, sich Obst und Knollen zwischen die Kiemen zu schieben, wanderte sie aus Afrika aus und brachte uns hierher. Lilith ist schuld – sie hat uns Evas gnadenloser Fügsamkeit ausgeliefert. Unsere Mutter ist schuld (versteht sich von selbst). Unsere Eizellen, unsere Listigkeit, unser Blut, unsere Korsetts, unser Hüfte-Taille-Verhältnis, unsere Fettdepots, unser lachsiger Geruch, unser sonnenhaftes Flair sind schuld. Wir haben alles gestanden. Wo bleibt jetzt unser animamalischer Ablass, unser femininer heidnischer Freispruch? Wo bleiben unsere Kraft und Versöhnlichkeit, die Dallas Cowgirls für das weibliche Geschlecht?

Praktische Hilfe brauchen die Mütter nicht minder. Die haben sie schon immer gebraucht. Es kostet dreizehn Millionen Kalorien, ein Kind großzuziehen, und heutzutage auch fast ebenso viele Dollars. Wenn es darum ging, Eltern zu helfen, haben sich Arbeitgeber bislang nicht gerade ein Bein ausgerissen. Wir schlagen uns auf die tropfenden Brüste und wissen nicht, wohin mit unseren Kindern. Wir meckern und klagen, und man schmeißt uns ein paar Babyrasseln vor die Füße. Selbst noch nach jahrzehntelanger feministischer Arbeit lautet der Wahlspruch der freien Wirtschaft nach wie vor: Deine Kinder? Deine Sache. Unsere Forderung ist und bleibt die flächendeckende Einrichtung staatlicher, für alle offener und freier Baby- und Kindertagesstätten. Wir können sie uns nicht leisten? Behauptet welche Hälfte der Wählerschaft? Frauen können sich hinsichtlich ihrer sexuellen und mutterschaftlichen Strategien erheblich voneinander unterscheiden, und wie Patricia Gowaty ganz richtig angemerkt hat, irrten sich die Feministinnen der siebziger Jahre, als sie annahmen, alle Frauen hätten die gleichen Ziele. Aber wenn es etwas gibt, wovon wirklich alle Frauen profitieren würden, so wären es gute, freie Kindertagesstätten. Selbst kinderlose Frauen hätten von der Einrichtung staatlicher Ganztagskrippen und -kindergärten einen Gewinn, denn alles, was Frauen ein aktives Leben in der Gesellschaft ermöglicht und der zermürbenden Kraft mütterlicher Schuldgefühle und dem damit verbundenen Vorurteil, Frauen seien zu »ernsthafter«, disziplinierter und ausdauernder Arbeit nicht fähig, entgegenwirkt, gibt allen Frauen Auftrieb, verleiht all unseren zerbrechlichen Kanus und wie besessen paddelnden Armen neuen Schwung.

Und dann hätten wir noch die Männer, die Väter. Jedes Mal wenn ich einen Artikel über die Schuldgefühle berufstätiger Mütter und das weitgehende Fehlen solcher Gewissensprobleme aufseiten berufstätiger Väter lese, frage ich mich wieder: Warum haben sie eigentlich keine Schuldgefühle? Und warum reden wir nicht häufiger und ernsthafter über ihre Gefühle und ihre Verpflichtungen? Warum sind bezahlter Vaterschaftsurlaub und der ganztägig seinen Hausmannspflichten nachgehende Vater noch immer Ausnahmeerscheinungen und kulturelle Anomalien? Es stimmt zwar, dass in bestimmten Kreisen der postindustriellen Gesellschaft Väter in weit stärkerem Maß an der täglichen Pflege und Versorgung ihrer Kinder beteiligt sind, als es bei Männern je zuvor der Fall gewesen ist. Dennoch lässt sich nicht bestreiten, dass Männer sich noch lange nicht so gut an Babys gewöhnt haben wie Frauen an ein regelmäßiges Einkommen.

Zur Erklärung des asymmetrischen Zuwachses des jeweils männlichen und weiblichen Fundus an Pflichten sowie zur Entschuldigung diesbezüglicher männlicher Drückebergerei wenden wir uns an die Biologie. Frauen, heißt es, haben eine natürliche Veranlagung zur Mütterlichkeit, zur Babybindung, zu Fürsorglichkeit, Geduld und Großzügigkeit. Aber wie reale Mütter wissen, ist »Mutter spielen« kein angeborenes Verhaltensrepertoire, sondern eine erworbene Kunst. »Wir erlernen, oftmals durch schmerzvolle Selbstdisziplinierung und Selbst-Kauterisation, eben die Eigenschaften, die als uns ›angeboren‹ gelten: Geduld, Selbstaufopferung, die Bereitschaft, die tausend kleinen immergleichen

Verrichtungen, die die Sozialisierung eines Menschen erfordert, endlos zu wiederholen«, schreibt Adrienne Rich. Wir indoktrinieren uns, schulen uns – durch Stillen, durch Körperkontakt, durch unsere Bereitschaft, zu sitzen und zu streicheln und zu kapitulieren – zu Müttern. Wir geben unserem Körper die Chance, sich förmlich um den Säugling zu wickeln und ihn mit jedem Sinnesvermögen zu verschlingen und ihn unserem Organismus zu präsentieren, so wie unsere Immunzellen einander den Antigenstempel ihrer Identität präsentieren und damit erklären: Ich stamme aus dir, und ich gehöre hierhin. Und unser Körper antwortet uns mit einer vollen emotionalen Breitseite. »Wir werden… zu unserer Verblüffung von einem gleichzeitigen Gefühl der Zärtlichkeit und der Leidenschaftlichkeit überschwemmt, das intensiver und heftiger ist als alles, was wir bis dahin empfunden haben«, schreibt Rich.

Die Gewohnheit, Säuglinge zu lieben und zu hätscheln, ist nicht auf Frauen beschränkt. Sie ist eine Gewohnheit, die sich Frauen aus Gewohnheit zulegen, einfach weil sie so viel mehr Zeit mit Säuglingen zubringen als Männer. Aber zum Teufel mit dem Geschlecht! Der Körper ist von oben bis unten mit den Flimmerhaaren unserer Bindungsfähigkeit durchwoben, und wenn wir ihnen die Chance dazu zu geben, sind sie nur zu gern bereit, sich einer neuen Aufgabe und einem neuen Objekt anzupassen und in schönem Gleichtakt zu schwänzeln. Seht euch nur das Rattenmännchen an. Rattenmännchen kümmern sich normalerweise nicht um neugeborene Rattenbabys. Vaterliebe ist im Standardvertrag nicht vorgesehen. Doch die Rohstoffe der Zuneigung sind durchaus vorhanden. Steckt man einen jungen Rattenmann in einen Käfig mit einem Wurf frischer Rattenjungen – und lässt man ihm genügend Zeit, sich an deren Geruch und deren Gefiepe zu gewöhnen –, fängt er früher oder später an, die Kleinen zu beschnuppern. Er legt sich auf sie und leckt sie ab. Wenn sich eines von ihnen selbstständig macht und blind aus dem Nest tapert, holt er es wieder zurück. Er hat sich in einen Haufen wimmelnder, fiepender rosiger Würmchen verliebt. Ein wesentlicher Faktor bei diesem Experiment: Die Rattenmutter muss vorher aus dem Käfig entfernt werden, sonst würde sie das Männchen eher totbeißen, als ihm erlauben, sich ihren Jungen zu nähern.

Auch Männer können Babys wie verrückt lieben, und je mehr

Zeit sie mit ihrem Baby verbringen, seinen Geruch einatmen und es an sich drücken, desto sensorisch vielschichtiger wird diese Liebe. Doch wie oft sitzt der Durchschnittsvater schon da und wiegt sein Baby an seiner nackten Brust? Nicht oft genug jedenfalls und nicht annähernd so oft, wie die durchschnittliche Mutter dies tut. Mütter neigen dazu, ihre Babys zu monopolisieren. Natürlich müssen sie sie jedes Mal in den Armen halten, wenn sie ihnen die Brust geben, aber auf diese Weise gewöhnen sie sich überhaupt an, sie in den Armen zu haben, und sind nicht gern bereit, sie aus der Hand zu geben. Allzu häufig kommt ein Vater immer nur dann mit seinem Baby in Berührung, wenn die Mutter müde ist und eine Erholungspause braucht, und dadurch wird das Babyhalten zu einer Arbeit und einer Pflichtübung statt zu einem Ritual. Der Vater behält das Hemd an. Er ist bis obenhin zugeknöpft. Seine Nervenenden empfangen Babys Frequenz nur äußerst schwach. Und die Mutter sitzt mit Argusaugen dabei und passt auf, dass der Vater auch ja nichts falsch macht. Schließlich ist sie die Baby-Expertin, und er ist und bleibt ein blutiger Anfänger, ein durch und durch ahnungsloser Tropf. Frauen schmunzeln selbstgefällig, wenn sie sehen, wie unbeholfen, wie ungeschickt, wie übervorsichtig Männer mit Babys hantieren. Das Kinderzimmer ist noch immer das Revier der Mutter. Dort ist sie das Alpha-Tier. Doch wenn wir wollen, dass die Männer ihren Teil dazu tun – und zwar gut tun! –, dürfen wir sie nicht mit unseren apriorischen Zweifeln belastet ins Rennen schicken, dürfen wir uns nicht wie weibliche Machos aufführen: »Wir stillen; ihr seid still.« Wenn wir Frauen von den Männern erwarten, dass auch sie in die warmen, nährenden Fluten der Baby-Liebe eintauchen und den Zug der Baby-Bindung spüren, dann müssen wir das Kleine auch so oft wie möglich aus der Hand geben. Zwischen Babys Mahlzeiten, zwischen der einen und der anderen Brust, wann immer sich die Gelegenheit dazu bietet: abgeben!

Vielleicht verspürt nicht jeder Mann den Wunsch, sich mit Haut und Haar dem Ideal vollendeter Elternschaft zu weihen oder seine Nächte mit dem Beschnüffeln von Babys Fontanelle zuzubringen oder in Vaterschaftsurlaub zu gehen, wenn sich ihm die Möglichkeit dazu böte. Aber mit Sicherheit würde es zumindest eine ganze Menge mehr von ihnen tun, als gegenwärtig der Fall ist, wenn es nur technisch möglich, gesellschaftlich akzeptiert und … trendy wäre. Wozu es noch ohne weiteres kommen könnte, wenn die Wirtschaft sich so weiterentwickelt wie bisher und die Frauen gezwungen sind, noch härter als bisher zu arbeiten, um überhaupt mithalten zu können, und wenn sie nicht aufhören, nach Gleichbehandlung und gerechter Aufgabenteilung zu verlangen. Ich halte die Behauptung für Blödsinn, dass Männer zwangsläufig weniger in ihre Kinder investieren würden als Frauen, dass sie – da für sie immer die Chance bestehe, durch Eroberung neuer Mutterschöße ihre Gen-Streuung zu steigern – grundsätzlich auf dem Sprung seien, jederzeit bereit, alles stehen und liegen zu lassen und sich abzusetzen. In dieser unserer von einem ständigen mörderischen Konkurrenzkampf gekennzeichneten Umwelt könnte der Fortpflanzungserfolg der Männer durchaus von ihrer Fähigkeit abhängen, genau das Gegenteil zu tun, also jedem einzelnen ihrer Sprösslinge ihre ungeteilte Aufmerksamkeit zu schenken, jedem einzelnen ihrer Kinder die größtmöglichen Chancen zu verschaffen. Die Männer brauchen heutzutage ihre Frauen und Kinder, ebenso wie Frauen und Kinder angeblich von jeher die Männer gebraucht haben.

Menschliche Bindungen besitzen eine archaische, animalische Kraft, und dafür können wir uns bei unserem Gehirn bedanken oder auch beschweren. Wir lieben lange und heftig, weil wir zu viel wissen. Wir wissen, dass wir einmal sterben werden, und dieses Bewusstsein hat uns zutiefst geprägt. Es hat uns die Religionen dieser Welt beschert. Es hat alle unsere urtümlichen Bedürfnisse – nach Macht, Anerkennung, Liebe, Zusammengehörigkeit – genommen und sie auf Hochglanz poliert, so blank, dass wir uns darin spiegeln können. Bleib bitte einen Augenblick stehen und rede. Marschier dann tapfer weiter, aber vergiss nicht, dass Raum und Zeit gekrümmt sind und dass du irgendwann hierher zurückkehren und wieder mit mir reden wirst – mit mir, deiner Freundin, deiner Tochter, deiner Mutter, deiner Geliebten.

Ich bin von Natur aus eine pessimistische Utopistin, eine mechanistische Fantastin. Ich glaube an die permanente Revolution des Denkens und des Willens. 1987 aß ich einmal mit meiner Großmutter (sie ging damals schon auf die Achtzig zu), meiner Mutter und meiner achtzehnjährigen Cousine Julie zusammen zu Abend. Plötzlich kam die Frage auf, ob wir lieber als Männer auf die Welt gekommen wären. »Ja«, sagten wir alle, zu meiner Überraschung sogar auch meine Großmutter. »Männer haben einfach mehr Freiheiten«, meinte sie.

Kürzlich erinnerte ich meine Mutter an dieses Gespräch, und wir stellten beide fest, dass sich unsere diesbezügliche Meinung inzwischen geändert hatte. Wir wünschten uns nicht mehr, Männer zu sein. Es ist nicht lediglich eine Folge des Älterwerdens und der Tatsache, dass wir uns selbst eher akzeptieren würden. Meine Großmutter war älter als wir jetzt, als sie damals sagte, dass sie lieber ein Mann gewesen wäre. Ebenso wenig liegt es daran, dass ich der Meinung wäre, die Frauen hätten im Laufe der letzten zehn Jahre so gewaltige Fortschritte gemacht oder das Gefängnistor hätte sich in Luft aufgelöst und die fröhlichen Knackis wären jetzt am Ruder. Der Gesinnungswandel ist vielmehr – bei mir auf jeden Fall und vermutlich auch bei meiner Mutter – die Folge der Offenbarung, der Erkenntnis, dass unsere Kraft und unsere Entschlossenheit zu einem guten Teil aus unserem Frausein herrühren, und aus unserem Nachdenken darüber, was es bedeuten mag, hier, jetzt, in dieser Kultur und in unserer vorgestellten Zukunft, eine Frau zu sein. Unser Stamm ist der Stamm der Frau. Er ist unser offener, frei definierbarer Stamm, und wir sind noch immer dabei, ihn zu definieren, und wir werden in unseren Bemühungen niemals erlahmen. Wir leben in einem Zustand permanenter Revolution. Ist das spannend! Wir werden den Stamm nicht im Stich lassen und uns nicht vom Schlachtfeld stehlen. Wir werden den Stamm nicht als neutrales Niemandsland oder als Trostpreis definieren. Der Wunsch, ein Mann zu sein, ist eine Kapitulation vor Grenzen und Zwängen, die wir uns selbst nie gesetzt haben. Er ist seelische Faulheit. Er gehört nicht zu uns.

Jetzt habe ich eine Tochter. Sie ist noch zu klein, um zu wissen, dass es überhaupt Grenzen für sie gibt, dass sie nicht die Königin der Milchstraße ist und dass sie eines Tages sterben wird. Sie weiß, dass sie ein Mädchen ist, aber noch ist es ihr gleichgültig, noch weiß sie nicht, was es bedeutet. Vielleicht dürfte es nichts bedeuten. Vielleicht ist es das, was ich ihr und mir ihretwegen wünsche: dass sie sich nie in einem kategorischen Sinn als Mädchen oder Frau begreifen möge. Dass es ihr auch weiterhin gleichgültig sein möge, weil sie einfach zu sehr in irgendeiner wunderbaren, erfüllenden Tätigkeit aufgeht – wie Kometenbahnen berechnen oder Cembalo spielen oder wie ihre ganze Generation nostalgischen

Erinnerungen an violette pädophile Dinosaurier und dem Internet nachhängen. Vielleicht wird sie mir einst à la Björk kommen, die Augen verdrehen und demonstrativ gähnen, sobald ich das politische Fossil namens Feminismus aufs Tapet bringe.

Oder vielleicht wird sie das schäbige Rindenkanu ihrer Mutter gegen ein mächtiges Schiff aus Gold und Freude eintauschen, mit einer meuterischen Besatzung von wirrhaarigen Walküren, spaltschwänzigen Meerjungfrauen und Ärgernis erregenden Nymphen. Meine Tochter wird sich heiser singen, während sie entschlossen durch Stürme und Kalmen rudert, bald im Chor mit ihren Gefährtinnen, bald gegen sie anbrüllend. Sie hat das sagenhafte Gestade der Freiheit noch nicht erreicht, doch es spielt keine Rolle. Auf dem Meer ist sie immer zu Hause.

Danksagung

Im Verlauf der Recherchen zu diesem Buch habe ich mit Hunderten von klugen, beredten und großzügigen Menschen gesprochen – viele von ihnen medizinische und wissenschaftliche Autoritäten, andere lediglich Autoritäten auf dem Gebiet ihres eigenen Körpers. Ich kann unmöglich jeden Einzelnen nennen, der es eigentlich verdient hätte, möchte aber doch allen meinen Dank aussprechen, die sich die Zeit genommen haben, mit mir über den weiblichen Körper zu sprechen und wilde Spekulationen anzustellen.

Mein besonderer Dank gilt den folgenden Forscherinnen und Forschern: Sarah Blaffer Hrdy, Patricia Adair Gowaty, Barbara Smuts, Nancy Burley, Kristen Hawkes, Kim Wallen, Sue Carter, Kerstin Uvnas-Möberg, Susan Love, Wenda Trevathan, Kaj Björkqvist, Frans de Waal, Ellen Laan, Sharon Hillier, Maria Bustillo, Jerrold Meinwald, Thomas Eisner, Benita und John Katzenellenbogen, Thomas Insel, Roger Gorski, Florence Haseltine, Martha McClintock, Geert de Vries, Dominique Toran-Allerand, Margie Profet, Londa Schiebinger, Barney Schlinger, Miriam Nelson, Ronenn Roubenoff, Pentii Siiteri, Nicolette Horbach, Jay Schulkin, Michael Toaff, Diane Witt, Luis Figuera und Virginia Valian.

Zutiefst verpflichtet bin ich weiterhin den folgenden Personen, die mir ihre Geschichte erzählt und in manchen Fällen gestattet haben, zugegebenermaßen äußerst intimen ärztlichen Eingriffen beizuwohnen: Hope Phillips, Beth Derochea, Antonia Alba, Sandra Gandsman, Jane Carden, Cheryl Chase, Martha Coventry und den Mitgliedern der Intersex Society of North America.

Meinen tief empfundenen Dank den Lektorinnen und Lektoren von Houghton Mifflin, die es verstanden haben, Mitgefühl, Präzision und Geduld mit gelegentlichen lebensrettend rücksichtslosen Eingriffen zu kombinieren. Nicht minder dankbar bin ich meiner Rechercheurin Laura Beitman für ihre Energie und Findigkeit.

Schließlich gilt meine innige Liebe und Dankbarkeit meinem Mann, der mich durch die immer wiederkehrenden Phasen von Selbstzweifel und Trübsinn begleitet und jede meiner Ausreden, warum ich die ganze Sache am besten aufgeben sollte, mit unwiderleglichen Argumenten vom Tisch zu fegen gewusst hat.

Literatur

Abusharaf, Rogaia Mustafa: »Unmasking Tradition.« *The Sciences*, März–April 1998.

Alberts, Bruce, u. a.: *Molekularbiologie der Zelle*. VCH, Weinheim 1987.

Anderson, Peter B., und Ronelle Aymami: »Reports of Female Initiation of Sexual Contact: Male and Female Differences.« *Archives of Sexual Behavior* 22 (1993), S. 335–45.

Arn, Pamela, u. a.: »SRVX, a Sex Reversing Locus in XP21.2–p22.11.« *Human Genetics* 93 (1994), S. 389–93.

Austad, Steven N.:

– »Menopause: An Evolutionary Perspective.« *Experimental Gerontology* 29 (1994), S. 255–63.

– *Why We Age*. John Wiley & Sons, New York 1997.

Ayalah, Daphna, und Isaac J. Weinstock: *Brüste. Frauen sprechen über ihre Brüste und ihr Leben*. Courage-Frauenverlag, Berlin 1983.

Bachmann, Gloria A.: »Hysterectomy: A Critical Review.« *Journal of Reproductive Medicine* 35 (1990), S. 839–62.

Bailey, J. M., u. a.: »Effects of Gender and Sexual Orientation on Evolutionarily Relevant Aspects of Human Mating Psychology.« *Journal of Personality and Social Psychology* 66 (1994), S. 1081–93.

Baker, Robin: *Krieg der Spermien. Weshalb wir lieben und leiden, uns verbinden, trennen und betrügen*. Limes, München 1997.

Bardoni, B., u. a.: »Dosage Sensitive Locus at Chromosome Xp21 Is Involved in Male to Female Sex Reversal.« *Nature Genetics* 7 (1994), S. 497–501.

Barentsen, R.: »The Climacteric in the Netherlands: A Review of Dutch Studies on Epidemiology, Attitudes and Use of Hormone Replacement Therapy.« *European Journal of Obstetrics, Gynecology and Reproductive Biology* 64 (1996), S. 7–11.

Barker, Tara: *The Woman's Book of Orgasm*. Citadel, Secaucus, N.J., 1998.

Bass, Thomas A.: *Reinventing the Future. Conversations with the World's Leading Scientists.* Addison-Wesley, Reading, Mass., 1993.
Bear, David:
– »Neurological Perspectives on Aggressive Behavior.« *Journal of Neuropsychiatry* 3 (1991), S. 53–58.
– »The Neuropsychiatry of Aggression.« In: B. S. Fogel, B. Schiffer und R. B. Schiffer (Hrsg.): *Neuropsychiatry. A Comprehensive Textbook.* Williams and Wilkins, Baltimore 1997.
Beauchamp, Gary K., u. a.: »Evidence Suggesting that the Odortypes of Pregnant Women Are a Compound of Maternal and Fetal Odortypes.« *Proceedings of the National Academy of Sciences* 92 (1995), S. 2617–21.
Beauvoir, Simone de: *Das andere Geschlecht. Sitte und Sexus der Frau.* Rowohlt, Reinbek 1992.
Beckerman, Stephen, u. a.: »The Barí Partible Paternity Project Preliminary Results.« *Current Anthropology* 39 (1998), S. 164–67.
Benderly, Beryl Lieff: »The Testosterone Excuse.« *Glamour*, März 1994.
Benton, Robin, u. a.: »›Breaking the Law‹, a Metaphor for Female Empowerment Through Aggression.« *Journal of the American Academy of Psychoanalysis* 21 (1993), 133–47.
Bhasin, Shalender, u. a.: »The Effects of Supraphysiologic Doses of Testosterone on Muscle Size and Strength in Normal Men.« *New England Journal of Medicine* 335 (1996), S. 1–7.
Bianchi, Diana W., u. a.: »Male Fetal Progenitor Cells Persist in Maternal Blood for as Long as 27 Years Postpartum.« *Proceedings of the National Academy of Sciences* 93 (1996), S. 705–8.
Binkley, Sue A.: *Endocrinology.* HarperCollins, New York 1995.
Bjork, J. M., u. a.: »A Positive Correlation Between Self-Ratings of Depression and Laboratory-Measured Aggression.« *Psychiatry Research* 69 (1997), S. 33–8.
Björkqvist, Kaj: »Sex Differences in Physical, Verbal, and Indirect Aggression: A Review of Recent Research.« *Sex Roles* 30 (1994), S. 177–88.
Björkqvist, Kaj, und Pekka Niemela (Hrsg.): *Of Mice and Women. Aspects of Female Aggression.* Academic Press, New York 1992.
Björkqvist, Kaj, u. a.:
– »Do Girls Manipulate and Boys Fight?« *Aggressive Behavior* 18 (1992), S. 117–27.

– »Aggression among University Employees.« *Aggressive Behavior* 20 (1994), S. 173–84.
– »Sex Differences in Covert Aggression among Adults.« *Aggressive Behavior* 20 (1994), S. 27–33.
– »Testosterone Intake and Aggressiveness.« *Aggressive Behavior* 20 (1994), S. 17–26.

Blum, Deborah: *Sex on the Brain.* Viking, New York 1997.

Blumberg, G., u. a.: »Women's Attitudes Toward Menopause and Hormone Replacement Therapy.« *International Journal of Gynaecology and Obstetrics* 54 (1996), S. 271–77.

Blumberg, M., u. a.: »Facultative Sex Ratio Adjustment in Norway Rats: Litters Born Asynchronously Are Female Biased.« *Behavioral Ecology and Sociobiology* 31 (1992), S. 401–8.

Blumstein, Philip, und Pepper Schwartz: *American Couples. Money, Work, Sex.* William Morrow, New York 1985.

Blurton Jones, Nicholas: »Hunter-Gatherer Divorce Rates and the Paternal Investment Theory of Human Pair-Bonding.« In: L. Cronk u. a. (Hrsg.): *Adaptation and Human Behavior.* Aldine de Gruyter, New York (in Vorbereitung).

Boston Women's Health Book Collective: *Unser Körper, unser Leben. Ein Handbuch von Frauen für Frauen.* Aus dem Amerikanischen übersetzt und bearbeitet von Angelika Blume und Claudia Preuschoft. Rowohlt, Reinbek 1988.

Brody, Jane: »Personal Health: First of Two Columns on Hormone Replacement.« *New York Times*, 20. August 1997.

Brotherton, Peter N. M., und Martha B. Manser: »Female Dispersion and the Evolution of Monogamy in the Dik-dik.« *Animal Behaviour* 54, S. 1413–24.

Burleson, M. H., u. a.: »Heterosexual Activity: Relationship with Ovarian Function.« *Psychoneuroendocrinology* 20 (1995), S. 405–21.

Buss, David:
– »Sex Differences in Human Mate Preferences.« Behavioral and Brain Sciences 12 (1989), S. 1–49.
– *Die Evolution des Begehrens. Geheimnisse der Partnerwahl.* Kabel, Hamburg 1994.
– »Psychological Sex Differences.« *American Psychologist*, März 1995, S. 164–68.

Cadden, Joan: *Meaning of Sex Differences in the Middle Ages.* Cambridge University Press, Cambridge 1993.

Carani, Cesare: »Effect of Testosterone and Estradiol in a Man with

Aromatase Deficiency.« *New England Journal of Medicine* 337 (1997), S. 91–95.

Carlson, Karen J., u. a. (Hrsg.): »Indications for Hysterectomy.« *New England Journal of Medicine* 328 (1993), S. 856–60.

Carter, C. Sue: »Neuroendocrine Perspectives on Social Attachment and Love.« *Psychoneuroendocrinology* (in Vorbereitung).

Carter, C. Sue, u. a. (Hrsg.): *The Integrative Neurobiology of Affiliation.* New York Academy of Sciences, New York 1997.

Cashdan, Elizabeth:

– »Hormones, Sex, and Status in Women.« *Hormones and Behavior* 29 (1995), S. 354–66.

– »Women's Mating Strategies.« *Evolutionary Anthropology* 5 (1997), S.134–42

Ceronetti, Guido: *Das Schweigen des Körpers.* Aus dem Italienischen von Christel Gallani. Suhrkamp, Frankfurt 1990.

Chard, T., und J. G. Grudzinskas: *The Uterus.* Cambridge University Press, Cambridge 1994.

Chehab, F. F., u. a.: »Early Onset of Reproductive Function in Normal Female Mice Treated with Leptin.« *Science* 275 (1997), S. 88–90.

Clutton-Brock, T. H., und G. A. Parker: »Sexual Coercion in Animal Societies.« *Animal Behaviour* 49 (1995), S. 1345–65.

Constantino, J. N., u.a.: »Testosterone and Aggression in Children.« *Journal of the American Academy of Child and Adolescent Psychiatry* 32 (1993), S. 1217–22.

Crews, David: »The Organizational Concept and Vertebrates Without Sex Chromosomes.« *Brain Behavior and Evolution* 42 (1993), S. 202–14.

Dabbs, James M., Jr., und Marian F. Hargrove: »Age, Testosterone, and Behavior among Female Prison Inmates.« *Psychosomatic Medicine* 59 (1997), S. 477–80.

Dabbs, James M., u. a.: »Trial Lawyers and Testosterone: Blue-Collar Talent in a White-Collar World.« *Journal of Applied Social Psychology* 28 (1998), S. 84–94.

Denby, David: »In Darwin's Wake.« *The New Yorker*, 21. Juli 1997.

DeVries, Courtney A., u. a.: »The Effects of Stress on Social Preferences Are Sexually Dimorphic in Prairie Voles.« *Proceedings of the National Academy of Sciences* 93 (1996), S. 11980–84.

de Waal, Frans:

– *Wilde Diplomaten. Versöhnung und Entspannungspolitik bei Affen und Menschen.* Deutsch von Ellen Vogel. Hanser, München 1991.

– »Bonobo Sex and Society.« *Scientific American*, März 1995, S. 82–88.
– *Der gute Affe*. Deutsch von Ingrid Leipold. Hanser, München 1997.
– *Bonobos. Die zärtlichen Menschenaffen.* Aus dem Amerikanischen von Monika Niehaus-Osterloh. Berkhäuser, Basel 1998.

Diamond, Jared: »Why Women Change.« *Discovery*, Juli 1996.

Dumas, Janifer: »Tales of a Lingerie Saleswoman.« *New York Times Magazine*, 21. September 1997.

Eagly, Alice H., und Valerie J. Steffen: »Gender and Aggressive Behavior: A Meta-analytic Review of the Social Psychological Literature.« *Psychological Bulletin* 100 (1986), S. 309–30.

Ebener, Dietrich (Hrsg.): *Griechische Lyrik.* Aus dem Griechischen übertragen von Dietrich Ebner. Aufbau, Berlin und Weimar 1976.

Eschenbach, David A.: »History and Review of Bacterial Vaginosis.« *American Journal of Obstetrics and Gynecology* 169 (1993), S. 441–45.

Fausto-Sterling, Anne: *Gefangene des Geschlechts? Was biologische Theorien über Mann und Frau sagen.* Piper, München 1988.

Fieser, Louis F., und Mary Fieser: *Steroids.* Reinhold, New York 1959.

Fildes, Valerie: *Breasts, Bottles, and Babies. A History of Infant Feeding.* Edinburgh Press, Edinburgh 1986.

Fink, G., u. a.: »Estrogen Control of Central Neurotransmission: Effect on Mood, Mental State, and Memory.« *Cellular and Molecular Neurobiology* 6 (1996), S. 325–44.

Finkelstein, Jordan W., u. a.: »The Relationship Between Aggressive Behavior and Puberty in Normal Adolescents: A Longitudinal Study.« *Journal of Adolescent Health* 15 (1994), S. 319–26.

Fisher, Helen E.:
– *The Sex Contract. The Evolution of Human Behavior.* William Morrow, New York 1982.
– *Anatomie der Liebe. Warum Paare sich finden, sich binden und auseinander gehen.* Aus dem Amerikanischen von Gerda Kurz und Siglinde Summerer. Droemer Knaur, München 1993.
– »Lust, Attraction, and Attachment in Mammalian Reproduction.« *Human Nature* 9 (1998), S. 23–52.

Frank, L. G., u. a.: »Giving Birth Through a Penile Clitoris: Parturition and Dystocia in the Spotted Hyena.« *Journal of Zoology* 234 (1994), S. 659–90.

Frisch, Rose E.: »The Right Weight: Body Fat, Menarche and Fertility.« *Proceedings of the Nutrition Society* 53 (1994), S. 113–29.

Fuller, Roy W.: »Neural Functions of Serotonin.« *Scientific American Science & Medicine*, Juli–August 1995, S. 48–57.
Gagneux, Pascal, u. a.: »Furtive Mating in Female Chimpanzees.« *Nature* 387 (1997), S. 358–59.
Gale, Catherine R., und Christopher N. Martyn: »Breastfeeding, Dummy Use, and Adult Intelligence.« *The Lancet* 347 (1996), S. 1072–75.
Garcia, Guy: »Chrissie Hynde Still Rocks; She's Just Mellower.« *New York Times*, 12. Juni 1994.
Gladwell, Malcolm: »The Estrogen Question.« *The New Yorker*, 9. Juni 1997.
Goto, Hiromi: »Tales from the Breast.« *Ms.*, September–Oktober 1996. Leserreaktionen *Ms.*, Januar–Februar 1997.
Gougeon, Alain: »Regulation of Ovarian Follicular Development in Primates: Facts and Hypotheses.« *Endocrine Review* 17 (1996), S. 121–55.
Gould, James L., und Carol Grant Gould: *Sexual Selection.* Scientific American Library, New York 1997.
Gould, Stephen Jay (Hrsg.): *Das Buch des Lebens.* vgs, Köln 1993.
Gould, S. J., und R. C. Lewontin: »The Spandrels of San Marco and the Panglossian Paradigm: A Critique of the Adaptionist Programme.« *Proceedings of the Royal Society of London* 205 (1979), S. 581–98.
Gowaty, Patricia Adair:
- »Battles of the Sexes and the Origins of Monogamy.« *Partnerships in Birds.* Oxford University Press, Oxford 1996.
- »Field Studies of Parental Care in Birds.« *Advances in the Study of Behavior* 25 (1996), S. 477–531.
- »Multiple Mating by Females Selects for Males That Stay.« *Animal Behavior* 51 (1996), S. 482–84.
- (Hrsg.) *Feminism and Evolutionary Biology.* Chapman & Hall, New York 1997.
- »Principles of Females' Perspective in Avian Behavioral Ecology.« *Journal of Avian Biology* 28 (1997), S. 95–102.
- »Ultimate Causation of Aggressive and Forced Copulation in Birds: Female Resistance, the CODE Hypothesis, and Social Monogamy.« *American Zoologist* 38 (1998), S. 207–25.

Gravanis, A., u. a.: »Interaction Between Steroid Hormones and Endometrial Opioids.« *Annals of the New York Academy of Sciences* 734 (1994), S. 245–56.

Grodstein, F., u. a.: »Postmenopausal Hormone Therapy and Mortality.« *New England Journal of Medicine* 336 (1997), 1769–75.
Gustafsson, Jan-Åke: »Estrogen Receptor β – Getting In on the Action?« *Nature Medicine* 3 (1997), S. 493.
Haas, Adelaide, und Susan L. Puretz: *The Woman's Guide to Hysterectomy.* Celestial Arts, Berkeley 1995.
Hager, Lori D. (Hrsg.): *Women in Human Evolution.* Routledge, London 1997.
Hamer, Dean, und Peter Copeland: *Das unausweichliche Erbe. Wie unser Verhalten von unseren Genen bestimmt ist.* Scherz, Bern 1998.
Hawkes, K., u. a.:
– »The Grandmother Hypothesis and Human Evolution.« In: L. Cronk u. a. (Hrsg.): *Adaptation and Evolutionary Biology.* Aldine de Gruyter, New York (in Vorbereitung).
– »Hadza Women's Time Allocation, Offspring Provisioning, and the Evolution of Long Postmenopausal Life Spans.« *Current Anthropology* 38, S. 551–77.
– »Grandmothering, Menopause, and the Evolution of Human Life Histories.« *Proceedings of the National Academy of Sciences* 95 (1998), S. 1–4.
Hillier, Sharon L.: »Diagnostic Microbiology of Bacterial Vaginosis.« *American Journal of Obstetrics and Gynecology* 169 (1993), S. 455–59.
Hollander, Anne: *Anzug und Eros. Eine Geschichte der modernen Kleidung.* Berlin-Verlag, Berlin 1995.
Hoogland, John L.: »Why Do Female Gunnison's Prairie Dogs Copulate with More than One Male?« *Animal Behaviour* 55, S. 351–59.
Horgan, John: »The New Social Darwinists.« *Scientific American*, Oktober 1995.
Hrdy, Sarah Blaffer:
– »›Nepotists‹ and ›Altruists‹: The Behavior of Old Females among Macaques and Langur Monkeys.« In: P. Amoss und A. Harrell: *Other Ways of Growing Old.* Stanford University Press, Stanford 1981.
– *The Woman That Never Evolved.* Harvard University Press, Cambridge, Mass., 1981.
– »Natural-Born Mothers.« *Natural History*, Dezember 1995.
– »Raising Darwin's Consciousness: Female Sexuality and the Prehominid Origins of Patriarchy.« *Human Nature* 8 (1997), S. 1–50.
Hrdy, Sarah Blaffer, und Daniel B. Hrdy: »Hierarchical Relations among Female Hanuman Langurs.« *Science* 193 (1976), S. 913–15.

Hubbard, Ruth, u. a. (Hrsg.): *Biological Woman: The Convenient Myth*. Schenkman, Rochester, Vt., 1982.

Hunter, M. S., und K. L. Liao: »Intentions to Use Hormone Replacement Therapy in a Community Sample of 45-Year-Old Women.« *Maturitas* 20 (1994), S. 13–23.

Hyde, Jane Shibley, und E. Ashby Plant: »Magnitude of Psychological Gender Differences.« *American Psychologist*, März 1995, S. 159–61.

Institute of Medicine Committee on Nutritional Status During Pregnancy and Lactation: »Milk Composition.« In: *Nutrition During Lactation*. National Academy Press, Washington, D. C., 1990.

Jafrati, Mark D., u. a.: »Estrogen Inhibits the Vascular Injury Response in Estrogen Receptor α-Deficient Mice.« *Nature Medicine* 3 (1997), S. 545–48.

Kalloo, N. B., u. a.: »Sexually Dimorphic Expression of Estrogen Receptors, But Not of Androgen Receptors, in Human Female External Genitalia.« *Journal of Clinical Endocrinology and Metabolism* 77 (1993), S. 692–98.

Kandel, Eric R., u. a.: *Essentials of Neural Science and Behavior*. Appleton & Lange, Norwalk, Conn., 1995.

Katzenellenbogen, Benita S., und Kenneth S. Korach: »Editorial: A New Actor in the Estrogen Receptor Drama – enter ER-β.« *Endocrinology* 138 (1997), S. 861–62.

Kauppila, Olavi, u. a.: »Prolapse of the Vagina after Hysterectomy.« *Surgery, Gynecology & Obstetrics* 161 (1985), S. 9–11.

Kevles, Bettyann: *Female of the Species*. Harvard University Press, Cambridge, Mass., 1986.

Koldovsky, Otakar: »Hormones in Milk.« In: *Vitamines and Hormones*. Academic Press, New York 1994.

Kuhnle, U., u. a.: »Partnership and Sexuality in Adult Female Patients with Congenital Adrenal Hyperplasia.« *Journal of Steroid Biochemistry and Molecular Biology* 45 (1993), S. 123–26.

Kuiper, George G. J. M., u. a.:

– »Cloning of a Novel Estrogen Receptor Expressed in Rat Prostate and Ovary.« *Proceedings of the National Academy of Sciences* 93 (1996), S. 5925–30.

– »Comparison of the Ligand Binding Specificity and Transcript Tissue Distribution of Estrogen Receptors α and β.« *Endocrinology* 138 (1997), S. 863–70.

Laan, Ellen: *Determinants of Sexual Arousal in Women*. University of Amsterdam Monographs, Amsterdam 1994.

Laan, Ellen, u. a.: »Women's Sexual and Emotional Response to Male- and Female-Produced Erotica.« *Archives of Sexual Behavior* 23 (1994), S. 153–69.

Landau, Carol, u. a.: *The Complete Book of Menopause*. Perigee, Berkeley 1994.

Laqueur, Thomas: *Auf den Leib geschrieben. Die Inszenierung der Geschlechter von der Antike bis Freud.* Aus dem Englischen von H. Jochen Bußmann. Campus, Frankfurt/New York 1992.

Lavoisier, Pierre, u. a.: »Clitoral Blood Flow Increases Following Vaginal Pressure Stimulation.« *Archives of Sexual Behavior* 24 (1995), S. 37–45.

Lerner, Gerda:
- *Die Entstehung des Patriarchats*. Aus dem Englischen von Walmot Möller-Falkenberg. dtv, München 1997.
- *Die Entstehung des feministischen Bewußtseins. Vom Mittelalter bis zur Ersten Frauenbewegung*. Campus, Frankfurt 1993.

Levin, R. J.: »VIP, Vagina, Clitoral and Periurethral Glans – An Update on Human Female Genital Arousal.« *Experiments in Clinical Endocrinology* 98 (1991), 61–69.

Levin, R. J., und G. Wagner: »Orgasm in Women in the Laboratory – Quantitative Studies on Duration, Intensity, Latency, and Vaginal Blood Flow.« *Archives of Sexual Behavior* 14 (1985), S. 439–49.

Lorch, Donatella: »Bride Wore White, Groom Hopes for Parole.« *New York Times*, 5. September 1996.

Love, Susan M.: »Sometime Mother Nature Knows Best.« *New York Times*, 20. März 1997.

Love, Susan M., und Karen Lindsey:
- *Das Brustbuch. Was Frauen wissen wollen*. Limes, München 1996.
- *Das Hormonbuch. Was Frauen wissen sollten*. Krüger, Frankfurt 1997.

Lowry, Thomas P.: *The Classic Clitoris*. Nelson-Hall, Chicago 1978.

Lowry, Thomas P., und T. S. Lowry (Hrsg.): *The Clitoris*. Warren H. Green, St. Louis 1976.

Manson, Joseph H., u. a.: »Nonconceptive Sexual Behavior in Bonobos and Capuchins.« *International Journal of Primatology* 18 (1997), S. 767–86.

Martin, Emily: *Die Frau im Körper. Weibliches Bewußtsein, Gynäkologie und die Reproduktion des Lebens*. Aus dem Englischen von Walmot Möller-Frankenberg. Campus, Frankfurt 1989.

Masters, William H., und Virginia E. Johnson: *Die sexuelle Reaktion.* Rowohlt, Reinbek 1970.
Matteo, Sherri, und Emilie F. Rissman: »Increased Sexual Activity During the Midcycle Portion of the Human Menstrual Cycle.« *Hormones and Behavior* 18 (1984), S. 249–55.
Mazur, Allan: »Testosterone and Dominance in Men.« *Behavioral and Brain Sciences* 21 (1998), S. 353–97.
McClintock, Martha K.:
– »Menstrual Synchrony and Suppression.« *Nature* 291 (1971), S. 244–45.
– »Social Control of the Ovarian Cycle and the Function of Estrous Synchrony.« *American Zoologist* 21 (1981), S. 243–56.
McEwan, B. S.: »Meeting Report – Is There a Neurobiology of Love?« *Molecular Psychiatry* 2 (1997), S. 15–16.
Michael, Robert T., u. a.: *Sex in America.* Little, Brown, Boston 1994.
Michel, George F., und Celia L. Moore: *Developmental Psychobiology.* MIT Press, Cambridge, Mass., 1995.
Miles, Margaret R.: »The Virgin's One Bare Breast: Female Nudity and Religious Meaning in Tuscan Early Renaissance Cultures.« In: Susan Rubin Sulerman (Hrsg.): *The Female Body in Western Culture.* Harvard University Press, Cambridge, Mass., 1986.
Mitchell, George W., Jr., und Lawrence W. Bassett (Hrsg.): *The Female Breast and Its Disorders.* Williams and Wilkins, Baltimore 1990.
Modney, B. K., und G. I. Hatton: »Maternal Behaviors: Evidence That They Feed Back to Alter Brain Morphology and Function.« *Acta Pediatrica Supplement* 397 (1994), S. 29–32.
Money, John: *Principles of Developmental Sexology.* Continuum, New York 1997.
Morbeck, Mary Ellen, u. a. (Hrsg.): *The Evolving Female.* Princeton University Press, Princeton, N. J., 1997.
Morgan, Elaine:
– *Kinder des Ozeans. Der Mensch kam aus dem Meer.* Aus dem Englischen von Hans Ulrich Möhring. Goldmann, München 1988.
– *The Scars of Evolution.* Oxford University Press, New York 1994.
– *The Descent of the Child.* Oxford University Press, New York 1995.
Morishima, A., u. a.: »Aromatase Deficiency in Male and Female Siblings Caused by a Novel Mutation and the Physiological Role of Estrogens.« *Journal of Clinical Endocrinology and Metabolism* 80 (1995), S. 3689–98.

Morris, Desmond:
- *Der nackte Affe.* Knaur, München 1970.
- *Körpersignale.* Deutscher Bücherbund, Stuttgart und München 1987.
- *Das Tier Mensch.* vgs, Köln 1994.

Myers, L. S., u. a.: »Effects of Estrogen, Androgen, and Progestin on Sexual Psychophysiology and Behavior in Postmenopausal Women.« *Journal of Clinical Endocrinology and Metabolism* 70, S. 1124–31.

Nelson, Miriam E.: *Starke Frauen bleiben jung. Länger jung bleiben mit Bodyfeeling und leichtem Krafttraining.* Aus dem Amerikanischen von Birte Svensson. Umschau, Frankfurt 1998.

Nelson, Randy J.: *An Introduction to Behavioral Endocrinology.* Sinauer Association, Sunderland, Mass., 1995.

Neville, Margaret C.: *The Mammary Gland: Development, Regulation and Function.* Plenum Press, New York 1987.

Newman, Jack: »How Breast Milk Protects Newborns.« *Scientific American*, Dezember 1995, S. 76–79.

Nicholson, Paula: »The Menstrual Cycle, Science and Femininity.« *Social Science and Medicine* 41 (1995), S. 779–84.

Niemala, Pekka: »Lady Macbeth as a Problem for Shakespeare.« In: K. Björkqvist und P. Niemala (Hrsg.): *Of Mice and Women.* Academic Press, San Diego 1992.

Nilsson, Lennart, und Lars Hamberger: *Ein Kind entsteht. Bilddokumentation über die Entwicklung des Lebens im Mutterleib.* Mosaik, München 1998.

Nishimori, Katsuhiko, u. a.: »Oxytocin Is Required for Nursing But Is Not Essential for Parturition or Reproductive Behavior.« *Proceedings of the National Academy of Sciences* 93 (1996), S. 11699–704.

Nissen, E., u. a.: »Oxytocin, Prolactin, Milk Production and Their Relationship with Personality Traits in Women after Vaginal Delivery or Cesarean Section.« *Journal of Psychosomatic Obstetrics and Gynaecology* 19 (1998), S. 49–58.

Nuland, Sherwin B.: *The Wisdom of the Body.* Knopf, New York 1997.

Ogawa, Sonoko, u. a.:
- »Behavioral Effects of Estrogen Receptor Gene Disruption in Male Mice.« *Proceedings of the National Academy of Sciences* 94 (1997), S. 1476–81.
- »Reversal of Sex Roles in Genetic Female Mice by Disruption of Estrogen Receptor Gene.« *Neuroendocrinology* 64 (1997), S. 467–70.

Oliver, Mary Beth, und Janet Shibley Hyde: »Gender Differences in Sexuality: A Meta-analysis.« *Psychological Bulletin* 114 (1993), S. 29–51.

Osterman, Karin, u. a.: »Peer and Self-Estimated Aggression and Victimization in 8-Year-Old Children from Five Ethnic Groups.« *Aggressive Behavior* 20 (1994), S. 411–28.

Packer, Craig, u. a.: »Reproductive Cessation in Female Mammals.« *Nature* 329 (1998), S. 807–11.

Paglia, Camille: *Die Masken der Sexualität.* Aus dem Amerikanischen von Margit Bergner, Ulrich Enderwitz und Monika Noll. dtv, München 1995.

Palmon, Aaron, u. a.: »The Gene for the Neuropeptide Gonatropin-releasing Hormone Is Expressed in the Mammary Gland of Lactating Rats.« *Proceedings of the National Academy of Sciences* 91 (1994), S. 4994–96.

Peccei, J. S.: »A Hypothesis for the Origin and Evolution of Menopause.« *Maturitas* 21 (1995), S. 83–89.

Pedersen, Cort A., u. a. (Hrsg.): *Oxytocin in Maternal, Sexual, and Social Behaviors.* New York Academy of Sciences, New York 1992.

Perry, Ruth: »Colonizing the Breast.« In: John C. Front (Hrsg.): *Forbidden History.* University of Chicago Press, Chicago 1992.

Pham, K. T., u. a.: »Ovarian Aging and Hormone Replacement Therapy. Hormonal Levels, Symptoms, and Attitudes of African-American and White Women.« *Journal of General Internal Medicine* 12 (1997), S. 230–36.

Pinker, Steven:

- *Wie das Denken im Kopf entsteht.* Aus dem Amerikanischen von Sebastian Vogel und Martina Wiese. Kindler, München 1998.
- »Boys Will Be Boys.« *The New Yorker*, 9. Februar 1998.

Plath, Sylvia:

- *Ariel.* Deutsch von Erich Fried. Suhrkamp, Frankfurt 1993.
- *Briefe nach Hause 1959–1963.* Aus dem Englischen von Iris Wagner. Übersetzung der Gedichte von Christian Enzensberger u. a. Hanser, München 1979.

Population Council Research: »Female Genital Mutilation: Common, Controversial, and Bad for Women's Health.« *Population Briefs* 3, Nr. 2 (1997).

Profet, Margie: »Menstruation as a Defense Against Pathogens Transported by Sperm.« *Quarterly Review of Biology* 68 (1993), S. 335–86.

Pusey, Anne, u. a.: »The Influence of Dominance Rank on the Reproductive Success of Female Chimpanzees.« *Nature* 277 (1997), S. 827–31.

Quakenbush, Debra M., u. a.: »Gender Effects of Romantic Themes in Erotica.« *Archives of Sexual Behavior* 24 (1995), 21–35.

Redmond, Geoffrey: *The Good News about Women's Hormones.* Warner, New York 1995.

Rhode, Deborah L.: *Theoretical Perspectives on Sexual Difference.* Yale University Press, New Haven 1990.

Rich, Adrienne: *Von Frauen geboren: Mutterschaft als Erfahrung und Institution.* Frauenoffensive, München 1979.

Rink, J. D., u. a.: »Cellular Characterization of Adipose Tissue from Various Body Sites of Women.« *Journal of Clinical Endocrinology and Metabolism* 81 (1996), S. 2443–47.

Rissman, Emilie F., u. a.: »Estrogen Receptors Are Essential for Female Sexual Receptivity.« *Endocrinology* 138 (1997), S. 507–10.

Rosenberg, Karen, und Wenda Trevathan: »Bipedalism and Human Birth: The Obstetrical Dilemma Revisited.« *Evolutionary Anthropology* 4 (1996), S. 161–68.

Rosenthal, Elisabeth: »The Forgotten Female.« *Discover*, Dezember 1991, S. 22–27.

Roth, Philip: *Sabbaths Theater.* Deutsch von Werner Schmitz. Rowohlt Taschenbuch Verlag, Reinbek 1998.

Roueche, Berton: *The Man Who Grew Two Breasts.* Plume, New York 1996.

Ryan, K. J., u. a. (Hrsg.): *Kistner's Gynecology. Principles and Practice.* Mosby, St. Louis 1995.

Sane, Kumud, und Ora Hirsch Pescovitz: »The Clitoral Index: A Determination of Clitoral Size in Normal Girls and in Girls with Abnormal Sexual Development.« *Journal of Pediatrics* 120 (1992), S. 264–66.

Sapolsky, R.: »Testosterone Rules.« *Discover*, März 1997, S. 45–50.

Schaal, B., u. a.: »Male Testosterone Linked to High Social Dominance But Low Physical Aggression in Early Adolescence.« *Journal of the American Academy of Child and Adolescent Psychiatry* 35 (1996), S. 1322–30.

Schiebinger, Londa:

– *Am Busen der Natur. Erkenntnis und Geschlecht in den Anfängen der Wissenschaft.* Aus dem Englischen von Monika Noll und Margit Bergner. Klett-Cotta, Stuttgart 1995.

– »Why Mammals Are Called Mammals: Gender Politics in Eighteenth-Century Natural History.« *American Historical Review* 98 (1993), S. 382–411.

Schlinger, Barney A.: »Estrogens and Song: Products of the Songbird Brain.« *BioScience* 44 (1994), S. 605–12.

Schmid, Patricia C., u. a.: »Changes in Anandamide Levels in Mouse Uterus Are Associated with Uterine Receptivity for Embryo Implantation.« *Proceedings of the National Academy of Sciences* 94 (1997), S. 4188–92.

Schwartz, Charles E.: »X-linked Mental Retardation.« *American Journal of Human Genetics* 52 (1993), S. 1025–31.

Schwartz, Lynne Sharon: *The Melting Pot and Other Subversive Stories.* Harper and Row, New York 1987.

Shaw, Evelyn, und Joan Darling: *Female Strategies.* Touchstone, New York 1985.

Short, R. V., und E. Balaban (Hrsg.): *The Differences Between the Sexes.* Cambridge University Press, Cambridge 1994.

Shulkin, Jay (Hrsg.): *Hormonally Induced Changes in Mind and Brain.* Academic Press, San Diego 1993.

Silber, Marta: »Menstrual Cycle and Work Schedule: Effects on Women's Sexuality.« *Archives of Sexual Behavior* 23 (1994), S. 397–404.

Simons, Anna: »In War, Let Men Be Men.« *New York Times*, 23. April 1997.

Singh, D.: »Body Shape and Women's Attractiveness – The Critical Role of Waist-to-Hip Ratio.« *Human Nature* 4 (1993), S. 297–322.

Singh, D., u. a.: »Frequency and Timing of Coital Orgasm in Women Desirous of Becoming Pregnant.« *Archives of Sexual Behavior* 27 (1998), S. 15–29.

Skuse, D. H., u. a.: »Evidence from Turner's Syndrome of an Imprinted X-linked Locus Affecting Cognitive Function.« *Nature* 387 (1997), S. 705–8.

Sloane, Ethel: *Biology of Women.* Delmar, New York 1993.

Small, Meredith F.:

– *Female Choices.* Cornell University Press, Ithaca, N.Y., 1993.

– *What's Love Got to Do With It?* Anchor Books, New York 1995.

– *Our Babies, Ourselves.* Anchor Books, New York 1995.

Smith, Eric P., u. a.: »Estrogen Resistance Caused by a Mutation in the Estrogen-Receptor Gene in a Man.« *New England Journal of Medicine* 331 (1994), S. 1056–61.

Smuts, Barbara:
- »Male Aggression Against Women: An Evolutionary Perspective.« *Human Nature* 3 (1992), S. 1–44.
- »Apes of Wrath.« *Discover*, August 1995, S. 35–37.
- »The Evolutionary Origins of Patriarchy.« *Human Nature* 6 (1995), S. 1–32.

Smuts, Barbara, und Robert W. Smuts: »Male Aggression and Sexual Coercion of Females in Nonhuman Primates and Other Mammals.« *Advances in the Study of Behavior* 22 (1993), S. 1–63.

Stern, Kathleen, und Martha McClintock: »Regulation of Ovulation by Human Pheromones.« *Nature* 392 (1998), 177–79.

Stevens, Jane E.: »Hyenas Yield Clues to Human Infertility, Aggression.« *Technology Review*, Februar–März 1995.

Strassmann, Beverly I.:
- »The Function of Menstrual Taboos among the Dogon: Defense Against Cuckoldry?« *Human Nature* 3 (1992), S. 89–131.
- »The Evolution of Endometrial Cycles and Menstruation.« *Quarterly Review of Biology* 71 (1996), S. 181–220.

Strausz, Ivan: *You Don't Need a Hysterectomy.* Addison-Wesley, Reading, Mass., 1993.

Suplee, Curt: »Animal Researchers Transplant Sperm-producing Cells from Species to Species.« *Washington Post* 30. Mai 1996.

Symons, Donald: *The Evolution of Human Sexuality.* Oxford University Press, New York 1979.

Taylor, Timothy: *Sexualität der Vorzeit. Zur Evolution von Geschlecht und Kultur.* Aus dem Englischen von David Nemec. Pichler, Wien 1997.

Tilly, Jonathan L., und V. S. Ratts: »Biological and Clinical Importance of Ovarian Cell Death.« *Contemporary Ob/Gyn*, März 1996.

Tingley, Deborah: »Evolutions: Steroid-Hormone Receptor Signaling.« *Journal of NIH Research* 8 (1996), S. 81–87.

Toesca, Amelia, u. a.: »Immunohistochemical Study of the Corpora Cavernosa of the Human Clitoris.« *Journal of Anatomy* 188 (1996), S. 513–20.

Toubia, Nahid: »Female Circumcision as a Public Health Issue.« *New England Journal of Medicine* 331 (1994), S. 712–16.

Townsend, John Marshall:
- »Sex Without Emotional Involvement: An Evolutionary Interpretation of Sex Differences.« *Archives of Sexual Behavior* 24 (1995), S. 173–205.

– *What Women Want, What Men Want.* Oxford University Press, New York 1998.
Travis, John: »Brave New Egg.« *Discover*, April 1997.
Trevathan, Wenda: *Human Birth: An Evolutionary Perspective.* De Gruyter, New York 1987.
Ussher, Jane: *The Psychology of the Female Body.* Routledge, London 1989.
Uvnas-Möberg, Kerstin:
– »Role of Efferent and Afferent Vagal Nerve Activity During Reproduction: Integrating Function of Oxytocin on Metabolism and Behavior.« *Psychoneuroendocrinology* 19 (1994), 687–95.
– »Neuroendocrinology of the Mother-Child Interaction.« *Trends in Endocrinology and Metabolism* (in Vorbereitung).
Valian, Virginia:
– »Running in Place.« *The Sciences*, Januar–Februar 1998.
– *Why So Slow?* MIT Press, Cambridge, Mass., 1998.
Verkauf, Barry S., u. a.: »Clitoral Size in Normal Women.« *Obstetrics & Gynecology* 80 (1992), S. 41–44.
Voda, Ann M.: »Menopause: A Normal View.« *Clinical Obstetrics and Gynecology* 35 (1992), S. 923–33.
Wallen, Kim:
– »Desire and Ability: Hormones and the Regulation of Female Sexual Behavior.« *Neuroscience & Biobehavioral Reviews* 14 (1990), S. 233–41.
– »The Evolution of Female Sexual Desire.« In: P. R. Abramson und S. D. Pinkerton (Hrsg.) *Sexual Nature/Sexual Culture.* University of Chicago Press, Chicago 1995.
– »Nature Needs Nurture: The Interaction of Hormonal and Social Influences on the Development of Behavioral Sex Differences in Rhesus Monkeys.« *Hormones and Behavior* 30 (1996), S. 364–78.
Wederkind, Claus, u. a.: »MHC-dependent Mate Preferences in Humans.« *Proceedings of the Royal Society of London* 260 (1995), S. 245–49.
Weller, A., und L. Weller: »Human Menstrual Synchrony: A Critical Assessment.« *Neuroscience and Biobehavioral Reviews* 17 (1993), S. 427–39.
Wilcox, Allen J., u. a.: »Timing of Sexual Intercourse in Relation to Ovulation.« *New England Journal of Medicine* 333 (1995), 1517–21.
Wilson, Edward O.:
– *Sociobiology.* Harvard University Press, Cambridge, Mass., 1975.

– *In Search of Nature.* Island Press, Washington, D.C., 1996.

Wilson, J. D., und D. W. Foster (Hrsg.): *Williams Textbook of Endocrinology.* Saunders, Philadelphia 1992.

Wilson, Robert Anton: *The Book of the Breast.* Playboy Press, Chicago 1974.

Witt, Diane M.: »Oxytocin and Rodent Sociosexual Responses: From Behavior to Gene Expression.« *Neuroscience and Biobehavioral Reviews* 19 (1995), S. 315–24.

World Health Organization: *Female Genital Mutilation. A Committee Report.* 1994.

Wright, Robert: *Diesseits von Gut und Böse. The moral animal. Die biologischen Grundlagen unserer Ethik.* Aus dem Amerikanischen von Johann George Scheffner. Limes, München 1996.

Yalom, Marilyn: *Eine Geschichte der Brust.* Aus dem Amerikanischen von Olga Rinne. Marion von Schröder, Düsseldorf 1998.

Zorrilla, Eric P., u. a.: »High Self-Esteem, Hardiness and Affective Stability Are Associated with Higher Basal Pituitary-Adrenal Hormone Levels.« *Psychoneuroendocrinology* 20 (1995), S. 591–601.

Zussman, Leon, u. a.: »Sexual Response after Hysterectomy-Oophorectomy: Recent Studies and Reconsideration of Psychogenesis.« *American Journal of Obstetrics and Gynecology* 140 (1981), S. 725–29.

Glossar

Abdomen: Bauch, Unterleib; abdominal: zum Unterleib gehörig, unterleibs-.

Amenorrhoe: fehlende, ausbleibende Menstruation.

Amnion: Haut, die den Embryo umhüllt; hilft, die Amnionhöhle zu bilden; bei der Amniozentese wird die Amnionhöhle punktiert, um das Fruchtwasser zu untersuchen.

Androgene: männliche Sexualhormone, zum Beispiel Testosteron.

Anovulatorischer Zyklus: Menstruationszyklus, in dem kein Eisprung stattfindet.

Apoptosis: Zellprogramm, bewirkt das Absterben von überflüssigen oder fehlerhaften Eizellen.

Atrophie: Schwund von Organen, Körpergewebe, -zellen.

Ektomie: operative Entfernung, Herausschneiden.

Embryo: das Ungeborgene in den ersten zwei Schwangerschaftsmonaten; oft gleichbedeutend gebraucht mit Fetus (das Ungeborene ab der Ausbildung der Organanlagen bis zum Ende der Schwangerschaft).

Embryogenese: Entwicklung des Ungeborenen von der befruchteten Eizelle bis zum Ende der Ausbildung der Organanlagen im zweiten Schwangerschaftsmonat.

Endokrinologie: Lehre von den Drüsen, die ihre Sekrete direkt in die Blutbahn (endokrin) abgeben.

Endometriose: Verschleppung von der die Gebärmutter auskleidenden Schleimhaut (Endometrium) aus der Gebärmutterhöhle.

Faszien: Bindegewebshüllen der Muskeln und Organe.

Follikel: Hülle der reifenden Eizelle im Eierstock.

Gamet: Keimzelle (bei der Frau: Eizelle, beim Mann: Spermium).

Gelbkörper (Corpus luteum): drüsenähnliches Gebilde im Eierstock, das nach dem Eisprung entsteht und u. a. das Hormon Progesteron bildet.

Genese: Entwicklung, Entstehung.

Genetik: Lehre von den Gesetzen der Vererbung.
Genom: einfacher (haploider) Chromosomensatz einer Zelle, auch: die Gesamtheit der Gene eines Individuums.
Gestagene: weibliche Sexualhormone mit ähnlichen Eigenschaften wie das Gelbkörperhormon Progesteron, die eine Schwangerschaft vorbereiten und aufrechterhalten.
Gestation: Schwangerschaft.
Gonosomen: Geschlechtschromosomen, bestimmen das Geschlecht (bei der Frau: zwei X-, beim Mann ein X- und ein Y-Chromosom).
Gynäkomastie: krankhafte Brustentwicklung bei Männern.
Homologie: entwicklungsgeschichtlich gleicher Ursprung von Organen, Körperteilen.
Homöostase: Gleichgewicht der Körperfunktionen, wird in übergeordneter Instanz vom Hypothalamus geregelt.
Hypermenorrhoe: zu starke Menstruationsblutung.
Hypertrophie: Vergrößerung von Organen, Körpergewebe, Zunahme des Zellvolumens.
Hypophyse: Hirnanhangsdrüse, reguliert u. a. die Hormondrüsen des Körpers.
Hypothalamus: Teil des Zwischenhirns, Regulationszentrum des Organismus (z. B. für Atmung, Wärmehaushalt).
Hysterektomie: Gebärmutterentfernung.
Inkontinenz: Unvermögen, Harn und/oder Stuhl willentlich zurückzuhalten.
intrauterin: innerhalb der Gebärmutter.
kardiovaskulär: Herz und Gefäße betreffend.
Klimakterium: Wechseljahre, Übergangsphase (etwa 45. bis 52. Lebensjahr), in der die Eierstöcke ihre Funktion abbauen.
Klitoridektomie: Beschneidung, Entfernung der Klitoris.
Korpuskarzinom: Gebärmutterkrebs.
Kürettage: Gebärmutterausschabung.
Labia maiora/minora: äußere/innere Schamlippen.
Laktation: Bildung und Absonderung von Muttermilch, Stillen.
Libido: Sexualtrieb.
Mammakarzinom: Brustkrebs.
Mastektomie: operative Entfernung der Brust.
matrilinear: Erbfolge in der mütterlichen Linie.
Matrilokalität: Übersiedelung des Mannes in die Familie der Frau.
Menarche: erste Menstruationsblutung.
Menopause: letzte Menstruationsblutung im Klimakterium.

Metabolismus: Stoffwechsel
Mons pubis (veneris): Schamhügel, Venushügel.
Myom (Myoma uteri): gutartige Geschwulst der glatten Gebärmuttermuskulatur.
Myometrium: mittlere Muskelschicht der Gebärmutter.
Neoplasma: Gewebeneubildung.
Neuronen: Nervenzellen.
Nukleus: Nervenkern, Ansammlung von Nervenzellen.
Ontogenese: Entwicklung eines Lebewesens aus der befruchteten Eizelle.
Oozyten: Eizellen.
Östrogene: weibliche Geschlechtshormone.
Ovar: Eierstock.
Ovulation: Eisprung.
Ovum: Ei(zelle).
Parthenogenese: eingeschlechtliche Fortpflanzung.
Perimetrium: Bauchfellüberzug der Gebärmutter.
Peritoneum: elastische Membran, die Bauch- und Beckenhöhle schützend umhüllt.
Pheromone: aus den Schweißdrüsen abgegebene Duftstoffe.
Phylogenese: Stammesentwicklung, Entstehung der verschiedenen Arten.
Plazenta: Mutterkuchen.
psychotrope Substanzen: auf die Psyche einwirkende Stoffe.
Sexualsteroide: Geschlechtshormone (z. B. bei der Frau: Östrogene, Progesteron; beim Mann: Androgene, Testosteron).
Steroide: Gruppe von chemischen Verbindungen, z. B. Sexualhormone, Pheromone, Gallensäure.
Suturen: unbewegliche Knochenverbindungen.
Symphysis pubica: Schambeinfuge.
Tuba uterina: Eileiter.
Uterus: Gebärmutter.
Vagina: Scheide.
Vaginitis: Scheidenentzündung.
Vulva: äußere weibliche Geschlechtteile, Scham.
Vulvitis: Entzündung der äußeren weiblichen Geschlechtsteile.
Zervix: Gebärmutterhals.
Zytologie: Wissenschaft von Aufbau und Funktion der Zelle.

Register